普通高等教育案例版系列教材

案例版

供临床、预防、基础、口腔、麻醉、影像、药学、检验、护理、法医等专业使用

医学分子生物学

第 2 版

主　　编　欧　芹　龙石银　石如玲

副 主 编　张志珍　张秀梅　陈景华　万福生　朴金花

编　　委　（按姓氏笔画排序）

万福生	南昌大学	王　杰	沈阳医学院
石如玲	新乡医学院	龙石银	南华大学
邢雁霞	大同大学	朴金花	佳木斯大学
朱贵明	贵州医科大学	杨　赟	新乡医学院
杨红英	昆明医科大学	张志珍	广东医科大学
张秀梅	锦州医科大学	陈景华	黑龙江中医药大学
欧　芹	佳木斯大学	易光辉	南华大学
崔荣军	牡丹江医学院	潘洪明	齐齐哈尔医学院

科 学 出 版 社

北　京

郑 重 声 明

为顺应教育部教学改革潮流和改进现有的教学模式,适应目前高等医学院校的教育现状,提高医学教育质量,培养具有创新精神和创新能力的医学人才,科学出版社在充分调研的基础上,引进国外先进的教学模式,独创案例与教学内容相结合的编写形式,组织编写了国内首套引领医学教育发展趋势的案例版教材。案例教学在医学教育中,是培养高素质、创新型和实用型医学人才的有效途径。

案例版教材版权所有,其内容和引用案例的编写模式受法律保护,一切抄袭、模仿和盗版等侵权行为及不正当竞争行为,将被追究法律责任。

图书在版编目(CIP)数据

医学分子生物学 / 欧芹,龙石银,石如玲主编 . — 2 版 . — 北京:科学出版社,2021.4

ISBN 978-7-03-064158-8

Ⅰ . ①医… Ⅱ . ①欧… ②龙… ③石… Ⅲ . ①医学—分子生物学—医学院校—教材 Ⅳ . ① R393

中国版本图书馆 CIP 数据核字(2020)第 003275 号

责任编辑:朱 华 / 责任校对:贾娜娜
责任印制:赵 博 / 封面设计:范 唯

科学出版社 出版
北京东黄城根北街 16 号
邮政编码:100717
http://www.sciencep.com
北京天宇星印刷厂印刷
科学出版社发行 各地新华书店经销
*
2008 年 6 月第 一 版 开本:850×1168 1/16
2021 年 4 月第 二 版 印张:19
2025 年 1 月第十一次印刷 字数:627 000
定价:76.00 元
(如有印装质量问题,我社负责调换)

前　言

　　本教材适应目前课堂教学模式的多样化需求,针对我国大多数学校采用的以混合式教学法为主要模式的"医学分子生物学"教学现状,发挥临床医学与分子生物学的课程特点,以充分调动学生学习的积极性、主动性、创造性为指导;以提高学生专业理论基础、独立分析和解决实际问题的能力为目标;以案例引导和中心问题为抓手,由多名长期从事本门课程教学工作的人员结合教学实际、精心设计并编写而成。本教材在"医学分子生物学"(案例版)第1版教材的基础上,增加了部分案例,并根据学科的发展,适当增补了相关的基本理论内容,设立了部分本学科发现或研究史、科研项目设计和生活实用案例等,把"医学分子生物学"理论灵活地运用到临床和大学生科研活动中,更有效地发挥出案例版教材的特色和作用。

　　随着现代医学的进步,越来越多的分子生物学理论和技术应用于疾病的预防、诊断和治疗,也更加确定了"医学分子生物学"在医学院校课程中的重要地位。"医学分子生物学"作为基础理论课程与临床医学专业课程之间的桥梁和纽带,是从分子水平深入探讨疾病的发生、预防和治疗的机制。

　　本教材分为三个部分,第一篇主要介绍生物大分子的结构与功能、遗传信息的传递及调控、细胞信号转导的分子机制等经典理论,使学生掌握分子生物学的基本理论。第二篇重点介绍临床常见疾病的分子机制,并以案例引导、以问题为中心,切实发挥出"桥梁"课程的作用,帮助学生从分子水平认识这些疾病。第三篇介绍医学分子生物学常用技术,包括预防用疫苗、基因检测的方法、基因工程及基因工程药物等,以利于学生准确地把握学科前沿技术和发展趋势,为继续学习做好充分的准备。

　　随着信息化、规模化和整体化研究方法在医学科学研究各领域的广泛应用,一些重大疾病的发病机制和治疗研究将会取得前所未有的成果。可以预见,分子生物学理论和技术的快速发展,必定会在疾病预防、诊断和治疗方面做出更大的贡献。

　　本教材在编写和内容选取等方面,可能还存在有待完善和提高的地方,欢迎各位专家和读者批评指正!

欧　芹　龙石银　石如玲

2019 年 4 月

目　　录

第一篇　分子生物学基础

第二篇　临床常见疾病及其分子机制

第三篇　医学分子生物学常用技术及应用

第一篇　分子生物学基础

本篇对 DNA、RNA 和蛋白质等生物大分子的结构与功能、遗传信息的传递及调控、细胞信号转导的分子机制等分子生物学经典理论进行讲述，共包括 6 章，即基因及基因组的结构与功能、蛋白质的结构与功能、基因表达调控、细胞信号转导的分子机制、细胞增殖与分化的分子机制、细胞凋亡与自噬的分子机制。

生物体的遗传信息是以基因的形式储存在细胞内的 DNA 或 RNA 分子中，通过复制准确传递给子代。基因在不同的细胞或同一细胞的不同条件下，选择性表达。在真核基因转录激活过程中，发生在各种转录调节因子之间的蛋白质 - 蛋白质的相互作用是参与转录激活及很多细胞过程的重要调节形式。

遗传信息传递过程中任何因素的改变都可能导致基因表达的变化，参与基因表达调控的分子主要是 DNA 调控序列、调控蛋白和小分子 RNA。调控蛋白和 DNA 相互作用是多级调控过程的主要分子基础，小分子 RNA 在转录后调控中也发挥了重要作用。

蛋白质是各种生物学功能的执行者，蛋白质与蛋白质的相互作用是细胞生命活动的基础和特征。了解细胞内蛋白质分子之间相互作用的机制及蛋白质相互作用网络，有助于理解生命活动的分子机制。信号转导分子相互识别、相互作用从而构成信号转导通路和复杂的信号转导网络系统。

细胞增殖与分化是细胞基本的生命现象，是生物体正常生长与发育的重要基础。细胞凋亡是机体细胞自主的生理性有序消亡过程，细胞自噬是促使细胞存活的自我保护机制。

对上述内容的学习，重点要掌握生物体内各类大分子的作用机制和影响因素，如基因表达调控机制、细胞增殖和分化的调节等，为学习后续内容奠定基础。

（邢雁霞）

第一章　基因与基因组的结构与功能

1909年丹麦遗传学家 W.L.Johannsen 首次提出基因（gene）的概念，当时对其化学本质及功能并没有真正了解。直到1944年，美国细菌学家 O.T.Avery 通过实验才证实基因是由 DNA 组成的。随着分子生物学的迅猛发展，人们对基因概念的认识也逐步深化，基因是负责编码蛋白质或 RNA 所需的全部核苷酸序列，包括编码序列、编码序列外的侧翼序列及插入序列。作为分子生物学研究领域的主要内容之一，基因将生物化学、遗传学、细胞生物学等多门学科融合到一起，成为揭示生命奥秘的重要环节。

基因组（genome）泛指一个细胞或病毒所载的全部遗传信息，它代表了一种生物所具有的全部遗传信息。基因组学（genomics）旨在阐明基因组结构、结构与功能的关系、基因与基因之间相互作用及破译相关的遗传信息的科学。20世纪末，各种生物全基因组序列测定的完成，特别是2003年人类基因组计划（human genome project，HGP）测序工作的顺利完成推进了这一学科的迅速发展。

第一节　DNA 的结构与功能

脱氧核糖核酸（deoxyribonucleic acid，DNA）是遗传信息的物质基础，担负着生命信息的贮存和传递功能，并且在生长、遗传、变异等一系列重大生命现象中起决定性的作用。

一、DNA 的基本结构

DNA 是由数量众多的脱氧核苷酸通过 3′,5′-磷酸二酯键连接而成的生物大分子，无分支结构。4种脱氧核苷酸可以任意排列，因此形成了各种特异性的 DNA 片段。多聚核苷酸链的 5′端是磷酸基团，3′端是羟基。多聚核苷酸链只能从 3′端得以延长，因此 DNA 链是有方向性的，从 5′端到 3′端。

DNA 是高分子化合物，具有复杂的空间构象。DNA 的一级结构是指4种脱氧核苷酸自 5′→3′

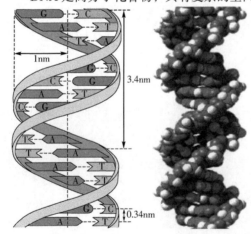

图 1-1　DNA 的双螺旋结构

的排列顺序，即碱基序列。DNA 分子的显著特点就是 2′-C 原子上没有自由羟基，这是 DNA 作为主要遗传物质极其稳定的根本原因。DNA 的二级结构是指其立体空间结构，主要是 J.Watson 与 F.Crick 建立的 DNA 双螺旋结构模型，其结构如图 1-1 所示。DNA 在双螺旋结构基础上通过扭曲、折叠所形成的特定三维构象称为三级结构。两端开放的 DNA 双螺旋分子在溶液中以处于能量最低的状态存在，此为松弛态 DNA（relaxed DNA）。但如果 DNA 分子的两端是固定的，或者是环状分子，当双螺旋过度缠绕或缠绕不足时，就会使螺旋内部产生张力，导致 DNA 分子发生扭曲，以抵消张力，这种扭曲称为超螺旋（supercoil）。当缠绕方向与 DNA 右手双螺旋的方向相同时，过度缠绕导致双螺旋的张力更大，结构更加紧张，称为正超螺旋；反之则称为负超螺旋。

真核细胞 DNA 以非常有序的形式存在于细胞核内，在细胞周期的大部分时间里以松散的染色质形式出现，在细胞分裂期形成高度致密的染色体。染色质的基本单位是核小体（nucleosome），它由尺寸为 11nm×6nm 的组蛋白核心和盘绕其上的 DNA 所构成，核小体串联成的细丝进一步旋转折叠、压缩形成纤维状结构和襻状结构，最后形成棒状的染色体。

二、DNA 的复制

复制（replication）是指遗传物质的传代，它是以母链 DNA 为模板（template）、dNTP 为原料，按碱基配对原则合成子链 DNA 的过程。其化学本质是生物细胞内酶促脱氧单核苷酸的聚合。各种酶和蛋白质因子的参与是迅速、准确完成聚合反应的保证。

笔记栏

（一）DNA 复制的基本特征

1. 半保留复制　DNA 复制时双链间氢键断裂，亲代双链解旋分开，每条链作为模板分别合成互补链，经过一系列酶的作用生成两个新的 DNA 分子。子代细胞的 DNA 双链中的一股单链从亲代完整地接受过来，另一股单链则完全重新合成，这种 DNA 合成方式称为半保留复制。按半保留复制方式，两个子细胞的 DNA 都和亲代 DNA 碱基序列一致，保证了遗传信息的稳定传递。

2. 双向复制　原核生物的染色体和质粒、真核生物的细胞器 DNA 都是环状双链分子。它们都从一个固定的起点开始，分别向两侧进行复制，形成两个延伸方向相反的 Y 形复制叉，称为单点双向复制；真核生物基因组不仅庞大，而且十分复杂，由多个染色体组成，每个染色体又有多个起始点，呈多点双向复制，即每个起始点产生两个方向相反的复制叉，复制完成时，复制叉相遇并汇合连接。习惯上把两个相邻起始点之间的距离定为一个复制子（replicon）。

3. 半不连续复制　当复制叉向前移动时双链 DNA 不断解链形成模板，同时合成两条新的互补链，以边解链边复制方式进行。但 DNA 聚合酶只能以 $5' \rightarrow 3'$ 方向催化新链的合成，所以在复制时，前导链的合成方向和复制叉前移方向一致，而后随链的合成方向与复制叉前移方向相反，不能顺着解链方向连续复制，必须待模板链解开至足够长度，然后逐段从 $5' \rightarrow 3'$ 方向生成引物并复制子链。这种前导链连续复制，而后随链不连续复制的方式称为半不连续复制（semidiscontinuous replication）。无论是在引物合成，还是在 DNA 合成上，DNA 的两条互补链的合成是不对称的，后随链要略迟于前导链。

（二）DNA 复制的高度保真性

要保持 DNA 复制时遗传信息传递的完整、准确，维持序列的整体连续性，复制除严格按照碱基配对规律进行外，还依赖于酶学的机制等来保证复制的保真性。

1. DNA 聚合酶对模板的识别作用　DNA polymerase 是以亲代 DNA 为模板，催化底物 dNTP 分子聚合形成子代 DNA 的一类酶（简写 DNA pol）。子链与母链之间只有在形成正确碱基对的情况下（A 与 T，G 与 C），引物的 $3'$-OH 处于最佳位置上引入的核苷三磷酸的 α- 磷酸才能发生催化反应，形成 $3',5'$-磷酸二酯键。

2. DNA pol 对碱基配对的选择作用　DNA pol 能够根据模板链上的核苷酸选择正确 dNTP 掺入到引物的 $3'$ 端。DNA pol 对正确配对和错误配对的 dNTP 的亲和力不同，将其聚合至引物 $3'$-OH 的速度亦不同。在新的磷酸二酯键形成之前，dNTP 结合到聚合位点上，碱基对之间先形成氢键。DNA pol 能够识别正确与错误的配对，错误配对的 dNTP 将被排斥出聚合位点。

3. DNA pol 的即时校读功能　当碱基对产生不正确配对时，其出错率水平由校正效率来决定。原核生物的 DNA pol Ⅰ 和真核生物的 DNA pol δ 的 $3' \rightarrow 5'$ 核酸外切酶活性都很强，可在复制中辨认并切除错误配对的碱基，进行校正修复。当不正确核苷酸被添加到引物链时，错误配对 DNA 改变了 $3'$-OH 和引入核苷酸的几何构象，降低了核苷酸的添加速度，而增加了 DNA 聚合酶 $3' \rightarrow 5'$ 外切酶的活性，将错误配对的核苷酸从引物链的 $3'$ 端除去，同时利用 $5' \rightarrow 3'$ 聚合酶活性补回正确的配对，DNA 合成继续进行。

4. DNA 修复系统　平均而言，DNA pol 每添加 10^5 个核苷酸就会插入 1 个不正确的核苷酸。即时校读功能将错误配对碱基的发生概率降低到 10^{-8}，但错误概率仍比通常在细胞中观察到的实际突变率（10^{-10}）高很多。细胞修复系统是 DNA 复制高度忠实性的重要影响因素，这些修复系统包括直接修复、剪切修复、重组修复和 SOS 修复等。此外，复制起始必须利用引物，这也是确保 DNA 复制忠实性的重要机制之一。

5. 其他　此外，体内复制叉的复杂性也提高了 DNA 复制的保真性。

（三）真核生物 DNA 复制的特点

1. DNA 复制出现在 S 期　DNA 复制仅出现在 DNA 合成期，且只能复制一次，不同的复制子分组激活。复制基因的选择和复制起始点的激活出现在细胞周期的特殊阶段，复制基因的选择出现在 G_1 期，基因组中的每一个复制起始点都组装前复制起始复合物，而复制起始点的激活则出现在 S 期。复制许可因子（replication licensing factor）受复制期周期蛋白依赖性激酶（CDK）激活，启动复制。复制许可因子一般不能通过核膜，在有丝分裂末期，核膜重组前可进入细胞核，当复制启动后则失去活性或降解，保证了一个细胞周期内只能进行一次基因组的复制。DNA 与组蛋白形成核小体，复制叉经过时需要解开核小体，复制后还要重新形成核小体。DNA 复制时，需要克服亲代染色质中组蛋白的影响，故复制叉前进速度慢。但真核生物染色体 DNA 复制在多个复制点上（相距 5 ~ 300kb）

进行双向复制，所以从总体上可以快速进行合成。

2.端粒酶与端粒　真核生物染色体DNA是线性结构，两端靠常规复制机制无法填补新合成DNA链5′端引物去除后留下的空隙，且剩下的模板DNA单链3′端如果不填补成双链，就会被核内脱氧核糖核酸酶（DNase）水解，将产生下一轮DNA复制缩短的染色体（图1-2）。

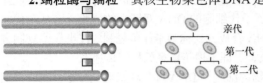

图1-2　染色体末端复制问题

然而，染色体在正常生理状况下复制可保持其应有的长度。它通过染色体末端的端粒（telomere）这种特殊结构解决了复制问题。从形态学上，端粒在染色体DNA末端膨大成粒状故而得名。端粒能稳定染色体末端结构，防止染色体之间发生融合或断端DNA被降解，补偿清除引物后造成的空缺。

20世纪80年代发现的端粒酶（telomerase）是由RNA和蛋白质组成的一种核糖核蛋白，能识别和结合端粒序列。端粒酶是一种逆转录酶，能够延伸其DNA底物的3′端，但与一般DNA pol不同的是不需要内源DNA模板指导，而是以自身RNA组分作模板（这一RNA序列能与染色体的3′端sDNA互补），以染色体的3′端sDNA作引物，通过爬行模型机制维持染色体的完整（图1-3）。

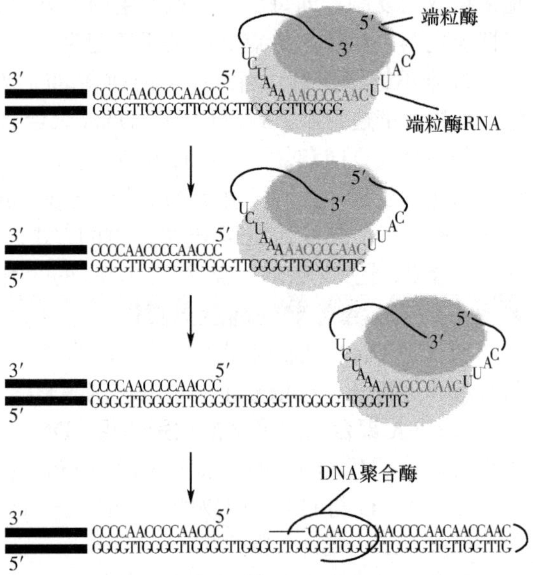

由于端粒酶的存在，端粒一直保持着一定的长度。在缺乏端粒酶活性时，细胞连续分裂将使端粒不断缩短，短到一定程度即引起细胞生长停止或凋亡。组织培养的细胞实验证明，端粒在决定细胞的寿命中起重要作用。

图1-3　端粒酶催化作用的爬行模型

在增殖活跃的肿瘤细胞中发现存在端粒酶活性的升高，因此端粒酶已经成为新的肿瘤标志物和抗肿瘤治疗的靶点。但在临床医学研究中也发现，有些端粒酶活性较高的肿瘤细胞其端粒短于正常的同类细胞，说明端粒酶活性不一定与端粒的长度呈正比关系。

3.复制延长发生DNA pol α/δ转换　DNA pol α主要催化合成引物，在复制叉及引物生成后，DNA pol δ逐步取代DNA pol α，在RNA引物的3′-OH端基础上继续合成前导链；后随链引物也由DNA pol α催化合成，然后DNA pol δ置换DNA pol α，继续合成DNA子链，但当后随链合成到核小体单位之末时，DNA pol δ会脱落，DNA pol α再次引发下游引物的合成，整个过程中DNA pol α与DNA pol δ之间进行频繁的转换。

4.线粒体DNA按照D-环方式复制　D-环复制（D-loop replication）需要合成引物，第一个引物以内环为模板复制。到第二个复制起始点时，形成另一个反向引物，再以外环为模板进行反向延伸，最后合成两个双链环状DNA。因此，线粒体DNA的内、外环的复制有时序差别。催化真核生物线粒体DNA复制的是DNA pol γ。

三、DNA 的损伤与修复

DNA损伤（DNA damage）是指生物体受内外环境因素的影响，DNA分子组成与结构的异常变化，也称为DNA突变（mutation）。遗传物质保持代代持续传递依赖于把突变概率维持在低水平上，活细胞需要成千上万个基因正确行使职能。生殖细胞系中高频突变将摧毁物种，体细胞中高频突变将摧毁个体。再者，某些基因突变会产生一些疾病，如遗传病、肿瘤及有遗传倾向的病。其中少数已知其遗传缺陷所在，如血友病是凝血因子基因的突变，白化病则是由于控制酪氨酸酶的基因异常所致。人类基因组完成核苷酸的测序后，疾病相关基因的检出和研究是后基因组学的重要内容。

但是，如果继承的遗传物质具有绝对的稳定性，将会失去驱动进化所需的基因变异，那么新的物种，包括人类都不可能出现。因此，生命和生物多样性依赖于DNA突变与修复之间的良好平衡。

案例 1-1

患者，男，69岁。10年前左胫前出现散在褐色粟粒大斑、丘疹，逐渐密集成片，7年前向右臂蔓延，伴有明显瘙痒。近3年来病情逐渐加重，褐色粟粒大斑密集，瘙痒加剧，不能入睡。皮肤科检查可见左腿和右臂伸侧皮肤有褐色斑及斑丘疹，密集片状分布，界限不清，已融合成串珠片状，部分丘疹表面有大量白色薄屑及少量抓痕（图1-4）。组织病理学检查显示：角质层角化过度，棘细胞层略增厚，基底细胞层液化；真皮乳头层可见淀粉样蛋白沉积，有裂隙，其上表皮略薄。真皮浅层少量淋巴细胞呈小片状浸润，可见嗜黑素细胞。甲紫染色呈阳性。其余体格检查和实验室检查未见异常。

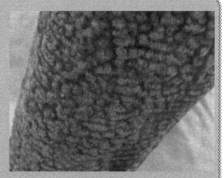

图1-4 患者左胫前皮肤淀粉样变

家族史：据描述其父亲也患有该病。

诊断：原发性皮肤淀粉样变（primary cutaneous amyloidosis，PCA）。

问题与思考：

1. 原发性皮肤淀粉样变发病的分子机制是什么？

2. 该病确诊的依据是什么？

（一）DNA 突变的类型

很多因素能导致 DNA 损伤。DNA 复制错误、自身的不稳定性和机体代谢产生的活性氧等体内因素，均可导致 DNA 的自发性损伤。体外因素包括环境中紫外线与电离辐射等物理因素、烷化剂等化学因素及病毒等生物因素均可通过不同的机制导致 DNA 损伤，且是造成 DNA 损伤的主要原因。根据受损伤的 DNA 分子结构改变情况不同，突变主要有以下几种类型。

1. 错配 DNA 上某一碱基的置换，使子代多聚核苷酸突变位置上核苷酸与模板 DNA 对应位置上核苷酸不配对，这种碱基错配又称为点突变（point mutation）。分为两类：①转换（transition）：是同型碱基间的替换。②颠换（transversion）：是异型碱基间的替换。点突变发生在基因的编码区，可导致蛋白质一级结构改变而影响其功能。若发生在简并性密码子的第三位，可能不会导致蛋白质的改变。

2. 缺失、插入和框移 DNA 分子上如果发生插入或缺失一个以上碱基的变化，则称为插入突变或缺失突变。插入与缺失若出现在编码区，可导致编码特异性蛋白的基因读码框发生移动，称为移码突变（frameshift mutation）。其造成蛋白质氨基酸排列顺序发生改变，翻译出的蛋白质可能完全不同，致使其功能发生改变。在两个密码子之间发生3或3的整数倍核苷酸的插入或缺失，不一定引起移码突变。

3. 重排 DNA 分子内较大片段的交换，称为重组或重排。移位的 DNA 可在新位点上颠倒方向反置（倒位），也可以在染色体之间发生交换重组。

此外，DNA 损伤的类型还包括碱基损伤、糖基破坏、DNA 链的断裂或共价交联等。当 DNA 严重损伤时，多种类型的损伤可以复合存在。

（二）DNA 损伤的修复

细胞内存在众多的机制来修复 DNA 损伤，主要有直接修复、切除修复、重组修复和 SOS 修复四种方式。切除修复是最普遍的修复方式，包括两种类型：碱基切除修复（base excision repair，BER）和核苷酸切除修复（nucleotide excision repair，NER）。如果只有单个碱基缺陷，如修复细胞 DNA 中碱基 C 自发脱氨基产生的异常碱基 U，则以碱基切除修复方式进行修复；如果 DNA 损伤造成 DNA 螺旋结构较大变形，则进行核苷酸切除修复（图1-5）。两者过程类似：首先是由细胞内

（图示标注）
5′ ... 3′
3′ ... 5′
↓ UvrA UvrB
5′ ... P ... P ... 3′
3′ ... 5′
↓ UvrC UvrD
P ...
5′ ... 3′ ... P ... 3′
3′ ... 5′
↓ DNA-pol I DNA连接酶
5′ ... 3′
3′ ... 5′

图1-5 核苷酸切除修复方式

特异的酶识别 DNA 损伤部位并切除含损伤结构的碱基或寡核苷酸，再进行修复合成并连接。较高等细胞中核苷酸切除修复的原理与大肠埃希菌中的基本相同，但是对损伤的检测、切除和修复系统更为复杂。

案例 1-1 相关提示

　　PCA 是一种常染色体显性遗传病。目前认为其发病的分子机制是第 5 号染色体上编码跨膜蛋白制瘤素 M 特异性受体 β（oncostatin M-specific receptor β，OSMR）发生基因突变。*OSMR* 基因 15 号外显子发生 c2081 位置 C > T 杂合错义突变，导致氨基酸序列第 694 号脯氨酸转变为亮氨酸，引发患者出现皮肤淀粉样变临床表型。患者临床表现、组织病理及致病基因的定位和克隆均符合原发性淀粉样变。遗传性皮肤病是由于遗传物质的改变所引起的，能检测到 *OSMR* 的突变，通常具有上下代之间呈垂直传递或家族聚集性及终身性的特征。

四、DNA 与蛋白质相互作用

　　DNA 与蛋白质相互作用是指 DNA 结合蛋白（DNA binding protein）在它们各自靶基因的转录控制区域与序列特异性 DNA 元件相结合，从而发挥其调控转录的功能。目前已知，真核细胞有许多不同的结构基序对 DNA 进行特殊的识别，如锌指、碱性亮氨酸拉链、螺旋-环-螺旋模体和同源结构域等。序列特异性结合可能是由碱基所显示的不同结合模式识别来完成，或者是识别主链的不同构象。许多序列特异的 DNA 结合蛋白是以二聚体的形式存在，这样增加了 DNA-蛋白质相互作用的灵敏性和特异性，并且产生协同结合的效应，DNA 结合蛋白的二聚化还可增加识别的多样性和可调控程度。

（一）DNA 与蛋白质相互作用基本理论

　　DNA 结合蛋白识别整个 DNA 螺旋分子的几何结构，通过接触大沟或小沟，通过连接脱氧核糖磷酸主链或碱基与 DNA 相互作用。然而，螺旋的构象不仅可由外部环境造成（如氢键），还可能是局部碱基堆积的相互作用造成其多样性，这种作用为顺序特异。局部结构不仅影响了碱基同螺旋轴之间的关系，而且还影响了螺旋的周期和大沟、小沟。碱基序列也决定了 DNA 内在的可弯曲的程度，局部的变化决定在与蛋白质结合时成键原子间的空间组成和 DNA 可改变的能力大小，从而控制了蛋白质和 DNA 之间的空间化学关系。

　　与双链 DNA（dsDNA）结合的蛋白可分三类：①与 DNA 末端相互作用的蛋白质（如 DNA 连接酶、外切酶）。②围绕 DNA 或以深的狭缝结合 DNA 的蛋白质（如 DNA 聚合酶、拓扑异构酶）。③与 DNA 双螺旋的表面作用的蛋白质。前两类包括了许多 DNA 加工的酶，而后一类成员最多，包括大多数转录因子、限制性内切酶、DNA 包装蛋白、位点特异的重组酶和 DNA 修复酶。因此，后一类不仅包括普通和序列特异的 DNA 结合蛋白，还包括识别非正常核酸结构（如损伤碱基等）的蛋白质。还有一些蛋白质同 dsDNA 作用，如 RecA、单链 DNA 结合蛋白等。

（二）DNA 结合蛋白识别的一般方式

　　与 DNA 双螺旋表面相互作用的蛋白质通常具有一种非常符合大沟的基序，通过形成稳定结合的埋藏接触面使接触区最大化。侵入大沟对于序列特异的蛋白结合是十分重要的，有助于通过直接结合碱基进行序列识别。因为大沟更能容纳蛋白质 α 螺旋、β 折叠和环状结构，所以在相互作用中结合大沟比结合小沟更适合。而与 DNA 磷酸骨架的结合允许普遍性识别，可以稳定蛋白质上与 DNA 大沟结合的结构。

　　1. α 螺旋在 DNA 识别过程中的作用　　α 螺旋在 DNA 结合基序中有非常重要的作用，大多数 DNA 结合蛋白都靠大小和形状适于与大沟相识别的 α 螺旋来识别 DNA（图 1-6）。氨基酸侧链的化学多样性和柔韧性及螺旋轴的旋转使 α 螺旋具有大量与特异性 DNA 序列相结合的潜在识别表面。在不同的调控蛋白中，DNA 大沟识别的 α 螺旋在沟中相对于 DNA 骨架轴的位置差别很大。因尚无证据说明 α 螺旋能进行独立的识别，故推断是由其他蛋白质因子介导的。同时与磷酸骨架的相互作用对 α 螺旋在其位点上的合适定位是必需的。在 DNA 识别过程中，也有许多使用 β 片层的 DNA 结合蛋白，包括原核 Met 和 Arc 抑制因子与真核 p53 蛋白。而且，许多蛋白质除了利用大沟相互作用外，还利用肽段上可变的伸展区，伸展回折并与小沟相接触，增强识别的特异性。

2. 大沟、小沟的特异性 尽管 DNA 的形状和构象在它的大小和扭角上会发生微小的序列依赖性变化，但其特异性主要受到碱基上化学基团向大沟和小沟序列特异性凸出的影响。

当 A/T 或 C/G 通过氢键将 DNA 反向平行链相连时，这四个碱基暴露出多价的或不参与配对的化学基团，它们能与调控蛋白识别表面上的氨基酸侧链或肽骨架相结合。但只有大沟和小沟上氢键供体和受体的排列随 DNA 序列发生显著变化时，化学基团才能影响特异性。Seeman 等根据实验推断，大沟中每个碱基对的化学基团都具有独特的三维模式，多个碱基识

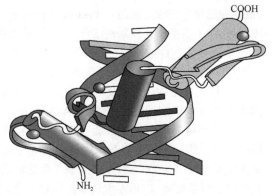

图 1-6 α 螺旋识别及结合 DNA

别位点就表现出联合性的、更为精细的排列，排列的独特性随位点的增大而增强。这一变化在大沟中比小沟更为明显，大沟似乎是序列特异性的主要靶位点。此外，碱基对还含有某些非结合型的化学基团。

虽然大多数 DNA 结合蛋白都偏好大沟，但有些蛋白质能将大沟和小沟识别作用相结合，这些蛋白质通过同源结构域螺旋–转角–螺旋或 HTH 基序和大沟相接触，通过延伸的氨基端臂与小沟相接触。在原核生物中，Hin 重组酶既利用小沟，又利用大沟发生接触作用，而有些蛋白质则排他性地识别小沟。

3. 序列特异识别 氨基酸侧链或主链酰胺基和羧基参与同一系列碱基或磷酸骨架的序列特异性相互作用。但是，在 DNA 结合蛋白家族内部，可能更倾向与嘌呤形成氢键，且识别序列可能具有某种程度的保守性，如同源结构域家族或锌指家族。改变特异性的锌指结构至少会提示出一个转录因子家族中氨基酸–碱基对相互作用的一般规律，对 DNA 结合相互作用的进一步研究会揭示更为清楚的 DNA 序列识别模型。

（三）DNA 与蛋白质相互作用的化学基础

1. 化学键

（1）氢键：暴露于大沟侧缘的碱基供氢或受氢能力不同，与不同氨基酸残基侧链之间形成氢键的趋势也不同。例如，谷氨酸（Glu）和天冬氨酸（Asp）残基侧链能作为氢受体，可以与 C 和 A 形成氢键；丝氨酸（Ser）、苏氨酸（Thr）和半胱氨酸（Cys）残基侧链含有 —OH 或 —SH 基因，它们既可供氢，又可受氢，故而可与各种碱基建立氢键联系；精氨酸（Arg）和赖氨酸（Lys）只能供氢，所以不能与 C 联系。

（2）疏水键：暴露于 DNA 大沟侧缘 T 的 —CH$_3$ 是疏水的，原则上疏水性氨基酸残基丙氨酸（Ala）、缬氨酸（Val）、亮氨酸（Leu）、异亮氨酸（Ile）等均可与之建立疏水键联系；C 的环内两个 —CH$_2$— 也可与疏水氨基酸残基侧链相互作用，但力量较 T 的 —CH$_3$ 弱。Ala 因侧链较短，不能与 C 形成疏水键。某些氨基酸的侧链，如 Ser、谷氨酰胺（Gln）、组氨酸（His）也能与 T 形成疏水键。

（3）离子键：一些荷电氨基酸可依据其荷电性质选择相反电荷的核苷酸碱基，通过离子键相互作用。例如，碱性氨基酸 Arg 和 Lys 与 G；酸性氨基酸 Asp 和 Glu 与 C 之间的离子键联系。

实际上，可能一个氨基酸残基与某种碱基相互接触时形成两个相同或不同的化学键；另一种情况是，尽管理论上某种氨基酸可与几种碱基相互作用，但实际只结合某一种碱基。这种复杂多变的情况与 DNA 和蛋白质的空间结构、位置有关，与相互作用的化学基团局部环境、状态也有关。

2. 二聚体和多聚化 DNA 识别单元的重复是自然界用以设计 DNA 结合蛋白最广泛采用的策略之一。采用这种重复的方法有多种：①二聚化或另一个更高级寡聚体的形成。②DNA 识别单元的多聚体化。因为亲和力与结合自由能呈指数相关（$\triangle G = -RT\ln K_d$），通过识别单元的数目加倍，结合能量加倍，使二聚体相对于单体、含有串联识别单元的单体相对于含单一单元的单体之间的亲和力呈指数增加。

许多蛋白质通过异源二聚化增加其调节的多样性，其中每个单体识别半位点的一个。由于异源二聚体中每个单体都有不同的序列偏好，因此可以识别含有非对称性半位点的位点。或者，异源二聚体中的两个组分具有相同的 DNA 结合特异性，但具有独特的调节特性。例如，真核 Jun 蛋白既能以同源二聚体（Jun-Jun）形式与 DNA 结合，又能以异源二聚体（Jun-Fos，Jun-CREB）形式与 DNA 结合。

Jun 同源二聚体与激活蛋白 -1（activator protein-1，AP-1）启动子元件微弱地结合，而 Jun-Fos 异源二聚体则与 AP-1 启动子元件紧密结合。Jun 和其他家族成员的异源二聚体也能与一系列位点相结合。

单一多肽中 DNA 结合基序的多聚化是用于增强特异性的另一种有效方法。多聚蛋白质可以含有多个相同的识别单元，也可以含有多个具有不同结构的单元。例如，在锌指蛋白 Zif268 中，3 个 C—C—H—H 指状结构识别双螺旋上相似的串联序列基序，锌指恰能通过形成围绕双螺旋的"C"形结构将 Zif268 的识别螺旋定位到 DNA 大沟中。

3. 序列特异识别的结合能　蛋白质与特异 DNA 序列的选择性结合主要依赖两种类型的相互作用提供结合能。第一类相互作用是多肽链与碱基对之间的直接接触；第二类相互作用是多肽链中的碱性氨基酸残基与 DNA 戊糖–磷酸骨架之间的电荷联系。序列特异的选择性结合主要在于第一类相互作用，即多肽链与 DNA 大沟暴露的碱基之间通过氢键和范德瓦耳斯力所建立的直接联系；同时，序列依赖的 DNA 弯曲或变形又可使一个特殊的结合位点被限定在最有利的构象，这种构象辅助多肽链与碱基对的定向连接。因此，多肽链中某些氨基酸与碱基对之间的定向连接属二级反应，多肽链与碱基对的识别、序列依赖的 DNA 弯曲或变形这两级效应调节着亲和位点的亲和性。

虽然多肽链与碱基对之间的直接定向相互作用可产生一定的可利用结合能，但这些能量不足以维系在平均 6 ～ 15bp 长的结合位点上所形成复合物的稳定性，额外需要的结合能则来自多肽链中带正电荷的碱性残基与带负电荷的 DNA 戊糖–磷酸骨架之间的电荷作用。当 DNA 结合某种蛋白质时，肽链与 DNA 骨架之间的这种电荷作用也会形成一种空间约束力，限定或维持 DNA 的特殊构型。通过这种电荷力实现的 DNA– 蛋白质相互作用具有一个重要特性，这就是：只要 DNA 具备适当的骨架构型，蛋白质就可以结合 DNA 的任何区域，这就是蛋白质所具有的、不依赖序列的、与 DNA 双螺旋相互作用的能力。一种 DNA 结合蛋白的序列选择性主要是由其序列依赖与序列不依赖相互作用的结合能差决定的。

第二节　RNA 的结构与功能

细胞中还含有另一类核酸，即核糖核酸（ribonucleic acid，RNA），成熟的 RNA 主要存在于细胞质中，少量位于细胞核和线粒体内。RNA 分子一般比 DNA 小得多，通常是单链线型分子，但可自身回折在碱基互补区形成局部短的双螺旋结构，而非互补区则膨出成环。RNA 的 2'-C 位上的羟基是游离的，因此使 RNA 的化学性质不如 DNA 稳定，能产生更多的修饰组分，使 RNA 主链构象因羟基（或修饰基团）的立体效应而呈现出复杂、多样的折叠结构，这是 RNA 功能多样化的结构基础。RNA 的功能其一是信息分子，其二是功能分子。它能传递储存于 DNA 分子中的遗传信息，参与初始转录产物的转录后加工，并且在蛋白质生物合成中发挥着重要作用。

一、RNA 的分类与结构特点

组成 RNA 分子的基本单位是 4 种核苷酸：AMP、GMP、CMP 和 UMP，它们通过 3',5'- 磷酸二酯键连接形成多聚核苷酸链。除此之外，有些 RNA 分子中还含有少量的稀有碱基和稀有核苷。生物体特别是真核生物体内，RNA 的种类、大小、结构都比 DNA 多样化。按照结构与功能的不同，RNA 可分为编码 RNA（coding RNA）和非编码 RNA（non-coding RNA，ncRNA），编码 RNA 只有信使 RNA（messenger RNA，mRNA），而 ncRNA 包括转运 RNA（transfer RNA，tRNA）、核糖体 RNA（ribosomal RNA，rRNA）、端粒 RNA 和信号识别颗粒（signal recognition particle，SRP）等。ncRNA 可分为组成性非编码 RNA（constitutive non-coding RNA）和调控性非编码 RNA（regulation non-coding RNA）。

（一）mRNA 的结构与功能

DNA 决定蛋白质合成的作用是通过这类特殊的 RNA 实现的，它由 DNA 的一条链为模板合成，是蛋白质合成的真正模板，就像连接 DNA 和蛋白质的中间信使，因此这类 RNA 被命名为 mRNA。mRNA 仅占细胞总 RNA 的 2% ～ 5%，但其种类最多。mRNA 一般不稳定，代谢活跃，半衰期短，更新迅速。原核 mRNA 的半衰期只有 1min 至数分钟，mRNA 的降解紧随着蛋白质翻译过程发生；而真核 mRNA 的半衰期可达数小时，甚至 24h。还有一些 mRNA 的寿命较长，如人珠蛋白 mRNA 可达数周。

真核生物 mRNA 结构的最大特点是在细胞核内新生成的 mRNA 初级产物比成熟 mRNA 大很

多，经加工成熟后再运送到细胞质内。特别是当初始转录物长达 20～30 个核苷酸时，在其 5′端形成 m⁷G-5′ppp5′-N-3′帽子结构（7- 甲基鸟嘌呤 - 三磷酸核苷），3′端加一段由 80～250 个腺苷酸连接而成的多聚腺苷酸尾 [poly（A）] 结构。两种特殊结构共同负责 mRNA 从核内向胞质的转位、mRNA 稳定性的维系及翻译起始的调控。

mRNA 的功能是转录核内 DNA 遗传信息的碱基排列顺序，并携带至细胞质，指导蛋白质合成中的氨基酸排列顺序。一条完整的 mRNA 由编码区和非编码区组成，即 5′- 非翻译区、编码区和 3′- 非翻译区。

（二）tRNA 的结构与功能

在蛋白质合成中，tRNA 是氨基酸的运载体，约占总 RNA 的 15%，是细胞内分子量最小的 RNA。目前已完成一级结构测定的 tRNA 有 200 多种，均由 70～90 个核苷酸组成。细胞内 tRNA 的种类很多，每一种氨基酸都可由相应的一种或几种 tRNA 运载。

tRNA 的结构特点：① tRNA 含有较多的稀有碱基。稀有碱基（除了 A、G、C、U 外的其他碱基）占所有碱基的 10%～20%，如双氢尿嘧啶（DHU）、假尿嘧啶（ψ）等。② tRNA 二级结构呈三叶草形。tRNA 存在着一些能局部互补配对的区域，呈茎状，中间不能配对的部分则膨出形成环，二级结构类似三叶草形（cloverleaf pattern）。尽管不同的 tRNA 核苷酸组分和排列各异，但其 3′端无一例外地都以 CCA 序列结束，这是连接氨基酸的特定部位。③ tRNA 的三级结构呈倒"L"形。氨基酸臂与 TψC 环形成一个连续的双螺旋区，构成字母"L"下面的一横。而 DHU 环与反密码环共同构成字母"L"的一竖。这种结构比较稳定，半衰期均在 24h 以上。此外，DHU 环中的某些碱基与 TψC 环及额外环中的某些碱基之间形成额外的碱基对，是维持三级结构的重要因素。

tRNA 的功能是在蛋白质生物合成过程中起转运氨基酸和识别密码子的作用。不仅如此，它在蛋白质生物合成的起始过程、DNA 逆转录合成及其他代谢调节中起重要作用。

（三）rRNA 的结构与功能

rRNA 是细胞内含量最多的 RNA，约占总 RNA 的 80% 以上。rRNA 与核糖体蛋白（ribosomal protein）共同构成核糖体（ribosome）。核糖体的组成见表 1-1，均由易于解聚的大、小两个亚基构成。

表 1-1 核糖体的组成

	原核生物（以大肠埃希菌为例）		真核生物（以小鼠肝为例）	
小亚基	30S		40S	
rRNA	16S	1542 个核苷酸	18S	1874 个核苷酸
蛋白质	21 种	占总量的 40%	33 种	占总量的 50%
大亚基	50S		60S	
rRNA	23S	2 940 个核苷酸	28S	4718 个核苷酸
	5S	120 个核苷酸	5.8S	160 个核苷酸
			5S	120 个核苷酸
蛋白质	31 种	占总量的 30%	49 种	占总量的 35%

各种 rRNA 的碱基顺序均已测定，并据此推测出了它们的空间结构。数种原核生物的 16S rRNA 的二级结构极为相似，形似 30S 小亚基。真核生物的 18S rRNA 的二级结构呈花状，形似 40S 小亚基，其中多个茎环结构为核糖体蛋白的结合和组装提供了结构基础。

rRNA 的主要功能是与多种蛋白构成核糖体，为多肽链合成所需要的 mRNA、tRNA 及多种蛋白质因子提供了相互结合的位点和相互作用的空间环境，在蛋白质生物合成中起着"装配机"的作用。

除了 tRNA 和 rRNA 外，真核生物细胞中的其他 RNA，如催化性小 RNA、核仁小 RNA、胞质小 RNA 等，它们参与 RNA 剪接和修饰、蛋白质的转运和基因表达的调控等。

二、基 因 转 录

转录（transcription）是指以 DNA 为模板，在 DNA 依赖性的 RNA 聚合酶催化下，以 NTP 为原料合成 RNA 的过程。转录是基因表达的第一步，也是最关键的步骤。

（一）转录的基本特性

细胞根据不同的发育时期、生存条件和生理需要，只启动部分基因转录。能转录出 RNA 的 DNA 区段，称为结构基因（structural gene）。DNA 双链中只能有一股链按碱基配对规律指引转录生成 RNA，这股单链称为模板链（template strand），相对的另一股单链则称为编码链（coding strand）。在这段 DNA 双链上，一股链作为模板指导转录，另一股链不转录，而且模板链并非总是在同一单链上。这种模板选择性的转录称为不对称转录（asymmetrical transcription）。

（二）真核生物转录的特点

1. 转录起始　真核生物与原核生物的转录起始有一个显著的区别，即在真核生物启动子上发生的转录起始涉及许多转录因子（transcription factor，TF）。这些转录因子可通过识别 DNA 顺式作用元件作用位点（cis-acting site）而起作用，但这并不是转录因子唯一的作用方式，它还可以通过识别另一种因子而起作用，或识别 RNA pol 或者和其他几种蛋白质一起组成转录起始复合体。真核生物细胞中的转录分别由 3 种 RNA 聚合酶（RNA pol Ⅰ、Ⅱ、Ⅲ）催化，真核生物 RNA pol 不直接识别和结合模板起始区，而是先由转录因子结合到启动子上形成一种结构，以此作为 RNA pol 识别的靶标。RNA pol Ⅰ和 RNA pol Ⅱ的启动子基本上都位于转录启动点的上游，而 RNA pol Ⅲ的部分启动子则位于转录启动点的下游。每一种启动子均包含一组特征性的短保守序列，能被相应的转录因子识别。

2. 转录延伸　当转录起始复合物形成后，RNA pol 即开始根据碱基配对关系，按模板链的碱基序列，从 5′→3′方向逐个加入核糖核苷酸。与原核生物不同的是，真核生物的 DNA 与组蛋白结合成核小体，基因被激活表达时，调控区的核小体不存在了，组蛋白或者与 DNA 脱离，或者当激活蛋白和转录因子与相应的顺式作用元件结合时，组蛋白被推开。但是当 RNA pol 通过结构基因区进行转录时可以转移核小体，核心组蛋白被移位到 RNA pol 的后面，仍与同一 DNA 分子结合。这一过程可能是通过一种缠绕机制完成的。与原核生物转录不同，真核生物细胞转录延长不与翻译同步进行。

3. 转录终止　真核生物转录终止的机制，目前了解尚不多，而且三种 RNA pol 的转录终止方式不完全相同。RNA pol Ⅰ转录出 rRNA 前体 3′端后，继续向下游转录超过 1000 个碱基，此处有一个 18bp 的终止子序列，可被辅助因子识别辅助转录终止。RNA pol Ⅲ转录模板的下游存在一个终止子，可能有与原核生物不依赖 ρ 因子的终止子相似的结构和终止机制。RNA pol Ⅱ转录终止是和转录后修饰密切相关的。真核生物 mRNA 转录越过修饰点后，前体 mRNA 在修饰点被切断，随之加入多聚腺苷酸尾。

第三节　基因组的结构与功能

无论简单的病毒或复杂的高等动植物细胞，都有一整套决定生物基本特征和功能的遗传信息。不同生物的基因组所储存的遗传信息量有着巨大的差别，其结构也各有特点。

一、基因组的结构特点与功能

不同生物的基因组大小及复杂性不同，生物的复杂性与基因组内的基因数量有关。进化程度越高，基因组越复杂。

（一）病毒基因组的结构特点与功能

病毒（virus）是最简单的生物，外壳蛋白包裹着里面的遗传物质——核酸。根据基因组的核酸类型，可将其分为 DNA 病毒和 RNA 病毒。但是病毒的 DNA 复制及基因表达往往依赖于宿主细胞系统。

（1）每种病毒只含一种核酸，通常是 DNA 或 RNA。核酸的结构可以是双链或单链，也可以是闭合环状或线状分子等不同类型。

（2）与细菌或真核细胞相比，病毒的基因组很小，所含遗传信息量较小，只能编码少数的蛋白质。但不同病毒基因组大小差异又很大，最小的仅 3kb，可编码 3 种蛋白质，最大的可达 300kb 以上，可编码几百种蛋白质。

（3）基因重叠现象，即同一 DNA 序列可以编码 2 种或 2 种以上的蛋白质分子。一个基因可以完全在另一基因内，或部分重叠，重叠基因使用共同的核苷酸序列，但转录成的 mRNA 有不同的阅读框架（open reading frame，ORF）。有些重叠基因使用相同的阅读框架，但起始密码子或终止密码子不同。基因重叠现象的存在，表明病毒能够利用有限的核酸序列储存更多的遗传信息，提高在进化过程中的适应能力。

（4）基因组的大部分序列用来编码蛋白质，基因之间的间隔序列非常短，只占基因组的一小部分且不被翻译。

（5）噬菌体（侵袭细菌的病毒）基因组中无内含子，基因是连续的。但感染真核细胞的病毒基因组中具有内含子。除正链 RNA 病毒之外，真核细胞病毒的基因先转录成 mRNA 前体，再经过剪接，成为成熟 mRNA。

（二）细菌基因组的结构特点与功能

原核生物常以大肠埃希菌为代表。这类生物能自我繁殖，具有复杂的细胞结构和代谢过程。所有原核生物的遗传物质都是 DNA，基因组在（0.6 ～ 8）× 10⁶bp，所包含的基因从几百个到数千个不等。目前，人们对其中很多基因的功能尚不清楚，但可在其他生物中找到这些基因的同源序列，提示这些基因可能具有非常保守的生物学功能。

（1）细菌基因组通常仅由一条环状双链 DNA 分子组成，在细胞中与蛋白质结合以复合体的形式存在。细菌染色体 DNA 在细胞内形成一个致密区域，即类核（nucleoid），类核与细胞质之间无核膜结构。基因组中通常只有 1 个 DNA 复制起点。在细菌中，除了染色体 DNA 外，还具有自主复制能力的双链环状质粒 DNA 分子存在。

（2）功能上相关的几个结构基因成簇地串联排列于染色体上，连同其上游的调控区及下游的转录终止信号共同组成操纵子（operon）结构（详见第三章第二节）。在同一启动序列控制下，操纵子可转录出多顺反子 mRNA，即一个 mRNA 分子编码多个多肽链。

（3）基因组中的基因密度非常高，基因组序列中编码区所占的比例较大，只有一小部分是不翻译的。不被翻译的区域称间隔区，其中也包含一些基因表达调控的 DNA 序列。

（4）细菌的结构基因无基因重叠现象，没有内含子成分，它们的基因序列是连续的，因此在转录后 mRNA 不需要剪接加工。细菌的结构基因多为单拷贝的，但编码 rRNA 的基因往往是多拷贝的。

（5）基因组 DNA 有多个具有各种功能的识别区域，如复制起始区、复制终止区、转录启动子、转录终止区等特殊序列，并且含有反向重复序列。

（6）基因组中存在可移动的 DNA 序列，如转座子和质粒等。

（三）真核生物基因组的结构特点与功能

真核生物从单细胞的酵母到高等哺乳动物，都有一个共同特点就是具有完整的核膜结构，使细胞核与细胞质分隔开。细胞之间也有很大差异，真核生物细胞已分化为多种细胞类型，不同类型的细胞，执行着不同功能，复杂的功能也反应出基因组的复杂性。真核生物基因是断裂基因（split gene），是指结构基因不连续，内部存在许多不编码蛋白质的间隔序列，内含子与外显子相间排列，转录时一同被转录下来，转录后经过加工切除内含子，连接外显子。真核生物的蛋白质基因往往以单拷贝形式存在，转录产物为单顺反子 mRNA，即一个 mRNA 分子编码一条多肽链。

1. 基因组结构庞大，远远大于原核生物基因组　如人的单倍体基因组 DNA 约 3.3 × 10⁹bp，而大肠埃希菌的基因组只有 4.6 × 10⁶bp。

2. 基因组由染色体 DNA 和染色体外 DNA（即线粒体 DNA）组成　线性染色体 DNA 位于细胞核内，每个染色体 DNA 有很多复制起始位点。线粒体 DNA（mitochondrial DNA，mtDNA）是闭环双链分子，大部分动物细胞的 mtDNA 结构紧凑，几乎没有重复序列，没有内含子，但某些基因可以重叠，如 ATPase6 和 ATPase8。

3. 基因组中非编码序列多于编码序列　非编码序列可占总 DNA 量的 95% 以上。在这些非编码序列中，一部分是内含子和调控序列等，还有一大部分是重复序列（repeative sequence），其功能主要与基因组的稳定性、组织形式及基因的表达调控有关。根据在基因组中重复序列出现的频率不同，DNA 重复序列分为：①高度重复序列 DNA（highly repetitive sequence DNA）：重复次数可高达数百万次，这种序列可集中在某一区域串联排列，约占基因组 DNA 总量的 20%。典型的高度重复序列有卫星 DNA（satellite DNA）和反向重复 DNA（inverted repeat DNA）。②中度重复序列 DNA：重复次数为数十次至数千次，散在分布于基因组中，占基因组 DNA 总量的 1% ～ 30%。中度重复序列常与单拷贝基因间隔排列，有一部分是编码 rRNA、tRNA、组蛋白及免疫球蛋白的结构基因，另外一些可能与基因的调控有关。③低度重复序列（单一序列 DNA）：在单倍体基因组里这些序列包括大多数编码蛋白质的结构基因及基因的间隔序列，这些序列一般只有一个或几个拷贝，占基因组 DNA 总量的 40% ～ 80%。

4. 基因组中存在多基因家族、假基因和断裂基因　多基因家族（multigene family）是指核苷酸序列或编码产物的结构具有一定程度同源性的一组基因，其编码产物常常具有相似的功能，另外还有一种基因家族，是由多基因家族及单基因组成的更大的基因家族，它们的结构有程度不等的同源性，但是它们的功能不一定相同，称为基因超家族（gene superfamily）。假基因（pseudogene）是指与某些有功能的基因结构相似，但不能表达基因产物的基因。这些基因起初可能是有功能的，在基因表达时编码序列或调控元件发生突变，或是插入了 mRNA 逆转录的 cDNA，缺少基因表达所需要的启动子序列，变成了无功能的基因。假基因在高等哺乳动物基因组中是一种普遍的现象，许多的多基因家族中部分成员为假基因。

二、基因组学

基因组学是以分子生物学技术、电子计算机技术和信息网络技术为研究手段，以生物体内基因组的全部基因为研究对象，从整体水平上探索全基因组在生命活动中的作用及其内在规律和内外环境影响机制的科学。基因组学的研究内容主要包括：以全基因组测序为目标的结构基因组学（structural genomics）、以基因功能鉴定为目标的功能基因组学（functional genomics）和以基因组之间的比较、鉴定与预测为目标的比较基因组学（comparative genomics）。

（一）结构基因组学

结构基因组学代表基因组分析的早期阶段，以建立生物体高分辨率遗传学图、物理图，并以基因组测序为基础。

1. 遗传学图　又称连锁图（linkage map），遗传学图谱的建立为基因识别和基因定位创造了条件。遗传学图谱是以已知性状的基因座位和多种分子标记的座位，经过计算连锁的遗传标记之间的重组频率，来确定它们之间的相对距离，将编码该特征性状的基因定位于染色体的特定位置。遗传学图谱上的连锁距离用厘摩（centimorgan，cM）来表示，cM 值越高，表明两点之间距离越远，当两个遗传标记之间的重组率为 1% 时，图距为 1cM（1cM 约相当于 100 万个碱基的长度）。

人的 DNA 序列上平均每几百个碱基会出现一些变异（variation），这些变异通常不产生病理性后果，并按照 Mendel 遗传规律由亲代传给子代，从而在不同个体间表现出不同，因而被称为多态性（polymorphism）。人类基因组遗传图的绘制需要应用多态性标记，多态性标记主要有三种：

（1）限制性片段长度多态性（restriction fragment length polymorphism，RFLP）：是第一代标记，当用限制性内切酶特异性切割 DNA 链时，由于 DNA 的点突变而产生不同长度的等位片段，可用凝胶电泳显示多态性，用于基因突变分析、基因定位和遗传病基因的早期检测等。

（2）DNA 重复序列的多态性标记：有小卫星 DNA 重复序列多态性和微卫星重复序列 DNA 多态性等多种。①小卫星（minisatellite）DNA 重复序列多态性：是基因组 DNA 中由数十到数百个核苷酸片段的重复产生的，重复的次数在人群中有高度变异，总长不超过 20 kb，是一种遗传信息量很大的标记物，可以用 Southern 杂交或 PCR 法检测。②微卫星（microsatellite）DNA 重复序列或短串联重复（short tandem repeats，STR）多态性：是基因组中由 1 ～ 6 个碱基的重复产生的，以 CA 重复序列的利用度为最高。微卫星 DNA 重复序列在染色体 DNA 中散在分布，其数量可达（5 ～ 10）万，是目前最有用的遗传标记。第二代 DNA 遗传标记多指 STR 标记。

（3）单核苷酸多态性（single nucleotide polymorphism，SNP）标记：被称为第三代 DNA 遗传标记。这种遗传标记的特点是单个碱基的置换，即序列的变异，这与第一代及第二代以长度的差异作为遗传标记的特点不同，而且 SNP 的分布密集，每千个核苷酸中可出现一个 SNP 标记位点。这些 SNP 标记以同样的频率存在于基因组编码区或非编码区，存在于编码区的 SNP 约有 20 万个，称为编码 SNP（coding SNP，cSNP）。每个 SNP 位点通常仅含两种等位基因，其变异不如 STR 繁多，但数目比 STR 高出数十倍到近百倍，因此被认为是应用前景最好的遗传标记物。

2. 物理图（physical map）　用全部染色体 DNA 或分离开的 24 条染色体，可以分别建立酵母人工染色体（yeast artificial chromosomes，YACs）。染色体 DNA 太长，必须先切成一个个大小不同的片段，每个片段建立 YAC 克隆。每个 YAC 克隆利用易于测定的序列标签位点（sequence-tagged site，STS）来识别。STS 是一段 300 ～ 500bp 的已知序列，它们在染色体上有一定的位置。构建的

YAC 克隆都含有某些已知的 STS，克隆之间还有部分重叠，即一个 STS 同时出现在两个以上的 YAC 克隆中，构成重叠群。通过杂交，将这些重叠的相邻的 YAC 克隆分别定位在染色体的不同区域。整个基因组被这些相邻的 YAC 克隆群所定位、排布，这称为物理图。

3.基因组测序 随着遗传图和物理图绘制的完成，基因组测序工作已成为结构基因组学重要的研究内容。只有完成了物种基因组的 DNA 序列测定，才有可能在碱基水平上破译生物体的遗传信息。

（1）鸟枪法：采用超声波处理或酶解的方法，将待测的 DNA 片段随机地切成大小不同的小片段并制成亚克隆。分别测定核苷酸序列后，通过计算机处理各片段核苷酸序列的资料，最终将重叠的序列拼接，直接得到待测基因组的完整序列。或者在获得一定的遗传和物理图信息的基础上，先对待测 DNA 作限制性内切酶谱分析，有目的地选择酶解片段进行克隆，然后测序，就可以极大地减少测序的工作量。

（2）cDNA 测序：人类基因组中发生转录表达的序列约仅占总序列的 5%，对这一部分序列进行测定将直接导致基因的发现。由 mRNA 逆转录而来的互补 DNA 称为 cDNA，代表在细胞中被表达的基因。cDNA 测序的研究重点首先放在表达序列标签（expressed sequence tag，EST）测序，EST 是基因表达的短 cDNA 序列，携带完整基因的某些片段的信息，是寻找新基因、了解基因在基因组中定位的标签。比较不同条件下（如正常组织和肿瘤组织）的 EST 测序结果，可以获得丰富的生物学信息（如基因表达与肿瘤发生、发展的关系）。其次，利用 EST 可以对基因进行染色体定位。目前 cDNA 研究的热点已由 EST 转变为全长 cDNA 研究。

（3）自动序列测定法：传统的测序方法比较费时，而且测定的准确性和重复性会受到手工操作的影响。随着人类基因组计划的不断开展，DNA 测序技术得到了进一步发展。近年来建立起来的自动序列测定法，使得 DNA 测序工作标准化、规范化，极大地促进了 DNA 的结构研究。使用全自动 DNA 测序仪时，采用 4 种荧光染料标记引物或 ddNTP。由于 Sanger 测序反应产物带有不同的荧光标记物，在激光束激发时会发出 4 种不同颜色的荧光，这样一个样品的 A、G、C、T 四个测定反应产物可以在同一泳道内电泳，减少了因不同测序泳道对 DNA 片段迁移率的影响。同时激光共聚焦技术的应用，大大提高了测定的精确性，加快了检测速度。而且测序反应、灌胶、进样、电泳、扫描检测、数据分析全部实现了计算机程序控制的自动化。毛细管电泳测序仪、高质量的聚合酶和高度灵敏的荧光染料的出现，使得序列测定的质量和精度不断提高，高通量测序技术大大加快了基因组 DNA 测序进度。

（二）功能基因组学

功能基因组学（functional genomics）是研究基因组中所有基因功能的学科。它利用结构基因组学所提供的生物信息和材料，采用高通量和大规模的实验手段，结合计算机科学和统计学进行基因组注释（genome annotation），在整体水平上全面了解基因功能及基因之间相互作用的信息，认识基因与疾病的关系，掌握基因的产物及其在生命活动中的作用，全面系统地分析研究全部基因的功能。功能基因组学的研究主要包括：

1.基因组功能注释 即应用生物信息学方法高通量地注释基因组所有基因编码产物的生物学功能，它是目前功能基因组学的主要研究目标。序列同源性分析、生物信息关联分析、生物数据挖掘是进行功能注释的主要生物信息学手段。研究的内容主要包括：①基因组 ORF 的识别、预测及确定基因组全部 ORF。其识别方法有两大类，一类为概率型方法，如应用 GENSCAN 评估未知 DNA 片段的编码可能性。另一类是通过同源性比较，从蛋白质数据库或表达序列标签数据库中搜寻编码区。②预测 ORF 产物的功能。采用相似聚类法寻找功能相关的保守结构域或保守模体。③非蛋白质编码区的功能注释。这是功能基因组学的难点，也是新的热点，为深入进行研究需要构建非蛋白质编码的序列文库、大力发展比较序列和计算机分析等相关的新技术。

2.基因表达谱的研究 并非基因组的全部基因都同时得到表达，某种基因的表达时间和程度是随生命活动而在不断变化和调整的。任何一种细胞在特定条件下，所表达的基因种类和数量都有特定的模式，称为基因表达谱。它是功能基因组学研究的重要内容。研究的主要方法有以下几种。

① DNA 微阵列技术：是指将几百甚至几万个寡核苷酸或 DNA 片段密集地排列在硅片、玻璃片、聚丙烯或尼龙膜等固相载体上，把要研究的靶 DNA 标记后作为探针，与微阵列进行杂交，通过光电检测系统进行检测，根据杂交信号强弱及探针的位置和序列，用软件系统进行数据处理，即可确定 DNA 的表达情况，以及突变和多态性的存在。微阵列包括 DNA 芯片（DNA chip）、cDNA 微阵列

等。②基因表达系统分析：不仅为定量分析全基因组表达模式提供了一个良好的工具，而且大大加快了发现新基因和已知基因新功能的进展。它是以转录子上特定区域 9～11bp 的寡核苷酸序列作为标签来特异性代表该转录子，然后通过连接酶将多个标签（20～60 个）随机串联并克隆到载体中，建立基因表达系列分析文库。通过对标签的序列分析，可获得基因转录的分布及表达丰度情况，尤其是可检测到低丰度表达的基因，从而充分了解基因转录组的全貌。

3.研究基因组的表达调控 一个细胞的转录表达水平能够精确而特异地反映其类型、发育阶段及状态，因此要在整体水平识别所有基因组表达产物 mRNA 和蛋白质，以及两者之间的相互作用，绘制基因组表达在细胞发育的不同阶段和不同环境状态下基因调控网络图。

4.研究基因组的多样性 HGP 得到的基因组序列虽然具有代表性，但人类是一个具有多态性的群体，这决定了人生物性状的差异及对疾病的易感性，在全基因组测序的基础上进行疾病相关基因的再测序来直接识别序列变异，可以进行多基因疾病及肿瘤相关基因的研究。基因组中最常见的变异形式是 SNP，在基因组中可达 300 万个。因此，开展基因组多样性研究无论对于了解人类的起源、进化和迁徙，还是对于生物医学均会有重大影响。

（三）比较基因组学

比较基因组学（comparative genomics）是基于基因组图谱和测序基础上，对已知的基因和基因组结构进行比较，来了解基因的功能、表达机制和物种进化的学科。为充分了解人类基因组，需促进比较基因组学发展，分析各种各样的模式生物基因组。尽管模式生物基因组一般比较小，结构相对简单，但它们的核心细胞组成和生化通路在很大程度上是保守的。研究某个种属能为另一种属提供很有价值的信息。依据某种生物已知基因的知识，就能了解和分离另一生物的相关基因。比较两种远系的基因组，能领会生物学机制的普遍性和辨认实验模型所研究的复杂过程。比较两种密切相关的基因组，更能提供基因结构与功能的细节。因此在基因组水平对模式生物基因组之间或模式生物基因组与人类基因组之间进行比较和鉴定，将进一步加深对人类基因组结构和功能的了解，揭示基因功能和疾病分子机制，同时也可以揭示生命的起源和进化。

三、RNA 组学

随着基因组及蛋白组计划的实施，国内外 RNA 研究也迅猛发展。2000 年，RNA 的研究进展被美国 *Science* 杂志评为重大科技突破。2001 年"RNA 干扰"作为当年最重要的科学研究成果之一，再次入选"十大科技突破"。2002 年 *Science* 杂志将"Small RNA & RNAi"评为年度最耀眼的明星。同时，*Nature* 杂志亦将 Small RNA 评为年度重大科技成果之一。2003 年，小核糖核酸的研究第四次入选"十大科技突破"，排在第四位。RNA 研究的突破性进展，是生物医学领域近年来可与人类基因组计划相提并论的最重大成果之一。2000 年底提出了 RNA 组学（RNomics）的概念。RNA 组学研究同一生物体内不同种类的细胞、同一细胞在不同时间、不同状态下 RNA 表达的时间和空间特异性。鉴于之前我们对 mRNA、tRNA 和 rRNA 的学习，本部分主要对非编码 RNA 进行介绍。

（一）非编码 RNA 的种类

RNA 的生物学功能远远超出了遗传信息传递中介的范围。除 mRNA 之外，把不编码蛋白质的 RNA 称为非编码 RNA（non-coding RNA，ncRNA），按照它们的功能分为组成性非编码 RNA 和调控性非编码 RNA 两大类。组成性 RNA（表 1-2）除 tRNA 和 rRNA 外，还包括核酶、核仁小 RNA、核小 RNA、端粒酶 RNA 和胞质小 RNA 等，主要功能是在转录后加工中起作用。

表 1-2　组成性非编码 RNA 的种类及主要作用

名称	英文名称	主要功能
转运 RNA	transfer RNA，tRNA	蛋白质合成的氨基酸载体
核糖体 RNA	ribosomal RNA，rRNA	蛋白质合成场所
核酶（催化小 RNA）	ribozyme	催化特定 RNA 降解，参与 RNA 剪接修饰
端粒酶 RNA	telomeric RNA	为端粒合成提供模板
核小 RNA	small nuclear RNA，snRNA	识别 hnRNA 上剪接位点，参与 mRNA 成熟
核仁小 RNA	small nucleolar RNA，snoRNA	参与 rRNA 加工修饰

续表

名　称	英文名称	主要功能
向导 RNA	guide RNA，gRNA	通过在 mRNA 转录产物中加入 U，指导其编辑
胞质小 RNA	small cytoplasmic RNA，scRNA	蛋白质内质网定位合成的信号识别颗粒组成之一
转移 - 信使 RNA	tmRNA	具备 mRNA 和 tRNA 的功能（存在于细菌）

　　组成性非编码 RNA 作为关键因子，参与基因转录产物 RNA 的剪接和修饰，也参与蛋白质的合成及转运。snRNA 在核内转录，在胞质中组装，在细胞核内发挥生理功能。snRNA 由 100 ～ 300 个核苷酸组成，分子中碱基以尿嘧啶（U）含量最丰富，因而以 U 作分类命名。现已发现有存在于核液里的 snRNA U_1、U_2、U_4、U_5、U_6 等类别（snRNA U_3 存在于核仁里），snRNA 和核内蛋白质组成核小核糖核蛋白（small nuclear ribonucleoprotein，snRNP），其功能是在 hnRNA 成熟转变为 mRNA 的过程中，参与 RNA 的剪接。snRNA 在 RNA 加工剪接过程中行使的功能与核酸酶参与下的 RNA Ⅱ 型内含子的自剪接作用类似，可能兼有位点识别和催化剪接的双重作用，并且在 mRNA 从细胞核运到细胞质的过程中起着十分重要的作用。

　　调控性非编码 RNA 主要包括：①小非信使 RNA（small non-messenger RNA，snmRNA），也称为非编码小 RNA（small non-coding RNA，sncRNA）；②长链非编码 RNA（long non-coding RNA，lncRNA）。③环状 RNA（circular RNA，circRNA）。由于 snmRNA 在基本生命活动、胚胎发育、疾病发生和发展进程中的作用不断被发现，snmRNA 已经成为大家关注的热点。研究 snmRNA 的表达情况及其生物学意义，将在全面破解生命奥秘过程中发挥重要作用。

（二）小非信使 RNA 特点及作用

　　snmRNA 长度通常小于 200nt，主要包括小干扰 RNA（small interfering RNA，siRNA）、微小 RNA（microRNA，miRNA）和 piRNA（piwi-interacting RNA）。

　　1. 小干扰 RNA　是由 21 ～ 25 个核苷酸组成的特殊双链结构的 RNA，有 2 个核苷酸 3′- 突出端，一般 GC 含量为 30% ～ 50%。这些 siRNA 一旦与 mRNA 中的同源序列互补结合，会导致 mRNA 失去功能，即不能翻译产生蛋白质，也就是使基因"沉默"了。这种由双链 RNA 产物高效诱发的对基因表达的阻断作用被称为 RNA 干扰（RNA interference，RNAi），介导这种现象发生的小分子 RNA 称为 siRNA。

　　siRNA 可以来自细胞自身，也可来自外源入侵基因的表达，是一种被称为 Dicer 的核酸酶识别和消化长片段 dsRNA 的产物，该酶属于 RNase Ⅲ 家族，具有 2 个催化结构域、1 个解旋酶结构域和 1 个 PAZ（Piwi/Argonaute/Zwille）结构域。Dicer 在催化过程中以二聚体的形式出现，其催化结构域在 dsRNA 上反向平行排列，形成 4 个活性位点，但只有两侧的 2 个位点有核酸内切酶活性，这 2 个位点在相距约 22 bp 的距离切断 dsRNA。siRNA 形成之后，与一系列特异性蛋白结合形成 RNA 诱导沉默复合体（RNA-induced silencing complex，RISC）。在 RNAi 发生过程中，首先形成无活性的 RISC 前体，在 ATP 存在时转化为有活性的 RISC 复合物，并依赖于 ATP 的解旋酶解开 siRNA 的双链。反义链与互补的 mRNA 形成双链，激活的 RISC 复合体就被引导至此与 siRNA 反义链互补的靶 mRNA 序列结合并使其降解。同时当 siRNA 反义链识别并结合靶 mRNA 后，siRNA 反义链可作为引物，以靶 mRNA 为模板，在依赖于 RNA 的 RNA 聚合酶（RNA dependent RNA polymerase，RDRP）催化下合成新的 dsRNA，然后由 Dicer 切割产生新的 siRNA。新 siRNA 再去识别新一组 mRNA，又产生新的 siRNA，经过若干次合成切割循环，沉默信号就会不断放大，最终导致特定基因沉默。

　　2. 微小 RNA　有些小分子 RNA 能直接调控某些基因的开关，从而控制细胞的生长发育，并决定细胞分化的组织类型，它们与此前广泛报道的 siRNA 不同，被命名为 miRNA。它是一种约 22 个核苷酸长的单链小分子 RNA，广泛存在于真核生物中，是一组非编码调控 RNA 家族，其本身不具有开放阅读框。编码 miRNAs 的基因最初还须被剪切成 70 ～ 90 个碱基大小、具有发夹结构的单链 RNA 前体（pre-miRNA），并经过 Dicer 酶加工后生成。

　　miRNA 在加工、成熟与功能方面与 siRNA 具有一定的相似性：①长度都有约 22 个碱基。②同是

Dicer 产物，因此具有 Dicer 产物的特点。③生成过程都需 Argonaute 家族蛋白的存在。④同是 RISC 的组分，因此在 siRNA 和 miRNA 介导的沉默机制上有重叠。两者的不同之处有：①起源不同，siRNA 通常是外源的，如病毒感染和人工插入的 dsRNA 被剪切后产生外源基因进入细胞；miRNA 是内源性的，是一种非编码的 RNA。②成熟过程不同，siRNA 是由长链的 dsRNA（通常为外源），经过 Dicer 酶切割形成，而且每个 siRNA 前体能够被切割成不定数量的 siRNA 片段。siRNA 主要以双链形式存在，其 3′ 端存在 2 个非配对的碱基；miRNA 是由具有茎环结构的长约 70 个碱基的 miRNA 前体转变而来，在生物体中的表达具有时序性、保守性和组织特异性，miRNA 主要以单链形式存在。③功能阶段：siRNA 与 RISC 结合，以 RNAi 途径行使功能，即通过与序列互补的靶标 mRNA 完全结合（与编码区结合），从而降解 mRNA 以达到抑制蛋白质翻译的目的，它通常用于沉默外源病毒、转座子活性；miRNA 和 RISC 形成复合体后与靶标 mRNA 通常发生不完全结合，并且结合的位点是 mRNA 的非编码区的 3′ 端，它不会降解靶标 mRNA，而只是阻止 mRNA 的翻译，miRNA 能够调节与生长发育有关的基因。

3. piRNA 是 2006 年报道的一类新的小非编码 RNA，主要存在于哺乳动物的生殖细胞和干细胞中，是一类长度为 26～31nt 单链的小 RNA，这类小 RNA 与 PIWI 蛋白家族成员相结合为 piRNA 复合物才能发挥出它的调控作用。piRNA 主要参与配子发育过程中基因表达模式和染色体组结构，维持生殖细胞和干细胞的功能。

（三）长链非编码 RNA

长链非编码 RNA（long non-coding RNA，lncRNA）是一类位于细胞核或胞质内，缺乏编码蛋白质功能的 RNA，转录本长度在 200～100 000nt。lncRNA 在表观遗传调控、转录调控和转录后调控等多个水平发挥特殊功能。lncRNA 来源于蛋白质编码基因、假基因和蛋白质编码基因之间的 DNA 序列等，可以按照来源区分为基因间 lncRNA、双向 lncRNA、基因内 lncRNA、正义 lncRNA 和反义 lncRNA。

lncRNA 的作用方式：①作用于编码基因的上游，通过干扰上游启动子区影响下游基因的转录（图 1-7A）。②抑制 RNA 聚合酶活性或影响染色质重构及组蛋白修饰（图 1-7B）。③和编码蛋白质基因 mRNA 之间形成互补序列，选择性干扰 mRNA 剪切，而产生不同的剪接方式（图 1-7C）。④与编码蛋白质 mRNA 形成双链，经 Dicer 酶作用产生内源性 siRNA（图 1-7D）。⑤与特定的蛋白质结合成复合物，调节蛋白质的活性（图 1-7E）；也可作为复合物的骨架，与蛋白质形成核酸蛋白质复合体（图 1-7F），如 lncRNA HOTAIR 像脚手架一样与甲基化酶和去甲基化酶结合，动态调控相关基因的表达；或者与特定蛋白质结合而改变蛋白质的定位（图 1-7G）。⑥作为 miRNA 等小分子 RNA 的前体（图 1-7H）。

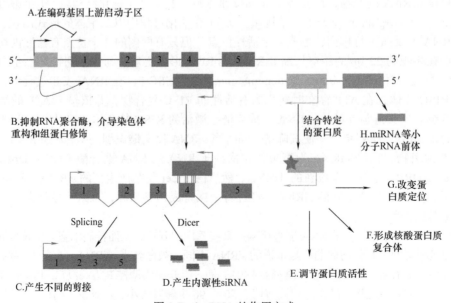

图 1-7 lncRNA 的作用方式

随着研究的不断深入，目前发现 lncRNA 不仅在人类生长、繁殖、发育和正常生理功能维系中发挥重要的作用，而且与人类疾病发生关系密切。

（四）环状 RNA

　　2012 年美国科学家首次报道了天然生成的环状 RNA（circRNA）可影响基因的表达。目前已经发现哺乳动物转录组中有多种 circRNA，特殊的环状结构可使其免受核酸外切酶的影响，表现出更稳定的特点。circRNA 具有序列高度保守性，其表达有一定的组织、时序和疾病特异性。circRNA 像海绵一样吸收 miRNA，调控细胞产生特定蛋白质数量，还可能具有许多其他的功能，故有人称 circRNA 是"隐秘而未知的 RNA 平行宇宙"。

小　　结

　　DNA 是大多数生物的遗传物质，担负着生命信息的储存和传递功能。DNA 的一级结构是指脱氧核苷酸的排列顺序，3′，5′-磷酸二酯键是基本结构键。二级结构是指 DNA 的立体空间结构——右手双螺旋。DNA 在双螺旋结构基础上通过扭曲、折叠所形成的特定三维构象称为三级结构。真核细胞 DNA 以非常致密的形式与组蛋白结合形成棒状的染色体存在于细胞核内。

　　DNA 复制是生物遗传的基础。以母链 DNA 为模板，dNTP 为原料，按碱基配对原则，由 DNA-pol 催化合成子链 DNA。复制的特点：半保留复制；双向复制；半不连续复制。复制需要引物、多种酶和蛋白质因子参与。复制的高保真性，体现在严格按照碱基配对规律，依赖于酶的识别校读和对碱基的选择功能上，细胞修复系统也是 DNA 复制高度忠实性的重要因素。真核生物染色体 DNA 是线性结构，端粒酶的存在使染色体复制能维持应有的长度。

　　DNA 遗传信息的突变主要来自物理、化学因素损伤及自发性损伤。通过直接修复、切除修复、重组修复和 SOS 修复等系统修复 DNA 损伤。其中，切除修复最为普遍。

　　DNA 与蛋白质相互作用是指 DNA 结合蛋白在它们各自靶基因的转录控制区域与序列特异性 DNA 元件相结合，从而发挥其调控转录的功能。那些与双螺旋表面相互作用的蛋白通常具有一种十分符合大沟的基序，识别整个 DNA 螺旋分子的几何结构，通过接触大沟或小沟，连接不变的核糖磷酸主链或碱基同 DNA 相互作用。

　　RNA 主要分为：① mRNA 作为遗传信息的传递者，指导蛋白质的合成。② tRNA 是各种氨基酸的运载体，并可识别密码子，在蛋白质生物合成过程中发挥作用。③ rRNA 与多种蛋白构成核蛋白体，在蛋白质生物合成中起着"装配机"的作用。

　　转录以 DNA 为模板，NTP 为原料，在依赖 DNA 的 RNA 聚合酶催化下合成一条 RNA。转录时一股 DNA 链被转录，而另一股 DNA 链不转录的现象称不对称转录。真核生物转录生成的 RNA 初级转录产物，需要经过剪接、剪切、修饰等一定程度的加工才具有活性。

　　不同生物的基因组大小及复杂性不同。进化程度越高，基因组越复杂。①病毒的基因组很小，每种病毒只含一种核酸，常常具有重叠基因的结构。②细菌基因组通常仅由一条环状双链 DNA 分子组成。在同一启动序列控制下，操纵子可转录出多顺反子 mRNA。③真核生物基因组结构庞大，基因组中非编码序列多于编码序列，基因组中存在多基因家族、假基因和断裂基因，转录产物为单顺反子 mRNA。

　　基因组学是以分子生物学技术、电子计算机技术和信息网络技术为研究手段，以生物体内基因组的全部基因为研究对象，从整体水平上探索全基因组在生命活动中的作用及其内在规律和内外环境影响机制的科学。基因组学的研究内容主要包括结构基因组学、功能基因组学和比较基因组学。

　　RNA 组学研究同一生物体内不同种类的细胞、同一细胞在不同时间、不同状态下表达的时间和空间特异性。把不编码蛋白质的 RNA 称为非编码 RNA（non-coding RNA，ncRNA），按照它们的功能分为组成性非编码 RNA 和调控性非编码 RNA 两大类。组成性非编码 RNA 除 tRNA 和 rRNA 外，还包括核酶、核仁小 RNA、核小 RNA、端粒酶 RNA 和胞质小 RNA 等，主要在转录后加工中起作用。调控性非编码 RNA 主要包括 snmRNA、lncRNA 和 circRNA，通过多个水平发挥调控作用，并且与疾病发生、发展进程有着密切的联系。根据其结构和功能将 snmRNA 分为：小干扰 RNA、微小 RNA 和 piRNA 等。

笔记栏

参 考 文 献

杨天佑，张帆涛，赵艳，2014.现代生物化学原理.北京：中国水利水电出版社：193-255

赵宝昌，关一夫，2016.生物化学（英文版）.2版.北京：科学出版社：27-39

周春燕，冯作化，2014.医学分子生物学.北京：人民卫生出版社：68-149

周春燕，药立波，2018.生物化学与分子生物学.9版.北京：人民卫生出版社：224-286

Coleman WB，Tsongalis GJ，2006.Molecular Diagnostics-For the Clinical Laboratoriac. 2nd ed. New Jersey：Humana Press：13-46

思 考 题

1.概念：基因、基因组、端粒酶、DNA损伤、模板链、编码链。

2.简述DNA的基本结构特点。

3.DNA复制的基本特征是什么？真核生物DNA复制的特点有哪些？

4.简述三种RNA的结构特点及其生物学功能。

（邢雁霞）

第二章 蛋白质的结构与功能

蛋白质（protein）是生命的物质基础，是生物体中含量最丰富、功能最复杂的一类高分子物质。生物体结构越复杂，其蛋白质种类和功能也越繁多。人体中约有 10 万余种不同的蛋白质，它们不仅作为细胞和组织的结构成分，而且参与生物体的几乎所有生理生化过程，如物质代谢与调节、血液凝固、物质的运输、肌肉收缩、机体防御、细胞信号转导、基因的表达与调控等各种重要的生命过程。

第一节 蛋白质结构、功能综述

人体内具有生理功能的蛋白质都是有序结构，蛋白质分子的结构通常从四个层次来描述，即一、二、三、四级结构。蛋白质的一级结构也叫初级结构（primary structure），二、三、四级结构被称为蛋白质的高级结构，也叫空间结构（spatial structure），或构象（conformation）或空间构象。蛋白质一级结构是决定空间结构的基础，而空间结构决定蛋白质的分子形状、理化性质和生理功能。但并非所有的蛋白质都有四级结构，由一条多肽链形成的蛋白质只有一级、二级和三级结构，由两条或两条以上多肽链形成的蛋白质才可能有四级结构。

一、蛋白质的一级结构特点

（一）蛋白质一级结构的概念

蛋白质的一级结构是指蛋白质多肽链中氨基酸的组成与排列顺序，是蛋白质的基本结构。蛋白质分子中氨基酸排列顺序是由遗传信息决定的，它是决定蛋白质空间结构和生物学功能多样性的基础。维持蛋白质一级结构的主要化学键是肽键。此外，蛋白质分子中所有二硫键（—S—S—）的位置也属于一级结构的范畴，包括链内二硫键和链间二硫键。

（二）蛋白质一级结构与功能的关系

1. 一级结构是空间结构的基础

> **案例 2-1**
>
> 　　1961 年，美国生物化学家 Anfinsen（图 2-1 B）利用动物的核糖核酸酶和细菌的核糖核酸酶进行了大量的体外变性/复性或去折叠/重折叠实验，结果对蛋白质一级结构与空间结构及功能的关系获得了重要发现。他在实验中首先用尿素（或盐酸胍）和 β 巯基乙醇处理牛核糖核酸酶溶液，该酶活性丧失殆尽；然后再用透析方法将尿素和 β 巯基乙醇除去，该酶活性又逐渐恢复到原来水平；若保留尿素，只除去 β 巯基乙醇，该酶活性仅恢复 1%。
>
> **问题与思考：**
> 　　1. 牛核糖核酸酶的一级结构与空间结构如何？
> 　　2. 尿素（或盐酸胍）和 β 巯基乙醇的作用如何？
> 　　3. 蛋白质一级结构与空间结构的关系如何？

Anfinsen 因核糖核酸酶的研究，尤其是有关氨基酸序列和蛋白质空间构象关系方面的研究荣获了 1972 年的诺贝尔化学奖。

1965 年 8 月，我国科学家首次人工合成牛胰岛素，并获得具有生物学活性的胰岛素晶体，这又是一个一级结构决定空间结构的有力证据，也是我国科学家完成的具有世界领先水平的科研成果。胰岛素的人工合成，标志着人类在揭开生命奥秘的道路上又向前迈出了一步。

2. 一级结构是功能的基础　蛋白质一级结构的改变，尤其是在蛋白质分子中起关键作用的氨基酸残基的改变，往往会影响蛋白质的空间构象乃至生物学功能。有时仅仅是一个氨基酸残基的异常也可能导致蛋白质功能的改变，甚至导致疾病产生。镰状细胞贫血就是一个典型的例子。正常的血红蛋白（HbA）是由两条 α 链和两条 β 链构成的四聚体，α 链由 141 个氨基酸残基组成，β 链由 146

个氨基酸残基组成。如果 HbA 分子中 β 链的第 6 位谷氨酸被缬氨酸取代，则产生镰状细胞贫血患者的血红蛋白（HbS）。仅仅是一个氨基酸的改变，导致蛋白质分子的疏水性增加，血红蛋白的溶解度下降，相互聚集黏着、成丝，红细胞扭曲成镰刀状，极易破碎，发生贫血。这种由蛋白质分子发生变异所导致的疾病称为"分子病"。

另外，对蛋白质一级结构的比较可以帮助了解物种进化间的关系。如物种间亲缘关系越近，细胞色素 c 的一级结构越相似，其空间结构和功能也越相似。

案例 2-1 相关提示

牛核糖核酸酶由 124 个氨基酸残基组成，有 4 对二硫键，位置分别在 Cys26 和 Cys84、Cys40 和 Cys95、Cys58 和 Cys110、Cys65 和 Cys72 处。这 4 对二硫键对维持蛋白质的空间结构及生物学活性是必需的（图 2-1 A）。

尿素（或盐酸胍）是变性剂，可破坏牛核糖核酸酶分子中的次级键；β 巯基乙醇是还原剂，可破坏二硫键，因此二者共同作用使牛核糖核酸酶的空间结构遭到破坏，酶变性失去活性。由于肽键不受影响，故蛋白质的一级结构仍存在。当用透析办法除去尿素和 β 巯基乙醇以后，松散的多肽链按其特定的氨基酸序列，又卷曲成天然酶的空间构象，4 对二硫键也重新正确配对，这时酶活性又恢复到原来水平。若不除去尿素，只除去 β 巯基乙醇，则核糖核酸酶只能重新形成 4 对二硫键，但是二硫键的位置是随机的，可能与天然酶不同，因此酶几乎没有活性。只有在无变性剂存在的情况下，二硫键位置的选择才能由肽链中氨基酸的排列顺序决定。

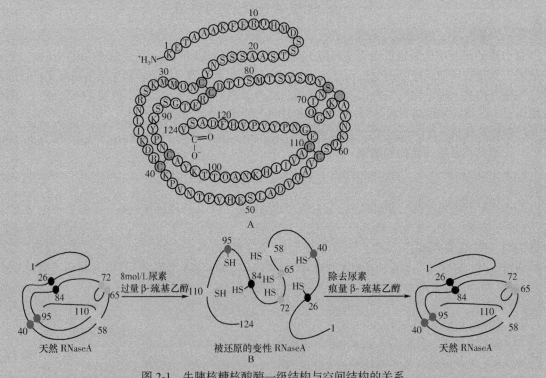

图 2-1　牛胰核糖核酸酶—级结构与空间结构的关系

案例 2-1 实验说明，空间构象遭破坏的核糖核酸酶只要其一级结构未被破坏，就有可能恢复到原来的三级结构，活性依然存在。因此蛋白质折叠的信息全部储存于肽链自身的氨基酸序列中，即蛋白质的一级结构是其空间结构的物质基础，而蛋白质的空间结构又是其功能的结构基础。

（三）蛋白质分子中氨基酸序列的分析

蛋白质一级结构的确定是研究蛋白质结构及其作用机制的前提。比较相关蛋白质的一级结构对于研究蛋白质的同源性和生物体的进化关系是必需的。蛋白质的氨基酸序列分析还有重要的临床意义，可以发现因基因突变造成蛋白质差异所引起的疾病。

自从 Sanger 首次完成牛胰岛素的氨基酸序列测定以来，目前的氨基酸序列分析已有了很大改进，人们用很短的时间就能测定一个蛋白质的一级结构。当今氨基酸测序的基本方法是在 Sanger 测序法的基础上，由 P.Edman 改良的 Edman 降解法，其基本实验步骤分为三步。

1. 测序前的准备工作　首先利用 N 端分析法确定蛋白质所含多肽链的数目，断裂二硫键，分离纯化单一的多肽链。再将单一多肽链彻底水解，分析其氨基酸的组成和数量。

2. 多肽链氨基末端与羧基末端分析　测定多肽链的 N 端和 C 端氨基酸可以作为整条肽链的标志点。Sanger 曾用二硝基氟苯法分析 N 端氨基酸。目前多采用丹酰氯作为 N 端的标记物，该物质具有强荧光，大大提高了检测灵敏度。C 端的检测常采用羧基肽酶法。通过控制反应条件，使 C 端氨基酸逐一释放出来，予以检测。

3. 多肽链的氨基酸序列测定和重叠组合　多肽链的序列测定常采用 Edman 降解法。该法是从 N 端测定多肽链氨基酸残基顺序的经典方法，它不仅可以测定 N 端氨基酸，还可以从 N 端开始逐一把氨基酸残基切割下来，从而构成了蛋白质序列分析的基础。

理论上，此法适用于长度在 30～40 个氨基酸残基以下的多肽链。所以，在对多肽链进行测序前，先将多肽链用几种方法进行限制性水解，生成相互有部分重叠序列的一系列短肽链，再用 Edman 降解法对每一个短肽进行测序。最后，将不同方法水解产生的肽链进行比较，找出重叠部分，进行累加，拼出完整的多肽链序列。但是，Edman 降解法不能对环形肽链和 N 端被封闭的肽链进行测序，也不能测定某些被修饰的氨基酸。氨基酸序列分析完成后，还需采用电泳法确定二硫键位置。

值得注意的是，由于 DNA 测序技术和基因克隆技术的迅速发展，人们可以根据遗传密码表从基因序列直接推导出蛋白质的氨基酸序列，现已成为测定蛋白质一级结构的常用方法。另外，利用串联质谱技术测定蛋白质的氨基酸序列，具有样品用量少、速度快和自动化操作等优点，近来已受到人们的关注。

二、蛋白质的空间结构特点

（一）蛋白质的空间结构层次

天然蛋白质的多肽链经过分子内部众多单键的旋转，形成复杂的盘旋卷曲与分子折叠，构成蛋白质各自特定的三维空间结构。这种由于单键旋转所形成的空间结构称为构象。蛋白质的空间结构具有明显的层次性，由低到高主要包括二级结构、三级结构和四级结构。

1. 蛋白质的二级结构　蛋白质的二级结构（secondary structure）是指蛋白质分子中多肽链骨架原子的局部空间排列，亦即主链的构象，不涉及氨基酸残基侧链的构象。蛋白质有规律性的二级结构主要包括 α 螺旋、β 折叠、β 转角，没有规律性的二级结构形式统称为 Ω 环。维系蛋白质二级结构的主要化学键是氢键。

α 螺旋（α-helix）是指蛋白质分子中多个肽单元通过 α- 碳原子的旋转，使多肽链的主链骨架沿中心轴有规律地盘绕形成的右手螺旋构象（图 2-2），是蛋白质中最常见、含量最丰富的二级结构。

α 螺旋的主要结构特点包括：①多肽链的主链骨架沿顺时针方向旋转，呈右手螺旋上升，每 3.6 个氨基酸残基螺旋上升一圈（多肽链旋转 360°），螺距为 0.54nm。②相邻两圈螺旋之间，借肽键上的酰基氧（C＝O）与亚氨基的氢（—NH）形成链内氢键，即每个氨基酸残基的 N—H 和相隔三个氨基酸残基的 C＝O 形成氢键，氢键的方向与螺旋长轴基本平行，是稳定 α 螺旋的主要因素。③肽链中氨基酸残基的侧链 R 均伸向螺旋的外侧。侧链 R 基团的大小、形状、性质和所带电荷状态均影响 α 螺旋的形成和稳定性。

β 片层（β-pleated sheet）又称 β 折叠，也是蛋白质中常见的二级结构，是由伸展的多肽链组成的（图 2-3）。

β 折叠结构特点：①多肽链充分伸展，肽链平面之间折叠成锯齿状，相邻肽键平面的夹角为 110°。②肽段之间通过氢键相连接，使构象稳定，氢键几乎都垂直于伸展的肽链。③β 折叠中并行的两条肽段的走向可以相同，称为顺向平行（也称为顺式折叠）（图 2-3 A）；也可以相反，称为反向平行（也称为反式折叠）（图 2-3 B）。④侧链 R 基团交替地伸向锯齿状结构的上、下方。β 折叠一般与结构蛋白的空间构象有关，但有些球状蛋白的空间构象中也存在，如天然蚕丝蛋白中就几乎都是 β 折叠结构。

β 转角（β-turn 或 β-bend）是指蛋白质多肽链中出现 180° 回折时的结构（图 2-4）。β 转角多由

4个氨基酸残基组成，第一个氨基酸残基的C＝O与第四个残基的N—H形成氢键，从而使结构稳定。β转角结构中第二个氨基酸残基多为脯氨酸，其他常见的有甘氨酸等。β转角常发生在球状蛋白质分子的表面，这与蛋白质的生物学功能相关。

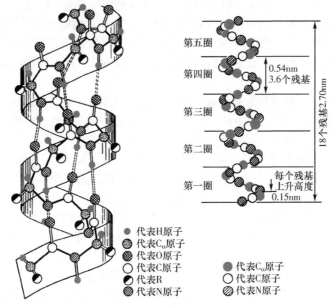

代表H原子
代表C$_\alpha$原子
代表O原子
代表C原子
代表R
代表N原子

代表C$_\alpha$原子
代表C原子
代表N原子

图2-2　α螺旋结构示意图

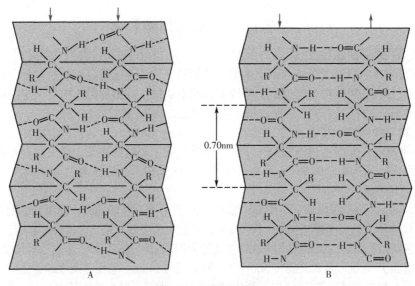

图2-3　β折叠结构

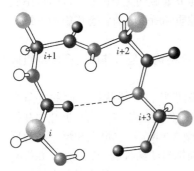

图2-4　β转角结构

Ω 环（Ω loop）是指没有确定规律性的多肽链所形成的犹如希腊字母 Ω 的构象。它也是蛋白质分子中一种不可缺少的构象规律，主要由亲水残基组成，出现在蛋白质分子表面，可能在分子识别中发挥重要作用。

2. 蛋白质的三级结构　蛋白质的三级结构（tertiary structure）是指整条多肽链上的所有原子在三维空间的排布位置及它们的相互关系。它是在二级结构基础上，由侧链基团相互作用，进一步折叠盘绕形成的。稳定三级结构的化学键有疏水键、离子键、氢键、范德瓦耳斯力（范德华力）等次级键，其中疏水键是最主要的稳定力量。球状蛋白质在形成三级结构时，侧链疏水基团常聚集在分子内部形成"洞穴"或"口袋"状的疏水核心，某些辅基就镶嵌其中，成为活性部位；而亲水基团多分布在蛋白质分子表面，这是球状蛋白质分子易溶于水的缘故。

（1）结构模体（structural motif）：是蛋白质分子中由 2 个或 2 个以上的二级结构组成的、具有特定空间构象和功能的结构成分。它们可直接作为三级结构的"建筑块"或结构域的组成单位。目前发现的模体主要有以下几种形式：α 螺旋 -β 转角 -α 螺旋模体；链 -β 转角 - 链；链 -β 转角 -α 螺旋 -β 转角 - 链模体。例如，锌指（zinc finger）就是一个典型的结构模体，它由一个 α 螺旋和两个反平行的 β 折叠构成（图 2-5）。此模体的 N 端有一对半胱氨酸残基，C 端有一对组氨酸（或半胱氨酸）残基，两对氨基酸之间相隔 12 个氨基酸残基。这四个残基在空间上形成一个洞穴，恰好容纳一个 Zn^{2+}，并通过 Zn^{2+} 稳定模体中的 α 螺旋结构，保证 α 螺旋嵌在 DNA 大沟中。一些转录调节因子都含有锌指结构，能与 DNA 或 RNA 结合，发挥其调节作用。

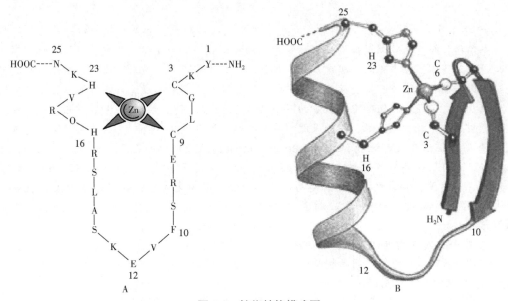

图 2-5　锌指结构模式图

A. 平面图；B. 三维立体图

1973 年，M.G.Rossman 提出了超二级结构（super-secondary structure）的概念，超二级结构主要涉及 α 螺旋与 β 折叠在空间上是如何聚集在一起的问题。一般认为，在多肽链内相互邻近的几个（多为 2 或 3 个）二级结构肽段在空间折叠中相互靠近，彼此作用，形成一个有规则的二级结构组合，称为超二级结构。目前已知的二级结构组合有 αα、βαβ、ββ 等几种形式，主要是由亮氨酸等非极性氨基酸参与构成的。

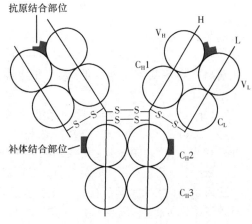

图 2-6　IgG 结构域

（2）结构域：分子量较大的蛋白质常折叠成多个既结构较为紧密又稳定的区域，这个区域具有独立结构与功能，称为结构域（domain）。结构域是蛋白质三级结构层次上的区域，其功能可以是结合配体、辅酶、底物等。结构域一般由 100 ～ 200 个氨基酸残基组成，其大小相当于直径约 2.5nm 的球体。一般来说，大分子蛋白质可以由 2 个或更多个结构域构成。例如，木瓜蛋白酶分子包含 2 个不同的结构域，而 IgG 分子包含 12 个相似的结构域（图 2-6），而各结构域构象基本不改变，依此可以和超二级结构进行区分。

不同的蛋白质可能含有结构类似的结构域，如乳酸脱氢酶、苹果酸脱氢酶、甘油醛脱氢酶及醇脱氢酶是具有相似功能的不同蛋白质，都含有结构类似的辅酶结构域。还有一些功能完全不同的蛋白质，也含有结构类似的结构域，如溶菌酶与乳清蛋白。另外，一个蛋白质分子内部也可以由结构相似的几个结构域组成。这些例子都说明结构域可以作为蛋白质分子中较为独立的三维空间结构。

3. 蛋白质的四级结构　许多具有生物学活性的蛋白质由 2 条或 2 条以上的多肽链组成，且每条多肽链都有自己独立的三级结构，称为蛋白质的亚基（subunit），亚基之间呈特定的三维空间排布，并以非共价键相连接。这种蛋白质分子中各个亚基之间的空间排布及亚基接触部位的布局和相互作用，称为蛋白质的四级结构（quarternary structure）。稳定四级结构的化学键有氢键、离子键、疏水键、范德瓦耳斯力等非共价键。一种蛋白质中，亚基结构可以相同，也可以不同。

一般认为，具有四级结构的蛋白质，其单独的亚基并没有生物学活性，只有具有完整的四级结构才有生物学功能。如血红蛋白的任何一个亚基单独存在时都不能起到运输氧的作用。应该指出的是，胰岛素虽然含有两条多肽链，但两条肽链之间以二硫键相连，所以胰岛素不具有四级结构。

（二）蛋白质空间结构与功能的关系

案例 2-2

1985 年 4 月，医学家们在英国首先发现了牛患的一种新病，初期表现为行为反常、烦躁不安、步态不稳，经常乱踢以至摔倒、抽搐等中枢神经系统错乱的变化。后期出现强直性痉挛，两耳对称性活动困难，体重下降，极度消瘦，痴呆，不久牛即死亡。然后，专家们对这一世界始发病例进行组织病理学检查，发现病牛中枢神经系统的脑灰质部分形成海绵状空泡，脑干灰质两侧呈对称性病变，神经纤维网有中等数量的不连续的卵形和球形空洞，神经细胞肿胀呈气球状。另外，还有明显的神经细胞变性、坏死及淀粉样沉积物。因此于 1986 年 11 月，科学家们将该病定名为牛海绵状脑病（bovine spongiform encephalopathy，BSE），又称"疯牛病"（mad cow disease），并首次在英国报刊上报道。十多年来，这种病迅速蔓延，不仅在英国，世界上许多国家如法国、爱尔兰、加拿大、丹麦、葡萄牙、瑞士、德国和美国等先后都有 BSE 病例发现。对病牛进行免疫组织化学及免疫印迹法检查 Prp^{sc} 均为阳性。

问题与思考：

1. 何谓 BSE？是由什么原因引起的？
2. 何谓 Prp？其组成、空间结构特征及性质如何？
3. Prp 致病的分子机制如何？

蛋白质具有特定的空间构象与其正常功能的发挥有着密切的关系。血液中氧合血红蛋白占血红蛋白的百分比随着 O_2 浓度的变化通过氧分子对血红蛋白构象的影响而发生改变，使血红蛋白完成运输氧的功能。大量的 α 螺旋结构使角蛋白能够维持组织的坚韧性和弹性等。一旦正常的空间构象发生改变，即可对蛋白质正常功能的发挥和代谢产生影响，严重的可导致疾病。

案例 2-2 相关提示

BSE 是由朊病毒蛋白（prion protein，Prp）引起的一种牛神经系统的退行性病变。该病的主要特征是牛脑发生海绵状病变，并伴随大脑功能退化，临床主要表现为神经错乱、运动失调、痴呆和死亡。

Prp 是一组引起人和动物神经退行性病变的病原体，其在动物间的传播是由传染性颗粒朊病毒（prion）完成的。近 30 年研究发现，该颗粒不含有核酸成分，仅由修饰后的 Prp 同一蛋白 Prp^{sc} 组成。因此，Prp 引起的疾病也称蛋白粒子病。

Prp 是一类高度保守的糖蛋白，有两种构象：正常型（Prp^c）和致病型（Prp^{sc}）。Prp^c 由染色体基因编码，对蛋白酶敏感，广泛表达于脊椎动物细胞表面，二级结构中仅存在 α 螺旋，它可能与神经系统功能维持、淋巴细胞信号转导及核酸代谢等有关。Prp^{sc} 有多个 β 折叠存在，是 Prp^c 的构象异构体。当含有大量 α 螺旋构象的 Prp^c 转化成含有大量 β 折叠构象的 Prp^{sc} 后，其化学性质也发生了改变，表现为对蛋白酶有抵抗力，对热稳定，并且成为侵染力强的致病因子，在试管内可形成原纤维，对培养的神经元有毒性（表 2-1）。

表 2-1 Prp^c 与 Prp^{sc} 的比较

Prp 类型	M_W（kDa）	三维结构特点	蛋白酶水解	热稳定性	侵染能力
Prp^c 成熟	33～35	α 螺旋为主	敏感	不稳定	无
Prp^{sc} 成熟	27～30	β 折叠为主	不敏感	稳定	强

Prp^{sc} 导致蛋白粒子病的详细机制并不完全清楚。朊病毒本身不能繁殖，但目前普遍认为它是通过胁迫 Prp^c 改变空间结构而达到自我复制的目的，并产生病理效应。基因突变可导致 Prp^c 中的 α 螺旋结构不稳定，至一定量时产生自发性转化致使 β 折叠增加，最终变为 Prp^{sc}；继而 1 分子 Prp^{sc} 胁迫 1 分子 Prp^c 形成 Prp^{sc} 二聚体，随后 2 分子 Prp^{sc} 又胁迫 2 分子 Prp^c 形成 Prp^{sc} 四聚体，如此倍增累积 Prp^{sc}，导致神经元损伤，使脑组织发生退行性变。

Prp^{sc} 可引起一系列致死性神经变性疾病，统称为朊病毒病。人类的朊病毒病主要有库鲁病、脑软化病、纹状体脊髓变性病（或克-雅病）、新变异型克-雅病和致死性家族性失眠症等。由于朊病毒病均与朊病毒蛋白构象异常有关，故又称蛋白质构象病。这充分说明，蛋白质的空间构象对蛋白质的功能是极其重要的。此外，肌红蛋白与血红蛋白是说明蛋白质空间结构与功能关系的最好例子。

（三）蛋白质空间结构的测定

分析蛋白质的空间结构比分析蛋白质的一级结构复杂得多。由于蛋白质的空间结构十分复杂，因而其测定的难度也较大，但随着先进仪器设备和技术的诞生，蛋白质空间结构的测定工作已普遍展开。当前测定蛋白质分子构象的主要技术是 X- 射线晶体衍射（X-ray crystallography）分析和核磁共振光谱（nuclear magnetic resonance，NMR）分析。

1. X- 射线晶体衍射分析　又称 X- 射线衍射法（X-ray diffraction），首先将蛋白质制备成晶体，X- 射线衍射至蛋白质晶体上，可产生不同方向的衍射，X 线片则接受衍射光束，形成衍射图。这种衍射图就是 X- 射线穿过晶体的一系列平行剖面所表示的电子密度图。然后借助计算机绘制出三维空间的电子密度图，确定晶体结构中原子的分布，进而建立蛋白质分子的三维结构。此技术可以提供蛋白质分子中各原子非常准确的空间位置。迄今为止，完整而精细的晶态蛋白质分子三维结构的测定，几乎完全依赖于 X- 射线衍射法，但它不能测定溶液中蛋白质分子的三维结构。

2. 核磁共振光谱分析　是一类测定溶液中蛋白质分子构象的方法。其依据是大分子中某些原子核具有内在磁性，即自旋特性；通过改变外加磁场或电磁辐射的强度，造成这些原子核振动的漂移。这种化学漂移可以检测并记录下来，经分析得出蛋白质的空间结构。

多维 NMR 法在蛋白质研究方面的应用包括：①测定溶液中的蛋白质分子构象。②研究蛋白质分子的构象动力学。③研究相同或不同蛋白质分子之间的相互作用及蛋白质与核酸分子之间的相互作用。④研究各种因素（pH、温度、变性剂等）对蛋白质分子构象的影响。⑤研究底物、产物、抑制剂、辅基、效应物与酶分子构象的相互作用，以获得活性中心或结合部位的结构信息。

第二节　蛋白质的合成与加工

蛋白质生物合成（protein biosynthesis）是指 DNA 结构基因中储存的遗传信息通过转录生成 mRNA，再指导多肽链合成的过程，也称为翻译（translation）。从核蛋白体刚合成释放出的新生多肽链一般不具备蛋白质生物活性，必须经过分子折叠及不同的加工修饰过程才能转变为具有天然构象的成熟蛋白，该过程称为翻译后加工（post-translational processing）。

一、蛋白质的合成与降解

（一）蛋白质的合成

1. 参与蛋白质生物合成的物质　蛋白质的生物合成体系极其复杂：①合成原料是 20 种氨基酸。② mRNA 是指导多肽链合成的模板，mRNA 分子含有从 DNA 转录出来的遗传信息，在 mRNA 阅读框架内，从 5′ 端 AUG 开始，由 A、G、C、U 四种核苷酸可组合成 64 个三联体密码，遗传密码具有方向性、连续性、简并性、摆动性和通用性五大特点。③ tRNA 结合并运载各种氨基酸至 mRNA 模板上，tRNA 与氨基酸的结合由氨酰 tRNA 合成酶（aminoacyl-tRNA synthetase）催化，此过程称为氨基酸的活化。原核细胞中有 30～40 种不同的 tRNA 分子，而真核生物中有 50 种甚至更多，因此一种氨基酸可以和 2～6 种 tRNA 特异地结合。④核糖体是蛋白质合成的场所，由大、小两个亚基组成，每个亚基都由多种核糖体蛋白质（ribosomal protein，rp）和 rRNA 组成。大、小亚所含蛋白质分别称为 rpl（ribosomal proteins in large subunit）或 rps（ribosomal proteins in small subunit），它们多是参与蛋白质生物合成过程的酶和蛋白质因子。⑤参与氨基酸活化及肽链合成起始、延长和终止阶段的多种蛋白质因子、其他蛋白质、酶类、ATP 和 GTP 等供能物质及必要的无机离子等。

2. 蛋白质的生物合成过程　在翻译过程中，核糖体从开放阅读框架的 5′-AUG 开始向 3′ 端阅读 mRNA 上的三联体遗传密码，而多肽链的合成是从 N 端向 C 端，直至终止密码子出现。为了便于叙述，人们常将整个翻译过程分为起始（initiation）、延长（elongation）和终止（termination）三个阶段。

（1）翻译的起始：是指 mRNA、起始氨酰 tRNA 分别与核蛋白体结合而形成翻译起始复合物（translational initiation complex）的过程。参与这一过程的多种蛋白质因子称为起始因子（initiation factor，IF）。原核生物有三种起始因子，即 IF-1、IF-2 和 IF-3。真核起始因子被称为 eIF（eukaryotic initiation factor），种类远多于原核生物。原核生物与真核生物的翻译起始过程相类似，但又有区别。mRNA、起始氨酰 tRNA 和核糖体结合形成翻译起始复合物，起始氨酰 tRNA 进入对应 mRNA 起始密码 AUG 的核糖体 P 位，A 位被起始因子占据，当 GTP 结合的起始因子上 GTP 水解时，起始因子脱落，A 位空留。

（2）肽链的延长：是指在 mRNA 密码序列的指导下，由特异 tRNA 携带相应氨基酸至核蛋白体的受位，使肽链依次从 N 端向 C 端逐渐延伸的过程。肽链延长需要 GTP 和蛋白质因子的参与。原核生物肽链延长需要的蛋白质因子称为延长因子（elongation factor，EF），真核生物的延长因子缩写为 eEF（eukaryotic elongation factor）。由于肽链延长的过程是在核蛋白体上连续循环进行的，故称为核蛋白体循环（ribosomal cycle）。每次循环分三个阶段：①进位（entrance），是指与 mRNA 第二组密码子所对应的氨酰 tRNA 进入核蛋白体的 A 位，又称注册（registration），这一过程在原核细胞需要延长因子 EF-T 的参与。②成肽，即肽酰转移酶（peptidyl transferase）催化肽键形成的过程。③转位，指核蛋白体向 mRNA 的 3′ 端移动一个密码子的距离，在原核生物，转位依赖于延长因子 EF-G 和 GTP。进位—成肽—转位，如此重复进行，每循环一次，肽链增加一个氨基酸残基，直至肽链合成终止在蛋白质合成过程中，每生成 1 个肽键，至少需要消耗 4 个高能磷酸键，如果出现不正确的氨基酸连接，同样需要消耗能量水解清除，会增加高能磷酸键的消耗。

（3）翻译的终止：翻译的终止取决于两个关键因素，终止密码子和终止因子。终止因子又称释放因子（release factor，RF），其功能是识别 mRNA 上的终止密码子，终止肽链合成并释放肽链。原核生物有三种 RF，即 RF-1、RF-2 和 RF-3。真核生物的释放因子称为 eRF（eukaryotic release factor），仅有一种，3 种终止密码子均可被其识别。

当用电镜观测正在被翻译的 mRNA 时，会发现沿着 mRNA 附着有许多核糖体，这种多个核糖体与 mRNA 的聚合物称为多聚核糖体（polyribosome 或 polysome）。多聚核糖体呈串珠状排列，同时进行多条肽链的合成，大大增加了细胞内蛋白质的合成速率。多聚核糖体中的核糖体数目取决于 mRNA 分子的大小，可由数个到数十个不等。

（二）蛋白质的降解

人体内的蛋白质处于不断分解与合成的动态平衡之中，正常成人每日更新机体总蛋白的 1% ～ 2%。体内各种组织蛋白的更新速率很不一致，其半衰期相差很悬殊，短者仅为数秒钟或几小时，长者可达 180 天以上。各种蛋白质的更新途径不同，可能与蛋白质的 N 端序列有关。

1. 与蛋白质降解有关的 N 端序列　通过研究蛋白质分子 N 端残基的化学本质与蛋白质寿命的关系，发现 N 端氨基酸残基的组成直接影响蛋白质的降解速率和半衰期。因此将 N 端氨基酸残基分为如下四类。

（1）一级去稳定残基：如果一个蛋白质分子的 N 端为精氨酸、赖氨酸、组氨酸、苯丙氨酸、亮氨酸、异亮氨酸、酪氨酸、色氨酸时，蛋白质分子的寿命不会长于 3min。这些氨基酸残基称为"一级去稳定残基"。

（2）二级去稳定残基：N 端为天冬氨酸、谷氨酸、半胱氨酸时，为"二级去稳定残基"。它们能被一种 Arg-tRNA- 蛋白转移酶识别，然后在 N 端加上一个精氨酸（Arg）残基，转变成一级去稳定残基。

（3）三级去稳定残基：是指 N 端为天冬酰胺、谷氨酰胺。二者可先被一种 N 端酰胺水解酶作用变成天冬氨酸、谷氨酸，然后再被 Arg-tRNA- 蛋白转移酶作用加上一级去稳定残基精氨酸。

（4）稳定残基：N 端为丙氨酸、丝氨酸、苏氨酸、甘氨酸、缬氨酸、甲硫氨酸时，蛋白质分子的寿命会大大延长，这些氨基酸残基称为稳定残基。含有稳定残基的蛋白质分子在细胞内可以存在 30h 以上而不被蛋白酶降解。

另外还发现，存在于肽链内部的一些保守序列"脯氨酸-谷氨酸-丝氨酸-苏氨酸"（Pro-Glu-Ser-

Thr），即所谓的 PEST 序列，可使蛋白质分子寿命缩短。

2. 细胞内蛋白质降解的途径　真核细胞组织蛋白的降解途径根据降解部位的不同，可分为非 ATP 依赖途径和 ATP 依赖途径两种。

（1）非 ATP 依赖的蛋白质降解途径：蛋白质降解在溶酶体内进行，该途径不需要 ATP 的参与。溶酶体是细胞内的消化器官，主要降解外源性蛋白、膜蛋白和长寿命的细胞内蛋白。溶酶体内含有多种酸性水解酶，其中包括多种蛋白酶，称为组织蛋白酶类。细胞内蛋白质降解时，溶酶体先将有关蛋白质包裹其中，进而形成自体吞噬空泡，被包入的蛋白质即可在组织蛋白酶的催化下水解，最终降解成游离氨基酸。细胞外的蛋白质需与质膜有关受体结合后转入细胞内，再与溶酶体融合，进而在溶酶体内降解。

（2）ATP 依赖的蛋白质降解途径：该途径在蛋白酶体上进行，消耗 ATP，并需要泛素参加，故也称为泛素 - 蛋白质酶体途径，主要降解胞液中的异常蛋白、损伤蛋白和短寿命蛋白。这一途径的蛋白水解酶类属于碱性蛋白酶，最适 pH 为 7.8。经该途径降解的蛋白质需先与泛素（ubiquitin）结合，泛素化（ubiquitination）是蛋白质将被降解的标志。

泛素是分子量为 8.5kDa 的一种小分子蛋白质，含有 76 个氨基酸，因广泛存在于真核生物而得名，其一级结构高度保守。泛素介导的蛋白质降解过程分为两个阶段（图 2-7）：第一阶段是泛素与被选择降解的蛋白质形成共价连接，使后者标记并被激活，该过程由 3 种酶催化完成，一种蛋白质的降解需要多次泛素化反应。第二阶段为蛋白酶体（proteasome）复合物对泛素化蛋白质的降解。

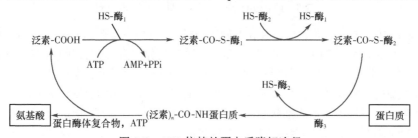

图 2-7　ATP 依赖的蛋白质降解途径

二、蛋白质的翻译后加工与输送

蛋白质的翻译后加工修饰过程主要包括多肽链折叠为天然的三维构象、肽链一级结构和空间结构的修饰等。另外，在核蛋白体上合成的蛋白质还需要靶向输送到特定细胞部位，如线粒体、溶酶体、细胞核等细胞器，有的分泌到细胞外，并在靶位点发挥各自的生物学功能。

（一）新生肽链的折叠

蛋白质分子刚合成时是以一条具有特定氨基酸序列的多肽链形式出现的，而细胞内具有生物活性的蛋白质毫无例外都具有特定的三维空间结构，这也就是说核蛋白体上新合成的多肽链必须经历一个折叠（folding）过程才能成为具有天然空间构象的成熟蛋白质。研究表明，蛋白质折叠的信息全部储存于肽链自身的氨基酸序列中，即蛋白质的空间构象由一级结构所决定。虽然线性多肽链折叠成天然空间构象是一种释放自由能的自发过程，但实际上细胞中大多数天然蛋白质折叠都不是自动完成的，而是需要多种其他酶和蛋白质的协助，将这些指导蛋白质折叠的辅助性蛋白质称为分子伴侣。主要包括如下几种大分子。

1. 分子伴侣（molecular chaperone）　是细胞中一类保守蛋白质，可识别肽链的非天然构象，促进各种功能域和整体蛋白质的正确折叠。分子伴侣的作用体现在两方面：①刚合成的蛋白质以未折叠的形式存在，其中的疏水性片段很容易相互作用而自发折叠，分子伴侣能有效地封闭蛋白质的疏水表面，防止错误折叠的发生。②对已经发生错误折叠的蛋白质，分子伴侣可以识别并帮助其恢复正确的折叠。分子伴侣的这一作用还表现在它能识别变性的蛋白质，避免或消除蛋白变性后因疏水基团暴露而发生的不可逆聚集，并且帮助其复性，或介导其降解。细胞内的分子伴侣至少有两大家族。

（1）热激蛋白 70（heat shock protein 70，Hsp70）家族：也称热休克蛋白，Hsp70 家族包括 Hsp70、Hsp40 和 GrpE 三种成员，广泛存在于各种生物。在大肠埃希菌中，Hsp70 是由基因 *dnaK* 编码的，故称 DnaK；Hsp40 是由基因 *dnaJ* 编码的，故称 DnaJ。Hsp 的作用是结合保护待折叠多肽片段，再释放该片段进行折叠，形成 Hsp70 和多肽片段依次结合、解离的循环。Hsp70 等协同作用可与待折叠多肽片段的 7～8 个疏水性残基结合，保持肽链呈伸展状态，避免肽链内、肽链间疏水基团相互作用引起的错误折叠和聚集，再通过水解 ATP 释放此肽段，以利于肽链进行正确折叠。Hsp70 的这种作用与另外两种蛋白质（Hsp40 和 GrpE）的调节有关。具体机制如图 2-8 所示。

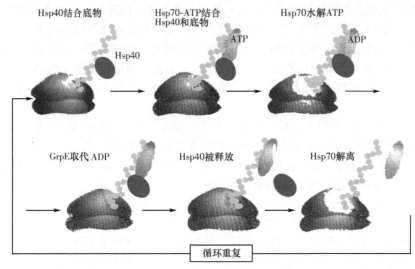

图 2-8 Hsp40-Hsp70-ATP- 多肽复合物的循环

（2）Hsp60 家族：Hsp60 并非都是 Hsp，故称伴侣蛋白或分子伴素（chaperonins）。Hsp60 家族主要包括 Hsp60 和 Hsp10 两种蛋白，其在大肠埃希菌的同源物分别为 GroEL 和 GroES。Hsp60 家族的主要作用是为非自发性折叠蛋白质提供能折叠形成天然空间构象的微环境，据估计 *E.coli* 中 10%～20% 的蛋白质折叠需要这一家族辅助。在 *E.coli* 内，GroEL 是由 14 个相同亚基组成的反向堆积在一起的两个 7 聚体环构成，每环中间形成桶状空腔，每个空腔能结合 1 分子底物蛋白；每个亚基都含有一个 ATP 或 ADP 的结合位点，实际上组成环的亚基就是 ATP 酶。GroES 为同亚基 7 聚体，可作为"盖子"瞬时封闭 GroEL 复合物的一端。封闭复合物空腔提供了能完成该肽链折叠的微环境。伴随 ATP 水解释能，GroEL 复合物构象周期性改变，引起 GroES"盖子"解离和折叠后肽链释放。重复以上过程，直到蛋白质全部折叠形成天然空间构象（图 2-9）。

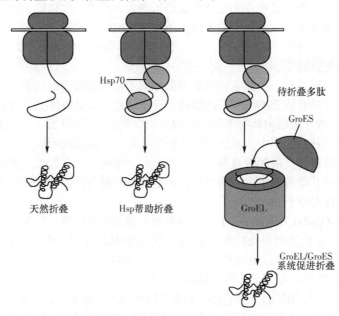

图 2-9 GroEL/GroES 系统促进蛋白质折叠过程

2. 蛋白质构象形成需要异构酶参与 已经发现的与蛋白质构象形成有关的异构酶有两种：蛋白质二硫键异构酶（protein disulfide isomerase，PDI）和肽 - 脯氨酰顺反异构酶（peptide prolyl cis-trans isomerase，PPI）。PDI 在内质网腔活性很高，可在较大区段肽链中催化错配二硫键断裂并形成正确二硫键连接，最终使蛋白质形成热力学最稳定的天然构象。

脯氨酸为亚氨基酸，多肽链中肽酰 - 脯氨酸间形成的肽键有顺反异构体，空间构象有明显差别。天然蛋白质多肽链中肽酰 - 脯氨酸间肽键绝大部分是反式构型，仅 6% 为顺式构型。PPI 可促进上述顺反两种异构体之间的转换，在肽链合成需形成顺式构型时，可使多肽在各脯氨酸弯折处形成准确折叠。PPI 也是蛋白质三维空间构象形成的限速酶。

（二）一级结构的修饰

1. 肽链 N 端 Met 或 fMet 的切除　在蛋白质合成过程中，真核生物 N 端第一个氨基酸总是甲硫氨酸，原核生物则是 α- 氨基甲酰化的甲硫氨酸。但人们发现天然蛋白质并不是以甲硫氨酸为 N 端的第一位氨基酸。细胞内有脱甲酰基酶或氨基肽酶可以除去 N- 甲酰基、N 端甲硫氨酸或 N 端一段序列。这一过程可在肽链合成中进行。

2. 个别氨基酸的共价修饰　某些蛋白质肽链中存在共价修饰的氨基酸残基，其是肽链合成后特异加工产生的，主要包括磷酸化、甲基化、乙酰化、羟基化、羧基化等，这些修饰显著增加了肽链中的氨基酸种类，对于维持蛋白质的正常生物学功能是必需的。此外，肽链中半胱氨酸间可形成二硫键，对于维系蛋白质的空间构象很重要。

3. 多蛋白的加工　真核生物 mRNA 的翻译产物为单一多肽链，有时这一肽链经不同的切割加工，可产生一个以上功能不同的蛋白质或多肽，此类原始肽链称为多蛋白（polyprotein）。例如，阿黑皮素原（pro-opiomelanocortin，POMC）是由 265 个氨基酸残基构成的多肽，经不同的水解加工，可生成 α 促黑激素（α-MSH）、促肾上腺皮质激素（ACTH）、β 促黑激素（β-MSH）、促皮质样肽中叶（CLIP）、γ 促脂解素（γ-lipotropin）、β 内啡肽（β-endorphin）、甲硫氨酸脑啡肽（Met-enkephalin）等 9 种不同的生物活性物质（图 2-10）。

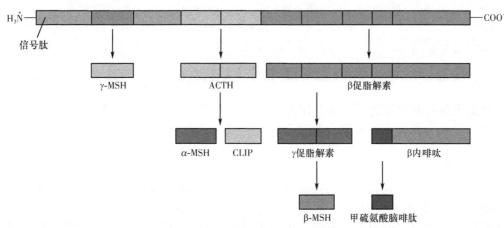

图 2-10　POMC 的水解加工

4. 蛋白质前体中不必要肽段的切除　无活性的酶原转变为有活性的酶，常需要去掉一部分肽链，如胰蛋白酶原酶解生成胰蛋白酶，分泌型蛋白质"信号肽"的切除。此外，发现某些新生蛋白质含有部分间隔顺序等待剪切，其意义类似于 hnRNA 中的内含子，此片段称为内含肽（intein）。目前已在酵母及细菌中发现多种内含肽，分子质量为 40 ~ 60kDa。内含肽可自我催化蛋白质前体的剪接，切下后的肽段称为游离内含肽。游离内含肽可对自身基因起切割作用，造成该内含肽基因的转位，因此，游离的内含肽是一种双股 DNA 内切酶。

（三）空间结构的修饰

多肽链合成后，除了正确折叠成天然空间构象之外，还需要经过某些其他的空间结构的修饰，才能成为有完整天然构象和全部生物功能的蛋白质。

1. 亚基聚合　具有四级结构的蛋白质由两条以上的肽链通过非共价聚合，形成寡聚体（oligomer）。蛋白质各个亚基相互聚合所需的信息仍储存在肽链的氨基酸序列之中，而且这种聚合过程往往有一定顺序，前一步骤常可促进后一步骤的进行。例如，血红蛋白分子 $\alpha_2\beta_2$ 亚基的聚合。

2. 辅基连接　对于结合蛋白，如糖蛋白、脂蛋白、色蛋白、金属蛋白及各种带辅基的酶类等，其非蛋白部分（辅基）都是合成后连接上去的，这类蛋白只有结合了相应辅基，才能成为天然有活性的蛋白质。例如，蛋白质添加糖链又称糖基化（glycosylation），是一种更为复杂的化学修饰过程。

3. 氨基酸的化学修饰　在蛋白质中的氨基酸可发生 100 多种修饰，当修饰发生后可改变蛋白质的稳定性、溶解度、亚细胞定位及其与其他蛋白质的相互作用等。例如，蛋白质从内质网向高尔基体移行过程中，酰基转移酶可催化棕榈酸与肽链中 Ser 或 Thr 的羟基以酯键连接，而使新生蛋白质棕榈酰化，有趣的是被棕榈酰基修饰过的蛋白质分子大多定位到细胞质膜上。除长链脂肪酸外，异戊二烯亦可与蛋白质共价结合，以增强蛋白质的疏水性。

（四）蛋白质合成后的靶向输送

蛋白质合成后经过复杂的机制，定向输送到最终发挥生物学功能的目标地点，称为蛋白质的靶向输送。真核生物蛋白质在胞质核糖体上合成后，不外乎三种去向：保留在胞液；进入细胞核、线粒体或其他细胞器；分泌到体液。在所有靶向输送的蛋白质结构中均存在分选信号，主要为 N 端特异的氨基酸序列，可引导蛋白质转移到细胞的适当靶部位，这类序列称为信号序列（signal sequence），是决定蛋白靶向输送特性的最重要元件。靶向不同的蛋白质各有特异的信号序列或成分（表 2-2），下面重点讨论分泌蛋白的靶向输送过程。

表 2-2　靶向输送蛋白的信号序列或成分

靶向输送蛋白	信号序列或成分
分泌蛋白质	N 端信号肽，13 ～ 36 个氨基酸残基
内质网腔驻留蛋白	N 端信号肽，C 端 -Lys-Asp-Glu-Leu-COO⁻（KDEL 序列）
内质网膜蛋白质	N 端信号肽，C 端 KKXX 序列（X 为任意氨基酸）
线粒体蛋白质	N 端信号序列（前导肽），两性螺旋，20 ～ 35 个氨基酸残基，富含 Ser、Thr 及碱性氨基酸，如 Arg、Lys
核蛋白质	核定位序列由 4 ～ 8 个氨基酸残基组成，通常包含连续的碱性氨基酸（Arg 或 Lys）
过氧化物酶体蛋白	C 端 -Ser-Lys-Leu-（SKL 序列）
溶酶体蛋白质	Man-6-P（甘露糖 -6- 磷酸）

1. 分泌蛋白的靶向输送　细胞分泌蛋白及膜整合蛋白，滞留在内质网、高尔基体、溶酶体的可溶性蛋白均在内质网膜结合核蛋白体上合成，并且边翻译边进入内质网（endoplasmic reticulum，ER），然后再由内质网包装转移到高尔基体，并在此分选投送，或分泌出细胞，或被送到其他细胞器。

（1）信号肽（signal peptide）：各种新生分泌蛋白的 N 端都有保守的氨基酸序列，称为信号肽，其作用是将蛋白质引导进入内质网。信号肽长度一般在 13 ～ 36 个氨基酸残基，N 端常常有 1 个或几个带正电荷的碱性氨基酸残基，中间为 10 ～ 15 个残基构成的疏水核心区，C 端多以侧链较短的甘氨酸、丙氨酸结尾，紧接着是被信号肽酶（signal peptidase）裂解的位点。

（2）分泌蛋白的运输机制：分泌蛋白靶向进入内质网，需要多种蛋白成分的协同作用，主要包括信号识别颗粒（signal recognition particle，SRP）、内质网膜 SRP 受体、内质网膜核蛋白体受体、内质网膜的肽转位复合物。

分泌蛋白翻译同步运转的主要过程，如图 2-11 所示。①胞液游离核糖体组装，翻译起始，合成出 N 端包括信号肽在内的约 70 个氨基酸残基。② SRP 与信号肽、GTP 及核糖体结合，暂时终止肽链延伸。③ SRP 引导核糖体 - 多肽 -SRP 复合物，识别结合 ER 膜上的 SRP 受体，并通过水解 GTP 使 SRP 解离再循环利用，多肽链开始继续延长。④与此同时，核糖体大亚基与核糖体受体结合，锚定在 ER 膜上，水解 GTP 供能，诱导肽转位复合物开放形成跨 ER 膜通道，新生肽链 N 端信号肽即插入此孔道，肽链边合成边进入内质网腔。⑤内质网膜的内侧面存在信号肽酶，通常在多肽链合成约 80% 以上时，将信号肽段切下，肽链本身继续增长，直至合成终止。⑥多肽链合成完毕，全部进入内质网腔中。内质网腔 Hsp70 消耗 ATP，促进肽链折叠成功能构象，然后输送到高尔基体，并在此被包装进分泌小泡，最后将分泌蛋白排出细胞外。⑦蛋白质合成结束，核糖体等各种成分解聚并恢复到翻译起始前的状态，再循环利用。

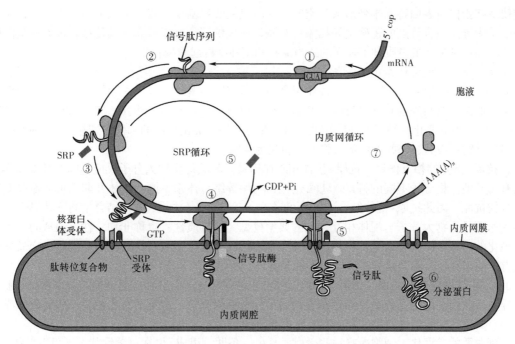

图 2-11 信号肽引导分泌蛋白质进入内质网的过程

2. 其他蛋白的靶向输送 90% 以上的线粒体蛋白质前体分子在胞液游离核糖体合成后输送入线粒体，其中大部分定位于基质，其他定位于内、外膜或膜间隙。线粒体蛋白 N 端都有相应信号序列，如线粒体基质蛋白质前体分子的 N 端含有保守的 12～30 个氨基酸残基构成的信号序列，称为前导肽。前导肽一般具有如下特性：富含带正电荷的碱性氨基酸（主要是 Arg 和 Lys）；经常含有丝氨酸和苏氨酸；不含酸性氨基酸；有形成两性（亲水和疏水）α 螺旋的能力。

所有被输送到细胞核的蛋白质多肽链都含有一个核定位序列（nuclear localization sequence，NLS）。与其他信号序列不同，NLS 可位于核蛋白质的任何部位，不一定在 N 端，而且 NLS 在蛋白质定位完成后保留于肽链而不被切除。蛋白质向细胞核内输送过程需要几种循环于核质和胞质的蛋白质因子，包括 α、β 核输入因子（nuclear importin）和 Ras 相关的核蛋白质（Ras-related nuclear protein，Ran）。

三、蛋白质间的相互作用

蛋白质是各种生物学功能的执行者，蛋白质与蛋白质的相互作用是细胞生命活动的基础和特征。研究细胞内蛋白质分子之间相互作用的机制及蛋白质相互作用网络，将有助于理解生命活动的分子机制。例如，酶的催化作用需要酶与特异作用物之间的相互识别、结合成中间复合物；抗体参与的防御功能需要抗体与抗原之间的特异识别与结合；各种激素的调节作用需要这些配体与受体之间的特异结合等。

此外，在真核基因转录激活过程中，发生在各种转录调节因子之间的蛋白质-蛋白质的相互作用是参与转录激活及很多细胞过程的重要调节形式。

（一）蛋白质相互作用的结构基础

1. 多肽链的折叠与装配 伸展的多肽链必须形成特定的三维结构，才具有分子识别、结合等各种生物学功能。

2. 蛋白质的结构模体与结构域 小分子量的蛋白质可能只含一个结构域，较大的蛋白质分子可含有数个结构域。每个结构域的核心是由一组相互连接的 α 螺旋、β 折叠或两者共同组成。这些结构域由相同或不同二级结构组合方式形成模体。蛋白质的结构域可被看作是蛋白质分子的基本结构单位和功能单位。

3. 蛋白质的结合位点 由于一个蛋白质分子与配体之间的有效作用需要在它们之间自动形成很多弱化学键，所以只有紧密结合蛋白质分子的配体才能准确适合蛋白质分子的表面。这种与配体连接的蛋白质分子的部位称为结合位点（binding site）。通常结合位点是由多肽链上一些相互分离的氨基酸残基在蛋白质表面特异排列形成的空穴。这些氨基酸残基仅仅属于多肽链的一小部分，表面其余的残基为维持结合位点的正确空间构象所必需，并提供调节过程所需的其他结合位点。蛋白质内部氨基酸残基对维持蛋白质分子表面的适当形状和刚性结构起重要作用。

（二）蛋白质相互作用的主要形式

1. 酶 - 底物的相互作用 酶在发挥作用之前，需与底物密切结合。这种结合不是锁与钥匙的机械关系，而是在酶与底物相互接近时，其结构相互诱导、相互变形、相互适应。同时，酶在底物的诱导下，酶构象的变化有利于其与底物的结合，并与底物受催化攻击的部位密切靠近，形成酶 - 底物的中间复合物；最后在酶的催化下，将底物转化为产物。

2. 抗原 - 抗体的相互作用 抗原 - 抗体相互作用具有与其他生物大分子反应相同的基本原理，但还具有与其他生物分子不同的特点。①可逆性：与酶等结合体系不同，抗体并非不可逆地改变它们所结合的抗原，因此抗原-抗体结合永远是可逆的。②特异性：抗原-抗体结合呈高度特异性，它们的相互作用是生物大分子与配体相互作用的典型模型。③异质性：也称非均一性，即从同一免疫抗血清纯化的、针对同一物质全部特异的、具有全部相同免疫球蛋白结构的抗体，同时对交叉反应抗原具有不同亲和力、不同精细特异性的多种亚类分子所组成的非均一混合物。

3. 受体-蛋白质配体的相互作用 任何胞外特定的信号分子与其相应受体的结合触发靶细胞，产生特异生理效应。能与受体呈特异性结合的信号分子称为配体，常见的有蛋白类、肽类激素或神经递质等。受体在细胞信号转导过程中起着极为重要的作用（详见第四章第一节）。

4. 蛋白质的二聚化 细胞内有一些蛋白质是由一条肽链组成，但在可溶性状态下可以单体、二聚体或多聚体形式存在，其中二聚体形式最多见。由单体形成二聚体的反应称为二聚化（dimerization）。二聚化参与很多生物学过程，如酪氨酸蛋白激酶型受体与其配体结合后即发生二聚化和受体自身磷酸化，从而将信息转导到细胞内；在基因转录激活过程中，一些转录调节因子的二聚化具有普遍的和特殊的意义。介导二聚化的结构主要包括碱性亮氨酸拉链、螺旋 - 环 - 螺旋、同源域结构及两性 α 螺旋等（详见本书第三章第三节）。

（三）蛋白质相互作用的研究方法

早期蛋白质相互作用的研究方法主要有蛋白质亲和层析、免疫印迹、免疫共沉淀及蛋白质交联等技术。近年来涌现出许多新技术，如酵母双杂交系统和反向杂交系统、噬菌体展示、生物传感芯片质谱及定点诱变技术等，为蛋白质的鉴定及相互作用研究提供了新的技术平台。其中酵母双杂交系统是目前最常用的技术，该技术的应用主要包括四方面：①分析已知蛋白质之间的相互作用及蛋白质的功能结构域。②筛选和发现新的蛋白质。③筛选药物的作用位点及药物对蛋白质之间相互作用的影响。④绘制蛋白相互作用系统图谱。

第三节　蛋白质组学

一、蛋白质组学的基本概念

（一）蛋白质组学的产生

1994 年，澳大利亚学者 M. Wilkins 和 K. Williams 首先提出了蛋白质组（proteome）的概念，并于 1995 年 7 月发表在 *Electrophoresis* 杂志上。蛋白质组是指一个细胞或一个组织或一种生物体的基因组所表达的全部蛋白质。需要指出的是，一个生物体的基因组是相对稳定的，而蛋白质组则是一个动态的概念，即蛋白质组具有时空差别。

基因是遗传信息的携带者，而基因的表达产物蛋白质才是各种生物功能的执行者。因此功能基因组学的研究如果仅从基因的角度出发是远远不够的，必须从基因转录和蛋白质翻译的全过程着手，才能真正揭示基因的功能与生命的活动规律。蛋白质鉴定技术的发展和人类基因组计划的实施与相继完成，使得"蛋白质组学"（proteomics）这一全新的研究领域得以诞生和发展。2001 年，国际人类蛋白质组研究组织成立，同时提出了人类蛋白质组计划，并相继启动了人类血浆蛋白质组计划、人类肝脏蛋白质组计划、人类脑蛋白质组计划等几个重大国际合作项目。

（二）蛋白质组学的定义

蛋白质组学是研究和阐述在不同条件下，一个细胞或生物体中全部蛋白质的组成、结构、性质与功能及其活动规律的科学。蛋白质组学是在基因组学的基础上发展起来的，是基因组学的延续和发展。但与基因组学不同，蛋白质组学是对不同时间和空间发挥功能的特定蛋白质群体的研究。

蛋白质组学不同于传统的蛋白质学科，它是从一个机体或一个细胞的蛋白质整体活动的角度出发来揭示和阐明生命活动的基本规律。总体上可以分为对蛋白质表达模式的研究（即蛋白质组组成的研究）和对蛋白质组功能模式的研究两个方面。

（三）蛋白质组学的研究内容

目前，蛋白质组学的研究内容主要包括以下几方面：①蛋白质组作用、成分鉴定、数据库构建、新型蛋白质的发现、同源蛋白质比较、蛋白质加工和修饰分析。②基因产物识别、基因功能鉴定、基因调控机制分析。此外，对蛋白质表达后在细胞内的定位研究也是了解蛋白质功能的重要方面。③重要生命活动的分子机制研究，如细胞周期、细胞分化与发育、环境反应与调节等。④对人类而言，蛋白质组学的研究最终要服务于人类健康，主要指促进分子医学的发展。例如，医药靶分子的寻找和分析，包括新药靶分子、肿瘤分子标记、人体病理介导分子等。

（四）蛋白质组学研究的意义与应用

随着功能基因组学研究的进一步拓展，蛋白质研究数据的不断积累，新方法、新技术的突破和生物信息学工具的完善，蛋白质组学的研究一定能在医学及生命科学的各个领域发挥越来越重要的作用，并为人类疾病的研究、防治带来新的思维方式和技术革命。现阶段蛋白质组学的研究主要用于如下三方面：

1.疾病诊断 人类重大疾病的蛋白质组研究通常采用比较蛋白质组分析方法。多数疾病在表现出可察觉的症状之前，就已经在蛋白质的种类和数量上发生了一些变化。如果能够及时检测到这些变化，就可以为疾病的诊断提供新的依据。例如，对各种肿瘤组织与正常组织之间蛋白质谱差异的研究，已经找到一些肿瘤特异性的蛋白质分子，为肿瘤的诊断或治疗提供了一定的指标，并对揭示肿瘤发生的机制有所帮助。

2.研究发病机制 大多数疾病的发生机制都非常复杂，要研究疾病发生的分子机制，则需要运用蛋白质组学的研究手段，探讨正常和病理状态下的细胞或组织中蛋白质在表达数量、表达位置和修饰状态上的差异。同时对蛋白质之间相互作用网络的研究及蛋白质在细胞内信号转导途径中作用的研究也有助于解释疾病的发病机制。

3.药物开发研究 蛋白质表达水平的改变是与疾病、药物作用或毒素作用直接相关的。许多药物的开发均从分子的角度考虑以攻克疾病，蛋白质组学被应用在药物效应及诊疗靶点的研究上，促使"药物蛋白质组学"的诞生，从而加速了药物研究的发展。药物蛋白质组学研究的逐渐深入，更能反映个体的差异并实现个体化治疗。

二、蛋白质组学的主要研究技术

蛋白质组学的研究程序主要包括：蛋白质分离；蛋白质鉴定；鉴定结果的存储、处理、对比和分析。其研究的技术方法有样品制备、双向凝胶电泳、蛋白质染色、凝胶图像分析、蛋白质分析、蛋白质组数据库等。其中双向凝胶电泳技术、生物质谱技术、生物信息学是三大基本支撑技术。

（一）双向凝胶电泳技术

蛋白质分离技术主要包括双向凝胶电泳和"双向"高效液相层析等，其中双向凝胶电泳已成为目前蛋白质组研究中最有使用价值的核心技术。

双向凝胶电泳的基本原理是根据蛋白质的两个一级属性：等电点和分子量的特性来分离蛋白质混合物。第一向是基于蛋白质的等电点不同采用等电聚焦的方法分离，第二向则按分子量大小的不同采用 SDS-PAGE 分离，使混合物中的蛋白质在二维平面上分开。

（二）生物质谱技术

蛋白质鉴定技术主要包括 Edman 降解法、氨基酸组成分析及质谱技术等，其中质谱技术已成为蛋白质鉴定的核心技术。质谱技术是将样品分子离子化后，根据不同离子间质荷比（m/z）的差异来进行成分和结构分析的分析方法。在质谱技术发展的早期，由于电离技术的制约，质谱方法只能分析小分子挥发性物质。20 世纪 80 年代末诞生的两种新的软电离技术——电喷雾电离和基质辅助激光解吸电离技术可以使核酸或蛋白质、多肽等生物大分子产生带单电荷或多电荷的分子离子，从而能测定其分子量，同时它们所具有的高灵敏度和高质量检测范围使生物大分子的微量分析成为可能。

再结合串联质谱分析，还可以得到结构信息。

实际工作中，蛋白质的可靠鉴定往往需要多种方法和数据的结合，还需要对蛋白质翻译后修饰的类型和程度进行分析。

（三）生物信息学

生物信息学（bioinformatics）是采用计算机技术和信息论方法研究蛋白质及核酸序列等各种生物信息的采集、存储、传递、检索、分析和解读的科学，是现代生命科学与计算机科学、数学、统计学、物理学和化学等学科相互渗透而形成的交叉学科。其构成主要包括三大部分：数据库、计算机网络和应用软件。当前生物信息学不仅仅是高效地进行基因组、蛋白质组数据分析，而且可以对已知或新的基因产物进行全面的功能分析。例如，用生物信息学对质谱得到的肽指纹图谱分析出了一个新的在进化上保守的模体，它对蛋白质的结构和功能具有重要意义。肽指纹图谱原先只是一个普通蛋白质分析技术，但通过生物信息学处理则可以得到有功能意义的结构信息，甚至预测部分蛋白质的功能。

分子生物信息数据库种类繁多，归纳起来，大致可分为基因组数据库、核酸和蛋白质一级结构序列数据库、生物大分子三维空间结构数据库及由上述三类数据库和文献资料为基础构建的二次数据库。

小 结

蛋白质的结构可分为四个层次。蛋白质的一级结构是指蛋白质分子中氨基酸的组成和排列顺序，包括二硫键的位置。蛋白质的二级结构是指蛋白质主链局部的空间结构，不涉及氨基酸残基侧链构象，主要有α螺旋、β折叠、β转角和Ω环。蛋白质的三级结构是指多肽链主链和侧链全部原子的空间排布位置。四级结构是指蛋白质亚基之间的空间排布及亚基接触部位的布局和相互作用。蛋白质的二、三、四级结构又称为蛋白质的空间构象。蛋白质一级结构是决定空间结构的基础，而空间结构决定蛋白质的分子形状、理化性质和生理功能。

蛋白质的生物合成也称为翻译。mRNA是指导多肽链合成的模板，tRNA是蛋白质合成过程中的结合体分子，rRNA和多种蛋白质构成的核糖体是合成多肽链的场所。整个翻译过程分为起始、延长和终止三个阶段。翻译的起始阶段是指mRNA、起始氨酰tRNA分别与核糖体结合而形成翻译起始复合物的过程。肽链延长的过程也称为核蛋白体循环。每次循环分三个阶段：进位、成肽和转位。循环一次，肽链增加一个氨基酸残基，直至肽链合成终止。翻译的终止主要涉及识别终止密码子，从最后一个肽酰-tRNA中释放肽链，最后释放tRNA和mRNA，核糖体大、小亚基解离。翻译后加工是指新合成的无生物活性多肽链转变为有天然构象和生物功能蛋白质的过程。主要包括多肽链折叠为天然的三维构象、肽链一级结构的修饰、肽链空间结构的修饰等。蛋白质的靶向输送是将合成的蛋白质前体跨过膜性结构，定向输送到特定细胞部位发挥功能的复杂过程。真核细胞胞液合成的分泌蛋白质、线粒体蛋白质、核蛋白质和蛋白质前体分子中都有特异信号序列，它们引导蛋白质各自通过不同过程进行靶向输送。

蛋白质组学是在基因组学的基础上发展起来的，是基因组学的延续和发展。但与基因组学不同，蛋白质组学是对不同时间和空间发挥功能的特定蛋白质群体的研究。其主要研究内容包括蛋白质组作用、成分鉴定、数据库构建、基因产物识别、基因功能鉴定、重要生命活动的分子机制研究等。目前蛋白质组学的研究主要用于疾病诊断、疾病发病机制和药物开发研究。现阶段双向凝胶电泳技术、生物质谱技术、计算机图像分析数据处理与蛋白质数据库是蛋白质组学研究的三大基本支撑技术。

参 考 文 献

周春燕，药立波，2018.生物化学与分子生物学.9版.北京：人民卫生出版社

Batey R T，Rambo R P，Lucast L，et al，2000.Crystal structure of the ribonucleoprotein core of the signal recognition particles. Science，287（5456）：1232-1239

Bukau B，Horwich AL，1998.The Hsp70 and Hsp60 chaperone machines. Cell，92（3）：351-366

Frydman J，2001.Folding of newly translated proteins in vivo：the role of molecular chaperones. Ann Rev Biochem，70：603-647

Hershko A，Ciechanover A，1998.The ubiquitin system. Ann Rev Biochem，67：425-479

Nelson DL，Cox MM，2017. Lehninger-Principles of Biochemistry.7th ed. NewYork：W.H. Freeman & Company.

Nissesn P，Hansen J，Ban N，et al，2000.The structural basis of ribosome activity in peptide bond synthesis. Science，289（5481）：920-930

Walter P, Blobel G, 1982.Signal recognition particle contains a 7S RNA essential for protein translocation across the ER. Nature, 299（5895）: 691-698

思　考　题

1. 解释蛋白质分子中模体与结构域的概念，两者的关系如何？
2. 举例说明蛋白质结构与功能的关系。
3. 叙述蛋白质翻译后一级结构和空间结构的修饰都包括哪几个方面？
4. 简述蛋白质相互作用的主要形式。
5. 简述蛋白质组学的研究主要应用于哪几个方面。

（张秀梅）

第三章 基因表达调控

生物体的遗传信息是以基因的形式储存于细胞内的 DNA 或 RNA 分子中，通过复制将遗传信息准确地传给子代，以维持生物体遗传的稳定性。不同情况下基因活性不同，同一基因产物在同一细胞不同情况下也会有量的改变。因此，不论是原核生物还是真核生物都有一套准确的基因表达调控机制。阐明基因在不同细胞或在同一细胞不同条件下选择性表达的分子机制，是揭示生命现象本质的核心问题，也是目前人类功能基因组研究的重要内容之一。

从 DNA 到 RNA 和（或）蛋白质，用基因的遗传信息指导细胞合成有功能意义的 RNA 序列或各种蛋白质，这就是基因表达（gene expression）。对这个过程的调节即称为基因表达调控（gene expression regulation），基因表达调控是一个在多层次、多级水平上进行的复杂事件。基因表达调控的研究也是当前分子生物学研究的前沿领域。研究基因表达调控的生物学意义主要是了解生物体是如何适应环境、维持细胞生长和增殖、维持个体的发育与细胞分化的需要。细胞分化是多细胞有机体发育的基础与核心，细胞分化的关键在于特异性蛋白质的合成，而特异性蛋白质合成的实质在于基因选择性表达。在多细胞个体生长、发育的不同阶段，细胞中的蛋白质分子种类和含量变化很大；即使在同一生长发育阶段，不同组织器官内蛋白质分子分布也存在很大差异，这些差异正是导致细胞形态、结构和功能差异的关键所在。例如，成熟红细胞合成 β 珠蛋白、胰岛 B 细胞合成胰岛素等，这些细胞都是在个体发育过程中逐渐产生的。对基因表达调控的研究也有助于对细胞老化、癌变及分子遗传病等机制的阐明。随着基因表达调控机制的逐渐阐明，可以更深入了解许多疾病发生的原因。此外，了解基因表达调控的机制，对开展基因治疗的研究也具有十分重要的意义。

第一节 基因表达调控的分子基础与基本规律

基因表达调控是多级调控，遗传信息传递过程中任何因素的改变都可能导致基因表达的变化，从基因结构活化到翻译后加工及蛋白质降解的任何环节都会影响基因表达，但转录水平特别是转录起始的调控最为重要，转录起始是基因表达的基本控制点。

一、基因表达调控的分子基础

参与基因表达调控的分子主要是 DNA 调控序列、调控蛋白和小分子 RNA。调控蛋白和 DNA 相互作用是多极调控过程的主要分子基础，小分子 RNA 在转录后调控中也发挥了重要作用。

在基因转录起始水平，调控蛋白多为 DNA 结合蛋白，即能增强或阻遏 RNA 聚合酶的活性。起增强转录作用的为激活蛋白（activatin），起抑制转录作用的为阻遏蛋白（repressor）。真核基因表达的调控蛋白则称为反式作用因子（trans-acting factor）或转录因子（transcription factor，TF）。DNA 调控序列位于基因转录起始点附近，能与调控蛋白或 RNA 聚合酶结合，影响基因转录。转录起始点上游区域的 DNA 序列为 RNA 聚合酶的结合位点，任一碱基突变或变异都会影响 RNA 聚合酶的结合和转录活性，该序列即为启动子。在启动子的附近还分别存在阻遏蛋白和激活蛋白的结合位点。

在原核生物中，位于结构基因上游的调控序列与结构基因共同组成一个转录单位，称为操纵子（operon）。最常见的 DNA 调控序列有操纵序列、启动序列等。启动子（promoter，P）是 RNA 聚合酶特异性识别和结合的部位，但其本身并不能被转录。每一个编码基因都具有启动序列，它决定转录的方向和模板链。若启动子倒转了方向，则 RNA 聚合酶移动的方向也随之改变，使原来转录的结构基因不再被转录。不同基因间的启动序列有较高的同源性。操纵基因（operator，O）是阻遏蛋白识别和结合的位点，位于启动子的下游，常与启动序列有部分序列重叠。操纵基因是结构基因转录的开关。当阻遏蛋白与操纵基因结合时，虽然 RNA 聚合酶可以与启动子结合，但不能启动转录，这种作用叫阻遏。阻遏蛋白是一类在转录水平对基因表达产生抑制作用的蛋白质，在一定的条件下，它能与特异 DNA 结合。

真核生物基因转录调控 DNA 序列比原核生物更为复杂，多位于编码基因的上游，也可位于编码基因的下游、插入编码基因序列之间，或远离编码基因，真核生物基因的调控 DNA 序列能与相应的调控蛋白结合影响自身基因表达活性，故称为顺式作用元件（cis-acting element）（详见本章第三节）。

基因表达的转录调控依赖于调控蛋白与 DNA 调控序列高亲和性、准确的结合，这种特异识别结合即为 DNA- 蛋白质的相互作用。DNA- 蛋白质的相互作用通过非共价形成 DNA- 蛋白质复合物。调控蛋白结构至少具有两个结构域：DNA 结合结构域和转录激活结构域。激活蛋白通过 DNA 结构域结合于 DNA 调控序列，通过转录激活结构域与 RNA 聚合酶或其他蛋白结合，产生募集作用，引导 RNA 聚合酶与启动子结合，增强 RNA 聚合酶活性；或通过变构效应改变其他蛋白活性，促进转录，介导正调控。阻遏蛋白结合于调控 DNA 序列位点，阻碍 RNA 聚合酶与启动子结合，或使 RNA 聚合酶不能沿 DNA 向前移动，介导负调控。

二、基因表达调控的方式

（一）组成性表达

在调控蛋白的作用下，基因表达保持一定的状态，满足机体对特定基因产物的需求。当没有调控蛋白时，基因较少受到环境信息的影响，RNA 聚合酶只是微弱地结合到启动子上，基因以适当恒定的速率进行表达，这种表达称为基因的组成性表达（constitutive expression），又叫基本表达，这类基因被称为管家基因（house-keeping gene）。催化三羧酸循环代谢途径酶的基因就属管家基因，这类基因表达为组成型表达，较少受内外环境因素的影响。组成型表达并非真的一成不变，组成性表达也是在一定机制控制下进行的，根据基因功能不同，管家基因有的表达水平高，有的表达水平低。

（二）诱导和阻遏表达

诱导和阻遏表达就是基因表达伴随内外环境变化而变化的两种表达形式，在生物界普遍存在，也是生物体适应环境的基本途径。诱导表达（induction expression）是指在特定环境因素下，相应基因被激活，基因表达产物水平增高，这类基因称为可诱导基因。例如，细菌有严重 DNA 损伤发生时，编码修复酶的基因就会被诱导表达，使基因修复酶反应性增加。阻遏表达（repression expression）是指在特定环境因素刺激下，阻遏蛋白基因被激活，使基因表达产物的水平减少，这类基因称为可阻遏基因。例如，当培养基中色氨酸供给充分时，会导致细菌体内与色氨酸合成有关的酶基因表达的抑制。

（三）协调表达

在一定机制控制下，功能上相关的一组基因，无论为何种表达方式，均需相互配合、协调一致、共同表达，即为协调表达（coordinate expression）。协调表达对细胞形态、机能等表型的确立、代谢的正常进行具有重要意义。

诱导和阻遏表达都是通过调控蛋白起作用，如果调控蛋白特异识别、结合自身基因的 DNA 调节序列，调节自身基因的开启和关闭，这种调控方式称为基因表达的顺式调节；如果调控蛋白特异识别、结合另一基因的 DNA 调节序列，调节另一基因的开启和关闭，形成一种分子间的调节方式称为基因表达的反式调节。绝大多数真核转录调控蛋白都起反式调节作用，所以又称为反式作用因子。

三、基因表达调控的基本规律

无论是病毒、细菌，还是多细胞生物，乃至高等哺乳动物及人，基因表达都表现为严格的规律性。生物物种越高级，基因表达调控越复杂、越精细。

（一）时间特异性和空间特异性

基因表达的时间特异性（temporal specificity）是指根据功能需要，特定基因的表达严格按时间顺序发生。在多细胞生物，从受精卵到组织、器官形成的各个不同发育阶段，相应基因严格按一定时间顺序开启或关闭，表现为与分化、发育阶段一致的时间性。因此多细胞生物基因表达的时间特异性又称阶段特异性。

基因表达的空间特异性（spatial specificity）是指在个体生长过程中，特定基因表达按不同组织空间顺序出现，同一基因产物在不同组织、器官表达，不同组织、器官、细胞具有特异性的基因表达。基因表达伴随时间或阶段顺序所表现出的这种空间分布差异，实际上是由细胞在器官的分布决定，因此基因表达的空间特异性又称细胞特异性或组织特异性。

多细胞生物在个体发育、生长的某一阶段，同一基因产物在不同的组织器官表达量是不同的；

在同一生长阶段，不同的基因表达产物在不同的组织、器官分布也不完全相同。

（二）正调控和负调控

基因表达调控可分为正调控和负调控。正调控是指调节蛋白与特异 DNA 序列结合，促进了基因的转录。负调控是指调节蛋白与特异 DNA 序列结合，抑制了基因的转录。在原核生物中，正调控和负调控使用的频率也许大致相等，但典型的原核基因转录以负调控方式为主，即通过阻遏蛋白与操纵子中的操纵基因结合而抑制基因的转录。在真核基因中，RNA 聚合酶不能在启动子处单独起始转录，调控蛋白在启动子附近有结合位点，调控蛋白的结合使 RNA 聚合酶起始转录，因此，真核基因表达调控的方式主要是正调控。

（三）基因表达调控的多层次性和复杂性

从理论上来说，遗传信息传递过程的任何环节都是基因表达的调控环节，包括基因活化、转录起始、转录后加工与转运、翻译与翻译后加工及蛋白质降解等均为基因表达调控的控制点。基因活化是通过 DNA 碱基的暴露使 RNA 聚合酶能与之有效结合，活化状态的基因表现为基因对核酸酶作用敏感，基因结合有非组蛋白及修饰的组蛋白，并呈现低甲基化状态。转录起始是基因表达调控的最有效环节，主要通过调控蛋白与 DNA 调控序列相互作用来调控基因转录。转录后加工与转运，通过 RNA 编辑、剪接、转运调控基因的表达。翻译与翻译后加工，通过特异的蛋白质因子阻断 mRNA 翻译，翻译后对蛋白的加工、修饰也是基本调控环节。可见，基因表达调控可在遗传信息传递过程中的各个环节进行，且调节的方式多种多样。

第二节　原核生物基因表达调控

原核生物（如细菌）因没有典型细胞核，亚细胞结构及其基因组结构也比真核生物要简单，其表达调控有自己独特的规律性。

一、原核生物基因表达调控的特点

原核生物基因表达调控的环节主要在转录水平，调节基因表达的开关关键机制主要是转录的起始；其次是翻译水平。原核生物基因表达的特点主要有：①多以操纵子为转录单位。②以负性调控为主。③仅含一种 RNA 聚合酶，且 σ 因子决定 RNA 聚合酶识别特异性。④转录与翻译偶联。

二、转录调控的操纵子调控模式

操纵子模型调控机制在原核生物基因表达调控中具有普遍意义。大多数原核生物的多个功能相关的基因串联在一起，借助同一个调控序列对其基因转录进行调控，使这些功能相关基因实现协调表达。

（一）乳糖操纵子的调控机制

乳糖操纵子的表达既有阻遏蛋白的负性调节，又存在 CAP 的正性调节。乳糖操纵子的结构见图 3-1。

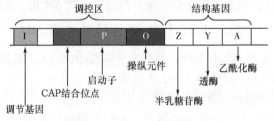

图 3-1　乳糖操纵子的结构

1. 阻遏蛋白的负性调节　如图 3-2 所示，在没有乳糖存在时，*lac* 操纵子处于阻遏状态。此时，调节基因（I 基因）在其启动序列作用下表达 *lac* 操纵子阻遏蛋白，后者与 O 序列结合，阻碍 RNA 聚合酶与 P 序列结合，从而抑制转录的启动。但是阻遏蛋白的抑制作用并不是绝对的，偶有阻遏蛋白与 O 序列解聚，其发生概率是每个细胞周期 1～2 次。因此每个细胞在没有诱导剂存在的情况下也会有少量的 β 半乳糖苷酶和透酶的生成，这种表达被称为本底水平的组成性合成（background level constitutive synthesis）。

当有乳糖存在时，*lac* 操纵子即可被诱导开放，但真正的诱导剂并非乳糖本身。此时，乳糖经透酶作用进入细胞，再经原先存在于细胞中的少数β半乳糖苷酶催化，转变为异乳糖（allolactose，葡萄糖 -1,6- 半乳糖）。异乳糖作为一种诱导剂（inducer）与阻遏蛋白结合，使阻遏蛋白构象发生变化，导致阻遏蛋白与 O 序列解离，继而 RNA 聚合酶与 P 序列结合，引起结构基因的转录，可使β半乳糖苷酶分子增加 1000 倍。一种作用极强的诱导剂异丙基硫代半乳糖苷（isopropyl thiogalactoside，IPTG）是异乳糖的类似物，因其不能被细菌代谢而十分稳定，所以被实验室广泛应用。

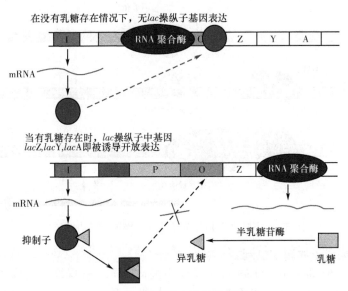

图 3-2　阻遏蛋白的负性调节

2. CAP 的正性调节　CAP 是同二聚体，具有与 DNA 和 cAMP 结合的结构域，CAP 与 DNA 结合的前提是先与 cAMP 结合。在大肠埃希菌中，cAMP 的浓度受葡萄糖代谢的调节。当环境内没有葡萄糖存在时（图 3-3），细胞内 cAMP 浓度增高，cAMP 与 CAP 结合，这时 CAP 结合在 lac 操纵子 P 序列附近的 CAP 位点上，增强 RNA 聚合酶转录活性，使之提高约 50 倍。当有葡萄糖存在时，cAMP 浓度降低，cAMP 与 CAP 结合受阻，CAP 则不能与 DNA 结合发挥正性调节作用，因此 lac 操纵子表达下降。

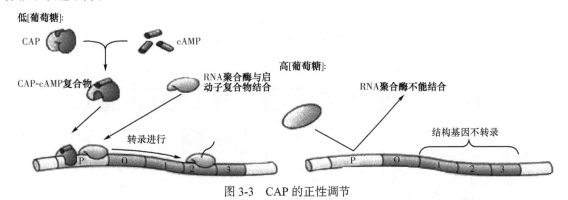

图 3-3　CAP 的正性调节

3. 协调调节　野生型 lac 操纵子的启动序列作用很弱，所以其转录起始是由 CAP 的正性调节和阻遏蛋白的负性调节两种机制协调合作来实现的。当阻遏蛋白封闭 O 序列时，CAP 对该系统不能发挥作用；但当阻遏蛋白与 O 序列解聚时，操纵子仍几乎无转录活性，此时必须通过 CAP 的正性调节，才能有效转录。可见，两种机制相辅相成、互相协调、互相制约。两种机制的协调作用可因葡萄糖和乳糖的存在与否分为四种情况（图 3-4）：①葡萄糖和乳糖都有：葡萄糖降低 cAMP 浓度，阻碍 cAMP 与 CAP 结合，使 CAP 不能发挥正性调节作用而抑制 lac 操纵子转录。这时，细菌优先利用葡萄糖。这种葡萄糖对 lac 操纵子的阻遏作用称为分解代谢阻遏（catabolic repression）。②有葡萄糖没有乳糖：此时阻遏蛋白与 O 序列结合，并且没有 CAP 的正性调节作用，基因处于关闭状态。③葡萄糖和乳糖都没有：阻遏蛋白封闭 O 序列，CAP 的正性调节无效，基因仍处于关闭状态。④有乳糖没有葡萄糖：阻遏蛋白与 O 序列解聚，且有 cAMP 作用于 CAP 后发挥的正性调节作用，*lac* 操纵子被打开，转录活性最强。

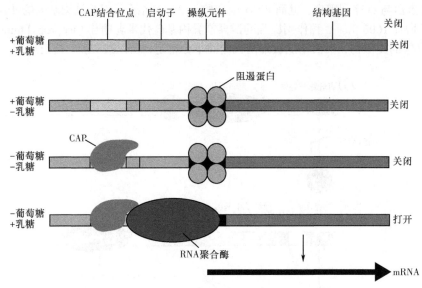

图 3-4　不同乳糖和葡萄糖条件下操纵子的协调调控

（二）色氨酸操纵子的调控机制

色氨酸操纵子（trp operon）与 *lac* 操纵子作用机制不同，*trp* 操纵子的转录调控受阻遏机制和衰减机制的双重调节。*lac* 操纵子属于诱导型，*trp* 操纵子属于阻遏型。*trp* 操纵子有 5 个结构基因（图 3-5），按 *trpE*、*trpD*、*trpC*、*trpB*、*trpA* 顺序排列，其表达产物为细菌合成色氨酸所必需的 5 种酶。结构基因上游有启动序列 P、操纵序列 O 和前导基因 *trpL*，三者共同构成调控区。

当色氨酸丰富时，色氨酸与阻遏蛋白结合，引起阻遏蛋白构象变化，并使之与 O 序列结合抑制转录。当色氨酸缺乏时，阻遏蛋白不能与 O 序列结合，对转录无抑制作用（图 3-6A）。

色氨酸操纵子的衰减调节与前导基因 *trpL* 有关。*trpL* 位于结构基因 *trpE* 与 O 序列之间，长度为 162bp。其中第 27 ~ 79 碱基编码 14 个氨基酸组成的前导肽，并且第 10、11 两个密码子均为色氨酸。前导基因 mRNA 可分成 4 段相互之间能配对的核苷酸序列，即序列 1 与 2、2 与 3、3 与 4 均可配对形成茎环结构，但只有序列 3 与 4 形成的茎环结构才能终止转录，它是典型的不依赖 ρ 因子的强终止子，即为衰减子（attenuator）的核心部分。前导肽（leade peptide）的编码基因位于序列 1 中。

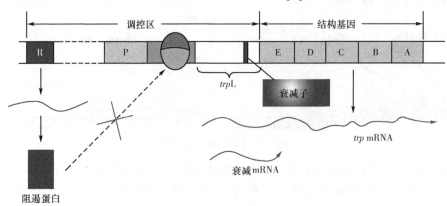

图 3-5　色氨酸操纵子结构

转录衰减实质上是转录与一个前导肽翻译过程的偶联，是原核细胞特有的一种基因调控机制。当色氨酸供应充足时（图 3-6A），核糖体很快覆盖序列 1 与 2，则序列 3、4 互补形成衰减子，使前方的 RNA 聚合酶脱落，转录终止。当色氨酸缺乏时，序列 1 翻译受阻，序列 2、3 形成发夹结构，阻止了衰减子的形成，使转录继续进行（图 3-6B）。

在色氨酸操纵子中，阻遏蛋白的负调控起粗调的作用，而衰减子起精细调节的作用。细菌其他氨基酸合成系统的许多操纵子（如组氨酸、苏氨酸、亮氨酸、异亮氨酸、苯丙氨酸等操纵子）也有类似的衰减子存在。

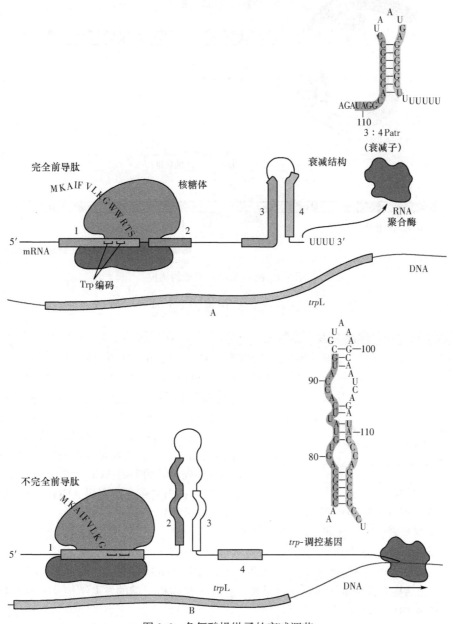

图 3-6　色氨酸操纵子的衰减调节

（三）阿拉伯糖操纵子的调控

阿拉伯糖操纵子（ara operon）含有 araB、araA 和 araD 三个结构基因（形成一个基因簇 araBAD），分别编码异构酶（isomerase）、激酶和表构酶（epimerase），催化阿拉伯糖转变为 5- 磷酸木酮糖，后者进入磷酸戊糖途径。Ara 操纵子有两个启动子 Pc 和 P_{BAD}，两个操纵基因（$araO_1$ 和 $araO_2$），一个 CAP 结合位点（CAP binding site）和一个 araI 位点。与 araBAD 相邻的是一个复合启动子区域和一个调节基因 araC，araBAD 和 araC 基因的转录是分别在两条链上以相反的方向进行的。

araC 蛋白同时具有正、负双重调控作用，因它具有两种不同构象和功能状态而有所区分：起阻遏作用的形式和起正调控作用形式。当处于阿拉伯糖水平时，起阻遏作用的 araC 与操纵区 $araO_2$ 和 araI 结合成阻断环结构，对基因的转录起负调控作用（图 3-7A）。当处于无葡萄糖而高阿拉伯糖水平时，阻遏作用形式的 araC 与阿拉伯糖结合而变构为正调控形式，通过结合 $araO_1$ 阻遏环被破坏（图 3-7B），与 cAMP-CAP 共同作用于 P_{BAD} 而发挥正调控作用。而在无阿拉伯糖时，araC 结合在 $araO_2$ 位点，阻碍 araC 的转录。

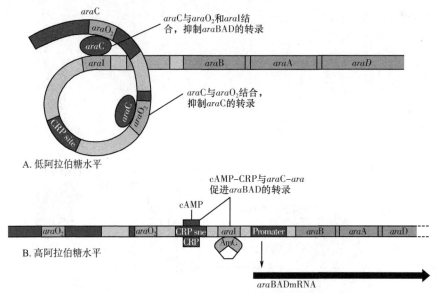

图 3-7　阿拉伯糖操纵子的调控

三、翻译水平的调控

（一）SD 序列对翻译的调控

SD 序列的位置和顺序会影响翻译的起始效率。原核生物 mRNA 为多顺反子，每一个蛋白编码区都有一个起始密码 AUG，在其前面不远处均有一个 SD 序列（图 3-8）。不同的 SD 序列，其翻译的起始效率是有一定差异的；SD 序列相同，但它与起始密码 AUG 间的距离不同，则其翻译起始效率也是不同的。例如，重组白细胞介素 -2（recombinant interleukin-2）在大肠埃希菌中的表达，当 lac 启动子的 SD 序列距起始密码 AUG 为 7 个核苷酸时，能高效表达 IL-2；当它距起始密码 AUG 为 8 个核苷酸时，IL-2 表达效率大大降低。

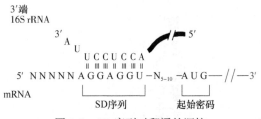

图 3-8　SD 序列对翻译的调控

（二）mRNA 自身（稳定性）对翻译的调控

mRNA 降解速度是翻译调控的又一个重要机制。一般说来，mRNA 的稳定性与其序列和结构有关，许多细菌 mRNA 的降解速度很快，如大肠埃希菌中许多 mRNA 在 37 ℃时的平均寿命为 2min。另外，mRNA 的结构对其稳定性的影响也很大，通常其 5′ 端和 3′ 端的发夹结构及 5′ 端与核糖体结合均能提高 mRNA 的稳定性。

反义 RNA（antisense RNA）能与特异 mRNA（DNA）互补，通过其对 mRNA（DNA）的调控影响相应基因的表达。反义 RNA 按其作用机制可分为三大类。①Ⅰ类反义 RNA：直接作用于靶 mRNA 的 SD 序列和（或）编码区，引起翻译的直接抑制或与靶 mRNA 结合后引起该双链 RNA 分子对 RNA 酶Ⅲ的敏感性增加，导致 mRNA 不稳定，易被水解。②Ⅱ类反义 RNA：与 mRNA 的 SD 序列的上游非编码区结合，引起核糖体结合位点区域的二级结构发生改变，阻止了核糖体的结合，从而抑制靶 mRNA 的翻译功能。③Ⅲ类反义 RNA：可直接抑制靶 mRNA 的转录。后来发现反义 RNA 还能结合 DNA，影响复制和转录。

因反义 RNA 能干扰基因表达各过程，人工设计合成针对某种特异靶位点的反义核苷酸输入靶细胞，阻止特异的靶基因的表达，已广泛应用于实验性的基因治疗，此即为反义技术。反义核酸技术在应用上有着广阔的前景，现已用于抗肿瘤、抗病毒的治疗研究及对遗传性疾病和某些寄生虫病的治疗。

（三）mRNA 翻译产物对翻译的调控

部分 mRNA 的翻译产物对其相应的翻译过程有一定的调控作用，也称自身翻译调控。翻译终止因子 RF2 调节自身翻译过程就是一个例子（图 3-9），RF2 mRNA 是一个不连续的开放阅读框，即前面 25 个密码子与后面 315 个密码子不在同一个阅读框，二者之间有一个 UGAC 序列。当有 RF2 时，RF2 的 mRNA 翻译到第 25 个密码子时，就在其后的终止密码子 UGA 处释放肽链，翻译终止；而无

RF2 时，翻译到第 25 个密码子时就不能释放肽链，则以 GAC 为第 26 个密码子继续翻译，直到出现终止密码子，再在 RF1 的作用下，释放完整的 RF2 肽链。

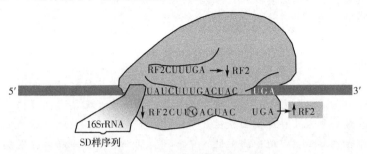

图 3-9　RF2 调节自身翻译过程

（四）小分子 RNA 对翻译的调控

小分子 RNA 在基因表达调控中起着特殊的作用，主要有调节基因表达产物类型和控制特殊基因的表达。例如，大肠埃希菌渗透压调节基因 *omp*R 的产物 OmpR，在低渗透压环境下，OmpR 对渗透压蛋白 *omp*F 的基因表达起正调控作用（图 3-10），对渗透压蛋白 *omp*C 基因表达无调控作用；在高渗透压条件下 OmpR 蛋白构象发生改变，使得它对 *omp*C 的表达起正调控作用，同时抑制 *omp*F 的表达。介导这一抑制作用的是一种约为 174 个核苷酸的小分子 RNA，它的碱基序列恰好与 *omp*F mRNA 的 5′ 端附近的序列互补，故称为 mRNA 干涉性互补 RNA（mRNA interfering complementary RNA，micRNA）。由于 *mic*F 在 *omp*C 基因的上游，转录方向相反，两个基因的启动子相互靠近，共同受调节蛋白 OmpR 的调控。因此，OmpR 在促进 *omp*C 基因转录的同时，也促进了 *mic*F 基因的转录，后者的产物 micRNA 能与 *omp*F mRNA 特异结合，抑制 *omp*F mRNA 的翻译。

又例如，在细菌中有一种 Tn10 转位酶的表达水平极低，就是因一种小分子的 RNA 阻碍物在翻译水平上严格控制了 Tn10 转位酶的基因表达（图 3-11）。RNA 阻碍物和 Tn10 转位酶分别由 *pOUT* 启动子和 *pIN* 启动子控制，但两个启动子方向相反，交叉进行转录，且两个转录区有 36 个碱基重叠。因此，这两个基因的转录产物中有 35 个碱基是互补的，即互补区正好覆盖了 Tn10 转位酶的 mRNA 翻译起始区，影响了翻译，导致了 Tn10 转位酶的表达效率极低。

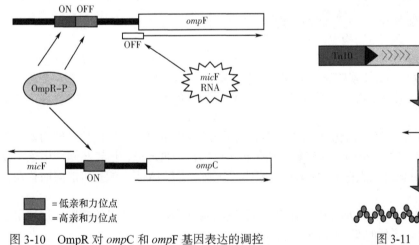

图 3-10　OmpR 对 *omp*C 和 *omp*F 基因表达的调控　　　　图 3-11　Tn10 转位酶的表达

第三节　真核生物基因表达调控

案例 3-1

一对夫妻第一胎生了一个男孩，经诊断患有 α 珠蛋白生成障碍性贫血，即为 Hb Bart's 水肿。现妻子又怀孕了，夫妻俩想知道腹中的胎儿是否正常，要求对腹中胎儿进行产前诊断。诊断：该孕妇腹中胎儿为 α 珠蛋白生成障碍性贫血。

问题与思考：
　1.什么是珠蛋白生成障碍性贫血？
　2.珠蛋白生成障碍性贫血发生的分子机制是什么？

案例 3-1 相关提示

　　珠蛋白生成障碍性贫血（thalassemia）又称地中海贫血，最早发现于地中海区域，因此称为地中海贫血，国外亦称海洋性贫血。之后研究发现其一类由于常染色体遗传性缺陷，引起珠蛋白链合成障碍，导致一种或几种珠蛋白肽链数量不足或完全缺乏，使红细胞易被溶解破坏的溶血性贫血。本病遍布世界各地，以地中海地区、中非洲、亚洲和南太平洋地区发病较多。在我国以广东、广西、贵州和四川为多。我国自然科学名词审定委员会建议本病的名称为珠蛋白生成障碍性贫血，习惯上仍称为地中海贫血。α 肽链合成不足称 α 地中海贫血（简称 α 地贫），β 肽链合成不足称 β 地中海贫血（简称 β 地贫）。

　　引起 α 地贫的原因多为基因缺陷，导致基因表达或功能障碍。从单倍体考虑，两个 α 肽链基因可能缺失一个，也可能缺失两个。缺失一个 α 基因（-α/αα）称为 $α^+$ 地贫，缺失两个 α 基因（--/αα）称为 $α^0$ 地贫。从双倍体考虑，缺失有杂合子与纯合子之分。$α^+$ 杂合子（α-/αα）为无贫血症状的 $α^0$ 地贫，$α^0$ 杂合子（--/αα）与 $α^+$ 纯合子（α-/α-）为无贫血症状较轻的 α 地贫，$α^0$ 纯合子（--/--）为 α 肽链完全缺失，表现为 HB Bart's 水肿。

　　导致 β 地贫的原因主要为基因突变，突变对基因表达的影响主要包括转录水平降低、RNA 剪接异常、RNA 修饰缺陷、翻译缺陷等。剪接点具有高度保守性。若在 β 链 mRNA 前体剪接点上发生突变，会使附近的裂解信号活化，产生异常的 mRNA；点突变发生在剪接点的短序列（也称共有序列）上，则会激活内含子和外显子中的隐蔽剪接点，产生异常 mRNA。

一、真核基因表达调控特点

　　由于真核细胞 DNA 与组蛋白结合形成具有高级结构的染色质，因此基因表达调控机制更加复杂。与原核生物相比，具有如下特点。

（一）染色质结构的活性变化

　　当真核基因被激活时，染色质结构主要表现如下变化：

　　1. 对核酸酶敏感性提高　用 DNase I 处理各种组织的染色质时，发现处于活化状态的基因比非活化状态的 DNA 更容易被 DNase I 所降解。在活跃表达基因所在的染色质上，一般含有一个或数个 DNase I 超敏位点（hypersensitive site）。它们大多位于基因的 5′端启动区，少数在 3′- 侧翼区甚至可在转录区内。

　　2. DNA 拓扑结构变化　当基因活化时，RNA 聚合酶前方转录区的 DNA 为正超螺旋构象，其后面的 DNA 则为负超螺旋构象。负超螺旋构象有利于核小体结构的再形成，但正超螺旋构象不仅阻碍核小体结构形成，而且促进组蛋白 H2A-H2B 二聚体的释放，使 RNA 聚合酶有可能向前移动，进行转录。

　　3. DNA 碱基修饰变化　在真核 DNA 中，有 5% 的胞嘧啶被甲基化为 5- 甲基胞嘧啶，这种甲基化常发生在某些基因的 CpG 序列的 5′- 侧翼区。

　　4. 组蛋白的修饰变化　组蛋白 H3、H4 发生乙酰化、磷酸化及泛素化修饰，使核小体结构变得不稳定或松弛。例如，组蛋白中 Ser、Arg 乙酰化，可解除组蛋白对基因表达的抑制作用，有利于转录。

（二）正性调节占主导地位

　　尽管已发现某些真核基因含有负性调控元件，但并不普遍存在。绝大多数真核基因以正性调节为主，这与原核基因以负性调节为主正好相反。其原因有二：①采用正性调节更精确：真核基因组结构庞大，如果采用多种调节蛋白可提高蛋白质与 DNA 相互作用的特异性，这是因为功能上并列或相关的几种蛋白质结合位点重复发生的概率是极小的。②采用负性调节不经济：如人类基因组（3 ～4）万个基因都采用负性调节，那么每个细胞必须合成（3 ～ 4）万个阻遏蛋白，这显然是不经济、且无法实现的。在正性调节中，大多数基因不结合调节蛋白时没有活性，只要细胞表达一组激活蛋白，相关靶基因即可被激活。

（三）RNA 聚合酶

真核生物 RNA 聚合酶有三种，即 RNA pol Ⅰ、Ⅱ、Ⅲ。它们分别在不同转录因子的帮助下作用于不同的启动子，各自负责不同种类的 RNA 转录，故比原核生物转录调控更精确。

（四）转录与翻译在时空上的分隔

原核生物转录与翻译偶联进行。在真核生物中，转录在先，翻译在后；转录在细胞核，翻译在细胞质。这种时空上的差别使真核基因表达调控更为复杂有序。

（五）转录后加工修饰

真核基因转录初级产物的加工剪接及修饰等过程比原核生物要复杂得多。简而言之，真核生物特别是人的基因组不仅比原核生物庞大，而且分散、断裂、重复，DNA 与组蛋白构成染色体，又由于真核细胞有细胞核，使转录与翻译分隔在细胞核和细胞质中分别进行，这些都使得真核生物的基因表达调控比原核生物要复杂得多。真核生物基因转录由三种不同的 RNA 聚合酶催化，分别合成不同的 RNA。转录初生成的 RNA 大多要在核内进行加工或修饰后，才能进行翻译，翻译产物也要进行加工、转运及活性调节。因此，真核生物基因表达调控可以表现在 DNA 水平、转录水平、转录后水平、翻译及翻译后水平等多个层次（图 3-12）。真核生物基因表达调控以正性调节为主。

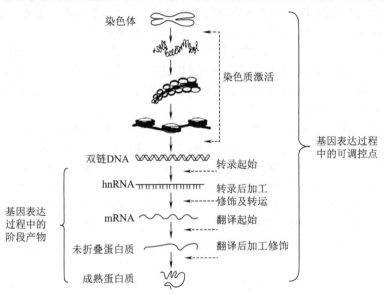

图 3-12　真核生物基因表达的多层次性和复杂性

二、DNA 水平的调控

真核生物在 DNA 水平的调控主要有以下几种形式：

（一）染色质结构对基因转录的调控

真核生物的染色质或染色体是由 DNA 和组蛋白、非组蛋白及少量 RNA 等物质结合而成，核小体是其基本结构单位。转录活性较高的基因一般位于结构较松散的常染色质中，而结构较紧密的异染色质没有转录活性。Cook 等发现，DNA 复制受超螺旋程度的影响不大，而 DNA 超螺旋松紧程度对转录的影响非常明显。

（二）染色质重塑

与转录相关的染色质局部结构的改变称为染色质重塑（chromatin remodeling），染色质重塑是染色质功能状态改变的结构基础，是染色质从阻遏状态转变为活性状态的重要步骤。引起染色质重塑的因素是多方面的，主要有核小体重塑（nucleosome remodeling）、DNA 甲基化和组蛋白共价修饰等。

1. 核小体重塑　核小体重塑是 ATP 依赖性酶蛋白复合物参与的核小体的移位、替换和去组装改变。当基因转录时，基因活化蛋白结合到调控区，通过蛋白与 DNA 的相互作用，水解 ATP，在 ATP 依赖性酶蛋白复合物作用下，使核小体从启动子位置上移位或去组装，暴露启动子，启动转录过程。

2. DNA 甲基化　DNA 的甲基化在真核生物基因表达中的作用，可通过影响染色质的结构，抑制基因的表达，也可影响 DNA 与转录因子的结合，阻止转录复合物的形成而抑制转录。真核生物 DNA 大约 70% 的 5′-CpG-3′ 序列，即 CpG 岛（CpG-rich islands）胞嘧啶 C-5 被甲基化。由于这些 CpG 序列通常成串出现在 DNA 上，故将这段序列称为 CpG 岛。处于转录活化状态基因的 CpG 序列一般呈低甲基化状态。

一般认为，真核生物 DNA 甲基化程度与基因表达呈负相关关系，在各组织中都表达的基因，如管家基因的调控区多为低甲基化，在各组织中都不表达的基因多呈高甲基化。不表达的基因可因激素、化学致癌物的作用等使基因调控区去甲基化而重新开放。DNA 甲基化（GC 序列甲基化）可作为基因失活的信号。DNA 甲基化对基因表达的抑制作用主要取决于 CpG 的密度和启动子强度两个因素，而启动子附近的甲基化 CpG 的密度是阻遏作用的重要因素。例如，将人甲基化的 γ 珠蛋白基因和去甲基化的 β- 珠蛋白基因导入细胞，只有后者表达；若将前者的启动子区去甲基化，尽管基因的其他部分仍保持甲基化，基因仍可转录。DNA 甲基化影响基因表达的主要机制：① DNA 甲基化直接改变了基因的空间构象，进而影响基因的特异序列与反式作用因子（转录因子）的特异结合，导致基因不能转录。②基因 5′ 端的调控序列（特别是启动子）甲基化后会与甲基化 CG 序列结合蛋白结合，抑制了转录因子与调控序列结合而形成转录起始复合物。

（三）组蛋白共价修饰

组蛋白共价修饰能使组蛋白与 DNA 双链的亲和力改变，使染色质的局部结构改变。组蛋白共价修饰有乙酰化、甲基化、磷酸化和泛素化，最常见的有乙酰化和甲基化。

组蛋白与 DNA 结合与解离是真核生物基因表达调控的重要机制之一。组蛋白与 DNA 结合，可维持基因稳定性，抑制基因的表达，去除组蛋白，则基因转录活性增强。当组蛋白 N 端丝氨酸残基磷酸化、组蛋白中丝氨酸和精氨酸残基的乙酰化时，都会使组蛋白所带正电荷减少，导致其与 DNA 结合能力下降，而有利于 DNA 转录。

1. 乙酰化与去乙酰化 组蛋白的乙酰化与去乙酰化，对染色质结构改变起重要作用。有人认为组蛋白乙酰化是染色质是否具有基因表达活性的标志。位于核心组蛋白外周的结构域，其 N 端富含 Lys 残基是乙酰化的位点，可受一组称为组蛋白乙酰基转移酶（histone acetyltransferases，HATs；又称为组蛋白乙酰化酶，histone acetylase）的催化而发生乙酰化修饰。核小体核心组蛋白乙酰化后，组蛋白与 DNA 的亲和力降低，染色质去凝聚而形成松弛的活性状态。在有活性的染色质区域中，乙酰化程度明显增加，其中以 H3、H4 的乙酰化程度变化尤为明显。催化组蛋白去乙酰化的是另一组酶，称为组蛋白去乙酰化酶（histone deacetylase，HDAC），该酶能减少核小体的乙酰化程度，使染色质恢复非活性状态。

2. 甲基化与去甲基化 组蛋白甲基化位点主要位于 H3 和 H4 的 Lys 和 Arg 残基的氨基上，Lys 残基的氨基可以被单次甲基化，也可被两次或三次甲基化，Arg 残基的氨基只能被单次或两次甲基化，组蛋白的甲基化次数与基因活性相关。催化组蛋白甲基化的组蛋白甲基转移酶（histone methyltransferase，HMTase）有 Lys 特异性 HMTase 和 Arg 特异性 HMTase 两类，前者催化 H3 第 4、9、27、36 位及 79 位 Lys 残基和 H4 第 20 位 Lys 残基氨基甲基化；后者催化 H3 第 2、17、26 位 Arg 残基和 H4 第 3 位 Arg 残基氨基甲基化。组蛋白不同位点的甲基化修饰，对维持染色质于凝聚状态是必需的，组蛋白甲基化起阻遏基因表达的作用。SET 结构域 {Drosopbila protein Su（var）3-9, Enhancer of zeste [E（s）], and trithorax，SET} 是存在于 SET 基因家族中的一组含有高度保守序列的肽段结构，大部分 SET 基因家族成员具有组蛋白甲基转移酶的作用，参与染色质基因表达调节。组蛋白去甲基化酶，作用位点在 H3 第 4、9、36 位 Lys 残基上，通过催化去甲基反应影响组蛋白的甲基化水平。

此外，非组蛋白具有组织特异性和种属特异性，许多非组蛋白作为反式作用因子在基因表达调控中起着非常重要的作用，甚至可能阻止或逆转组蛋白造成的抑制作用。

（四）基因丢失

基因丢失是一种不可逆的调控。一些原生动物、昆虫、甲壳纲动物和高等动物的红细胞分化过程中就发现有部分染色质丢失现象。在一些癌细胞中，发现有某些抑癌基因丢失现象。

（五）基因扩增

基因扩增（gene amplification）是指某些基因的拷贝数专一性大量增加的现象。它使得细胞在短期内能产生大量基因产物以满足生长发育的需要，是基因活性调控的一种方式。例如，在果蝇中发现有基因扩增现象，卵巢成熟之前，卵巢颗粒细胞中产生卵壳蛋白的基因被扩增。在一些癌细胞中，某些原癌基因拷贝数大量增加，导致该基因的表达产物异常增多，使细胞癌变。基因扩增的机制目前尚未弄清。

（六）基因重排

基因重排（gene rearrangement）是指某些基因片段改变原来的排列顺序，通过调整有关基因片段的连接顺序，重排成为一个新的转录单位。例如，编码免疫球蛋白分子的许多基因片段进行重排和原始转录产物的拼接，奠定了免疫球蛋白分子多样性的基础。基因重排是DNA水平调控的重要方式之一。

三、转录水平的调控

真核生物基因表达调控与原核生物相似，但真核生物没有像原核生物那样的操纵子，而是通过顺式作用元件（cis-acting element）与反式作用因子（trans-acting factor）间的相互作用来实现的。

（一）顺式作用元件的类型与功能

常见的顺式作用元件主要有启动子（promoter）、增强子（enhancer）、沉默子（silencer）等。

1. 启动子 如图3-13所示，真核生物绝大多数启动子包括在 −25 ～ −30 区含有与原核生物的Pribnow区相似的、富含TA的TATA序列（TATA box），在 −70 ～ −80 区有CCAAT序列（CAAT box），在 −80 ～ −110 区有GCCACACCC或GGGCGGG序列（GC box），TATA序列主要作用是使转录精确地起始，CAAT box和GC box主要控制转录的频率，基本不参与起始位点的确定，且CAAT box的作用要远远强于GC box。CAAT box任一碱基的改变都将极大地影响靶基因的转录强度。

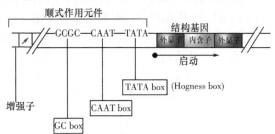

图 3-13　常见的顺式作用元件

2. 增强子 增强子是指能使与它连锁的基因转录频率明显增强的DNA序列。一般具有以下特点：①增强效率明显，一般能使靶基因的转录频率增加10 ～ 200倍，甚至上千倍。②它是一个远距离调控基因表达的DNA序列，其作用方式通常与方向和距离无关。③增强子序列长度在100 ～ 200bp，产生增强效率时所必需的核心序列具有回文结构的特征，由8 ～ 12个碱基组成。④许多增强子又受外部信号的调控，如金属硫蛋白的基因启动子区上游所带的增强子就可对环境中的锌、镉浓度作出反应。⑤增强子具有组织特异性或细胞特异性，一个基因可以受一个以上的增强子调控。

3. 沉默子 沉默子是对启动子起负调控作用的特异DNA序列，当与特异转录因子结合时对基因转录起阻遏作用，可抑制或封闭基因的表达。沉默子的作用特点与增强子类似，也具有远距离、无定位、无方向性的特点，但分布较少见，在酵母基因、人β珠蛋白基因簇中的 ε 基因、T淋巴细胞的T抗原受体及T淋巴细胞辅助受体CD4/CD8等基因上可见。有些DNA序列既可以起增强子作用，也可起沉默子作用，这取决于细胞内的转录因子的性质。

（二）反式作用因子定义和基本特点

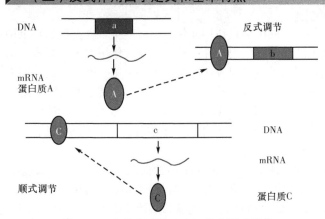

图 3-14　真核基因的反式调节和顺式调节

反式作用因子是指一些与顺式作用元件相结合或间接影响基因转录的核内蛋白质因子，也称转录调节因子或转录因子（transcription factor，TF）。这些因子常通过与增强子或上游启动子元件结合而发挥作用，其中对基因表达有激活作用的因子又称为激活蛋白。但是，并不是所有真核调节蛋白都起反式作用，有些基因产物可特异识别、结合自身基因的调节序列而调节自身基因的开启或关闭，这就是顺式作用（图3-14）。具有这种调节方式的调节蛋白称为顺式作用蛋白。大多数反式作用因子是 DNA 结合蛋白；还有一些不能直接结合 DNA，而是通过蛋白质 - 蛋白质相互作用参与 DNA- 蛋白质复合物的形成，调节基因转录。

反式作用因子的作用方式与原核生物转录调控蛋白（如 CAP）有一定的相似之处，它们的 DNA 结合作用和激活转录功能都是分离的，由不同的结构域或亚基完成。反式作用因子具有三个基本特点：①一般具有三个不同功能的结构域，即 DNA 结合域（DNA binding domain）、转录激活域（activation domain）和结合其他蛋白的结合域。②能识别并与特定顺式作用元件相结合。③对基因表达有正性和负性调节作用。

（三）反式作用因子的多种结构模式及其功能

每种反式作用因子的 DNA 结合域和转录激活域都有自己独特的结构模式。不同反式作用因子间的 DNA 结合域和转录激活域可有相同的结构模式，也可有不同的结构模式，最常见的是锌指结构（zinc finger，ZF）、亮氨酸拉链（leucine zipper，LZ）和螺旋 - 环 - 螺旋（helix-loop-helix，HLH）结构等。TF Ⅲ A 蛋白中有 9 个串联排列的锌指结构区，每个"锌指"含有 12 ～ 13 个其他氨基酸。ZF 结构的指尖部分可以伸入 DNA 双螺旋的大沟或小沟。

LZ 是指两个呈平行走向，以固定间隔重复出现亮氨酸残基的两性 α 螺旋通过疏水侧亮氨酸（Leu）的相互作用形成的对称二聚体（图 3-15）。α 螺旋中每间隔 6 个氨基酸残基出现一个 Leu，疏水的 Leu 侧链集中在 α 螺旋的一侧，亲水残基侧链集中在 α 螺旋另一侧，两条含 Leu 的 α 螺旋平行排列，Leu 残基侧链之间通过疏水作用像拉链一样紧密交错结合在一起，形成二聚体，故称为"拉链"结构。在含亮氨酸拉链的蛋白中还含有高浓度的碱性氨基酸残基 Lys 和 Arg，碱性氨基酸残基所带的正电荷能与 DNA 磷酸基团的负电荷结合。在许多转录因子中存在 LZ 结构。

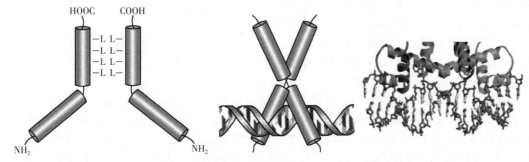

图 3-15　亮氨酸拉链结构（右图为 HLH 二聚体结构）

HLH 这一类蛋白质分子中至少由两个 α 螺旋组成，每条 α 螺旋有 20 个氨基酸残基，α 螺旋之间由 β 转角连接。其中一条 α 螺旋含有的氨基酸能以序列特异性的方式与 DNA 特异识别，而结合在 DNA 的大沟一侧。与 LZ 类似，HLH 易形成异二聚体或同二聚体。由两条"两性"α 螺旋组成二聚体，中间由长短不等的环状结构连接，含有 50 个左右的氨基酸保守序列，通过肽链的碱性氨基酸残基与 DNA 结合，常结合 CAAT box。能与免疫球蛋白 κ（kappa）链基因增强子结合的反式作用因子E12 和 E47 就具有这种结构。螺旋区对反式作用因子形成二聚体是必需的，碱性氨基酸区是结合 DNA所必需的。近 C 端的 α 螺旋中氨基酸残基的替换会影响该蛋白质在 DNA 双螺旋大沟中的结合。

（四）多种反式作用因子的组合式调控

真核基因转录激活调节是复杂的、多样的。不同的顺式作用元件组合可产生多种类型的转录调节方式；多数反式作用因子又可结合相同或不同的顺式作用元件。每一种反式作用因子与顺式作用元件结合后可促进或抑制基因转录，但反式作用因子对基因表达的调控不是由单一因子完成，而是几种因子组合共同完成的。如图 3-16 所示，RNApol Ⅱ 对转录与启动子结合启动转录的过程需要多种蛋白质因子的共同作用，包括 TF Ⅱ D 或 TBP、TF Ⅱ B、TF Ⅱ F、TF Ⅱ E 等。这种调控作用称组合式调控（combinatorial regulation）。通常是几种不同的反式作用因子控制一个基因的表达，一种反式作用因子也可以参与调控多种不同基因的表达。

（五）反式作用因子的作用方式

反式作用因子无论与增强子结合还是与靶基因上游启动子结合，均与 RNA 聚合酶结合位点有一定的距离，关于它是如何影响 RNA 聚合酶的结合及其活性的，目前认为主要有以下几种作用模式。①DNA 成环：反式作用因子与 DNA 结合后，导致 DNA 弯曲成环，使增强子区与 RNA 聚合酶结合位点靠近，利于直接接触而发挥作用。②滑动作用：反式作用因子先结合到特异的位点，随后沿DNA移动到另一个特异的位置发挥作用。③连锁反应：当一种反式作用因子与特定DNA结合后，促进另一种反式作用因子与相邻的顺式作用元件结合，后者又促进下一个反式作用因子与顺式作用元件结合，直到影响基因转录。④改变DNA构型：反式作用因子与顺式作用元件结合后，使DNA扭转而发生构型变化（如解旋），有利于RNA聚合酶的结合而促进转录。

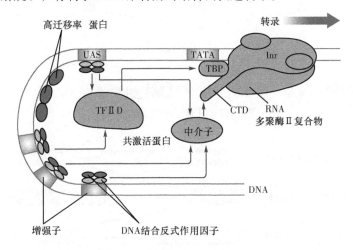

图 3-16　多种反式作用因子的组合式调控

（六）反式作用因子激活方式的活性调节

反式作用因子的活性调节是受细胞外信号调控的，其激活方式主要有以下几种。

1. 共价修饰　反式作用因子的共价修饰最常见的有磷酸化/脱磷酸化。许多反式作用因子是磷蛋白，其活性通过磷酸化/脱磷酸化作用进行调节。若其磷酸化后有活性，则脱磷酸后就失去活性；反之，脱磷酸后为活性形式。除磷酸化/脱磷酸化外，糖基化也是反式作用因子活性调节的一种重要方式。初合成后的此类蛋白质是无活性的，经糖基化作用后才有活性。由于磷酸化和糖基化作用的位置都是在肽链丝氨酸和苏氨酸残基的羟基上，因此二者间可能存在相互竞争现象。

2. 与配体结合　许多激素受体也是反式作用因子，其本身对基因的表达无调控作用，但它与激素（配体）结合后则可与DNA结合，调节相关基因的表达。

3. 反式作用因子间的相互作用　也叫蛋白质与蛋白质的相互作用。

4. 表达式调节　通过增加基因表达的方式以产生更多的有活性的反式作用因子的调节方式称表达式调节。这类反式作用因子一般在细胞需要时才合成，并迅速被降解，不会积累。

四、转录后水平的调控

真核细胞转录初产物加工、运输的每一过程都会影响基因表达，因此转录后基因表达调控除受hnRNA 5′端加帽、3′端多聚腺苷酸化等修饰调节外，还受到外显子的拼接方式、mRNA核外转运、mRNA稳定性调控及RNA干扰等方式的调控。

（一）mRNA 的选择性剪接

在真核基因转录出的前体mRNA（pre-mRNA）的剪接过程中，外显子不一定按其在基因组中的线性顺序进行拼接，内含子也可以不被切除而保留于mRNA分子中，即某个外显子或内含子是否出现在成熟的mRNA分子中是可以选择的，这种剪接方式称为选择性剪接（alternative splicing），如图3-17所示。

通过选择性剪接可以使一个基因产生几种不同的mRNA，从而产生几种不同的蛋白质。例如，促凋亡基因 *bax* 编码产生的蛋白质有α、β、γ等几种，差异的产生来自mRNA的选择剪接。α型mRNA保留了全部外显子（6个），共192个密码子，翻译出192个氨基酸；β型mRNA剪接过程保留了全部外显子，但同时也保留了第5个内含子，共218个密码子；γ型mRNA剪接过程删除了第二个外显子，成熟mRNA只保留基因中的5个外显子，共151个密码子。如图3-18所示，mRNA选择性剪接的方式主要有外显子选择、互斥外显子、外显子或内含子的部分序列被切除和内含子选择。

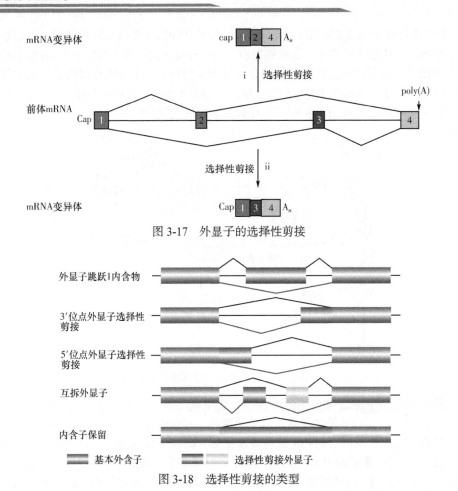

图 3-17 外显子的选择性剪接

图 3-18 选择性剪接的类型

1. 外显子选择 在 mRNA 成熟过程中，某一个（或几个）外显子可以保留在成熟的 mRNA 中，也可以被剪切掉，这种现象称外显子选择（optional exon），又叫外显子跳跃（exon skipping）。真核生物约有 5% 的 pre-mRNA 可有两种以上的不同剪接形式。

2. 互斥外显子 在某个基因转录产物中，两个外显子不能同时出现在同一个成熟 mRNA 分子中，这种现象称互斥外显子（mutually exclusive exon）。

3. 外显子或内含子的部分序列被切除 在某些外显子或内含子中存在内部剪接位点（internal splice site），通过对外显子或内含子的内部剪接位点的选择，在成熟 mRNA 分子中剪掉某一外显子的部分序列或保留某一内含子的部分序列。

4. 内含子选择 与外显子选择相似，在 mRNA 成熟过程中，内含子可以被全部去掉，也可以有一个内含子被保留在成熟的 mRNA 中，这种剪接方式称为内含子选择（optional intron）。

（二）mRNA 的跨核膜性转运与胞质定位

mRNA 的运输是受到控制的，经转录后加工成熟的 mRNA 不是全部都转运到胞质参与蛋白质合成，大约 20% 的成熟 mRNA 能被输送到细胞质，留在核内的 mRNA 约在 1h 内降解成小片段。细胞核膜存在核输出受体（nuclear export receptor）参与 mRNA 的主动运输（图 3-19）。

细胞质的 mRNA 有其特定的定位，不同蛋白质的 mRNA 定位有所不同，如成肌细胞的 β 肌动蛋白定位于细胞膜周胞质，而 γ 肌动蛋白定位于细胞核周胞质，这导致了蛋白质的区域性表达。成熟 mRNA 序列上存在定位导向信号，这些信号都位于 mRNA 的 3'- 非翻译区（3'-untranslated

图 3-19 mRNA 的跨核膜性转运

region，3'-UTR）。在 *c-myc* 基因转染的成纤维细胞中，*c-myc* 基因的 3'-UTR 能将报告基因序列定位于细胞核周胞质，3'-UTR 缺失突变发现，194 ～ 280nt 序列在定位过程中起关键作用。

（三）mRNA 稳定性调控

真核 mRNA 的稳定性差别很大，其半衰期可能只有几秒、几分钟，也可几十分钟，甚至几小时。所有类型 RNA 分子中，mRNA 寿命最短。mRNA 稳定性是翻译水平调控的一个重要因素。5'-帽子结构和 3'-UTR 结构是 mRNA 的重要稳定因素，当 mRNA 进入细胞质后，poly（A）的缩短是mRNA 降解的关键步骤之一，核酸外切酶能逐步切除 3'-poly（A），当剩下约 30 个 A 时，5' 端发生脱帽反应，使 mRNA 降解，失去转录活性。在 mRNA 的 3'-UTR 中存在一些特殊的保守序列，与特异蛋白结合，影响 mRNA 在细胞质的降解。如运铁蛋白（transferrin）mRNA 的 3'-UTR 有一些去稳定序列，除去这些序列可提高转铁蛋白 mRNA 的稳定性。运铁蛋白 mRNA 3' 端去稳定序列的附近还存在一个约 50 个碱基构成的 AU 丰富区，并形成茎环结构，称为铁反应元件（iron-response element，IRE），可与铁反应蛋白结合。而铁反应蛋白与 IRE 的亲和力是受铁浓度控制的。当细胞内 Fe^{2+} 浓度很低时，铁反应蛋白与 IRE 结合，从而抑制邻近的去稳定序列的功能，使 mRNA 稳定；当细胞内 Fe^{2+} 浓度升高时，Fe^{2+} 与铁反应蛋白结合，后者构象变化与 IRE 解离，从而失去其对邻近去稳定序列的抑制功能，运铁蛋白 mRNA 变得极为不稳定。

（四）小分子 RNA 介导的转录后基因沉默

小分子 RNA 介导转录后基因沉默（post-transcriptional gene silencing，PTGS），是近几年生命科学研究的热点问题。目前，研究发现在植物、昆虫和哺乳动物细胞中都存在一种 RNA 干扰（RNA interference，RNAi）现象，可阻遏基因表达（图 3-20）。

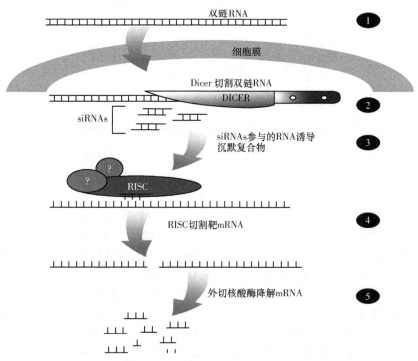

图 3-20　小分子 RNA 介导的转录后基因沉默的基本过程

细胞内存在一类双链 RNA（double-stranded RNA，dsRNA），可通过一定酶切机制转变为约22 个核苷酸的 siRNA，双链 siRNA 参与 RNA 诱导的沉默复合物（RNA-induced silencing complex，RISC）的组成。RISC 是一种多成分核酸酶，通过 siRNA 的识别作用，可使特异 mRNA 降解，导致宿主基因的沉默，阻断翻译过程。*Science* 杂志在 2001 ～ 2003 年连续将 siRNA 和 miRNA 的研究成果评为十大科技突破，促使人们重新认识 RNA 分子在生物进化中的作用地位及其应用前景。

1. siRNA 介导的转录后基因沉默　短双链 RNA 诱发同源 mRNA 降解是一种转录后基因沉默现象。dsRNA 之所以能引起特异性基因抑制，是激活了细胞内一种称为 Dicer 的酶复合体所致。Dicer 是由核酸内切酶和解旋酶等构成，能识别异常双链 RNA 并将其切割成 21 ～ 23bp 大小的 dsRNA，后者可进一步与被激活的 Dicer 结合形成 RISC，再通过 Dicer 中的 RNA 解旋酶将双链 RNA 变成两个互补的单链 RNA，然后单链 RNA 识别细胞内与其互补的靶 RNA 分子，并相互结合，这时 Dicer 中的核酸内切酶将 RNA 分子切断，导致靶 RNA 分子失去编码蛋白质的功能。

RNAi 的过程简要可归纳为 siRNA 的生成、RNA 诱导的沉默复合物形成（RISC）及识别与切割靶 mRNA 三个阶段（图 3-21）。首先，长双链 RNA 被细胞内的双链特异性核酸内切酶切成 siRNA；然后，siRNA 与细胞内某些酶和蛋白质等结合形成 RISC；最后，RISC 识别与 siRNA 有同源性的 mRNA，并在特定位点切割 mRNA。

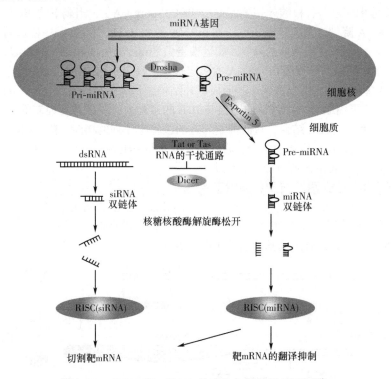

图 3-21　siRNA 和 miRNA 的产生与转录后基因沉默

RISC 的 siRNA 有着高度的序列特异性，通过碱基配对定位到同源 mRNA，RNA 酶在 siRNA-mRNA 结合体 3′ 端 12 个碱基的位置切割 mRNA。

RNAi 具有以下的重要特点：①高度特异性：两个基因在核苷酸水平上有 80% 同源，RNAi 的阻抑作用可被共享。②高效性：即一个分子能诱发数十甚至数百个靶 mRNA 分子的降解，其作用效率比反义 RNA 作用要高得多。③具有靶向扩增作用：RdRP 的参与，以靶 mRNA 为模板，形成 dsRNA。④特异性转移 RNAi：指沉默信号沿着特定的基因移动。由于靶向扩增，siRNA 可以和靶序列 3′ 端以外的其他部位结合；RISC 引起染色体结构变化生成异常 mRNA。

RNAi 的应用主要有：①基因功能的研究：利用 RNAi 技术研究特定基因功能的程序主要包括确定目的 RNA 并选择被干涉靶点；准备针对目的 RNA 的 siRNA；用 siRNA 干涉目的 RNA。②抗病毒研究：从理论上讲，所有能在细胞内形成双链 RNA 的外源核酸，都可能有 RNAi 的效应。对病毒来说，不论它是 DNA 病毒还是 RNA 病毒，只要它在细胞中经历双链 RNA 的阶段，都可以成为 RNAi 的靶目标。鉴于 RNAi 的高度特异性和高效性，它可能成为阻断病毒入侵和抑制基因表达的新技术。RNAi 技术已经被广泛地应用于许多病毒的防治研究中。目前，以 RNAi 为基础的抗病毒的研究主要有人获得性免疫缺陷病毒（HIV）、人乳头瘤病毒、乙型肝炎病毒、丙型肝炎病毒、流感病毒及鼠类白血病病毒等。③抗肿瘤研究中的应用：RNAi 技术在肿瘤研究中的应用主要集中在肿瘤相关基因功能研究，涉及肿瘤发生、侵袭与转移、细胞周期调控、信号转导、细胞凋亡及治疗等。它还可与 DNA 芯片等分子生物学技术相结合，研究许多肿瘤相关基因的表达，以揭示肿瘤的发生发展机制，为肿瘤的诊断和治疗提供新的标志物和治疗靶点。此外，RNAi 技术还广泛应用于神经系统、心血管系统、内分泌系统及自身免疫系统中常见疾病的研究。

2. miRNA 介导的转录后基因沉默　miRNA 可诱导 mRNA 降解，还可抑制基因的翻译过程，这取决于 miRNA 与 mRNA 之间的互补程度，如果完全互补，则诱导 mRNA 降解，如果互补不是很好，则抑制基因翻译过程，如图 3-21 所示。

miRNA 能直接调控某些基因的开关，从而控制细胞的生长发育，并决定细胞分化的组织类型。miRNA 与 siRNA 既有很多相似的地方，又有许多不同的地方。二者的相同之处：长度都约含 23 个碱基，同是 Dicer 产物，因此具有 Dicer 产物的特点，二者的生成都需 Argonaute 家族蛋白存在，同是 RISC 的组分。因此 siRNA 和 miRNA 在介导转录后基因沉默机制上有部分重叠。不同之处主要是：①来源和加工不同。②功能差异：siRNA 以 RNAi 途径行使功能，miRNA 阻止 mRNA 的翻译，一般不会降解靶 mRNA。

3. 长链非编码 RNA 参与基因表达的调控　长链非编码 RNA（long non-coding RNA，lncRNA）是一类位于细胞核内或胞质内转录本长度超过 200nt 的功能性非编码 RNA 分子，在真核细胞内被普遍转录，但不具有或很少具有蛋白编码功能。按照在基因上的位置将 lncRNA 分为 5 类：即正义、反义、双向、基因内及基因间 lncRNA。与 miRNA 相比，lncRNA 序列更长，空间结构更复杂，所含的信息量更丰富，参与表达调控的分子机制更加多样。lncRNA 不但可以在包括表观遗传调控、转录调控及转录后调控等多种层面上调控基因的表达，还参与了 X 染色体沉默、基因组印记及染色质修饰、转录激活、转录干扰及核内运输等多种重要的调控过程（详见第一章第三节）。癌症、神经退行性疾病和心血管疾病等疾病的病理进程与 lncRNA 相关。例如，强直性肌营养不良（myotonic dystrophy，DM）是一种神经肌肉传导功能紊乱的常染色体显性遗传病。在心脏上表现为窦房结和房室传导阻滞，伴随着纤维、脂肪浸润和细胞性萎缩，甚至会导致猝死。目前认为此病是一种毒性 lncRNA 引起的疾病，lncRNA DMPK 3′-UTR 位于强直性肌营养不良蛋白激酶（myotonic dystrophy protein kinase，DMPK）基因的 3′-UTR。强直性肌营养不良症患者体内 lncRNA DMPK 3′-UTR 基因内出现 50 ～ 2000 次 CTG 重复。这种突变的 lncRNA DMPK 3′-UTR 在细胞核内堆积，阻断参与分子折叠的 RNA 结合蛋白的功能。

lncRNA 所含的信息量比 miRNA 丰富，参与表达调控的分子机制也更加多样，且当前对 lncRNA 的种类、数量及其功能都不十分清楚。因此，lncRNA 可能成为当今分子生物学研究热点领域之一。

五、翻译及翻译后水平的调控

真核细胞蛋白质生物合成过程复杂，涉及众多成分。目前发现对翻译过程的一些调控点主要在起始阶段和延长阶段，尤其是起始阶段的调控较为重要。

（一）翻译起始的调控

在翻译起始阶段，翻译起始复合物（80S·Met-tRNAi·mRNA）形成之前的各阶段都可以发生调控作用。主要有阻遏蛋白、mRNA 5′-UTR 长度及起始因子 eIF-2 活性的调控作用。

1. 阻遏蛋白对翻译的影响　当铁与该蛋白结合时，则该蛋白与 mRNA 解离，mRNA 的翻译效率可提高 100 多倍。例如，铁结合调节蛋白对铁蛋白 mRNA 翻译的调控。与前述运铁蛋白 mRNA 3′ 端 IRE 不同，铁蛋白 mRNA 5′-UTR 有一个铁反应元件（IRE），但无 AU 丰富区，可结合一分子铁结合调节蛋白。当该蛋白未与铁结合时，可与铁蛋白 mRNA 的 IRE 结合，从而抑制 mRNA 的翻译。

2. mRNA 5′-UTR 长度对翻译的影响　研究表明，当第一个 AUG 密码子距 5′ 端帽子的距离太近时，不易被 40S 亚基识别，如在 12 个核苷酸以内时，有一半以上的 40S 亚基会滑过第一个 AUG。真核 mRNA 的 90% 以上的翻译开始于 5′ 端的第一个 AUG。但在某些 mRNA 中，在起始密码子 AUG 的上游非编码区有一个或多个 AUG，称为 5′-AUG。5′-AUG 的阅读框一般与正常编码区的阅读框是不一致的。5′-AUG 多存在于原癌基因中，是控制原癌基因表达的重要调控因素，5′-AUG 缺失是导致某些原癌基因翻译产物增多的原因。

3. 起始因子 eIF-2 的活性调控　要起始翻译过程必须先形成一个由 tRNA、起始因子 eIF-2 和促真核起始因子蛋白（eIF-2-stimulating protein，ESP）组成的起始复合物。而一种称为控制血红素阻遏物（hemin-controlled repressor，HCR）的蛋白激酶可使 eIF-2 的小亚基磷酸化，抑制 eIF-2 与 ESP 形成起始复合物。HCR 本身也受一种依赖于 cAMP 的蛋白激酶的激活。此酶由 2 个调节亚基（R）和 2 个催化亚基（C）组成（R_2C_2）。在有 cAMP 存在时，R 亚基与 cAMP 结合使 R_2C_2 解离释放出 C 亚基，后者使 HCR 磷酸化而被激活，活化的 HCR 又使 eIF-2 磷酸化而失活，从而阻止了蛋白质的起始。当血红素过多时，血红素的氧化产物高铁血红素能与 R 亚基结合使其构象发生改变，阻碍了 R 亚基与 cAMP 结合，HCR 没有被激活，故能够起始蛋白质的合成。在此调控系统作用下，当血红素比珠蛋白多时，则停止血红素合成，促进珠蛋白合成；反之，则抑制珠蛋白的合成。

（二）新生肽链的加工与转运对翻译的调控作用

实际上，翻译后的加工与转运对基因表达也具有很重要的调控也作用，主要包括新生肽链的水解、肽链中氨基酸的共价修饰及通过信号肽的分拣、运输与定位等。新生蛋白质半衰期的长短，直接关系细胞内的蛋白质含量，是决定该蛋白质生物学功能强弱的重要影响因素，也是基因表达调控的一个重要环节。蛋白质的共价修饰是一种快速调节蛋白质活性变化的方式，如磷酸化与脱磷酸化等。每一种蛋白质都有自己特有的作用部位，如果新生蛋白质不能到达正确的部位，就不能正常发挥它的生物学功能。因此，通过对新生肽链的水解和运输，可以控制特定部位或亚细胞器中蛋白质在适当的水平。

六、基因表达调控异常与疾病

在真核生物中，从DNA复制到翻译后加工及蛋白质降解的任何环节的异常都可能会影响到基因表达的效率。高等哺乳类动物（特别是人）的各种组织器官的发育与分化都是由一组特定的基因表达调控的，当某种基因发生缺陷或表达异常时，就会出现相应的组织或器官发育（或分化）异常，甚至发生疾病。基因扩增、染色体易位与重排、表达调控序列异常、异常的DNA甲基化及转录因子异常活化等均可导致基因表达失调，甚至导致疾病的发生。

案例 3-2

　　患者，男，9岁。颌下局部无痛性肿块2个月，3 cm×4.5 cm，边界较清晰。镜检可见：淋巴结结构消失，瘤细胞中等大小，弥漫分布"星空现象"，瘤细胞核圆形，染色质粗，可见2～5个嗜碱性核仁，见少量的嗜碱性胞质，单个瘤细胞周边见空晕，核分裂象多见；见多量核碎片，周围脂肪内见瘤组织浸润。免疫组化显示：瘤细胞B细胞标记（CD20，CD79α）阳性，CD3阴性，Ki-67 100%阳性，bcl-2阴性。

　　诊断：B细胞淋巴瘤。

问题与思考：该患者被确诊为B细胞淋巴瘤，诊断的依据是什么？

大量实验表明，肿瘤细胞中的许多原癌基因（如*myc*、*c-fos*、*c-jum*/*AP1*等）存在明显的基因扩增。

慢性粒细胞性白血病患者为染色体（9；22）易位形成费城（Philadelphia）染色体；Burkitt淋巴瘤是染色体易位造成*myc*基因活化引起。在B细胞淋巴瘤细胞内由于14号与18号染色体易位，使得*bcl-2*基因序列与Ig位点的强调控元件结合，导致易位细胞中*bcl-2*基因表达失控而致病。转录因子GATA4、NKX2.5和TRX5等是调控心肌和心脏发育的特异性转录因子，其中任一个基因的异常，不仅自身功能受损，还会影响到另外两个转录因子的作用，导致心脏发育异常，最终引起先天性心脏病。人类大约有60%基因的启动子含有GC岛，正常细胞中GC岛是处于非甲基化状态，但在癌细胞中抑癌基因启动子区的GC岛常常发生高甲基化，从而抑制了抑癌基因的转录，这往往是癌症发生的先兆。

案例 3-2 相关提示

　　B细胞淋巴瘤是非霍奇金淋巴瘤中一种具有高度侵袭性的淋巴瘤，组织学形态有一定的特征，借助免疫组化标记可确诊。有研究显示，B细胞淋巴瘤与*bcl-2*基因表达失控、*c-myc*基因突变和表达下调等基因表达调控失衡有关。本瘤的诊断依据应包括：①较特征性的形态学，包括弥漫一致中等大小细胞，核圆、无裂，可见一定量胞质，瘤细胞周边有空晕，常伴星空现象。②表达B细胞标记。③瘤细胞bcl-2、CD3、TdT表达阴性。④Ki-67表达近100%有诊断价值。由于B细胞淋巴瘤临床进展快，预后较差，而在儿童病例若能早期治疗则能减少中枢神经的并发症，故临床及病理医师应对该型淋巴瘤高度重视，以期早期诊断并积极治疗，控制病情。

小　结

多细胞生物基因表达具有时间特异性和空间特异性。基因表达调控是一个在多层次、多级水平上进行的复杂事件。不同情况下基因活性不同，同一基因产物在同一细胞不同情况下也会有量的改

笔记栏

变，因此不论是原核生物还是真核生物都有一套准确的基因表达调控机制。阐明基因在不同细胞或在同一细胞不同条件下选择性表达的分子机制，是揭示生命现象本质的核心问题。有些基因在一个生物体的几乎所有细胞中呈持续表达，这类基因通常称为管家基因。另有一些基因表达受环境变化的影响，在特定环境信号的刺激下，基因表达表现为开放或表达增强，这类基因称为可诱导基因，这类基因表达方式为诱导表达；相反，有些基因表达表现为下降或关闭，这类表达方式称为阻遏表达，这类基因称为可阻遏基因。诱导和阻遏表达是生物体对内外环境变化表现出来的两种不同的基因表达形式，也是生物体适应环境的基本途径。在生物体内功能相关的一组基因，协调一致，共同表达，称为基因的协调表达。

原核生物基因表达调控主要在转录水平和翻译水平，真核生物基因表达调控的环节较多，主要包括DNA水平、转录水平、转录后水平、翻译水平及翻译后调控等。近年来提出了基因表达的"统一理论"，此理论将基因表达过程中的各个具体事件或过程联系在一起，形成一个完整的基因表达调控网络。基因表达调控已不再是细胞内单个的事件，而是一个在复杂调控网络控制下的综合协调过程。

研究发现在5'端非编码序列存在类似"开关"的核酸结构，能特异结合代谢物，在转录和翻译水平上调节基因表达，此"开关"特异结构将成为研究基因表达调控的重要靶点。与核酸调控序列相比，调控蛋白的研究更为复杂、重要，但能与增强子相互作用的转录调控蛋白知之甚少，因此利用功能基因组学、蛋白质组学和生物信息学，研究具有细胞特异性的调控蛋白的功能及其调控规律是基因表达调控研究的重要任务。在转录后基因调控中，小分子RNA的作用越来越显得重要，RNA不仅仅是在DNA与蛋白质之间传递遗传信息，而且在基因表达调控中也发挥着重要作用，为人们提供了一种全新的视觉来认识基因表达调控的本质。siRNA在转录后水平，通过降解mRNA而使基因沉默，已成为研究基因功能的重要工具之一。虽然内源性miRNA的作用机制还不是很清楚，但研究显示miRNA也具有类似"RNA干扰"的作用，预示着miRNA在疾病的防治方面也具有广阔的应用前景。

当某种基因发生缺陷或表达异常时，就会出现相应的组织或器官发育（或分化）异常，甚至发生疾病。基因扩增、染色体异位与重排、表达调控序列异常、异常的DNA甲基化及转录因子异常活化等均可导致基因表达失调，甚至导致疾病的发生。

参 考 文 献
赵宝昌，关一夫，2016.生物化学（英文版）.2版.北京：科学出版社：323-341

周春燕，药立波，2018.生物化学与分子生物学.9版.北京：人民卫生出版社：305-326

Robert F.Weaver.2007.分子生物学.2版.刘进元，李骥，赵广荣译.北京：清华大学出版社：145-614

Coleman WB, Tsongalis GJ, 2006.Molecular Diagnostics-For the Clinical Laboratoriac. 2nd edition.Totoma New Jersey：Humana press：13-46

思 考 题
1. 概念：顺式作用元件；增强子；反式作用因子；反义RNA；siRNA；miRNA；lncRNA和RNA干扰。
2. 何谓乳糖操纵子？简述乳糖操纵子的调控机制。
3. 真核生物基因表达调控有哪些特点？
4. 简述siRNA与miRNA的异同点。

（朱伟锋 万福生）

第四章 细胞信号转导的分子机制

细胞识别与其接触或所处微环境中的各种化学、物理信号，并将其转变为细胞内各种分子活性的变化，从而改变细胞内的某些代谢过程，或者改变细胞的生长速度，甚至凋亡。这种细胞外信号传入细胞，并引起细胞内应答反应的过程称为信号转导（signal transduction）。随着先进技术应用于细胞及其调控机制的研究，细胞彼此之间信号的沟通、高级生物复杂的信号转导过程悄然成为人们关注的热点。本章主要介绍细胞内信号转导的相关分子、细胞对胞外微小的信号浓度变化产生应答、信号转导的主要途径、信号转导异常与疾病发生的关系。

第一节 细胞信号转导相关分子及其作用

细胞内存在多种信号转导通路，每种都由不同的信号转导分子所构成，虽然其复杂的作用网络尚未完全明确，但对细胞信号转导的相关分子、基本作用机制及重要的信号转导途径已有了基本认识。

一、细胞信号转导的相关分子

在细胞间传递信息作用的物质有的是单功能的，如神经递质。有的还有其他的功能，如膜结合因子。有的在分子量大小、作用方式、作用机制上有很大的区别。

（一）细胞间的信号转导分子

细胞可以感受物理、化学信号，体内细胞感受的细胞外信号主要是化学信号。多细胞生物中，有一部分细胞通过分泌化学物质而发出信号，信号分子作用于靶细胞表面或细胞内的受体而完成对靶细胞的功能调节。细胞外信号是除细胞直接连接外，真核细胞重要的整体调节的分子，多为蛋白质或小分子有机化合物，在体液仅含 pg/ml，或 ng/ml，半衰期仅为数分钟至数小时，但却具有很强的生物活性，在调节细胞的增殖、分化或其他功能方面均有明显作用。细胞外信号分为可溶性信号分子和膜结合性信号分子。可溶性信号分子根据溶解特性分为脂溶性和水溶性；根据其在体内的作用距离分为 3 类：内分泌信号、旁分泌信号和神经递质，有些旁分泌信号作用于发出信号的细胞自身，称为自分泌信号。膜结合信号分子通过与靶细胞表面的特异结合分子相互作用而将信号传入靶细胞内。

（二）受体

受体（receptor）是细胞表面或细胞内能特异地识别和结合信息分子的蛋白质分子，即受体有两种功能：一是识别和结合作为信号分子的配体；二是将配体信号转变为细胞内分子可识别的信号，并传递到其他分子。按在细胞内的位置将受体分为细胞膜受体和细胞内受体。细胞膜受体接收不能进入细胞的水溶性化学信号分子和其他作用于细胞表面的信号分子。细胞内受体接收能进入细胞的脂溶性化学信号分子。每个细胞的受体数目不同，受体可平均分布于细胞表面呈区域化分布，也可以散在分布。受体与配体作用具有特异性、高亲和性、可饱和性和可逆性的生物学特性，具有特定的作用模式。

1. 细胞膜受体 神经递质和大部分激素的受体都属于镶嵌在胞膜脂质双层结构中的糖蛋白或糖脂，主要功能是实现跨膜的信息传递。通常膜受体可分为 G 蛋白偶联受体、离子通道受体、单个跨膜 α 螺旋受体和鸟苷酸环化酶活性受体。

（1）G 蛋白偶联受体（G-protein coupled receptor，GPCR）：目前发现 1000 多种，在结构上有共同特点。跨膜区段由 7 个 α 螺旋形成，疏水端延伸为含 N 端的细胞外区，在此部分不同受体常有不同的糖基化模式；另一端向内延伸为 C 端的内侧链，G 蛋白结合区位于胞质侧。

（2）离子通道型受体：即环状受体。有两类，一类是电压门控通道；另一类是配体门控通道。Na^+ 通道、K^+ 通道和 Ca^{2+} 通道等属于电压门控通道。配体门控通道是由化学信号激活而开放的离子通道，此类受体通常由多个亚基组成，其受体亚基亦是通道本身。配体门控离子通道型受体可以是通透阳离子的通道，如乙酰胆碱、谷氨酸和 5- 羟色胺的受体；也可以是通透阴离子的通道，如甘氨酸和 γ- 氨基丁酸的受体。

（3）酶偶联受体：是指受体本身具有酶活性或与酶分子结合存在的受体，多为含 1 个跨膜区段的糖蛋白，故又称单个跨膜 α 螺旋受体。此类受体种类繁多，以具有酪氨酸蛋白激酶（tyrosine protein kinase，PTK）的催化型受体和 PTK 偶联的受体两种最多见。胰岛素受体和表皮生长因子（epidermal growth factor，EGF）受体等属于催化型受体，其 PTK 活性可催化自身磷酸化或使其他底物蛋白磷酸化。PTK 偶联受体常位于胞质，大部分是生长因子和细胞因子受体，如生长激素受体和干扰素 γ 受体（图 4-1）等。该类受体没有催化功能，当配体与受体结合后可与 PTK 偶联而发挥作用，如与另一类激酶（just another kinase）和某些原癌基因编码的 PTK 偶联。

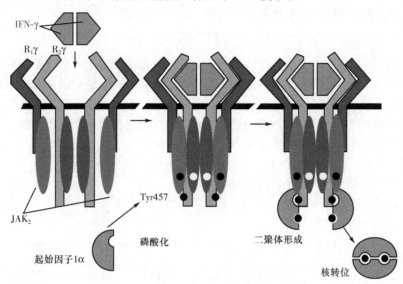

图 4-1　干扰素 γ 受体

（4）鸟苷酸环化酶（guanylate cyclase，GC，EC4.6.1.2）活性受体：又分为膜受体和胞质受体。膜受体（图 4-2A）由同源三聚体或四聚体组成，每个亚基包括胞外受体结构域、跨膜区域、膜内蛋白激酶样结构域（PKH）和 C 端的鸟苷酸环化酶催化结构域（GC）。心钠肽（atrial natriuretic peptide，ANP）和鸟苷蛋白等通过膜受体起作用。胞质受体（图 4-2B）是由 α、β 亚基组成的异二聚体，每个亚基具有一个 GC 和血红素结合结构域。脑、肺、肝及肾等组织大部分为可溶性受体。当 NO、CO 等配体与胞质受体结合后使受体聚合激活偶联酶活性，而当受体解聚时酶活性丧失。

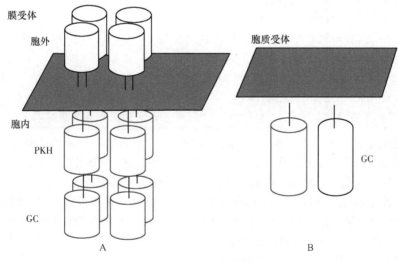

图 4-2　GC 受体结构

2. 细胞内受体　分为胞质受体和细胞核受体，类固醇激素、甲状腺激素、维 A 酸等非极性分子配体能透过细胞膜而直接与胞内受体发生反应，进一步传递信息。这些受体都是 DNA 结合蛋白，其 DNA 结合部位都形成"锌指"结构，改变这一区域将导致其活性完全丧失。该型受体通常包括四个区域：高度可变区、DNA 结合区、铰链区和激素结合区（图 4-3）。

高度可变区位于 N 端，具有转录激活功能；DNA 结合区位于受体分子中部富含 Cys、Lys、Arg 的

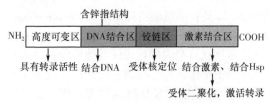

图 4-3　胞内受体的结构和功能

保守性区域，形成"锌指"结构与 DNA 结合发挥调节作用；铰链区可引导受体在胞质合成后定位于细胞核；激素结合区决定了受体的特异性，能形成特定的构象并与特定的激素结合，在没有激素作用时可与热激蛋白（heat shock protein，Hsp）结合成复合物而阻止受体向胞核的移动及与 DNA 的结合。

（三）细胞内重要的信号转导分子

案例 4-1

1953 年，E.W.Sutherland 医生自欧洲回到美国，在美国圣路易斯华盛顿大学的生物化学系，他受到 Carl Ferdinand Cori 教授（1947 年诺贝尔生理学或医学奖得主之一）的激励，开始从事激素（这里特指肾上腺素）肝脏糖原分解酶（phosphorylase）活化作用机制的研究。由于肝脏是糖异生和糖原分解的主要场所，因此他将肝脏作为研究的主要器官，力图解释当胰高血糖素、肾上腺素分泌增加时怎样作用于肝脏的细胞实现其最终升高血糖的作用。

问题与思考：

1. 肝脏细胞感受到血液循环中的激素的变化是什么？

2. 当肾上腺素作用于肝脏细胞时，细胞内发生了什么样的变化，在此过程中是否需要一些中间物质的参与？

案例 4-1 相关提示

1959 年 E.W.Sutherland 发现，把肾上腺素加入肝组织切片时，细胞内的糖原磷酸化酶（glycogen phosphorylase，GPP）被活化，肝糖原分解加速。而当 GPP 活化时会连接上许多磷酸，若经去磷酸酶作用去除磷酸后，此酶会失去活性。实验证明：细胞内可根据磷酸化与否调控此酶活性。但当把肾上腺素与纯化的 GPP 一起保温时却无激活作用，说明其激活是一种间接过程，尚需要其他因子参与。

当在肝匀浆中加入 ATP 和 Mg^{2+} 时，肾上腺素或胰高血糖素又可激活此酶。若将肝匀浆离心并取上清液进行实验，则该酶不被激活；而将沉淀（含有细胞膜）加入肝匀浆，此酶又恢复激活作用。实验说明 GPP 的激活依赖细胞膜上的某种物质。该研究还发现，激素本身不进入细胞直接控制酶活性，有其他物质在细胞内作内应传递激素信息。由此发现，激素先作用在细胞膜上，然后细胞膜内侧会释出一些小分子，后者再调控细胞内酶的活性完成激素的反应。1960 年 Sutherland 和 Lipkin 在后续的研究中发现了 cAMP（图 4-4），1965 年 Sutherland 提出了第二信使学说，并于 1971 年获得了诺贝尔生理学或医学奖。

图 4-4　第一个被发现的第二信使 cAMP

1. 第二信使的概念　膜受体介导的信号向细胞内，尤其是细胞核转导的过程需要多种分子经信号转导分子传递完成，信号转导分子主要有小分子第二信使、酶、调节蛋白。在信号转导过程中第二信使主要发生浓度的变化。如最早发现的第二信使 cAMP，正常基础浓度为 0.1 ～ 1μmol/L，但在激素的作用下可升高 100 倍。突破性的第二信使学说内容包括：①一种激素的作用是把分泌细胞分泌的不能进入细胞内部的"第一信使"的调节信息带到靶细胞。②激素与细胞膜上的专一性受体结合，随即激活腺苷酸环化酶（adenylate cyclase，AC，EC4.6.1.1）系统。③在 Mg^{2+} 存在条件下，活化的 AC 使 ATP 产生 cAMP。④细胞内 cAMP 的变化使这些细胞表现特有的代谢变化，出现各种生理效应。这种在细胞内传递第一信使变化信息的物质称为第二信使（second messenger）。继 cAMP 发现之后，美国生物学家 Goldberg 于 1963 年又发现了 cGMP。目前较为公认的第二信使主要有 cAMP、cGMP、Ca^{2+}、1,4,5- 三磷酸肌醇（inositol-1,4,5-triphosphate，IP_3）、二酰甘油（diacylglycerol，DAG）、肌醇 -1,4,5- 三磷酸（inositol-1,4,5-triphosphate，PIP_3）等。

第二信使的确定除这种小分子不应位于能量代谢途径中心外，还应具备如下特征：①在完整细胞中的浓度或分布能在细胞外源信号作用下发生迅速的改变。②其类似物可模拟细胞外源信号的作用。③阻断该分子的变化可阻断细胞对细胞外源信号的反应。④在细胞内有确定的靶分子。⑤可作为别位效应剂的靶分子。

2. 第二信使合成与降解的相关酶

（1）环核苷酸的生成与水解：目前，已知的细胞内环核苷酸类第二信使有 cAMP 和 cGMP 两种。催化其合成与分解的过程见图 4-5、图 4-6。

图 4-5 cAMP 的合成与降解

图 4-6 cGMP 的生成与降解

催化 cAMP 生成的是位于胞质侧的 AC，现发现有两种，一种主要存在于脑组织，受 Ca^{2+}/CaM 激活；另一种主要存在于心脏，是外周组织 AC 的主要形式，由活化型调节蛋白（Gs）介导其活性。水解 cAMP 的磷酸二酯酶（phosphodiesterase，PDE）发现于 1962 年，有高 K_m（1×10^{-4}mol/L）与低 K_m（5×10^{-6} mol/L）之分；有位于胞质的可溶性酶和附着于质膜的颗粒性酶之别。多数研究者采用前一种分类法。高 K_m 的 PDE 主要分布在细胞质，其活性依赖 Ca^{2+}/CaM；低 K_m 的 PDE，主要分布于膜组分，其活性不依赖 Ca^{2+}/CaM。

催化 cGMP 生成的 GC 以两种形式存在，即膜结合型和胞质可溶型。膜结合型 GC 分为 GC-A、GC-B、GC-C 和 Ret-GC（retinal GC）。GC-A 为 A 型心房肽受体，具有心房肽及其类似物脑钠肽和 C 类钠肽等的结合位点；GC-B 为 B 型心房肽受体，受 C 类钠肽激活；GC-C 是肠道大肠埃希菌分泌的热稳定内毒素（heat-stable-endotoxin，Sta）的受体，可被 Sta 和一种内源性肠肽所激活。Ret-GC 是人视网膜 GC。胞质可溶性 GC（soluble guanylyl cyclase，sGC）结构较均一，对硝普钠高度敏感。硝普钠、NO 和叠氮钠等含氮血管扩张剂是 sGC 的激活剂。另外，CO 也是 sGC 的激活因子。

催化 cGMP 降解的 PDE 有两种，即 cGMP 刺激性 PDE（cGMP-stimulated PDE，cGS-PDE）和 cGMP 结合的特异性 PDE（cGMP-binding PDE，cG-BPDE）。前者在哺乳动物组织分布广泛，在大脑皮质、海马、基底核、肾髓质、心、内皮、肾上腺皮质球状带等组织大量表达，而在小脑、平滑肌和血小板等表达量却很低。后者分布较局限，如光感受细胞、血小板、肺等含高水平的 cG-BPDE。cGMP 可变构调节 PDEs 的活性。

（2）脂类第二信使的生成与降解：脂类第二信使包括 DAG、花生四烯酸（arachidonic，AA）、IP$_3$、磷脂酸（phosphatidic acid，PA）、溶血磷脂酸、4-磷酸磷脂酰肌醇（PI-4-phosphate，PIP）、磷脂酰肌醇-4,5-二磷酸（phosphatidylinositol-4,5-diphosphate，PIP$_2$）和 PIP$_3$ 等，它们均由体内磷脂代谢产生，催化其产生的酶有两类，一是磷脂酶（phospholipase，PL），催化肌醇磷脂的水解，分 PLA$_1$、PLA$_2$、PLC 和 PLD 四类，分别作用于磷酸的不同酯键（图 4-7）。肌醇磷脂代谢的主要酶系是 PLA$_2$ 和 PLC；另一类是

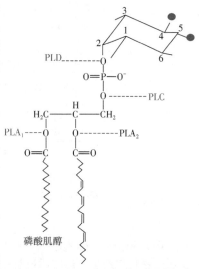

图 4-7 4 类磷脂酶的作用位点

各有特异性的激酶，即磷脂酰肌醇激酶类（phosphatidylinositol kinases，PIKs），催化磷脂酰肌醇磷酸化。

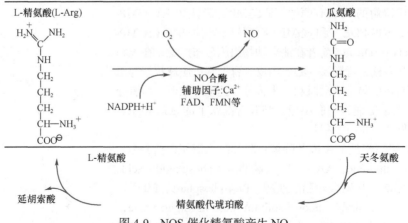

图 4-8　PI-PLC 催化 DAG 和 IP$_3$ 的生成

细胞内的 DAG 有两个重要来源，一是磷脂酰特异性 PLC（PI-PLC）催化 PIP$_2$ 分解成 DAG 和 IP$_3$（图 4-8），二是 PLD 催化磷脂酰胆碱释放磷脂酸产生的。DAG 一般有三条代谢途径：①在 DAG 脂酶作用下水解为单脂酰甘油，进而分解成 AA 和甘油；AA 在环氧酶作用下生成前列腺素、白三烯和血栓素，这些氧化产物也可作为信息分子。②受 DAG 酶催化生成 PA，再参与肌醇磷脂的合成。③在乙酰 CoA 存在下与脂酸合成三酰甘油。而 IP$_3$ 则通过磷酸酶的作用终止其第二信使作用。

部分肌醇磷脂可在相应磷酸激酶的作用下产生高级磷酸肌醇。如催化 PI 或 PIP 磷酸化。这些激酶作用的本质是将 PI 不同肌醇环上的羟基磷酸化。PLC 可激活 PI 激酶和 PIP 激酶，生成相应的脂类第二信使。

（3）Ca^{2+}：可激活蛋白激酶 C（PKC）、钙调蛋白依赖性蛋白激酶、AC、cAMP 特异性 PDE 等多种酶。细胞内液 Ca^{2+} 有 90% 以上储存于内质网和线粒体，胞液 Ca^{2+} 浓度只有 0.01 ～ 0.1mmol/L。胞液 Ca^{2+} 通过两种方式进入胞液：①质膜 Ca^{2+} 通道开放时引起 Ca^{2+} 内流入胞液。②细胞钙库膜上的 Ca^{2+} 通道开放使钙释放入胞液，而升高胞液 Ca^{2+}，再经由质膜的 Ca^{2+}-ATP 酶和 Na$^+$-Ca^{2+} 交换将胞液 Ca^{2+} 快速返回细胞外或胞内钙库。乙酰胆碱、加压素、胰高血糖素、儿茶酚胺等可引起胞液 Ca^{2+} 浓度增加。

（4）气体分子第二信使的生成：1980 年 Furchgott 发现乙酰胆碱舒张血管的机制与内皮细胞衍生舒张因子（endothelium derived relaxing factor，EDRF）释放和扩散有关。1987 年 Moncada 证明 EDRF 即是 NO（nitric oxide）。与 NO 一样，CO、H$_2$S 也属于气体分子第二信使。

体内 NO 由 NO 合酶（nitric oxide synthase，NOS）催化合成（图 4-9），首先 NOS 接受 NADPH 提供的电子，使酶分子中 FAD/FMN 还原，再由 Ca^{2+}/CaM 和 O$_2$ 协助使 L-Arg 胍氨基的 N 羟化成 N$^\omega$-羟基 -L-Arg，后者在 NADP$^+$ 和四氢生物蝶呤协助下进一步氧化成 NO 和瓜氨酸。已经鉴定和克隆出了 3 种 NOS，即 NOS- Ⅰ、NOS- Ⅱ和 NOS- Ⅲ，分别替代早期的 nNOS、cNOS 和 eNOS。NOS- Ⅰ主要分布在外周非胆碱能 / 非肾上腺能神经末梢、中枢神经系统和肾致密斑与髓质集合管。NOS- Ⅱ分布最广泛，包括红细胞、心肌细胞、免疫细胞等。NOS- Ⅲ分布于内皮细胞、心肌细胞和脑。NO 半衰期仅 3 ～ 5 秒，极不稳定，可被氧自由基、血红蛋白、氢醌等迅速灭活。临床上常用的硝酸甘油等血管扩张剂能自发地产生 NO。

图 4-9　NOS 催化精氨酸产生 NO

CO 的作用与 NO 类似，内源性 CO 可由脂质过氧化和血红素加氧酶（heme oxygenase，HO）催化血红素代谢产生，但脂质过氧化产生的 CO 是否为生理性、是否受细胞功能调节尚不清楚。由 HO

催化生成的 CO 产量为 0.4ml/h（16.4μmol/h），CO 通过结合到其他酶的 Fe-S 中心及 sGC 的血红素铁原子上（图 4-10）激活 sGC。血红素和 Hb、大量的激素、内毒素等可诱导诱导型 HO（HO-1）的活性。原生型 HO（HO-2）以脑组织含量高，并呈选择性分布，在海马锥体细胞和颗粒细胞等含量较高。

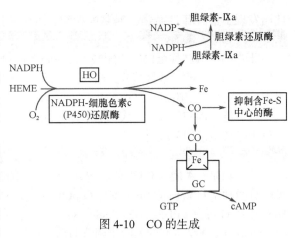

图 4-10　CO 的生成

（四）蛋白激酶

1. 蛋白激酶的概念　蛋白激酶（protein kinase，PK）是已知最大的蛋白家族，已发现 400 余种，如 PKA、PKB、PKC、PKG 等。所有激酶都有保守的催化核心和多样的调控模式，其功能都是将 ATP 的 γ- 磷酸转移到蛋白质的某个氨基酸上，多数是丝氨酸、苏氨酸或酪氨酸，故将能催化蛋白质发生磷酸化的酶统称为蛋白激酶。

2. PK 的分类　根据底物磷酸化位点将 PK 分为 3 类，即丝氨酸（Ser）/ 苏氨酸（Thr）PK、酪氨酸 PK（protein tyrosine kinase，PTK）和双专一性 PK。Ser / Thr PK 又分 cAMP 依赖的 PK（cAMP dependent protein kinase，APK；或 protein kinase A，PKA）、Ca^{2+}/ 磷脂依赖的 PK、Ca^{2+}/CaM 依赖的 PK（Ca^{2+}/calmodulin dependent protein kinase，Ca^{2+}/CaM-PK）和 cGMP 依赖的 PK（cGMP dependent protein kinase，GPK；或 protein kinase G，PKG）4 种类型。

（1）PKA：由 2 个调节亚基（R_2）和 2 个催化亚基（C_2）构成，R 与 C 结合而抑制 C 亚基的活性。有 Mg^{2+} 存在时，cAMP 结合到 R 亚基引起全酶变构而活化。

（2）Ca^{2+}/ 磷脂依赖的 PK：受 Ca^{2+}、DAG 或磷脂酰丝氨酸而激活的 PK。其中，PKC 是 Nishizuka 于 1979 年发现的一类蛋白质，分布广泛，以脑中含量最高。该酶 C 端具有激酶活性，为催化结构域，含 ATP 结合部位（C_3 区）和结合底物并进行磷酸化转移场所（C_4 区）；N 端具有调节功能，含有磷脂、Ca^{2+}（C_2 区）及 DAG 的结合位点（C_1 区，富含半胱氨酸），为调节结构域。催化的底物包括受体蛋白、收缩蛋白和骨架蛋白、膜蛋白和核蛋白及酶蛋白等。

（3）Ca^{2+}/CaM-PK：1978 年，Schulman 首先在突触体膜上发现了 Ⅱ 型 Ca^{2+}/CaM-PK（CaM-PK Ⅱ），近年又发现了 CaM-PK Ⅰ 和 CaM-PK Ⅳ。CaM-PK Ⅱ 不同结构区相互作用及调节（图 4-11），CaM 缺乏时由于自身抑制区和催化区相互作用，使 CaM-PK Ⅱ 处于非活化状态。当 Ca^{2+}/CaM 与酶 CaM 结合区相互作用时引起构象改变，使自身抑制区失活而 CaM-PK Ⅱ 激活。

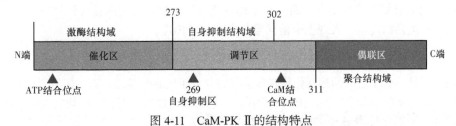

图 4-11　CaM-PK Ⅱ 的结构特点

CaM-PK Ⅰ 主要分布于神经元组织，仅 Thr 残基自身磷酸化，底物包括突触素 Ⅰ、Ⅱ 和平滑肌肌球蛋白轻链及 CREB 等。CaM-PK Ⅳ 在小脑分布最多，具有保守性 PK 催化区的特点。

（4）PKG：为单体酶，有 cGMP 的结合位点，含亮氨酸 / 异亮氨酸拉链区、自身磷酸化区和自身抑制区。可发生自身磷酸化，也可以催化酶、通道蛋白等发生磷酸化。

（5）PTK：有些原癌基因表达产物也属于 PK，如位于胞质的 c-raf、mos、pim-1 等，具有 Ser / Thr PK 活性；而另一些原癌基因表达产物，如 fms、met（HGFR）、erb 等属于受体型 PTK，当配体与受体结合后激活 PTK；还有一些原癌基因表达产物通过其他途径激活 PTK，如胞质中的 src、yes 和 lck 等。

随着对蛋白质磷酸化修饰研究的不断深入，研究者发现蛋白质的磷酸化修饰还可在组氨酸残基的咪唑环、精氨酸残基的 ε- 氨基、半胱氨酸残基的—SH 及天冬氨酸残基的酰基等基团上进行，由此而发现了蛋白组/赖氨酸/精氨酸激酶、蛋白半胱氨酸激酶和蛋白天冬氨酸/谷氨酸激酶等。

（五）蛋白磷酸酶

蛋白磷酸酶亦称蛋白磷酸酯酶（protein phosphatase，PP），催化蛋白质发生脱磷酸化反应。根据所作用的氨基酸残基将其分为两大类，即 Ser / Thr PP 和酪氨酸磷酸酶（PTP）。前者几乎涉及各组织、细胞所有细胞器；PTP 有 30 多种，有些 PTP 其胞外糖基化结构和跨膜区催化域是该酶与细胞内定位的特异性相关部位，大部分 PTP（2/3）存在于胞质，为受体型 PTP，有的定位于胞核，有的定位于骨架蛋白相关域内。

（六）G 蛋白 / 小 G 蛋白

G 蛋白是一类能与 GTP 或 GDP 结合、位于细胞膜胞质面，具有信号转导功能的外周蛋白质。常见的有激动型 G 蛋白（stimulatory G protein，Gs）、抑制型 G 蛋白（inhibitory G protein，Gi）和磷脂酶 C 型 G 蛋白（PI-PLC G protein，Gp）。G 蛋白由 α、β 和 γ 三个亚基组成。α 亚基有多个活化位点，包括与受体结合并受其活化调节的部位、与 βγ 亚基结合的部位、GDP 或 GTP 结合部位等；γ 亚基将 G 蛋白锚定于细胞膜。αβγ 三聚体与 GDP 结合为非活化形式，而 α 亚基与 GTP 结合并使 βγ 二聚体脱落为活化形式。活化的 Gα 可作用于其效应分子，使胞内信使分子的浓度迅速改变；而 βγ 亚基的主要功能是使 G 蛋白在细胞膜内侧定位，同时也可直接调节某些效应蛋白。G 蛋白通过偶联受体与各种下游效应分子调节细胞功能。

另一类 G 蛋白是低分子量 G 蛋白，又称小 G 蛋白，为单亚基蛋白，有 Ras 家族和 Rho 家族等，在多种细胞信号转导途径中具有开关作用。Ras（分子质量 21kDa）是一原癌基因表达的多功能细胞因子，其作用包括细胞增殖、分化和细胞骨架的构建。修饰后的 Ras 能结合到内质网并定位于细胞膜。Ras 有 GTP 酶活性，可水解 GTP 而使 Ras 失活。但其 GTP 酶基础活性很低，需调节因子激活，如 GTP 酶活化蛋白（GPTase activating protein，GAPs）；另一方面，Ras 与 GDP 的解离也需要特殊因子促使，细胞中的鸟嘌呤核苷酸交换因子（guanine nucleotide exchange factor，GEFs）能促使 Ras 与 GDP 分离，转同 GTP 结合而激活 Ras。小 G 蛋白不仅直接参与细胞内的信号转导途径，而且会影响其他细胞信号转导途径，故有信号转导通路的分子开关之称。

（七）接头蛋白

信号传导通路中多种分子聚集形成信号转导复合物完成信号传递，信号转导复合物形成基础为蛋白质的相互作用。在细胞信号转导过程中，起连接信号蛋白作用的一种蛋白称为接头蛋白（adaptor protein）。接头蛋白上有着各种能与其他蛋白结合的结构域，能形成各种信号复合体。这些蛋白质往往本身缺乏酶的活性，而是通过特异性的蛋白-蛋白交互作用形成蛋白质复合体来激活下游信号通路。

多数接头蛋白具有两个或两个以上的蛋白质相互作用的结构域。例如，SH_2 结构域能与上游信号蛋白的磷酸化的酪氨酸残基结合，而 SH_3 结构域能与下游的信号蛋白富含脯氨酸的结构域特异性结合。通过接头蛋白的连接，实现上下游信号蛋白的信号传递。

二、细胞内信号转导分子的作用机制

细胞内信号转导分子之间的相互作用构成信号转导分子机制的基础，通过聚集形成复合体，改变下游分子的数量、分布、活性状态，依次引起蛋白质构型和功能的改变，有序地实现信号转导作用。

（一）小分子信号转导分子的数量、分布的变化

1. 小分子信号转导分子的生成　当配体与受体结合后，通过激活具有酶活性的信号转导分子产生其下游小分子信使，使其迅速增加，AC 催化 cAMP 即是一典型的例子（图 4-12）。

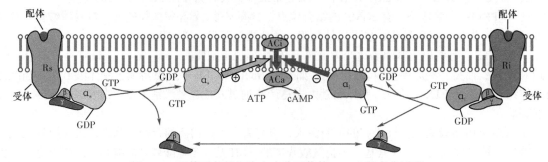

图 4-12　配体引起的细胞内小分子信使 cAMP 的变化过程

当细胞外配体与受体结合后，经过位移和聚焦与相应的 G 蛋白（Gs 或 Gi）结合而发生变构，暴露 Gs 结合位点并结合成受体 -Gs 复合体，膜上核苷酸二磷酸激酶输送 GTP 至 Gs，使 Gs 活化，α 与 βγ 亚基解离并暴露 G 蛋白与 AC 结合的位点，使 AC 活化。Gs 的 GTP 酶活性能使 GTP 水解，亚基恢复最初的构象而与 AC 分离，AC 活化终止。胞质内 cAMP 浓度直接影响 PKA 的活性。这种下游分子数量的急剧增加是信号转导的一种重要方式。与 AC 相似，GC 激活后催化 cGMP 的生成；PLC 激活催化 IP$_3$、DAG 的生成亦是如此。

2. 小分子信使在细胞内定位分布发生改变　受体、蛋白激酶、IP$_3$ 等可作用于 Ca^{2+} 通道，引起胞质中的 Ca^{2+} 浓度迅速增加，使细胞内 Ca^{2+} 浓度和分布发生改变，这种局部 Ca^{2+} 浓度迅速变化是由胞内贮存 Ca^{2+} 释放导致其分布变化，进一步介导信号向下游的传递。

（二）蛋白质的变构调节

许多蛋白信号转导蛋白分子通过自身的构象变化实现活性转换，即有活性和无活性之间的转换，然后作用于下游信号分子。在信号转导中，变构调节主要包括配体诱导的受体变构、小分子信使诱导和上游蛋白对下游蛋白的变构调节。

1. 配体诱导受体变构　受体亚基所组成的变构蛋白在正常情况下具有两种处于平衡状态的构象。配体与膜受体结合后，引起膜受体变构，如乙酰胆碱受体变构开放通道，甾体激素受体变构暴露 DNA 结合部位等，从而实现信号转导。

2. 小分子信使的变构调节　这些分子可通过直接与下游蛋白结合而引起下游蛋白变构激活，如 cAMP 对 PKA 的激活、cGMP 对 PKG 的激活、Ca^{2+} 对 CaM 的激活，并进一步作用于下游信号转导分子。

3. 上游蛋白对下游蛋白的变构调节　在许多信号转导蛋白分子中常含有信号转导分子的 1 个或几个结构域，可通过分子之间的相互作用引发下游蛋白变构。信号转导蛋白分子激活后可通过形成或暴露出其下游蛋白的作用部分，如 G 蛋白被受体和 GTP 的激活过程。

4. 共价修饰产生的变构调节作用　通过共价修饰多种信号转导蛋白可发生构象变化，从而使其发生活性改变。典型的例子就是 PK 催化的磷酸转移反应，将磷酸基共价连接到底物蛋白的丝氨酸、苏氨酸或酪氨酸残基上，引起分子发生构象变化。此外，某些信号转导分子经共价修饰后才能形成特定的结合位点，如 SH$_2$ 结合位点的形成。这种变化与蛋白质的功能密切相关。

（三）信号转导复合物的形成

信号转导过程中存在多种信号转导分子相互作用，这些分子常以接头蛋白为核心连接上游与下游信号转导分子，形成信号转导复合体（signalling complex）或称为信号转导体（signalsome）。大部分信号转导复合体都存在于膜性或细胞骨架结构上。接头蛋白的作用是特异地介导信号转导分子之间或信号蛋白或脂类分子之间的相互结合，引导信号转导分子形成复合物。蛋白质相互作用的结构域是形成复合物的基础，一种信号转导分子常常含有 2 个以上的蛋白质相互作用结构域，如 Ras 蛋白激活需要的接头蛋白 Grb$_2$，其 SH$_2$ 结构域与受体的磷酸酪氨酸残基结合，而其 SH$_3$ 结构域与 SOS 结合，SOS 再与膜上的 Ras 接触，Ras 蛋白要释放 GDP、结合 GTP 才能激活，而 GDP 的释放需要鸟苷酸交换因子（GEF，如 SOS）参与；SOS 有 SH$_3$ 结构域，但无 SH$_2$ 结构域，因此不能直接和受体结合，需要接头蛋白（如 Grb$_2$）的连接，因此接头蛋白一般常作用于两种以上的其他分子。而同一种结构域可存在于不同的信号转导分子之中，如与 Grb$_2$ 接头蛋白的结构域相似，接头蛋白 CrK 有 SH$_2$ 结构域，还有两个 SH$_3$ 结构域，能与众多的蛋白质信号分子结合，使不能直接相互作用的信号分子发生相互作用，进而参与受体酪氨酸激酶、整合蛋白等信号转导作用。SH$_2$ 结构域专门识别和结合蛋白质分子中的酪氨酸残基，与活化的受体结合形成复合物，如 PI-3 激酶、PLC 等。但这些相似的结构域对含磷酸化酪氨酸的不同模体具有特异性。

三、信号转导的特点

（一）网络调节特点

在细胞中，各种信号转导分子相互识别、相互作用将信号进行转换和传递，构成信号转导通路，各通路之间交叉调控，形成复杂的信号转导网络系统。当某种细胞外信号发生改变时，引起细胞膜、细胞内信号分子的变化，这些信号转导分子的变化按照一定的传递顺序、模式将信息向下游传递，呈现复杂、有序、多层次的调节。

■（二）特异性受体接收细胞外信号

1. 受体作用的特点　受体与信号分子具有很强的特异性，一种信号分子只作用于与之相应的受体，若细胞没有相应的受体则不会对该信号发生反应。信号分子和受体结合的特异性与二者的结构有关，并不绝对排斥交叉结合的存在，体内有不同的配体共用同一受体或一种受体能与几种配体结合，趋化因子受体（CCR$_5$）就是典型的例子，其既是趋化因子 RANTES 和 MIP1 的受体，又是人类免疫缺陷病毒（HIV）的辅助受体；同时 RANTES 又可以与另一种受体 CCR$_4$ 作用传递信号。受体与信号分子具有极大的亲和力，以保证很低浓度的信号就能与受体结合而充分发挥调控作用。受体与信号分子的结合有可饱和性，细胞表面的受体是有限的，当受体都被配体占据时，继续提高配体的浓度也不会增加其效应，这种作用可通过细胞受体数目的动态调节，尤其是细胞外信号浓度增加时所导致的受体下调而实现。此外，受体与信号分子通过可逆的结合而保证细胞接受细胞外信号发生功能改变后迅速恢复正常状态。

2. 受体活性的调节　受体调节（receptor regulation）是指受体在配体和某些因素的作用下发生数目和亲和力的变化。这种变化若使受体的数目减少和（或）对配体的亲和力降低或失敏，称为受体下调（down regulation），也称为衰减性调节；反之则称为受体上调（up regulation），又称为上增性调节。受体调节分为同种调节和异种调节，同种调节时配体作用于特异性受体使其发生变化，如高胰岛素血症性糖尿病时，胰岛素水平增高使其受体数目减少，亲和力降低。异种调节是配体作用于非特异性受体使之作用发生改变。受体活性的调节机制包括：

（1）受体磷酸化和脱磷酸化作用：受体磷酸化包括两种机制，一种是某些受体与配体结合可使受体变构形成某些激酶或磷脂酶作用的底物；另一种是受体本身具有内在的激酶活性。能使受体磷酸化的 PK 分为受体特异性和非特异性蛋白激酶，特异性 PK，如 GPCR 激酶（G-protein-coupled-receptor kinase，GRK），只能使 GPCR 磷酸化；而非特异性蛋白激酶，如 PKA 等对所作用的受体类型无严格的选择性，PKA 和 GRK 能依次磷酸化 β$_2$ 肾上腺素受体（图 4-13），使 GPCR 与 G 蛋白解偶联，并与抑制蛋白结合，促使受体被内吞降解，导致靶细胞脱敏。

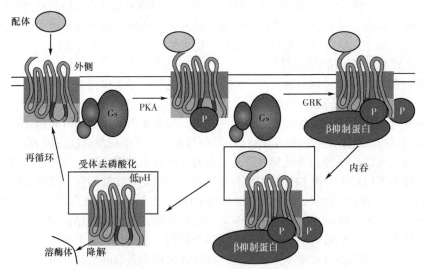

图 4-13　PKA 和 GRK 对 β$_2$ 肾上腺素受体的磷酸化作用

（2）膜磷脂代谢的影响：受体激活时包括膜磷脂代谢甲基化作用转变为磷脂酰胆碱后，可明显增强肾上腺素 β 受体激活腺苷酸环化酶的能力。

（3）修饰受体分子中的巯基和二硫键：还原剂二硫苏糖醇及烷化剂 N- 乙基马来酰亚胺使受体蛋白巯基破坏或二硫键发生变化，引起蛋白质构象改变从而影响受体活性。

（4）受体蛋白被水解：受体对蛋白水解酶敏感，由于细胞在某些情况下可分泌一些蛋白酶，而且胞质中的蛋白酶可以被 Ca^{2+} 激活，受体通过内化方式被溶酶体降解。

（5）G 蛋白的调节：在细胞膜上，G 蛋白是各种受体、G 蛋白和效应物组成的复杂网络的核心，起开关枢纽作用。G 蛋白参与多种活化受体与 AC 之间偶联作用，当一个受体系统被激活而使

cAMP 水平升高时，就会降低同一细胞受体对配体的亲和力。G 蛋白信号传递网络对信号的汇聚或发散有多种形式，包括：①单一受体可触发一种特定的生理学效应，如 β 肾上腺素受体偶联 Gs 生成 cAMP。②一个 G 蛋白同时和几种受体偶联，并对信号进行汇聚，如脂肪细胞有 5 种可激活 AC 的受体，而一种受体对 AC 激活并不因受到另一种受体的刺激而增大，多种 G 蛋白通过共同的 Gs 池调节受体，Gs 将不同受体的信号整合后转达给 AC。③几种 G 蛋白与一种效应系统偶联，将不同受体的信号集于同一效应器，而不同的 G 蛋白对受体的敏感性存在差异。④一种受体可调节几种不同的 G 蛋白而产生多种效应，如纯化的受体可与几种不同的 G 蛋白中的任何一种共同重组于磷脂小泡上，然后将重组体引入新细胞，受体可与内源性 G 蛋白相互作用。⑤一个受体还可通过特异的 G 蛋白激活多个底物。

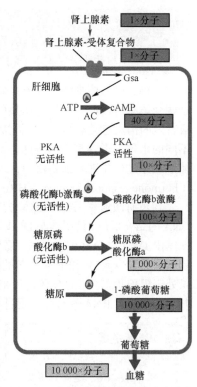

（三）信号转导过程具有级联放大效应

信号转导通路上的各个反应依次有序地进行，形成一个级联反应过程，细胞对外源信号进行转换和传递大都具有逐级将信号放大的作用。例如，肾上腺素对血糖浓度的调节（图 4-14），1 分子肾上腺素引起 40 分子 cAMP 生成，后者激活 10 分子 PKA，使 100 分子糖原磷酸化酶 b 激酶激活，进而活化 1000 分子糖原磷酸化酶 a，从而增加 10 000 分子葡萄糖。

图 4-14　肾上腺素调节血糖浓度信号转导过程的级联放大效应

（四）信号转导的通用性

细胞外信号分子及其受体的种类远远多于细胞内信号转导途径的数量，因此不是每一个受体都有自己完全专用的分子和途径，简言之，细胞的信号转导系统对于不同的受体具有通用性。

（五）信号转导的复杂性

细胞信号转导不是简单的配体 - 受体 - 信号分子 - 效应蛋白的模式，也不是各自独立存在的。由于细胞内的特殊环境和特殊需要，有些受体介导多种信号转导途径，如生长因子受体。细胞信号转导最重要的特征是构成一个复杂的信号网络系统，目前虽然对细胞信号系统有了长足进展，但对其复杂关系的了解依然是初步的。多途径、多环节、多层次的细胞信号转导具有收敛或发散的特点。复杂的信号网络系统具有非线性特点，即"交谈"（cross talking）。如在一个哺乳细胞中可能含有 1000 种以上不同的 PK，因此不难理解 PK 的网络整合信息是不同信号转导通路之间实现 cross talking 的一种重要方式。这些广泛存在的交叉调控反应是典型的生物复杂性的体现。

第二节　受体介导的信号转导途径

不同的信号转导分子的不同组合及有序的作用结果，构成了不同的信号转导途径。信号转导都是从细胞外信号分子与细胞受体的作用开始的。细胞受体分为四种类型，每一种类型受体所介导的信号转导途径的机制有许多共同的特点。

一、细胞内受体介导的信号转导途径

目前已经确定通过细胞内受体发挥调节作用的激素包括甾体激素（糖皮质激素、盐皮质激素、雄激素、孕激素、雌激素）、甲状腺素和 1,25(OH)$_2$-D$_3$ 等。这些激素易透过细胞膜与相应的胞内受体结合。糖皮质激素的受体位于胞质内，与糖皮质激素结合后才转移入细胞核。醛固酮受体则分布在胞质及胞核。雄激素、雌激素、甲状腺素和孕激素的受体位于胞核内。

案例 4-2

患者，女，31 岁，身体健康状态良好，就诊前 72h 与丈夫同房，且发生在月经后 16d，同房之时未采取任何避孕措施。因李某已生育有一女，需要及时采取房事后避孕措施，故寻医帮助。病史资料表明，该患者无痛经和子宫内膜异位症和慢性妇科疾病。查体腹部无压痛。

> **问题与思考：**
> 1. 鉴于李某有受孕的可能，医生应采取什么办法给予预防比较适合？
> 2. 给予的防御措施作用的分子基础是什么？

目前，已知核受体不少于百余种，为一超家族，在细胞的生长、发育、分化过程中起重要作用。这些受体有一段保守性极为明显的区段，并且都形成锌指结构，称 DNA 结合部位。靠近 C 端能形成特定的构象与激素结合，不同激素受体的 DNA 结合部位差异很明显。甾体激素通过其受体在两种不同的水平上影响基因的表达，即 DNA 转录水平和转录后水平。首先与激素结合的受体通过二聚体形式穿过核孔进入细胞核内，在核内与特定的基因结合，一般称基因的这一部位为激素反应元件（hormone response element，HRE）。

在没有激素作用时，受体与其抑制蛋白热激蛋白（heat shock protein，Hsp）结合，遮蔽受体与 DNA 的结合部位，使受体与 DNA 结合疏松而处于静止状态。当激素与受体结合后，受体释放出 Hsp，暴露出 DNA 结合部位使激素 - 受体复合物向核内转移，并结合在 HRE 上诱导相应基因的表达。甲状腺素、维生素 D_3 和维 A 酸等的受体在与配体结合前，在核内位于 DNA 上的相应反应元件，使转录处于阻抑状态。一旦配体进入靶细胞后，受体活化，与 DNA 上的反应元件结合，作用于启动子的基本转录子及 RNA 聚合酶，促进相应基因的表达。

> **案例 4-2 相关提示**
>
> 患者系年轻女性，身体健康，确认该妇女若怀孕日数应 ≤ 7 周，且经检查排除宫外孕，为米非司酮（RU486）适用人群。在服用 RU486 后 36 ~ 48 小时，再配合使用前列腺素加强子宫收缩，因 RU486 可能会对妇女的健康造成莫大的危害，如流产不完全，持续出血而引发感染败血症，或因不知为宫外孕，服药后大量出血等，还需要采取定时回诊追踪。
>
> 黄体酮为受精卵在子宫着床的重要激素，RU486 可与黄体酮竞争性争夺受体的配体结合区，阻碍黄体酮与受体结合而拮抗黄体酮的作用，结果使蜕膜细胞内酸性糖蛋白增多，蜕膜细胞内及细胞间的中性糖蛋白增多，并使绒毛间质的硫酸性糖蛋白减少，唾液酸性糖蛋白增多，糖蛋白分布不均，因而干扰子宫内膜的稳定性。这些变化可能是 RU486 引起胚胎变性，影响受精卵着床，妊娠终止的机制之一。故为早期终止妊娠的有效药物。

二、膜受体介导的信号转导途径

肽类、儿茶酚胺类及生长因子等不能透过细胞膜的信息分子，只能通过膜受体将信息传入细胞内而调节细胞的生理活动，这一过程称为跨膜信号转导（transmembrane signal transduction）。此类信号转导途径多需要经过 G 蛋白的介导。膜受体介导的信号转导有多种途径，这些途径之间既相互独立又存在一定的联系。

■（一）G 蛋白偶联受体（GPCR）介导的信号转导途径

神经递质、肽类激素、趋化因子、感觉系统信号（如味觉、视觉等）等细胞外信号可通过 GPCR 接收并向下游传递，并在细胞生长、分化、代谢和器官的功能调控中发挥重要作用。此外，GPCR 还介导多种药物，如 β 肾上腺素受体阻断剂、组胺拮抗剂、抗胆碱能药物、阿片制剂等的作用。GPCR 一旦与配体结合可通过受体变构激活 G 蛋白，形成 G 蛋白循环，即 ① Gs 结合 GDP 以三聚体形式存在，无活性。②激素与受体结合时 Gs 的 GDP 被 GTP 所取代。③ Gα 与 GTP 结合释出 βγ 亚基，Gα 活化激活 AC；④ Gα 的 GTP 被 GTP 酶水解，Gα 重新与 βγ 聚合成原来的形式。

1. GPCR 介导的信号转导的基本模式　GPCR 介导的信号转导途径可通过不同的途径产生不同的效应，但其基本模式大致相同，包括配体结合并激活受体→ G 蛋白激活（G 蛋白循环）→下游效应分子（如 AC、PLC、GC 等）→小分子信使的产生或分布变化（如 cAMP、DG、IP_3 等的生成，或 Ca^{2+} 在细胞内的分布）→蛋白激酶的激活（细胞内小分子信使的主要靶分子）→效应蛋白活化（如酶、转录因子、运动蛋白等）。

2. 不同 G 蛋白及 GPCR 介导的信号转导途径　不同的 G 蛋白与不同的下游蛋白分子组成不同的信号转导途径。

（1）cAMP-PKA 途径：该途径是通过 cAMP 对 PKA 激活实现其信号传递的。PKA 广泛分布在哺乳动物各组织中，可催化①多种代谢关键酶的丝氨酸/苏氨酸残基磷酸化，从而调节细胞的物质代谢和基因表达。② PKA 可通过组蛋白 H1、H2A、H3 磷酸化，使其与 DNA 结合松弛而分离，解除组蛋白对基因的抑制。③使 cAMP 激活转录因子（亦称 cAMP 应答元件结合蛋白，cAMP response element bound protein，CREB）磷酸化，后者形成同源二聚体而与 DNA 上的 cAMP 应答元件（cAMP response element，CRE）结合，表现激活转录活性。

总之，cAMP 通过激活 PKA，再通过使多种底物蛋白磷酸化调节代谢（图 4-15）。

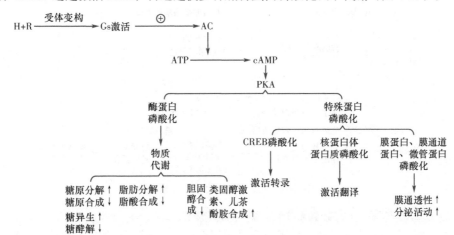

图 4-15　cAMP-PKA 信号转导途径

（2）Ca^{2+}-依赖性蛋白激酶途径：通过磷脂特异性 G 蛋白激活 PLC 产生 IP_3 和 DAG 的双信号途径，该系统可单独发挥作用，也可与 cAMP-PKA 及 PTK 等系统相偶联组成复杂的网络。促甲状腺素释放激素、去甲肾上腺素、血管紧张素和抗利尿激素等可通过此途径起作用。

脂溶性 DAG 生成后在磷脂酰丝氨酸和 Ca^{2+} 的配合下，共同作用于 PKC 的调节结构域而使其激活，后者引起多种蛋白磷酸化而引起生物学效应。胞质中 Ca^{2+} 正常浓度 $\leq 10^{-7}$mol/L，当 DAG 与 PKC 结合后，增加了 PKC 与磷脂和 Ca^{2+} 的亲和力而使其活化。而 IP_3 生成后则迅速扩散到胞质中，与肌浆网和内质网膜上的特异性受体（IP_3 受体）结合，使 Ca^{2+} 通道开放，Ca^{2+} 从内质网进入胞质，Ca^{2+} 与胞质中的 PKC 结合并聚集于细胞膜，使 PKC 变构暴露出活性中心而激活，进而使大量底物，包括激素、递质、酶和活性因子等丝氨酸/苏氨酸残基磷酸化，发挥多种调节作用（图 4-16）。①调节代谢：使膜上的 Ca^{2+} 通道磷酸化，促进 Ca^{2+} 内流；使肌浆网 Ca^{2+}-ATP 酶磷酸化，使 Ca^{2+} 进入肌浆网；使糖原合酶、HMGCoA 还原酶等代谢关键酶磷酸化，调节各代谢途径。②调节基因表达：对基因表达的调节分为早期反应和晚期反应两个阶段，使立早基因（细胞原癌基因，如 *c-fos*、*c-jun* 等）反式作用因子磷酸化而加速立早基因的表达，其表达产物寿命短暂（半衰期为 1～2h），是在胞核内传递信息的跨核膜传递功能，有"第三信使"之称，受磷酸化修饰后，最终活化晚期反应基因并导致细胞增生或核型变化。

在 PKC 调控基因中有一段 TGAGTCA 序列，是促癌剂佛波酯（TPA）反应元件（TPA response element，TRE），TPA 与之结合使 PKC 持久激活，引起细胞持续增生，异常分化，最终导致细胞癌变。

（3）Ca^{2+}-钙调蛋白依赖性途径（Ca^{2+}-CaM 途径）：CaM 以胞质含量较多，而胞核、线粒体、微粒体等含量较低，常受 Ca^{2+} 浓度影响。CaM 可与 Ca^{2+} 结合，当 $Ca^{2+} \geq 10^{-2}$mmol/L 时，Ca^{2+} 与 CaM 结合成复合物，激活 Ca^{2+}/CaM 依赖的蛋白激酶（Ca^{2+}/calmodulin dependent protein kinase，CaM-PK），该酶使底物蛋白丝氨酸/苏氨酸残基磷酸化，包括细胞骨架蛋白、离子通道、受体、转录因子、CREB、5-羟色胺、突触素和酶等，而参与多种细胞功能的调节。如 CaM-PK Ⅱ可修饰激活突触蛋白 Ⅰ、酪氨酸羟化酶、糖原合成酶等，参与神经递质的合成、释放及糖代谢等的调节。

（4）cGMP-PKG 途径：cGMP 与 GC 一起构成另一重要的环核苷酸类第二信使系统，这一系统组成包括配体、G 蛋白、GC、cGMP、PKG。心钠肽、脑钠肽、血管活性肽和细菌内毒素等分子通过此途径发挥调节作用。cGMP 能激活 PKG，后者催化有关的蛋白质的丝氨酸/苏氨酸残基磷酸化。

在视觉、嗅觉、味觉信号传递及无机分子的信号传递中 NO 具有重要的特殊作用。NO 过低与肥厚性幽门狭窄患儿的幽门痉挛有关。此外，NO 还参与自然免疫、抑制血小板黏附、活化与聚集。

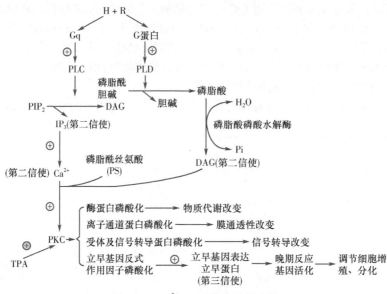

图 4-16　Ca^{2+}-PKC 信号转导途径

（二）酶偶联受体通过蛋白激酶激酶 - 蛋白激酶发挥作用

酶偶联受体指自身具有酶活性，或者自身虽无酶活性，但与酶分子结合存在的一类受体。胰岛素、生长因子及一些细胞因子、生长激素等都是通过该途径发挥作用的。根据受体本身是否有 PTK 活性分为两种，一种是位于细胞质膜上的受体型 PTK（催化型受体），如胰岛素受体、表皮生长因子受体及某些原癌基因（*erb*-B、*kit*、*fms* 等）编码的受体；另一种是位于胞质中的非受体型 PTK，如底物酶 JAK 和某些原癌基因（*src*、*yes*、*ber-abl* 等）编码的 PTK。

当配体与受体结合后，催化型受体大多发生二聚化而被激活，发生自身磷酸化；而非催化型受体则被非受体型 PTK 磷酸化。细胞内接头蛋白的 SH_2 结构域可与原癌基因 *src* 编码的 PTK 区同源，识别磷酸化的酪氨酸残基并与之结合。磷酸化受体通过接头蛋白，如 GrB₂、SOS 等偶联其他具酶活性的效应蛋白逐级传递信息。受体型和非受体型 PTK 虽都使底物的酪氨酸残基磷酸化，但其信息传递途径有所不同。

1. 不同蛋白激酶组成的 PTK 偶联受体信号转导的基本模式　PTK 偶联受体主要通过蛋白质的相互作用激活自身或细胞内其他的 PTK 或丝氨酸 / 苏氨酸激酶实现信号传递，其转导的基本模式大致相同：受体结合配体→受体二聚化 / 寡聚体→激活蛋白激酶（受体自身 / 偶联的蛋白激酶）→修饰下游信号分子→修饰酶、反式作用因子→调节代谢、基因表达、细胞运动、细胞增殖等。

2. Ras-MAPK 途径　该途径受体具有蛋白激酶催化部位、底物作用部位、ATP 结合部位。当配体与催化型受体结合后，受体发生自身磷酸化并磷酸化生长因子受体结合蛋白 2（growth factor receptor bound protin 2，GRB₂，一种接头蛋白）和 SOS（son of sevenless，一种鸟苷酸释放因子），它们的 SH_2 结构域识别并与磷酸化的受体结合形成受体 -GRB₂-SOS 复合物，进而激活 Ras 蛋白，后者可激活丝裂原激活的蛋白激酶（MAPK）系统，活化的 MAPK 进入胞核使多种转录因子磷酸化而调节基因转录。MAPK 系统包括 MAPK、MAPK 激酶（MAPKK）和 MAPKK 激活因子（MAPKKK）。MAPKKK 有许多种类，如 Raf、MEKK 家族、MKK 家族、TAK、ASK 家族等。同样，MAPKK 也有许多种，如 MEK 家族、MKK 家族等。MAPK 分子，如 ErK 家族、JNK（c-Jun N-terminal kinase）家族。

JNK 家族是细胞对各种应激原诱导的信号转导的关键分子，参与细胞对辐射、渗透压、温度变化等的应激反应。P38MAPK 的级联激活是通过凋亡信号调节激酶（apoptosis signal regulating kinase，ASK，属 MAPKKK 成员）→ MKK3/MKK6（MAPKK）→ P38MAPK，主要转导细胞应激反应的重要分子而参与炎症细胞因子、紫外辐射、凋亡相关受体（Fas 等）的信号转导。

3. JAK-STAT 途径　酪氨酸蛋白激酶 Janus 激酶（Janus kinases，JAKs）家族是一类与许多细胞生长因子、生长因子和一些白介素受体的信号转导密切相关的蛋白质酪氨酸激酶，对受体分子缺乏酪氨酸蛋白激酶活性的信号分子可借助 JAK 家族实现其信号转导。JAKs 再通过激活不同的信号转导子和转录激动子（signal transductors and activator of transcription，STAT），STATs 分子彼此通过 SH_2 结合位点和 SH_2 结构域（图 4-17）结合而二聚化，磷酸化的 STAT 转移到细胞核调控基因转录。

JAKs 没有 SH_2、SH_3 或 PH 域，而具有 JH_1、JH_2 共有结构域（图 4-18），其中 JH_1 为激酶催化区（催化功能区），JH_2 为激酶相关区（假激酶区），$JH_4 \sim JH_7$ 与细胞因子的结合有关。

干扰素 -γ（IFN-γ）激活 JAK-STAT 过程即是典型的例子（图 4-19）。IFN-γ 与其受体结合诱导其形成同型二聚体，受体与 JAKs 聚集使 JAK 相互磷酸化，并使受体磷酸化，然后 JAKs 使 STAT 单体（84、91、113）磷酸化，磷酸化的 STAT 聚集并转移到细胞核调控基因转录。

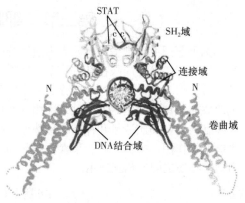

图 4-17　STAT 的域结构

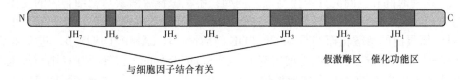

图 4-18　JAK 的结构

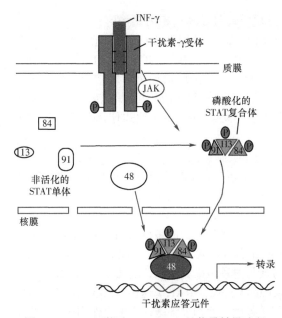

图 4-19　INF-γ 激活 JAK-STAT 的信号转导途径

4. Smads 途径　Smad 分子是转化因子家族，该途径通过不同亚型 Smad 的相互作用调节基因的表达。转化因子 β（transforming growth factor β，TGF-β）、骨形态蛋白（bone morphogenetic proteins，BMPs）和活化素等信息分子是与细胞分化和发育密切相关的细胞因子，其受体属于跨膜丝氨酸/苏氨酸 PK 受体。如 TGF-β 受体，当配体与受体结合后使 I 型和 II 型受体聚合为四聚体（$I_2 II_2$），II 型受体活化使 I 型受体胞内区发生磷酸化，进而激活 Smad 锚定蛋白（Smad anchor for receptor activation，SARA），SARA 将结合 $Smad_2$、$Smad_3$ 并将 Smad 分子提呈给活化的 I 型受体，Smad 发生丝氨酸磷酸化（SSXS-C 端）并形成 $Smad_2$、$Smad_3$ 和 $Smad_4$ 的同源或异源三聚体，转移到细胞核结合在 Smad 结合元件上，调节靶基因转录。

5. PI-3K/PKB 途径　PKB 是一种与 PKA 及 PKC 均有很高同源性的蛋白激酶，是原癌基因 *c-akt* 的产物，又称 Akt。配体与受体结合后，磷酸肌醇 3- 激酶（phosphatidylinositol 3-kinase，PI-3K）的 p85 亚单位与活化的受体结合，p110 亚单位被受体磷酸化，磷酸化的 p110 使 PI-3K 激活：①使磷脂酰肌醇分子中的 3 位羟基磷酸化而催化 PIP_3 生成，后者结合 PKB 的 PH 域将其锚定在质膜而活化。②可激活称为 PDK 的蛋白激酶，再激活 PKB 磷酸化多种蛋白，介导代谢调节、细胞存活等效应。该途径不仅在胰岛素调节的血糖代谢中发挥作用，还能促进细胞存活和抗凋亡，并参与细胞变形和运动的调节。

（三）离子通道型受体介导的信号转导

已经证明，多种 GPCR 与配体结合后还能直接或间接地调节离子通道的活性。离子通道可以是阳离子通道，如乙酰胆碱、谷氨酸、5- 羟色胺的受体；还可以是阴离子通道，如甘氨酸、γ- 氨基丁酸的受体。离子通道受体信号转导的最终作用是导致细胞膜的电位改变，即离子通道受体是通过将化学信号转变为电信号而影响细胞的功能。

第三节　细胞信号转导的相互联系

为便于研究常把信号转导人为地划分成不同的途径，实际上它们是相互联系和影响的。换言之，某一信号传递不是局限在某一信息传递系统内，而是涉及其他系统，不同的信号转导途径都不过是细胞整个信号转导网络的一部分。一定的胞外信息可能主要通过某一特定信号系统起作用，但其产生的效应往往是细胞内各信息系统相互作用的结果。受体及其内源性配体的种类、细胞外信号物质与细胞内信使物质数量和种类的悬殊差别提示这些体系必然共用有限的效应体系和细胞内信使物质才能发挥作用。多种介质、激素及调节物质作用于同一细胞时就可以部分地归结于有限的几种细胞内信使物质之间的相互作用。

一、细胞信号转导途径之间的联系

（一）一条信息途径的成员可参与激活另外一条信息途径

当细胞外信息作用于同一细胞的两种不同受体上，可以起促进效应；或者某一细胞外信息激活传递系统，达到时间和空间的分级控制等。例如，甲状腺释放激素与靶细胞膜的受体特异性结合后，通过 Ca^{2+}-磷脂依赖性蛋白激酶系统可激活 PKC，同时细胞内 Ca^{2+} 浓度增高还可通过 Ca^{2+}/CaM 激酶对底物蛋白的磷酸化而调节 AC 和 PDE 的活性，使 cAMP 生成增多，进而激活 PKA。再例如，Ras/Erk 信号转导途径与细胞增殖有关，而 Smad 介导的信号转导途径则与细胞增殖的抑制有关。在正常上皮细胞 TGF-β 占主导地位，而 EGF、HGF、Ras 等诱导细胞增殖时，可以抑制 TGF-β 的抑制增殖作用。

（二）不同的信息传递途径可共同作用于同一种效应蛋白或同一基因调控区

两种不同的信息传递途径可作用于同一种效应蛋白或同一基因调控区而协同发挥作用，如肌细胞的糖原磷酸化酶 b 激酶，该酶为多亚基蛋白质（αβγδ）$_4$，其 α、β 亚基是 PKA 的底物，PKA 通过催化其磷酸化而使之失活。而 δ 亚基属于 CaM，Ca^{2+} 浓度增加可与之结合，使其激活并进一步激活 Ca^{2+}/CaM 激酶。PKA 和 Ca^{2+}/CaM（δ 亚基）在细胞核内均可以使转录因子 CREB 的丝氨酸残基磷酸化而使之激活，活化的 CREB 作用于 DNA 上的 CRE 顺式作用元件，启动多种基因的转录。

（三）一种信息分子可作用于几条信息转导途径

胰岛素与细胞膜受体结合后，可激活 PI-3K、PLCγ，后者促使 PIP_2 生成 IP_3 和 DAG，增加胞内 Ca^{2+} 浓度，进一步激活 PKC，可以做 PKC 底物的有 EGF 受体、IL-2 受体、Ras、Raf_1 等。PKC 对广泛底物的磷酸化在多个环节产生直接或间接的调节作用；PI-3K 受到多种胞外刺激时，可明显升高其胞内的第二信使 PIP_2 和 PI-3,4,5-P_3（PIP_3）的浓度，激活依赖它们的蛋白激酶（phosphoinositide dependent kinase，PDK），后者使 PKB/Akt 蛋白质磷酸化而将其激活。另外，胰岛素还可通过激活 Ras 参与多种信号转导途径。再例如，IL-1 受体后信号转导过程也极其复杂，近几年发现，IL-1 可通过包括 IL-1 受体相关激酶（interleukin-1 receptor-associated kinase，IRAK）途径、PI-3K 途径、JAK-STAT 途径和离子通道起作用。IL-1 还可在炎症中作用于各种炎症相关细胞，还可以作用于胰岛的 B 细胞，通过激活离子通道影响神经细胞、血管平滑肌细胞、成纤维细胞等多种细胞的功能。

二、影响细胞信号转导的因素

物理因素、化学试剂、生物病原、基因突变和营养失衡等都可引起细胞对外界改变发生反应，进而启动信号转导系统，当刺激达到一定时可导致信号转导异常。根据影响信号转导的发生机制将影响信号转导的因素分为三类。

（一）蛋白质信号转导分子的基因突变

基因突变可改变信号转导蛋白的结构，发生在其重要功能域的突变可导致功能异常。突变会使信号转导蛋白功能减弱或丧失、核受体的转录调节功能丧失等，导致靶细胞对特定信号不敏感。例如，促甲状腺素受体突变失活可使甲状腺细胞对甲状腺素不敏感，患者表现为甲状腺功能减退，造成甲状腺素抵抗症。

有些信号转导蛋白突变后不仅丧失自身功能，还能抑制或阻断野生型信号转导分子的作用。还有些信号转导蛋白在突变后获得了自发激活和持续激活的能力，称为组成型激活突变。在显性遗传的甲状腺功能亢进患者有 TSHR 的激活型突变，还发现一些分泌型肿瘤（如垂体瘤）中有 Gα 基因突变，导致 Gα 亚基的 GTP 酶活性降低，使 Gα 处于持久激活的 Gα-GTP 状态。

（二）蛋白质信号转导分子的表达异常

由于信号转导蛋白分子基因表达障碍使信号转导蛋白生成减少，或蛋白产物不能完成正确地组装或定位，或降解增多都可造成信号转导蛋白缺失或数量减少。相反，由于基因拷贝数增加或异常高表达，或突变导致信号转导蛋白分子的降解减少，则可导致数量增多。

（三）毒素或抑制剂的作用

许多毒素和抑制剂能直接或间接与信号转导分子结合，通过抑制酶活性或蛋白质之间的相互作用、或抑制蛋白质的变构而影响信号转导分子的功能。

第四节　细胞代谢异常影响信号转导的机制与疾病

一、信号转导异常的概念

正常的信号转导是人体正常代谢和功能的基础，当信息传递发生异常时则会导致信息传递的障碍，进而导致某些疾病的发生。由于信号转导蛋白数量或结构的改变，导致信号转导的过强或过弱，并由此引起细胞增殖、分化、凋亡和功能代谢的改变，称为信号转导异常。

二、信号转导异常发生的原因

（一）基因突变

遗传因素可致染色体异常和编码信号转导蛋白质的基因突变，常呈现异质性，有缺失、插入突变和点突变。突变可发生在基因调节序列，使信号转导蛋白数量或功能发生改变，如受体与配体结合障碍、酪氨酸蛋白激酶活性丧失、核受体的转录调节功能丧失等，导致信号转导蛋白失活或活性增强。

（二）自身免疫反应

由于一级结构改变使受体具有抗原性，或受体原来隐蔽的抗原决定簇暴露，或某一受体蛋白与外来抗原有共同的抗原决定簇，使细胞对外来抗原产生抗体和致敏淋巴细胞的同时也对相应受体产生交叉免疫反应。目前研究最多的自身免疫性受体病是重症肌无力和自身免疫性甲状腺病，是由于患者信号分子或受体成为抗原，产生自身抗体，抗体反过来使信号分子或受体失活。抗受体抗体分为刺激型和阻断型抗体。刺激型抗体可模拟信号分子或配体的作用，激活特定的转导途径而表现为功能亢进，如毒性弥漫性甲状腺肿（Graves 病）出现的甲状腺亢进就是甲状腺刺激性抗体能模拟甲状腺抗体（TSHR）的作用（详见第十三章第三节）。阻断型抗体与受体结合后可阻断受体与配体的结合，从而阻断受体介导的信号转导途径和效应。

（三）生物学因素

多种病原体及其产物感染人体后可通过受体家族成员的激活影响信号转导通路，在病原体感染引起的免疫和炎症反应中起重要的作用。Toll 样受体（Toll like receptor，TLR）的胞质部分与 IL-1 受体（IL-1R）同源，在信号转导中有 IL-1R 样作用。人体感染病原释放的内毒素主要成分是脂多糖（LPS），其受体是由 TLR4、CD14 和 MD-2 组成的复合物，通过 TLR4 胞内的连接蛋白（如 MyD88）激活 IL-1R 受体相关激酶（IL-1 receptor associated kinase，IRAK），进而启动炎症细胞内的 NF-κB、PLC-PKC、PLA2、MAPK 家族等信号转导通路，促进炎症细胞因子、趋化因子、脂质炎症介质和活性氧等因子的合成与释放，这些因子与受体作用后可导致炎症细胞的进一步激活和炎症反应的扩大。

（四）继发性异常

信号的长期过多或过少使受体水平上调或下调，或使受体后信号转导过程发生改变，使细胞对特定信号的反应减弱（脱敏）或增强（高敏）。例如，心肌的牵拉刺激和血流切应力对血管的刺激等可通过特定的途径激活 PKC、ERK 等，适当的机械刺激可促进细胞的生长、分化和功能的维持，但当刺激过度时则造成细胞的损伤，导致心肌肥厚和动脉粥样硬化。

（五）机体内环境的影响

机体在缺血、缺氧、创伤等内环境紊乱时会出现神经内分泌的改变，并通过相应的信号转导通路导致细胞功能代谢的变化以维持内环境稳定。但当这种变化导致内分泌过度紊乱时，神经递质、激素、细胞因子等大量释放，导致某些信号转导通路的过度激活和障碍，这种变化能促进疾病的发生和发展。

三、信号转导异常的类型

信号的发放、接收、信号在细胞内的传递、直至作用到靶蛋白出现效应，任何一个环节出现障碍都会影响最终的效应。单个环节或单个信号转导分子的异常多见于遗传病，而一些多基因疾病，如肿瘤与多种信号蛋白和多环节的异常有关。根据信号转导异常发生在信号转导途径中的环节不同分为信号的异常、受体的异常和受体后信号转导通路异常。

（一）信号的异常

由于某些信号转导蛋白的过度表达使细胞内特定的信号转导途径过度激活，导致细胞增殖、分化、凋亡或功能代谢的异常。

> **案例 4-3**
>
> 患者，男，36 岁。手脚肿胀，脸部有病程特征。出现额部隆起，巨舌，大鼻子，油性皮肤。检查：身高 190cm，手掌偏大，软组织肿胀，足跟增厚，肝、脾偏大，余正常。
>
> 初步诊断：肢端肥大症。
>
> **问题与思考：**
>
> 1. 肢端肥大症的分子生物学机制是什么？
> 2. 如何治疗此病？

上述案例说明信号增多导致信号转导异常，而调节肾脏对水重吸收与排泄的抗利尿激素（ADH）分泌减少同样也可导致异常。ADH 降低减少其与肾小管或集合管细胞膜上 2 型受体（属于 GPCR）的结合量，减弱 Gs-AC-cAMP-PKA 信号转导效应，从而使肾集合管膜对水的通透性减弱，尿液不能很好地浓缩，出现尿量增加，引起中枢性尿崩症。

需要指出的是不同受体介导的信号转导通路间存在着相互联系和作用，某些信号蛋白功能丧失后能由其他的相关信号蛋白来取代，因此，不是有信号蛋白的异常就一定会导致疾病。

> **案例 4-3 相关提示**
>
> 生长激素（GH）分泌过多是导致巨人症（或肢端肥大症）的信号转导分子基础。分泌 GH 过多的垂体腺瘤中，有 30%～40% 是由于编码 Gsα 的基因突变所致，其特征是 Gsα 的精氨酸[201] 被半胱氨酸或组氨酸取代；或谷氨酰胺[227] 被精氨酸或亮氨酸取代，使 GTP 酶活性抑制而导致 Gsα 持续激活，cAMP 含量增多，垂体细胞生长和分泌功能活跃。因下丘脑生长激素释放激素（GHRH）刺激 GH 合成与分泌，过多 GH 可刺激骨骼过度生长，在成年人常发生软组织、组织生长过度，导致面貌丑陋；舌、心脏宽大；骨骼增厚，引起肢端肥大症，在儿童则引起巨人症。
>
> 采用 GH 或其受体拮抗剂，通过抑制 GH 的作用进行治疗。

（二）受体的异常

在病理条件下由于受体调节异常，会出现受体数目、亲和力和特异性的异常，引起相应的信号转导途径紊乱，进而引起相关细胞代谢和功能障碍。Brown 和 Goldstein 报道了第一个受体病——家族性高胆固醇血症，该病由 LDL 受体缺陷所致。此后的研究越来越多，后来把因受体异常而发生的一类疾病称受体病。根据受体异常的原因将其分为原发性与继发性两大类。

原发性受体病是指因先天性遗传原因所导致的受体异常，如睾丸女性化综合征、家族性高胆固醇血症、胰岛素抵抗性糖尿病等。患者血激素水平及生物活性正常，无相应受体抗体，但其受体缺乏，使其不能正常发挥其调节作用，导致细胞代谢异常和相应的体征。

> **案例 4-4**
>
> 患者，女，25 岁，身高 146cm。经常疲劳，嗜睡，精神抑郁，以前诊断为注意力缺乏症。体检：甲状腺肿大，T_3、T_4 及 TSH 量偏高，T_3、T_4 及 TSH 受体抵抗阴性，但无甲亢症状。
>
> 初步诊断：甲状腺功能低下。

问题与思考：
　　1.发生的可能原因是什么？
　　2.发病的分子生物学机制是什么？

　　继发性受体病是指由于遗传缺陷或感染等后天因素引起受体异常，发生对受体的病理免疫反应导致自身免疫性疾病。甲状腺功能亢进、胰岛素抵抗型糖尿病属于此类。

案例 4-4 相关提示
　　患者表现 T_3、T_4 水平增高，作为生长因子刺激机体大多数细胞中蛋白质的合成，其缺乏引起懒散，或引起严重的精神疾病，反应迟钝。而检测 TSH 升高，甲状腺肿大，只能解释为与 TSH、T_3、T_4 结合的靶细胞出现了抗性，而 T_3、T_4 及 TSH 受体抵抗阴性说明为非受体抵抗原因。是受体的突变等原因降低了它与激素的亲和力，导致这些激素不能正常发挥作用。而 TSH 作为甲状腺的生长因子其升高是甲状腺肿出现的原因。
　　TSH 能通过升高 Na^+、K^+-ATP 酶转运体浓度刺激氧消耗，T_3、T_4 与 GPCR 结合后，激活 AC，随后触发一系列级联反应导致甲状腺素合成。当 TSH 受体缺乏或功能缺失，导致 TSH 与受体结合能力下降，与 DNA 启动子区域作用通常引起转录抑制，而 T_3、T_4 受体异常使甲状腺不能产生、释放足够的甲状腺素，导致细胞蛋白质合成降低，出现甲状腺功能低下。患者身材矮小，在发育期，即已明显影响了细胞功能和个体生长，应为原发性甲状腺功能低下。

（三）受体后信号转导通路异常

　　受体后信号转导通路异常是指第二信使（如 Ca^{2+}、NO）量的异常、信号分子结构的异常等。例如，高血压时肾上腺素、血管紧张素、内皮素等通过不同机制使心肌 Na^+、Ca^{2+} 水平升高，当心肌细胞被拉长时，细胞膜变形，导致离子通道异常、Na^+ 内流增多，Na^+/H^+ 交换蛋白激活，促进 Na^+/H^+ 交换，使细胞内 Na^+ 浓度增高、细胞内碱化，导致心肌细胞内 RNA、蛋白质合成增多，引起心肌肥厚，但并不是受体后变化一定都致病。

四、信号转导异常的结果

（一）细胞代谢的异常

　　当特定的信号转导途径减弱或阻断，如细胞不能启用另外的信号转导途径予以取代，则会造成靶细胞对该信号的敏感性降低或丧失，而引起细胞内某些代谢过程的异常而导致疾病。糖尿病、甲亢等的发生机制就是如此。

（二）与细胞功能有关的信号转导异常

　　抗体介导的细胞功能异常患者体内存在抗某种受体的自身抗体，抗体与靶细胞表面的特异性受体结合从而导致靶细胞的功能异常。例如，重症肌无力，是由于患者体内存在抗乙酰胆碱受体的自身抗体，此抗体与骨骼肌运动终板突触后膜的乙酰胆碱受体结合，削弱神经肌冲动的传导而导致肌肉无力。再例如，男性假两性畸形，雄激素具有促进男性性分化、青春期发育及维持男性生育能力等作用，雄激素与其受体（AR）结合后和特定 DNA 序列作用。当 AR 减少或失活可导致雄激素不敏感综合征，影响男性性发育，出现程度不等的性分化障碍，严重的为睾丸女性化综合征。

（三）细胞增殖信号转导异常

　　细胞增殖信号转导异常可发生在胚胎发育和成年人机体中，并引起相应的疾病。细胞增殖信号的异常包括促进和抑制细胞增殖的信号转导过强或减弱。其中，研究最多的是肿瘤，肿瘤的早期即是与增殖、分化有关的改变，造成调控细胞生长、分化和凋亡信号转导异常，使细胞出现高增殖、低分化、凋亡减弱等特征；晚期则主要是控制细胞黏附和运动的信号发生变化，使肿瘤细胞获得转移性。恶性肿瘤常伴有某些生长因子受体异常增多，PTK 受体（RTK）是与多种生长因子受体同源的癌基因产物，通过与生长因子作用发生二聚化及受体间磷酸化导致该信号转导途径的激活。

　　在许多肿瘤中，发现因突变导致受体的组成激活。细胞的癌变过程不仅可通过促进细胞增殖信号的转导诱导发生，还可通过抑制生长因子受体的减少、丧失和受体后信号的异常产生。例如，TGFβ 对多种肿瘤细胞具有抑制增殖和激活凋亡的作用。

（四）细胞凋亡异常

大多数情况下，细胞外的细胞凋亡诱导因素作用于细胞后可转化为细胞凋亡信号，并通过不同的信号转导途径激活细胞死亡程序，导致细胞凋亡。当出现氧化损伤、钙稳态失衡、线粒体损伤等情况时，导致细胞群体稳态破坏，细胞凋亡失控。细胞凋亡不足与过度均干扰正常的细胞功能。例如，*p53* 为最受关注的抑癌基因，通过诱导肿瘤细胞凋亡抑制肿瘤，当突变或缺失时，机体肿瘤发生率明显增加。而心肌细胞数目可通过凋亡减少，氧化应激、压力或容量过大、细胞因子等都可诱导心肌细胞的凋亡，而心肌细胞数目的减少导致左心肌代偿性肥大，发生心力衰竭。

近年来，信号转导异常与疾病关系的研究取得了长足进步，不仅揭示了许多疾病发生的分子机制，还为新疗法和药物设计提供了新的思路，以纠正信号转导异常为目的的生物疗法和药物设计成为一个新的研究热点，多种受体阻断剂和拮抗剂、离子通道阻断剂、蛋白激酶等已经研制出来，它们中有些已经在临床应用中取得了明确的疗效，有些已经显示出了良好的应用前景。

小　结

信号分子由细胞合成并释放，通过扩散或血液运输作用于有其相应受体的靶细胞，通过靶细胞内的信息转导体系实现其调节作用。根据其理化性质和作用特点将细胞间的信号转导分子分为内分泌信号、旁分泌信号和自分泌信号、神经递质三类。受体有识别和结合作为信号分子的配体并将配体信号转变为细胞内分子可识别信号的功能。因此，受体是指细胞表面或细胞内能特异地识别和结合信息分子的蛋白质分子。按受体的位置分细胞膜受体和细胞内受体，膜受体可分为 GPCR、受体门控离子通道受体、单个跨膜 α 螺旋受体和 GC 活性受体，细胞内受体分为胞质受体和细胞核受体。将在细胞内传递第一信使变化信息的物质称为第二信使，目前公认的第二信使有 cAMP、cGMP、Ca^{2+}、IP_3、DAG、PIP_3 等。NO、CO、H_2S 也属于第二信使。G 蛋白 / 小 G 蛋白常通过偶联受体与各种下游效应分子调节细胞功能，介导多种信息分子的作用。

信号转导分子通过小分子物质数量、分布变化；蛋白质的变构调节；信号转导复合物的形成实现信号转导作用。信号转导分子相互识别、相互作用构成信号转导通路和复杂的信号转导网络系统。受体通过与配体亲和力、受体活力等调节接收细胞外信号。胞内受体转导的信号在核内与特定的基因结合，在转录和转录后水平影响基因的表达。跨膜信息转导多需 G 蛋白介导，根据其机制分为：① GPCR 介导的信号转导途径，包括 cAMP-PKA 途径、Ca^{2+}- 依赖性蛋白激酶途径、Ca^{2+}- 钙调蛋白依赖性途径、cGMP-PKG 途径；②酶偶联受体通过蛋白激酶激酶-蛋白激酶发挥作用，包括 Ras-MAPK 途径、JAK-STAT 途径、Smads 途径、PI-3K/PKB 途径等；③离子通道型受体介导的信号转导，如乙酰胆碱阳离子通道、甘氨酸阴离子通道。

值得提出的是细胞信号转导是多通路、多环节、多层次和高度复杂的可控过程。信号的发放、接收、信号在细胞内的传递、直至作用到靶蛋白出现效应，任何一个环节出现障碍都会影响最终的效应。基因突变、自身免疫反应、多种病原体及其产物感染、继发性异常和机体内环境的影响都可导致信号转导异常。

参 考 文 献

德伟，欧芹，2008. 医学分子生物学. 北京：科学出版社：45-62

姜勇，罗深秋，2005. 细胞信号转导的分子基础与功能调控. 北京：科学出版社：1-309

周春燕，药立波，2018. 生物化学与分子生物学. 9 版. 北京：人民卫生出版社：327-347

（美）T. 芬克尔，J.S. 古特金，2006. 信号转导与人类疾病. 孙超，刘景生等译. 北京：化学工业出版社：1-429

思 考 题

1. 一种受体可以同时激活多条信号转导途径吗？为什么？
2. 蛋白激酶作为信号转导分子的作用机制是什么？
3. 以自身免疫性甲状腺病为例，说明自身免疫反应异常与甲状腺疾病发生的关系。
4. 酶偶联受体介导的信号转导途径具有哪些基本规律？主要包括哪些途径？

（朴金花）

第五章 细胞增殖与分化的分子机制

细胞增殖与分化是细胞基本的生命现象，是生物体正常生长与发育的重要基础。每一个生物个体都是从一个受精卵细胞开始的。受精卵细胞通过细胞增殖，扩大细胞总量，再通过细胞分化，增加形态和功能相异的各种细胞类型。同时，这些不同类型的细胞经过有序整合，形成了生物有机体。细胞增殖与分化之间既相互区别，又存在着十分密切的内在联系。细胞增殖是生物体生长、发育、生殖与遗传的基础；细胞分化是个体发育的一个重要阶段，胚层细胞的分化导致组织形成、器官发生和系统建成。在生物有机体内，细胞增殖和分化受到精密调控。细胞增殖和分化紊乱，可能导致严重后果，如癌变、遗传性疾病、退行性疾病等复杂性疾病的发生发展。研究细胞增殖与分化，不仅对认识生命具有十分重要的理论意义，也为矫正生命现象的紊乱，如相关疾病的治疗等，提供重要的理论依据。

第一节 细胞增殖的分子机制

案例 5-1

患者，女，67 岁。便血加重半个月前来就诊。既往有痔疮病史，故便血症状未引起重视。近来便血逐渐加重，大便变细。直肠镜检查：距肛门 5cm 处见菜花样占位 3cm×4cm 病变，中心溃疡 1.5cm×1.5cm。病理活检报告为直肠腺癌。行直肠癌根治性切除术，术后病理报告诊断为溃疡型直肠中度分化腺癌，局部化疗 2 个月，术后 5 个月发现肝内多发性占位病变，经穿刺确诊为肝转移性中度分化腺癌。

问题与思考：

1. 结、直肠癌的发生发展过程可能与哪些基因有关？
2. 结合本病例分析对便血患者应注意什么？

一、细胞增殖与细胞周期概述

（一）细胞增殖的基本概念

细胞增殖（cell proliferation）是指细胞通过生长和分裂导致细胞数目增加的过程，是多细胞生物生命活动的重要特征。生物的种族繁衍、个体发育、机体修复等生命过程都离不开细胞增殖。一个受精卵发育为初生婴儿细胞数目增至 10^{12} 个，长至成年细胞数目可达 10^{14} 个。成人体内每秒钟有数百万新细胞产生，以补偿血细胞和小肠黏膜细胞等细胞的衰老和死亡。

细胞增殖通过细胞周期来实现，多细胞生物对细胞增殖有着精确的自我调节机制，一旦细胞增殖出现异常，就会导致相关疾病的发生，如恶性肿瘤的形成就是细胞无限制增殖导致的结果。

（二）细胞周期的基本概念

细胞周期（cell cycle）指正常连续分裂的细胞从前一次有丝分裂结束到下一次有丝分裂完成所经历的连续动态过程，整个过程所经历的时间称为细胞周期时间（cell cycle time，Tc）。在适宜条件下，同种细胞的周期时间相对稳定，不同生物、组织、细胞的周期时间长短各异。例如，小鼠十二指肠上皮细胞的周期时间为 10h，人胃上皮细胞为 24h，培养的人成纤维细胞为 18h，HeLa 细胞为 21h，肝、肾实质细胞的周期时间则长达 1～2 年，甚至更长。

（三）细胞周期时相及生物化学特点

1. 细胞周期时相 真核生物的细胞周期分为间期和分裂期（mitotic phase，M 期）。通常 M 期经历的时间短，间期经历的时间长。间期细胞有完整的细胞核结构，染色质分散于核内，有两项重要的生物化学活动在间期完成：①进行蛋白质等生物大分子的合成与各种细胞器的加倍。②进行 DNA 的合成。DNA 的复制只在间期一个很短的特殊阶段进行，称为 DNA 合成期或称 S 期（synthesis phase）。

细胞有丝分裂之后，必须经过一段时间间隔才能进入 S 期，DNA 复制完成后又必须经历一段

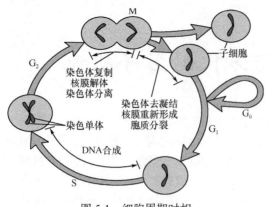

图 5-1 细胞周期时相

时间才能进入下一次有丝分裂阶段，据此可将细胞周期时相分为 G_1 期、S 期、G_2 期和 M 期四个阶段（图 5-1）。① G_1 期（gap$_1$）：指从有丝分裂结束到 DNA 复制开始前的间隙时间，又称 DNA 合成前期。② S 期：指 DNA 复制开始到结束的一段时期。③ G_2 期（gap$_2$）：指 DNA 复制结束到有丝分裂开始之前的一段时间，又称 DNA 合成后期。④ M 期：指细胞分裂开始到结束，又称 D 期（division）。此外，有些细胞通常情况下不进行 DNA 的合成，处于静止状态，当给予某种刺激后重新进入细胞周期。这种暂时不继续增殖但具有增殖潜力的静止细胞称为 G_0 期细胞（gap$_0$ cell）。

2. 细胞周期时相的生物化学特点 在细胞周期的不同阶段，细胞的各种生化反应具有不同特征。① G_1 期：主要进行 RNA 和蛋白质的生物合成，G_1 后期 DNA 合成酶的活性才大幅度增加。从 G_1 期进入 S 期与 S 期激活因子有关。② S 期：细胞周期中最重要的生物合成期，主要进行 DNA 的生物合成，同时进行组蛋白及复制所需酶类的生物合成。合成的 DNA 和组蛋白及时组装成核小体，细胞中 DNA 的含量与 G_0 期相比增加一倍。此外，组蛋白可能还具有延长因子的作用，没有组蛋白的合成，DNA 的复制就会停止。③ G_2 期：为 DNA 合成后期，主要是大量合成 ATP、RNA 和蛋白质如微管蛋白和成熟促进因子等，为细胞分裂进一步作好物质准备。④ M 期：物质合成基本停止，细胞开始分裂。主要特点是 RNA 合成停止，蛋白质合成减少，染色体高度螺旋化。细胞经过前期、中期、后期和末期四个阶段，使染色体凝缩、分离，平均分配到两个子细胞中，使母细胞中的 DNA 在子细胞中减半。

二、细胞周期关卡

（一）细胞周期关卡的基本概念

细胞周期关卡即细胞周期检查点（cell cycle check-point），由异常事件感受器、信号传导通路和效应器构成，在 DNA 复制和有丝分裂前负责检查 DNA 复制的完整性，监控 DNA 损伤修复的正确性，阻断异常细胞进入有丝分裂，精确调节细胞周期的进程，以防止在细胞增殖周期发生错误。主要检查关卡有 G_1/S 检查点、S 期检查点、G_2/M 检查点和纺锤体组装检查点（图 5-2）。

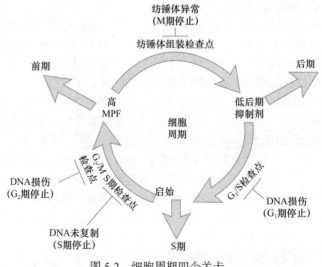

图 5-2 细胞周期四个关卡

（二）细胞周期关卡的监控事件

细胞在分裂之前，必须进行 DNA 复制、染色体加倍、蛋白质合成和必要的物质条件准备与细胞体积的扩增，以满足细胞分裂对物质条件的需要。细胞周期关卡就是要准确严密地监控细胞周期的正常运行，防止异常细胞进入细胞周期。

G_1/S 检查关卡：主要监控细胞由 G_1 期进入 DNA 合成期，监视 DNA 结构是否正常、有无损伤，细胞外环境是否适宜，细胞大小是否合适。S 期检查关卡：主要监控细胞 DNA 复制是否完成。G_2/M 检查关卡：是决定细胞一分为二的控制点，监控事件包括 DNA 结构是否正常、有无损伤，细胞体积是否足够大。纺锤体组装检查关卡：任何一个着丝点没有正确连接到纺锤体上，都会抑制分裂后期促进复合物（anaphase-promoting complex，APC）的活性，阻断细胞周期。

三、细胞周期的分子调控机制

（一）细胞周期调控的分子基础

细胞周期调控就是各种基因顺序表达、各种调控因子依次激活/灭活与降解及级联反应相互协同作用，使细胞周期正常启动、运转或关闭，从而保障细胞正常生长发育与增殖。参与细胞周期调控的蛋白质分子主要有细胞周期蛋白（cyclin）、细胞周期蛋白依赖性蛋白激酶（CDKs）、细胞周期蛋白依赖性蛋白激酶抑制剂（CKIs），这些蛋白的编码基因统称为细胞分裂周期基因（cell division cycle gene，cdc）。在细胞周期的网络调控中，以 CDKs 为调控网络的核心，细胞周期蛋白对 CDKs 具有正性调控作用，CKIs 有负性调控作用，共同构成细胞周期调控的分子基础。此外，癌基因与抑癌基因对细胞周期调控也具有重要作用。

（二）细胞周期蛋白的分子调控机制

1. 细胞周期蛋白的基本概念　细胞周期蛋白（cyclin）指参与细胞周期调控、浓度随细胞周期变化呈周期性波动的一大类特殊蛋白质。细胞周期蛋白具有种属与组织特异性，功能各异。在人类细胞周期蛋白可分为 CyclinA、B、D、E 和 H 等亚类，分别参与细胞周期不同时相的调节。细胞周期蛋白在细胞周期的不同时相呈规律性波动，据此可将其分为 G_1 期、G_2 期、S 期及 M 期周期蛋白四类。例如，CyclinC、D、E、Cln1、Cln2 和 Cln3 等为 G_1 期周期蛋白，G_1/S 期转换过程中执行调节功能；CyclinA、B 等为 M 期周期蛋白，在间期表达和积累，但到 M 期才表现出调节功能（表 5-1）。

表 5-1　不同类型的周期蛋白

不同周期时相的激酶复合体	脊椎动物		芽殖酵母	
	Cyclin	CDK	Cyclin	CDK
G_1-CDK	CyclinD*	CDK4、6	Cln 3	CDK1(CDC28)
G_1/S-CDK	CyclinE	CDK2	Cln 1、2	CDK1(CDC28)
S-CDK	CyclinA	CDK2	Clb 5、6	CDK1(CDC28)
M-CDK	CyclinB	CDK1(CDC2)	Clb 1～4	CDK1(CDC28)

*：包括 D1～3 各亚型 CyclinD，在不同细胞中的表达量不同，但具有相同的功效

2. 细胞周期蛋白的分子调控机制

（1）Cyclin-CDK 复合体：单独的 Cyclin 对细胞周期不具有调节功能，必须与细胞周期蛋白依赖性激酶（cyclin-dependent kinase，CDK）结合成活性复合体才能促使细胞周期相关蛋白基因的开放与表达。如表 5-1 所示，不同的 Cyclin 在不同的细胞周期时相表达和发挥作用。例如，CyclinB 在 S 期开始合成，在 G_2 晚期与 M 期表达并与 cdc2 结合成活性复合物，促进 G_2/M 转换为 M 期。再例如，三种亚型的 CyclinD 在 G_1 早期表达，是细胞周期启动因子。

（2）Cyclin-CDK 复合体与细胞周期时相转换：不同 Cyclins 调节细胞周期通常都是在细胞周期的时相转换关卡发挥调节作用。例如，①在 $G_0 \rightarrow G_1$ 期：首先 c-Fos、c-Jun 等基因开放，随后转录因子 E2F、CyclinD 及 cdk1、2、4、6 等基因表达，CyclinD 与 CDK4/6 结合，使下游蛋白质（如 Rb）磷酸化，释放出活性 E2F，再依次开启 Cyclin E、A、CDK1 及 DNA 合成相关酶类基因表达。②在 $G_1 \rightarrow S$ 期：Cyclin E 与 CDK2 结合，促进细胞通过 G_1/S 限制点进入 S 期。同时，在 S 期进行 DNA 复制还需要 Cyclin A 参与。③在 $G_2 \rightarrow M$ 期，CyclinA、B 与 CDK1 结合使 CDK1 激活，后者再去催化组蛋白 H_1、核纤层蛋白等多种底物蛋白磷酸化，导致染色体凝缩、核膜解体等下游事件的发生（图 5-3）。

3. 细胞周期蛋白的降解

（1）泛素-蛋白酶体途径：真核细胞内的蛋白质降解主要有溶酶体途径和泛素-蛋白酶体途径

（详见本书第二章第二节），泛素 - 蛋白酶体系高特异性地对 Cyclins 的降解，对于维持细胞周期的正常运转具有重要意义。

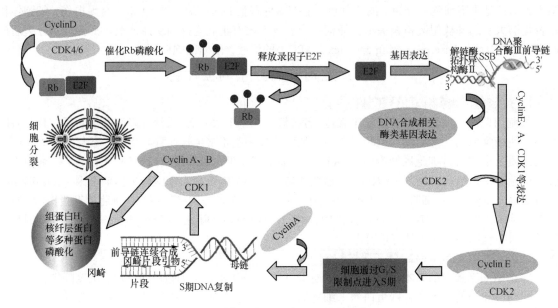

图 5-3　周期蛋白对细胞增殖的调节作用

（2）细胞周期蛋白的降解：在 Cyclins 近 N 端有一个与 Cyclins 的降解有关的降解盒（图 5-4），各种 Cyclins 在完成自身使命以后都必须降解，以维持细胞内环境的稳定性。泛素 - 蛋白酶体系只降解游离的 CyclinE，不降解 CyclinE-CDK2 复合体中的 CyclinE。复合型 CyclinE 的降解只出现在细胞周期的特定时段，即当 CyclinE-CDK2 复合体在 G_1/S 过渡期的使命完成之后才被降解。CyclinE-CDK2 中的 CyclinE 先被蛋白激酶磷酸化、再泛素化，最后才被蛋白酶体降解。CyclinE 过度表达反而阻碍细胞跨入 S 期的进程，引起染色体的不稳定性。在细胞周期特定时间点消除 CyclinD，以调节 Rb 的磷酸化或重新启动细胞，其过程与 CyclinE 的降解相似。在细胞周期时相的顺序推进中，各种 Cyclins 依次合成与降解，推动着细胞周期时相的有序轮转。

此外，负调控性周期蛋白 P21、P27 及 E2F 等的降解都是经过泛素 - 蛋白酶体途径。

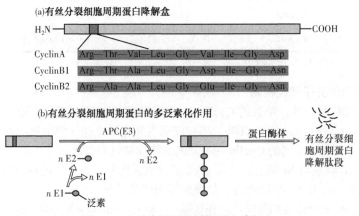

图 5-4　有丝分裂细胞周期蛋白降解盒

▮（三）CDK 的分子调控机制

1. CDK 的基本概念　CDKs 是一组依赖于 Cyclins，活性随细胞周期而变化，在细胞周期调节中起关键作用的蛋白激酶。CDKs 亚型以阿拉伯数字命名，包括 CDK1 至 CDK7，均为 Ser/Thr 蛋白激酶。

2. CDK 的功能　CDKs 的主要功能就是与相应的 Cyclins 结合成活性二聚体，催化多种蛋白质的磷酸化，调节与 DNA 复制和有丝分裂有关的众多分子事件，从而驱动细胞周期进程。如图 5-5 所示，在 CDK-Cyclin 二元复合物中，CDK 为催化亚基，Cyclin 为调节亚基。

3. CDK 的激活与活性调节

（1）CDK 的激活：CDK 受 Cyclin 的激活，当两者结合后才具有催化功能。不同的 CDK-Cyclin 复合物在不同的细胞周期时相被激活，对细胞周期起调控作用（表 5-2）。例如，CDK2/6 与 CyclinD 形成活性复合物，促进细胞 G_0/G_1 转换；CDK2/3 与 CyclinE 形成的活性复合物，促进细胞 G_1/S 期转换；CDK2 与 CyclinA 形成的活性复合物促进 S 期向前推进。在 G_2 晚期和 M 早期，CyclinA 与 CDK1 结合后可启动细胞向 M 期推进，直接参与细胞有丝分裂及成熟。CDK7 与 CyclinH 结合形成的活性复合物称为 CDK 活化激酶，能使细胞周期的主要 CDK-Cyclin 复合物磷酸化而激活，并与 Cyclins 的时相起伏相平行。

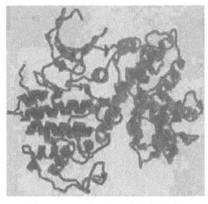

图 5-5　CDK2-Cyclin A 复合体

表 5-2　CDK-Cyclin 复合物在特定细胞周期时相被激活

CDK	Cyclin	激酶复合物的活性
CDK4	Cyclin D1、D2、D3	G_1 期
CDK6	Cyclin D1、D2、D3	G_1 期
CDK2	Cyclin E	G_1/S 转换
CDK2	Cyclin A	S 期
CDK1（CDC2）	Cyclin A	G_1/M 期
CDK1（CDC2）	Cyclin B	分裂期
CDK7	Cyclin H	CAK，细胞周期所有时相

（2）CDK 的活性调节：在细胞周期的不同时相 CDKs 含量保持相对稳定，活性随周期变化而波动。CDKs 的活性主要受以下因素调节：①磷酸化/去磷酸化修饰调节作用。例如，当 CDK1 的 Thr14 和 Tyr15 被磷酸化时，激酶活性被抑制；Thr14 和 Tyr15 去磷酸化时，又被激活。②Cyclin 的调节作用。Cyclin 随细胞周期的变化，选择性地使不同的 CDK 分子激活。③抑制因子的调节作用。细胞周期抑制因子可与 CDK 单独结合，也可与 CDK-Cyclin 复合物结合而发挥抑制作用。已经发现的抑制因子主要有 p15、p16、p21 和 p27 等。当抑制因子与 CDK 单独结合形成稳定复合物，可阻止 CDK 与 Cyclin 的结合；当抑制因子与 CDK-Cyclin 复合物结合，可直接抑制 CDK 的活性。

4. CAK 对 CDK 的调节作用

（1）CAK 的基本概念：CAK 是指 CDK 活化激酶（CDK-activating kinase，CAK），由 CDK7 为催化亚基，CyclinH 为调节亚基，MAT1 为装配亚基组成的 CDK7-CyclinH-MAT1 复合物，在整个细胞周期中的亚细胞定位保持恒定不变。CDK7 与 CyclinH 都含有核定位信号（NLS），定位于细胞核；MAT1 没有明显的核定位序列，可能需要 CDK7 或 CyclinH 协助才能进入核内。

（2）CAK 的催化功能：CAK 的主要功能是催化 CDK1 至 CDK6 的磷酸化，还可催化 RNApol Ⅱ 大亚基的 C 端结构域（CTD）磷酸化。CDKs 有"关闭"与"开放"两种构象，单独的 CDKs 处于"关闭"构象，Cyclin 能诱导 CDKs 构象转变为"开放"构象，CAK 只能催化处于"开放"构象的 CDK 发生磷酸化。如图 5-6 所示，CDK7 磷酸化激活的先决条件就是与 CyclinH 结合成复合物，然后 CDK7 的 Ser170 和 Thr176 发生双磷酸化。随后与 MAT1 结合，组成有活性的 CAK。无活性的 CDK2 与 Cyclin A 结合，使 CDK2 的变构暴露出 Thr160 而被 CAK 磷酸化，使 CDK2-Cyclin A 激活。CAK 除了作用于 CDKs 底物外，还可以转录组分为底物，包括 CTD、TFⅡE、TFⅡF、TATA 结合蛋白、视黄酸受体、转录因子 Oct-1 及 P53 等。

（3）CAK 的活性调节：对 CAK 的活性调节主要有三种方式。① CDK 发生磷酸化和核转位。② Cyclins 通过磷酸化/去磷酸化作用来调节 CAK 的活性。③ MAT1 的 N 端锌指构域可能与 CAK 特异性结合 DNA、介导蛋白-蛋白或蛋白-RNA 之间的相互作用有关。

5. 成熟促进因子与细胞周期调节

成熟促进因子（maturation promoting factor，MPF）又称为 M 期促发因子，是由 cdc2 基因的表达产物 P34^{cdc2} 作为催化亚基与一个 Cyclin 作为调节亚基组成的。在调控细胞分裂周期的过程中，P34^{cdc2} 与 Cyclin 共同构成活性复活体。不同的 Cyclin 与 P34^{cdc2} 的结合/分离、磷酸化/去磷酸化，激活/抑制催化亚基的 Ser/Thr 蛋白激酶活性，从而驱动细胞周期的

笔记栏

正常运转。在细胞周期进程中，P34^{cdc2} 的浓度始终保持稳定，分别与不同的 Cyclin 结合，在 G$_1$ 期与 CyclinA 结合，而在 G$_2$ 期与 CyclinB 结合。P34^{cdc2}-CyclinA 复合物控制 M 期的进入，P34^{cdc2}-cyclinB 复合物控制 Start 限制点的通过（图 5-7）。

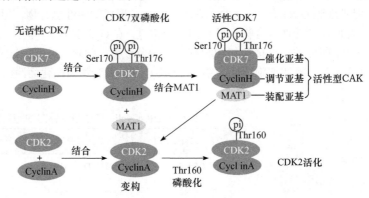

图 5-6 CAK 的活化及磷酸化 CDK2

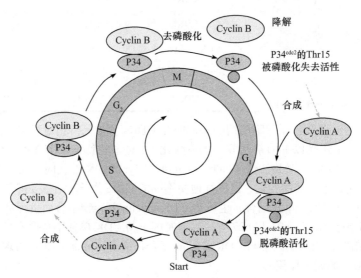

图 5-7 MPF 对细胞周期的调节

P34^{cdc2} 促进 G$_1$/S 转换、启动 DNA 合成及促进 G$_2$/M 转换的双重功能，可能是由于活化的 P34^{cdc2}：①催化层连蛋白磷酸化，使分裂期细胞核膜解体。②催化组蛋白 H1 磷酸化，导致染色体凝聚。③催化微管蛋白磷酸化，引起细胞骨架重新组合。④催化泛素蛋白连接酶体系磷酸化，使 Cyclin B 降解，促进细胞进入 G$_0$/G$_1$ 期。

（四）CKI 的分子调控机制

细胞周期依赖性激酶抑制剂（cyclin dependent kinases inhibitors，CKIs）是细胞周期的负性调控物质，可直接与 CDK 或 Cyclin-CDK 复合物结合而阻止细胞通过周期关卡，调节细胞周期进程。目前已发现 7 种 CKIs，分为 INK4 和 CIP/KIP 两大家族。

1. INK4 家族 INK4 家族包括 p15、p16、p18、p19，它们同 CDK4/6 结合，能够特异性抑制 CyclinD-CDK4/6 的活性。① P15：系 *p15* 基因编码的 137 个氨基酸残基组成的 14.7kDa 的蛋白质，作为 CDK4/6 的特异性竞争抑制因子与 CDK4/6 结合而使其失活；此外还抑制 Rb 的磷酸化，阻止细胞从 G$_1$ 期进入 S 期。② P16：系 *p16* 基因与 *p15* 相邻而串联排列，编码的 16kDa 的蛋白质，其功能与 P15 类似，可竞争性抑制 CDK4/6 的活性、抑制 Rb 的磷酸化，阻断细胞 G$_1$/S 期转换。*p16* 基因异常会导致细胞周期异常，在甲状腺肿瘤、肾母细胞瘤、宫颈癌和神经胶质瘤等多种肿瘤的发生中扮演着十分重要的角色。③ P19：*p19* 为核仁蛋白编码基因，通过 *p53* 途径介导细胞周期阻滞或细胞凋亡。具有对抗癌蛋白 MDM2、稳定和激活 *p53* 等功能。

2. CIP/KIP 家族 包括 P21、P27、P57，其 N 端都有与 CDK 结合的结构域，能广泛抑制 Cyclin-CDK 的活性。① P21：在细胞周期的多个环节发挥作用，主要作用包括结合并抑制 CDKs 活性、防止衰老细胞进入细胞周期、参与分裂完成细胞退出细胞周期。P21 主要通过两条途径来抑制细胞增殖与调节细胞周期，一是结合并抑制 CDKs；二是抑制增殖细胞核抗原（proliferating cell nuclear antigen，PCNA）使 DNA 合成障碍。P21 自身的活性可受 P53 调控。②P27：由于其 N 端有 CDK 结合域，而 C 端无 PCNA 结合域，故可结合并抑制 CDK-Cyclin D、E、A 及 B，但不抑制 PCNA。P27 在细胞静止态表达增强，细胞增生时表达水平降低；随着 P27 表达增强，细胞 G_1 期持续时间延长。此外，P27 可诱导凋亡，还与细胞通过 G_1 晚期的周期关卡有关。③P57：P57 的 N 端、C 端与 P27 相似，能抑制 G_1 期与 S 期 Cyclin-CDK，但对 CyclinD2-CDK6 的亲和力较低，因而对后者的抑制作用较弱。P57 能直接上调 *p21* 的表达。因此，*p21* 是 P57 生长抑制作用的一个效应基因。

（五）原癌基因和抑癌基因的分子调控机制

1. 原癌基因与癌基因 原癌基因（proto-oncogene）是存在于正常细胞中一类与细胞增殖相关的基因，对调控细胞增殖、生长与分化具有重要的功能。当原癌基因受外界刺激被激活或变异，会引起正常细胞过度增殖发生恶性转化，最终诱发肿瘤的形成。原癌基因或癌基因在进化上高度保守，包括 *src*、*ras*、*myc*、*sis*、*myb* 等多个基因家族，其编码产物有生长因子、生长因子受体、细胞内信息分子、转录调节因子及细胞周期蛋白等，常与细胞增殖调控有关。它们通过对细胞信号途径及细胞周期的调控，促进细胞生长、增殖及癌变，其具体调控制见第八章第二节。

2. 抑癌基因 抑癌基因编码产物主要包括转录调节因子，如 Rb、P53；负调控转录因子，如 WT；周期蛋白依赖性蛋白激酶抑制因子，如 P15、P16、P21；信号通路抑制因子，如 ras GTP 酶活化蛋白（NF-1）；磷脂酶，如 PTEN；DNA 修复因子，如 BRCA1、BRCA2；与发育和干细胞增殖相关的信号途径组分，如 APC、Axin 等。抑癌基因编码产物对细胞周期起负调控作用。

（1）*p53* 基因：野生型 P53 会使 DNA 损伤的细胞阻滞在 G_1 期，为细胞赢得时间，以进行 DNA 损伤的修复。若 DNA 损伤修复成功，细胞通过检查关卡重新进入细胞周期；若 DNA 损伤修复失败，P53 通过启动细胞凋亡程序将损伤细胞清除。P53 可诱导 *p21* 基因的表达，并通过 P21 抑制 CDKs 和 PCNA，使细胞在 G_1/S 期产生阻滞。突变型 P53 不能有效地与 DNA 结合，致使 P21 蛋白不能有效地作为细胞分裂的"停止信号"，细胞就会无限分裂，导致肿瘤的产生（图 5-8）。

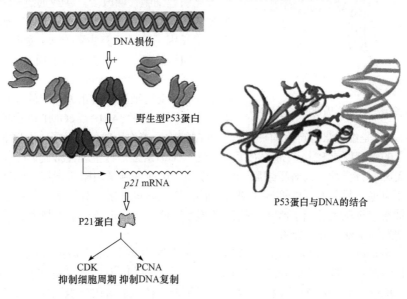

图 5-8 P53 与 DNA 的结合及对 *p21* 的调控

（2）视网膜母细胞瘤基因（retinoblastoma gene，*Rb*）：*Rb* 对细胞周期的调控主要表现在两方面。①作为 Cyclin-CDK 的下游靶蛋白，调控 G_1/S 时相转换及 DNA 合成。②*Rb* 能与转录因子 E2F 结合形成 Rb-E2F 复合体，后者与 DNA 的启动子结合，在原位抑制 DNA 的转录。*Rb* 基因的缺失、突变或蛋白产物失活，可促进肿瘤的发生与发展。

案例 5-1 相关提示

细胞癌变是一个涉及多阶段、多步骤、多基因改变的复杂过程，包括原癌基因的激活、抑癌基因的失活及错配修复基因的突变等，在多基因的协同作用下，最终导致细胞的癌变。结、直肠癌的发生与发展为多基因突变，细胞癌变的整个过程分为 6 个阶段。①上皮细胞过度增生：可能涉及 *FAP*、*MCC* 基因的突变或缺失；②早期腺瘤：可能与 DNA 的低甲基化有关；③中期腺瘤：涉及 *K-ras* 突变；④晚期腺瘤：涉及 *DCC* 基因丢失；⑤腺瘤：涉及 *p53* 基因缺失；⑥转移癌：涉及 *nm23* 基因的突变、血管生长因子基因表达增高等（图 5-9）。本病例既往有便血史，但未予以重视，致使癌症未能早期发现和治疗，直至发生了转移，因此便血者，尤其有痔疮的便血者应及时进行肿瘤排查。

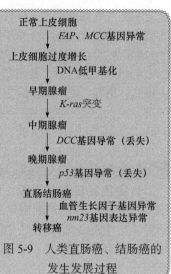

图 5-9 人类直肠癌、结肠癌的发生发展过程

（六）细胞生长因子的分子调控机制

生长因子（growth factor，GF）是一大类与细胞增殖有关的信号分子，目前发现的生长因子多达几十种，可分为增殖促进类、增殖抑制类与双重调节功能类三大类。多数生长因子具有促进细胞增殖的功能，如 EGF、神经生长因子（nerve growth factor，NGF）、成纤维细胞生长因子（Fibroblast growth factor，FGF）、IGF 和白细胞介素（interleukins，IL）等；少数具有抑制细胞增殖的作用，如抑素（chalone）、TNF 等；个别具有双重调节功能，如转化生长因子 β（transforming growth factor-β，TGF-β）等。不同生长因子对细胞增殖调控的具体机制不同，但调节模式却大同小异：①生长因子与细胞膜上的生长因子受体结合使受体激活。②活化的受体再激活细胞内的特异性信号传递通路。③通过细胞内第二信使的信号传递激活蛋白激酶，使多种底物蛋白磷酸化引起细胞代谢改变。④或通过开启 / 关闭细胞周期相关蛋白的表达，从而促进或控制细胞通过周期关卡。生长因子信号通路主要有 ras 途径、cAMP 途径和磷脂酰肌醇途径。有的生长因子通过 ras 途径，激活促分裂原活化蛋白激酶（mitogen-activated protein kinase，MAPK），促进细胞增殖相关基因的表达（图 5-10）。有的生长因子通过 cAMP 或 cGMP 途径进行信号传递。

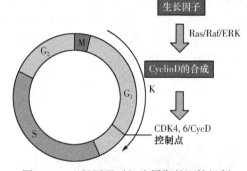

图 5-10 生长因子对细胞周期的调控机制

抑素（chalone）是细胞自身产生的一类具有抑制细胞增殖作用的信号分子，化学本质是小分子蛋白质或多肽，有的含有糖或 RNA。抑素有下列特性：①抑素是一种生理性抑制因子。②具有组织、细胞特异性，无种属特异性。③对靶细胞无毒副作用，可使细胞增殖阻滞于某一周期时相，对细胞增殖的抑制作用可逆。目前发现的抑素主要有生长抑素、内皮抑素、肝抑素、肾抑素、粒细胞抑素等不同种类。抑素与细胞生长因子既相互拮抗又相互协调，在一定条件下保持动态平衡，平衡一旦被打破，细胞增殖活动就会发生异常。

生长抑素（somatostatin，SST）通过与特异性生长抑素受体（somatostatin receptor，SSTR）结合或抑制细胞生长激素及细胞因子的分泌发挥抑制 DNA 合成复制，从而达到抗细胞增殖的功能。内皮细胞抑素（endothelial chalone）或称内皮抑素，通过下调人体微血管内皮组织内的许多具有促血管生成活性的信号通路与上调多种抗血管生成基因的表达，抑制内皮细胞的增殖、迁移 / 侵袭和血管腔形成。其作用主要表现为开启抗血管生成信号通路、阻断 VEGF 及其受体的信号传导、抑制金属蛋白酶、下调 *c-myc* 和 *cyclin*-D1 等基因表达，内皮抑素对细胞周期的调控具有时相特异性，有的专一作用于 G_1 期，防止细胞进入 S 期（如 G_1 期表皮细胞抑素），有的专门作用于 G_2 期（如 G_2 期表皮细胞抑素），阻止细胞进入 M 期。

知识链接

　　哈特韦尔研究细胞周期发现并命名了细胞分裂基因（*cdc*）。这类基因中，*cdc4*、*cdc6*、*cdc7*、*cdc8* 等控制 DNA 复制；*cdc5*、*cdc14*、*cdc15* 等参与染色体分离调控；*cdc3*、*cdc10*、*cdc11*、*cdc13* 等调控细胞质分裂；*cdc1*、*cdc4*、*cdc24*、*cdc28*、*cdc33* 等在受精卵雌雄核融合过程中起重要的作用。其中 *cdc28* 基因在 G_2/M 期转换点发挥重要启动功能，该基因编码的蛋白质是其他 *cdc* 基因产物执行功能的前提，故又被称为 "start"。此外，哈特韦尔首先找到了与细胞周期控制相关的基因 *rad9*、*rad17* 等，在此基础上提出了细胞周期关卡的新概念。随后，纳斯等也证明 *cdc2*、*cdc18* 及 DNApolα 也与周期关卡的调控有关。此后发现，许多癌症都与周期关卡控制异常有关。

　　继哈特韦尔之后，纳斯从裂殖酵母中筛选出了 *cdc2*、*cdc25*、*wee1* 等调控细胞周期的新基因，并发现裂殖酵母 *cdc2* 和人 *cdc2* 与芽殖酵母 *cdc28* 具有高度的同源性，参与 G_1/S 和 G_2/M 期转换的调控，提出了 "M 期启动调节的普遍机制：从酵母到海洋无脊椎动物直至人类的所有真核细胞中都存在一个共同的分子机制来调节 M 期的启动"。纳斯进一步发现，$P34^{cdc2}$ 必须与 Cyclin 结合才具有活性，这一发现同哈特韦尔所鉴定的 ACD28 的性质一致，使 CDC2 和 CDC28 成为最早发现的细胞周期蛋白依赖性蛋白激酶（CDKs）家族成员。

　　亨特首次发现海胆卵受精后，在卵裂过程中有两种蛋白质的含量随细胞周期剧烈振荡，故命名为周期蛋白 (Cyclin)。亨特进一步证实，不同的 Cyclin 分别在某一个细胞周期时相表达，又在另一个时相降解，细胞周期的运转必须有 Cyclin 的参与，Cyclin 缺陷型细胞停滞在 G_1 或 G_2 期，无法进行有丝分裂。在此基础上，亨特证明了在其他物种的细胞中也存在 Cyclin，这类蛋白质在进化中具有高度的保守性。除对细胞周期运转具有决定性功能外，还与某些转录调节因子结合对基因进行调控。

　　由于哈特韦尔、亨特和纳斯三位科学家在细胞周期调控机制研究方面的伟大贡献，他们共同分享了 2001 年诺贝尔生理学或医学奖（图 5-11）。

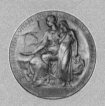

图 5-11　诺贝尔生理学或医学奖章

第二节　细胞分化的分子调控机制

案例 5-2

　　患者，女，22 岁。主诉四肢紫癜、头晕 2 个月，阴道大量出血 10 余天。患者于 2 个月前开始出现四肢紫癜，头晕、心慌、间有低热，关节酸痛、偶有鼻出血，10 多天前阴道出血、量多，经输血等治疗效果不好。体检：体温 38℃，脉搏 98 次 / 分，血压 15/9kPa，显轻度贫血；四肢散在性紫癜，口腔双侧颊部黏膜可见小血疱，余无异常，未进行妇科检查。实验室检查：血红蛋白 80g/L，白细胞 $1.8×10^9/L$。中性杆状 0.05，中性分叶 0.40，淋巴 0.52，幼粒细胞 0.03，血小板 $10×10^9/L$。骨髓象：增生明显活跃，原粒细胞 0.06、早幼粒细胞 0.62，后者细胞椭圆且较大，胞质丰富，可见大小不均的淡紫红色颗粒，核圆形偏于一侧，核仁 1～2 个，红系统受抑制，全片未见巨核细胞，血小板少见。肝肾功能正常，凝血时间（试管法）16min，凝血酶原时间 25s（对照 14s），凝血酶时间 14s（对照 11s），纤维蛋白原定量 1.2g/L，3P 试验（＋），D-2 聚体（＋）。染色体检查发现有 t（15：17）（q22：21）异常，基因检查发现有 *PML/RARα* 融合基因。

　　诊断：急性早幼粒细胞白血病，诱导治疗采用全反式维 A 酸，观察缓解效果。

问题与思考：

　　1. 为什么采用全反式维 A 酸进行治疗？

　　2. 临床上采用砷剂对急性早幼粒细胞白血病治疗也有效，为什么？

<h1 style="text-align:center">一、细胞分化概述</h1>

（一）细胞分化的基本概念

1. 细胞分化的基本概念 生物个体由形态不同、功能各异的多种细胞组成，构成人体的细胞类型多达250～500种。通常细胞的形态与功能是相适应的，这就构成了纷繁复杂的多细胞生物世界。细胞分化（differentiation）指在多细胞生物个体发育过程中，子代细胞与母代细胞相比在形态、结构和功能上发生差异性变化的过程。由一个受精卵通过细胞分裂产生的后代细胞，不仅出现了形态结构变化，而且各种细胞在功能上也产生了差异（图5-12）。

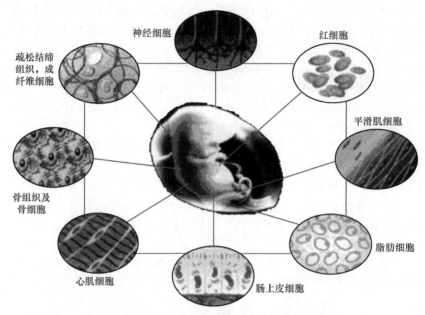

图 5-12 受精卵分化为不同形态和功能的后代细胞

2. 细胞分化的原则 细胞分化是一种持久性的变化，不仅发生在个体胚胎发育过程中，也存在于人体多能干细胞的分化过程中，伴随人的一生。动物细胞分化的原则是分化具有时空性和不可逆性：①在时间上，一个细胞在不同的发育阶段，其形态结构与功能可以不同；在空间上，同一种细胞的后代，由于所处的环境条件不同，其形态结构与功能也可以相异。②一个细胞一旦转化为一种稳定的细胞类型之后，就不能逆转到未分化状态。因为分化是细胞命运决定过程中基因顺序差异表达的结果，细胞分化意味着各种细胞内合成了不同的特异性蛋白质（如红细胞合成血红蛋白，肌细胞合成肌动蛋白和肌球蛋白等）。因此，细胞在分化之前先有决定。

（二）细胞决定与细胞分化潜能

1. 细胞决定 细胞决定（cell determination）指细胞在发生可识别的形态变化之前，就已受到约束而向特定方向分化，这时细胞内部已发生了变化，确定了未来的发育命运。细胞在决定状态下，沿着特定类型分化的能力具有稳定性、可遗传性，一般不会中途改变，也不受多代增殖的影响。

2. 细胞分化潜能 细胞分化潜能（cell differentiation potency）指单个细胞分化成各种特性细胞、组织，形成一个完整个体的潜在能力。细胞分化潜能有全能性（totipotency）、多能性（multipotency）和单能性（unipotency）之分。受精卵能够分化出各种细胞、组织、器官，发育形成一个完整的个体，所以受精卵为全能性细胞（totipotent cell）（图5-13）。随着分化发育的进程，细胞的分化潜能逐渐下降或丧失，从全能性细胞向多能性细胞（multipotential cell）转化，再变成单能性细胞（unipotential cell），最后失去分化潜能成为成熟的定型细胞（committed cell）。

成熟的动物细胞没有全能性，但在体内分布着一些具有分裂和分化能力的干细胞（stem cell），它们负责动物一生中皮肤、小肠和血液等组织的不断更新。绝大多数情况下，受精卵在形成囊胚（blastula）之前，细胞分化方向尚未决定。囊胚继续发育成具有外胚层（ectoderm）、中胚层（mesoderm）和内胚层（endoderm）的原肠胚（gastrula）时，各胚层的细胞已经决定，分化潜能开始出现一定的局限性。外胚层只能发育成神经系统、表皮、毛发、指甲等；中胚层只能发育成骨骼、肌肉、泌尿生殖系统、淋巴组织、血液等；内胚层只能发育成呼吸系统、消化系统、肝、胰等。因此，原肠胚各胚层的细胞都具有发育成多种细胞表型的能力，它们均为多能性细胞。多能性细胞进一步分化，转变成具有向特定细胞系分化能力的单能性细胞。在组织器官的发生过程中，各种单能性细胞的发育命运最终决定，在形态上特异化、功能上专一化，最终向稳定的单一细胞类型分化，成为失去分化潜能的成熟定型细胞。可见，细胞决定就是细胞分化潜能逐渐被限制的过程，决定先于分化。

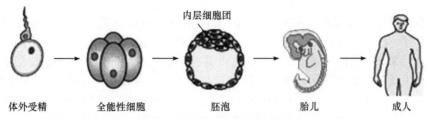

图 5-13 受精卵的全能性

二、细胞决定的机制

（一）细胞核对细胞分化的决定

生物个体是由精子和卵子结合形成受精卵后通过发育分化而形成的。卵裂时，细胞核内的遗传物质平均地分配到两个子细胞中。所以，受精卵→胚胎细胞→成体细胞之间所含 DNA 总量及信息量是完全相同的，即 DNA 的一级结构是完全相同的；所不同的是，不同细胞中染色质的空间构象不同、表达的基因不同。

从受精卵开始，染色质可以根据需要形成各种不同的构象，从而分化形成各种特化的成熟细胞。不同发育阶段的细胞和各种特化细胞之间，染色质 DNA 的空间构象是不同的；同类组织的细胞在不同的发育阶段，染色质 DNA 的构象也有差别。这种按预定程序、逐渐演变的 DNA 构象变化，就形成了细胞发育分化的过程。胚胎发育过程中基因的顺序表达是生物进化过程的重演，在胚胎发育早期阶段所形成的染色质构象是比较原始的构象，所表达的基因也是比较原始的基因。随着发育分化的进展，这部分基因将逐渐关闭转变成沉默基因。这是 DNA 构象逐渐演变的必然结果，也是成熟细胞难以逆转为未分化细胞的重要原因。

（二）细胞质对细胞分化的决定

1. 卵细胞的非均一性 卵细胞是一个高度异质化的非均一性极性细胞，有动物极（animal pole）和植物极（vegetative pole）两极，含有丰富的细胞质和线粒体、内质网、核糖体、高尔基体等细胞器。核仁致密，胞核位于细胞外周近动物极一侧，极体从此位点释放。在卵细胞质中，非均匀性分布着大量而丰富的蛋白质（如卵黄蛋白）、酶类、mRNA 及一整套启动细胞增殖、分化、发育和维持代谢所需要的全部元件（图 5-14）。卵细胞的高度异质化结构赋予了细胞分化的物质基础。

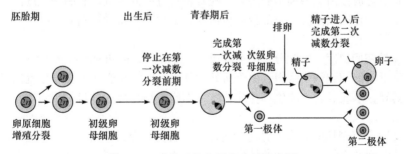

图 5-14 哺乳动物卵子发生的模式图

2. 受精卵的不对称分裂 受精卵的卵裂具有两个重要特征。①高速分裂：受精卵高速分裂，但不伴随体积和物质的增加，随着细胞数目的增加，卵裂产生的细胞体积越来越小（图 5-15）。②不对称分裂：受精卵的不对称分裂产生体积不同的大卵裂球和小卵裂球，使分配到各个卵裂球中的胞质成分的质量与数量不同。因此，受精卵的不对称分裂对细胞分化具有重要调节作用。

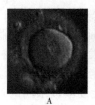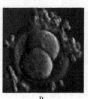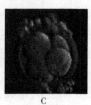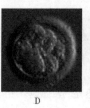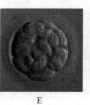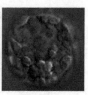

图 5-15　体外人胚胎的卵裂

3. 细胞质决定子　细胞质决定子（cytoplasmic determinant）在卵母细胞中已经形成，随着受精卵的卵裂被一次次地重新改组与分配。卵裂后，决定子被非均一地分配到不同的子细胞中，造成了不同的子细胞得到的"家产"不同，因此具有不同的分化命运。例如，蛙受精卵中控制胚孔背唇形成的区域对脊索中胚层和神经板的决定与分化起关键作用。在两栖类动物中，卵子受精后会出现胞质流动（cytoplasmic streaming）现象。不同性质的细胞质中含有不同的形态发生决定子，卵裂使不同的细胞获得的特定决定子不同，导致特异性基因的激活和表达，从而使细胞具有特定的遗传表型。

（三）核质相互作用与细胞分化决定

在胚胎发育过程中细胞核起主导作用，决定细胞分化发育的方向；细胞质起辅助作用，影响细胞核基因的表达。因为细胞中绝大部分基因位于细胞核染色体上，转录生成的 mRNA 进入细胞质翻译成各种蛋白质，决定细胞的新陈代谢类型和个体发育方向；而细胞核基因的表达又受到细胞质中一些物质的调控与制约，并且要对细胞质的不同状态作出不同的反应。

我国实验生物学家童第周教授，早在 20 世纪 60 年代即对细胞核与细胞质的相互作用关系作了

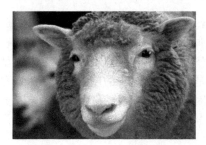

图 5-16　"多莉"小绵羊

深入细致的研究。他认为在个体发育过程中，细胞核和细胞质的关系，不仅仅是细胞核来决定细胞质发育的方向，而细胞质也能决定细胞核的命运；核、质之间联系非常密切，在构造上互相沟通，在功能上互相激发与抑制。1996年 7 月，英国罗斯林研究所的 Wilmott 等将成年羊乳腺细胞核植入母羊的去核成熟卵细胞中，在世界上第一次用无性克隆动物技术成功培养出名叫"多莉"的雌性小绵羊（图 5-16）。这一结果证实了细胞核与细胞质相互作用的密切关系。

（四）细胞分化的时空性决定

1. 细胞分化的时间性决定　细胞分化的时间性决定（time determination）是指在胚胎发育的时间进程中，不同发育阶段的细胞，分化成不同形态与功能的特定细胞类型的能力也不同。在胚胎发育的初期，几乎所有的新生细胞都接受了完整的基因组信息，每个细胞均含有一套完整的遗传指令，每个细胞均具有发育成任何类型细胞的潜力。随着发育过程的推进，胚胎细胞逐渐发生不同的形态与功能上的改变，分化成只使用一小部分遗传信息、表达一套特异蛋白质的某一特定类型的细胞，这就是细胞在时间上的分化。

2. 细胞分化的空间决定　细胞分化的空间决定（space determination）是指在胚胎发育过程中，处在不同空间位置上的细胞群或组织，由于所处的环境不同，接受所处空间位置的发育指令进行形态建成、胚胎诱导，形成具有不同生理功能的特定细胞类型，形成各自的组织器官，这就是细胞空间上的分化。

细胞分化与时空有密切的关系，总是伴随特定蛋白质的合成，因为细胞分化的本质就是特异性基因按照一定的时间和空间顺序表达的结果。由于胚胎细胞中不同基因被激活，继而产生不同的特异性蛋白质和酶类，使细胞最终分化为结构和功能不同的细胞。例如，在果蝇受精卵的分化发育过程中基因表达的时间顺序是：首先表达的是母体基因（如 bcd、hb、nos、cdl 等）；由母体基因的表达产物再激活间隙基因（gap genes）、成对基因（pair-rule genes）、体节极性基因（segment polarity gene）等分节基因的转录，这三组基因也有等级关系，间隙基因控制成对基因，成对基因控制体节极性基因；然后才是同源异形选择基因（homeotic selector genes）的表达（图 5-17）。

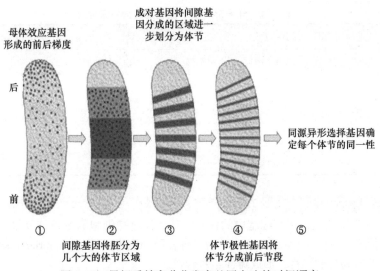

母体效应基因
形成的前后梯度

成对基因将间隙基
因分成的区域进一
步划分为体节

后

前

①　　　②　　　③　　　④　　　⑤

间隙基因将胚分为
几个大的体节区域

体节极性基因将
体节分成前后节段

同源异形选择基因确
定每个体节的同一性

图 5-17　果蝇受精卵分化发育基因表达的时间顺序

（五）细胞间相互作用与细胞分化决定

在胚胎发育过程中，各胚层细胞的分化要受到相邻胚层细胞群的相互影响，包括相互诱导、相互抑制和相互识别。胚胎诱导（embryonic induction）就是在胚胎发育过程中，不同类型的细胞组织或不同胚层的细胞间相互作用，决定细胞分化方向的过程。被诱导分化的细胞称为反应细胞，产生诱导作用的细胞称为诱导者或组织者。诱导者通过分泌诱导物对反应细胞发生诱导作用的方式主要有大分子物质的扩散、与反应细胞质膜上的受体直接接触、胚胎发育早期的细胞间通讯和细胞外基质在诱导作用中起重要作用。诱导物必须激活反应细胞内有关基因，基因的产物又激活其他有关基因。一组基因被激活，产生一组特异性蛋白，从而导致细胞分化。诱导作用普遍存在，这对于个体的发生和形态建成具有重要意义。细胞分化除受到邻近细胞群的诱导作用外，也受到邻近细胞群的分化抑制作用。如果将正在发育的蛙胚放在含有一小块成体蛙心的培养液中，胚胎就不能产生正常的心脏。此外，胚胎细胞之间还具有相互识别能力。

总之，细胞的分化归根结底依赖于基因在发育过程中按一定时间、一定空间、有秩序、有选择地表达，而细胞分化的关键问题——基因表达的时空秩序机制至今仍未搞清楚。

三、细胞分化的分子调控机制

（一）基因差异性表达的调控作用

从分子水平看，分化细胞间的主要差别在于合成的蛋白质种类不同。例如，红细胞合成血红蛋白、胰岛细胞合成胰岛素等。蛋白质是由基因编码的，因此合成蛋白质不同的主要原因在于基因的差异性表达。可见，对细胞分化的调控主要在于对基因的差异性表达的调控。

在细胞分化过程中，细胞间基因的差异性表达与染色体的结构变化有关，染色体的结构变化主要涉及基因删除、基因扩增、基因重排、DNA 甲基化与异染色质化等方式。奢侈基因是细胞分化过程中选择性表达的特殊基因。例如，表皮细胞的角蛋白基因、肌肉细胞的肌动蛋白与肌球蛋白基因等，它们与细胞的分化和细胞的功能特化直接相关。主导基因又称选择者基因（selector gene），是指导和行使发育基本功能、调控奢侈基因表达的基因，其编码蛋白通过结合到受其指挥的奢侈基因的上游调控序列上调控（激活或阻遏）相应基因的表达。

生物体内不同类型的细胞均来自同一个受精卵，它们具有相同的基因组。但是，在不同的发育阶段与不同的组织中，一些基因处于开放状态，一些基因处于关闭状态，这就是基因的差异性表达（gene differential expression）（表 5-3），即在细胞的生长发育与分化过程中，根据功能的需要，某些特定基因的表达严格按照一定的时间顺序开启或关闭，而另一些特定的基因严格按照不同的组织空间顺序开启或关闭，从而决定细胞向特定的方向分化和发育。分化细胞间的差异性往往表现为一群特异性基因的差异性表达，而不仅仅是一个基因的差异性表达，既包括结构基因的差异性表达，也包括调节基因的差异性表达。组织特异性表达调控基因对结构基因的差异性表达具有调控作用，从而转录产生不同的 mRNA，翻译成代表细胞表型分化标志的特异性蛋白质。

表 5-3　分子杂交技术检测的差异性表达

	细胞总 DNA			细胞总 RNA		
	输卵管细胞	成红细胞	胰岛细胞	输卵管细胞	成红细胞	胰岛细胞
卵清蛋白基因	+	+	+	+	—	—
β 珠蛋白基因	+	+	+	—	+	—
胰岛素基因	+	+	+	—	—	+
检测方法	Southern 杂交			Northern 杂交		

（二）激素的调控作用

激素作用于特定靶细胞，调节细胞内的代谢活动，促进靶细胞的生长与分化。例如，哺乳动物的雄性激素，能促进中肾管（Wolffian duct）的发育，而抑制米勒管（Müllerian duct）的发育；摘除胚胎睾丸，则促进米勒管的发育，形成雌性生殖管道。

（三）细胞因子的调控作用

细胞因子（cytokine）是免疫活性细胞或其他特异性细胞分泌的一大类具有多种生物活性的多肽或蛋白质，通过不同的信息传递途径，调节细胞增殖、分化与凋亡，引起细胞代谢活动与细胞特性的改变。在调节细胞分化的过程中，不同的细胞因子相互作用、相互协调，形成一个有机的信号调控网络，各自发挥不同的作用。细胞因子对细胞分化的调控机制相当复杂，作用具有多效性、重叠性和网络性特点。不同细胞因子对同种细胞的分化作用不同或相似；同种细胞因子对不同细胞的分化作用相同或相异；一种多潜能细胞在不同细胞因子的协同诱导作用下，可以分化成多种功能特化的细胞类型（图 5-18）。

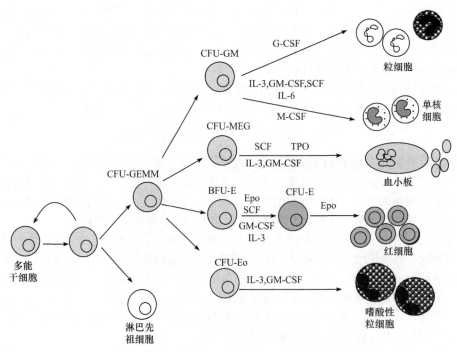

图 5-18　细胞因子对多潜能干细胞的分化诱导作用

四、干细胞分化的分子基础

（一）干细胞概述

干细胞（stem cell）是一类具有自我更新和分化潜能的未分化细胞。根据分化潜能的大小，可分为全能干细胞、多能干细胞与单能干细胞。全能干细胞（totipotential stem cell）具有发育成为具有各种组织器官的完整个体的潜能；多能干细胞（pluripotent stem cell）具有分化成多种细胞组织的潜能，但失去了发育成完整个体的能力；单能干细胞（unipotent stem cell）只能向一种类型或密切相关的两种类型的细胞分化，是发育等级最低的干细胞。干细胞根据来源不同，还可分为胚胎干细胞和成体干细胞。胚胎干细胞（embryonic stem cell，ESC）指在受精卵分裂发育成囊胚时，位于内层细胞团（inner cell mass），具有自我更新能力和分化为所有组织器官能力的未分化细胞，属于全能干细胞。成体干细胞（adult stem cell，ASC）指分布于已分化的特定组织中，具有自我更新能力与一定分化潜能的未分化细胞，属于多能或单能干细胞。胚胎干细胞来源于受精卵，将其植入妇女的子宫可以发育成一个完整的个体。成体干细胞可来源于胚胎、胎儿或成人组织，如上皮干细胞、造血干细胞、神经干细胞等。在特定条件下，成体干细胞可以产生新的干细胞，或者按一定的程序分化形成新的功能细胞，从而使组织和器官保持生长与衰退的动态平衡。

▶（二）干细胞的特点

干细胞具有下列特点：①干细胞本身处于细胞分化途径的起点或中途而不是终端。②能无限地增殖分裂。③可连续分裂几代，也可在较长时间内处于静止状态。④有两种方式进行生长，通过对称分裂形成两个相同的干细胞，通过不对称分裂形成一个功能特化的分化细胞与一个未分化的干细胞。⑤分化具有方向性，全能干细胞能够分化为多能干细胞，多能干细胞可以分化为单能干细胞，但通常情况下不能逆向分化（图 5-19）。

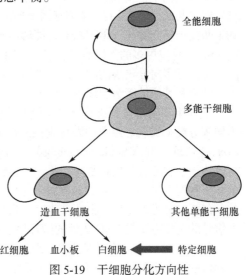

图 5-19　干细胞分化方向性

▶（三）干细胞分化的诱导与调控

1. 胚胎干细胞的分化诱导及信号传递通路　胚胎干细胞分化的实质是胚胎发育过程中，特异性基因按一定顺序相继活化与表达，其定向诱导分化主要有三条途径：细胞/生长因子诱导途径、转基因诱导途径与细胞共培养途径。细胞/生长因子诱导途径的主要诱导因子有维 A 酸（retinoic acid，RA）、BMPs、FGF 等。RA 主要通过细胞表面的 RA 受体信号传递途径诱导神经细胞分化，RA 受体有 RARs 和 RXRs 两类，具体通过哪类受体起作用尚不清楚。FGF 能够抑制 BMPs 表达，促进胚胎发育产生神经细胞。多种细胞因子协同作用对促进胚胎干细胞定向分化的效率更高，但应确保细胞因子间的诱导分化方向一致。转基因诱导胚胎干细胞分化途径是利用病毒作为载体，将细胞/生长因子基因或某些信号转导因子基因导入胚胎干细胞中，在细胞内诱导相应蛋白质因子表达，从而诱导转基因胚胎干细胞分化。人胚胎干细胞与鼠血管内胚层样细胞共培养，可诱导胚胎干细胞向心肌细胞分化。目前，胚胎干细胞在体外可诱导分化成多种类型的功能细胞，如造血系细胞、神经细胞、心肌细胞、肝细胞、胰岛素分泌细胞、骨骼肌细胞、脂肪细胞、原始内胚层细胞等 3 个胚层内所有的细胞。

JAK-STAT3 和 MARK/ERK 两条相互拮抗的信号通路与胚胎干细胞的分化密切相关，其信号调节模式为：胞外信号与细胞表面受体结合后激活与受体偶联的 JAK 使其活化，活化的 JAK 使 STAT3 和 ERK 上的酪氨酸磷酸化激活，再进一步调控胚胎细胞的特定基因表达，使胚胎细胞向特定的细胞类型分化。此外，酪氨酸磷酸酶亦可直接或通过调节 ERK 的活性间接参与胚胎细胞的分化调控。

与胚胎干细胞分化相关的细胞因子包括分化抑制因子和生长因子两类。分化抑制因子（differentiation inhibiting factor）包括白血病抑制因子（leukaemia inhibitory factor，LIF）、白细胞介素 6（interleukin 6，IL-6）、抑瘤素 M（oncostatin M，OSM）和心肌营养因子 1（cardiotrophin-1，CT-1）等，它们能抑制胚胎干细胞的分化，促进其增殖。例如，LIF、IL-6 通过信号受体复合物 gp130 激活 JAK 及 STAT3 信号途径，调节胚胎干细胞保持自我更新和全能性。生长因子包括碱性成纤维细胞生长因子（basic fibroblast growth factor，bFGF）、EGF、干细胞因子（stem cell factor，SCF）和胰岛素样生长因子 -1（IGF-1）等。FGF-2 通过细胞表面的 FGF 受体调节机体细胞的生长与发育，参与血管生成、胚胎发育、骨骼形成等生理过程。

2. 成体干细胞的分化与自我更新调控机制　几乎所有组织都存在成体干细胞，它们在组织和器官损伤与再生中起关键作用，使组织和器官保持生长和衰退的动态平衡，影响成体干细胞分化的因素主要是成体干细胞所处的特定微环境（又称龛）。龛由基质细胞组成，它们通过细胞 - 细胞间的直接接触或通过可溶性细胞因子的释放来维持干细胞的典型特征。目前以造血干细胞、神经干细胞、间充质干细胞的研究较多、较深入。造血干细胞（hemopoietic stem cell，HSC）在个体发生期间形成，主要分布于主动脉 - 生殖腺区域和胎肝。成体 HSC 主要存在于骨髓，可被动员到外周血中，在不同的细胞因子作用下能够在体外扩增，并向不同血细胞定向分化。例如，红细胞生成素能促使 HSC 向红系分化；在粒细胞集落刺激因子、巨噬细胞集落刺激因子和粒细胞 - 巨噬细胞集落刺激因子的共同作用下，可诱导 HSC 向粒系分化；在血小板生成素的刺激下，可使 HSC 向巨核系分化；在培养的外周血 HSC 中加入 rhGM-CSF、rhIL-4 和 rhTNF-α 组合细胞因子，能够使其分化为树突状细胞。这证明 HSC 具有多分化潜能，可以进行跨系及跨胚层分化。神经干细胞（neural stem cell，NSC）来源于成人及胚胎的中枢及周围神经系统，能分化为不同类型的神经元、星形胶质细胞和少突胶质细胞。特异性阻断碱性螺旋 - 环 - 螺旋基因家族的调控因子 Hesl 能促进 NSC 向神经元分化，特别是向 γ- 氨基丁酸能神经元分化。组织缺氧，能够通过缺氧诱导因子 -1（hypoxia-inducible factor 1，HIF-1）促进 NSC 分化成更多的多巴胺能神经元。间充质干细胞（mesenchymal stem cell，MSC）主要来源于骨髓，是具有多向分化潜能的成体干细胞。在合适的条件下，MSC 可诱导分化为间充质组织细胞，如成骨细胞和其他结缔组织细胞，也可分化为神经细胞、肝细胞及肌源性细胞。

成体干细胞自我更新及分化在很大程度上受内外信号控制，这种控制作用通过细胞有丝分裂和不均等分配来实现。经典的发育调控通路 wnt 信号途径在成体干细胞自我更新调控中起关键作用，Hox、Notch、Shh（Sonic hedgehog）等信号通路也参与成体干细胞的自我更新调控。一些 *Hox* 基因与成体干细胞的自我更新紧密相关。许多转录因子参与了 NSC 的基因调控，如 bHLH 转录调控因子参与了神经干细胞的分化，转录抑制因子 N-CoR 阻止 NSC 向胶质细胞分化。不对称分裂调节基因 *Insc* 在特定时间通过某一途径启动后，能开启或关闭下游基因的表达，决定着 NSC 的分化命运。外来信号的调控主要是 NSC 所处的微环境、细胞因子和细胞外基质蛋白等共同作用的结果。

目前，对干细胞的研究已成为细胞分子生物学的热点。人类渴望弄清楚干细胞的分裂生长与分化发育的确切机制，以利用及引导干细胞向人类所需要的方向分化发育和生长，产生特异性的生物工程组织和器官，为组织器官的移植开辟广阔的前景。

五、细胞分化异常与肿瘤

细胞分化调控异常可发生在胚胎期细胞或成体细胞中，诱发相应疾病的产生。例如：胚胎期细胞分化调控异常可致畸胎瘤，表皮增生失调与不完全分化能引起银屑病，细胞过度增殖及分化不足能引起细胞癌变。正常细胞中增殖与分化存在着紧密的偶联作用；而肿瘤细胞的增殖与分化往往存在着脱偶联倾向，使肿瘤细胞显现出低分化、去分化与趋异性分化的特点。因此，在临床上诱导肿瘤细胞分化作为肿瘤治疗的手段一直是研究的一个热点。一些化合物如维生素类衍生物（如维 A 酸和维生素 D 衍生物）、一些极性化合物（如二甲基亚砜、环六亚甲基二乙酰胺）、佛波酯类、CK（如集落刺激因子、干扰素）和一些细胞内第二信使（cAMP 衍生物）在一些实体性和非实体性肿瘤中均呈现出不同程度地诱导肿瘤细胞分化的良好作用，在肿瘤的临床治疗上也取得了一些成功。急性早幼粒细胞白血病就是临床上第一个应用诱导分化治疗取得成功和第一个针对肿瘤特异性标志分子进行治疗的人类恶性肿瘤。

案例 5-2 相关提示

早幼粒细胞白血病基因（*PML*）定位于 15 号染色体，维 A 酸受体 α 基因（*RARα*）定位于 17 号染色体。早幼粒细胞白血病患者常发生 17、15 号染色体移位，导致 PML-RARα 融合蛋白表达。少数早幼粒细胞白血病患者发生 t（11；17）异常，使 11 号染色体上的早幼粒细胞白血病锌指基因（*PLZF*）与 17 号染色体上的 *RARα* 基因发生融合，表达为 PLZF-RARα 融合蛋白。PML-RARα 或 PLZF-RARα 融合蛋白可使野生型 PML 或 PLZF 蛋白的功能失活，干扰正常 RARα 的信号传导。PML 蛋白通过下调 *cyclin D1*、*CDK2* 的表达与上调 *p53*、*p21WAF1/CIP1* 的表达，使 Rb 蛋白去磷酸化，导致细胞周期阻滞在 G₁ 期，具有增殖抑制与分化诱导活性。而 PML 蛋白正常功能的发挥与它在细胞内的定位密切相关，在正常细胞中，PML 蛋白以不连续点状方式分布在细胞核内，并与核基质中的多种蛋白成分结合成核体或 POD（PML oncogenic domain）结构，这种功能性多蛋白复合体结构通过"扣留"多种重要的细胞内调节蛋白而影响细胞增殖，诱导细胞分化。在早幼粒细胞白血病细胞中，PML 以 PML-RARα 融合蛋白形式存在，阻止了 POD 结构的形成，使细胞出现增殖异常。PML/PLZF-RARα 对 POD 结构及 RARα 信号传导的干扰是急性早幼粒细胞白血病发病机制的重要基础。在临床上常用维 A 酸和三氧化二砷治疗急性早幼粒细胞白血病，其作用机制就是通过降解在急性早幼粒细胞白血病发病中起关键作用的 PML/PLZF-RARα 融合蛋白，释放出 PML 蛋白，恢复 POD 结构，最终抑制细胞增殖而诱导其分化。

知识链接

急性早幼粒细胞白血病（acute promyelocytic leukemia，APL）是以骨髓中异常幼稚的早幼粒细胞大量增生与累积为主的急性白血病，起病急骤、恶化迅速，常易导致弥散性血管内凝血，引发患者急性出血症状。临床表现为进行性贫血、发热、出血、骨节关疼痛四大症候群。外周血白细胞减少，骨髓中早幼粒细胞异常增高（＞30%），胞形常呈椭圆形，核偏于一侧，胞质中有大小不一的异常颗粒。常发生 17、15 号染色体易移位 [t（15；17）（q22；q21）]，也有少数为 t（11；17）异常，基因检测多有 *PML/RARα* 融合基因。

小　结

生长和生殖是生物的基本特性。真核细胞的增殖经历一个称为细胞周期的过程。细胞周期的调控机制首先由酵母中获得突破，发现了细胞周期蛋白和周期蛋白依赖性蛋白激酶。细胞增殖主要受多种生长因子调控，并涉及很多基因的表达变化和信号转导途径的参与，其任何一个环节的失调都可能导致疾病的发生。

细胞分化是指胚胎细胞获得不同形态、结构和功能特征的过程，受到一系列细胞内外因素的影响和调控，从分子水平看，分化细胞间的主要差别在于合成的蛋白质种类不同，即表达的基因不同。基因的差异性表达调控和各种信号分子通过不同的途径决定了细胞特异性的基因表达和最终分化。

干细胞是一类具有复制能力的多潜能细胞，在一定条件下，其可以分化成多种功能细胞。胚胎干细胞的分化和增殖构成动物发育的基础，成体干细胞的进一步分化是组织和器官修复再生的基础。对于干细胞的研究在细胞工程和组织工程中有许多重要的应用。

参 考 文 献

桑建利，2016.细胞生物学.北京：科学出版社：285-325，377-411

王金发，2003.细胞生物学.北京：科学出版社：508-530

周春燕，冯作化，2014.医学分子生物学.2 版.北京：人民卫生出版社：152-180

Grow EJ，Flynn RA，Chavez SL，et al，2015.Intrinsic retroviral reactivation in human preimplantation embryos and pluripotent cells. Nature，522（7555）：221-225

White MD，Angiolini JF，Alvarez YD，et al，2016.Long-Lived Binding of Sox2 to DNA Predicts Cell Fate in the Four-Cell Mouse Embryo. Cell，165（1）：75-87

思　考　题

1. 细胞周期关卡的监控事件主要有哪些？
2. 细胞周期蛋白依赖性蛋白激酶（CDKs）的活性主要受哪些因素调节？
3. 动物细胞分化的原则是什么？
4. 生长抑素在细胞增殖调控中的作用途径和信息传导途径是什么？

（朱贵明）

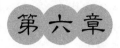# 第六章 细胞凋亡与自噬的分子机制

细胞死亡是被严格调控的复杂过程。细胞凋亡作为第一个被认定的程序性细胞死亡程序，其作用及调控网络已逐渐清晰。然而，凋亡并非决定细胞死亡命运的唯一方式，被称作Ⅱ型程序性细胞死亡的细胞自噬被证实与凋亡共同调控细胞死亡。某些情况下，自噬抑制凋亡，是细胞的存活途径，但自噬本身也会诱发细胞死亡，或与凋亡共同作用及在凋亡缺陷的情况下作为备份机制诱导细胞死亡。二者通路相互关联，互为调控，二者能被多种应激刺激共同激活、共享多个调节分子，甚至互相协调转化等。研究并利用这些交互作用，将有利于进一步揭示肿瘤等疾病的发生发展机制。

第一节 细胞凋亡的分子调控机制

一、细胞凋亡概述

（一）细胞凋亡的基本概念

细胞凋亡（apoptosis）是细胞在内、外因子的严格控制下出现的一种由基因调控的细胞生理性自主有序的消亡过程，又称程序性细胞死亡（programmed cell death，PCD）。细胞凋亡与细胞生长、分裂和增殖一样是维持生物体平衡的重要环节，在多细胞生物的组织分化、器官发育、机体稳态过程中具有重要意义，在癌症、获得性免疫综合征、神经退行性病变、自身免疫性疾病、感染性疾病等多种疾病过程中起着重要作用。细胞凋亡是细胞的一个自主性过程，大致要经历启动、调控、执行和死亡四个阶段，涉及一系列基因的激活、表达与调控，是多细胞生物为更好地适应生存环境而主动争取的一种消亡过程。

Kerr认为这是一种与坏死完全不同的细胞死亡形式，并于1972年首次提出了细胞凋亡这一概念，以强调凋亡是细胞的一种基本生命现象与自然的生理过程，在维持多细胞生物的进化、内环境稳定及系统发育中具有重要的生物学意义。

（二）细胞凋亡的基本特征

1. 细胞凋亡的主要特征 细胞凋亡与坏死（necrosis）是两种不同的细胞学现象。细胞凋亡是一种由基因决定的细胞主动性消亡过程，细胞坏死是极端理化因素或严重病理性刺激引起的细胞死亡过程。细胞凋亡具有下列主要特征（表6-1）：①细胞体积缩小，连接消失，并与周围细胞脱离。②细胞质凝缩，线粒体膜电位改变、通透性增加，细胞色素c被释入胞质；线粒体Ca^{2+}释放，胞质内Ca^{2+}浓度升高，钙离子依赖性核酸内切酶被激活。③染色质凝集于核膜周围，核膜破裂、核仁解体，核酸内切酶将染色体规律性切成180～200bp整数倍小片段，在琼脂糖凝胶电泳中呈现出典型的梯状（ladder）。④膜内磷脂酰丝氨酸外翻，细胞膜包裹着细胞器、染色体片段等内容物以出芽方式形成许多凋亡小体。⑤半胱氨酸-天冬氨酸蛋白酶家族、端粒酶及钙蛋白酶（calpain）、转谷氨酰胺酶（transglutaminase）等酶活性增强。⑥凋亡小体被邻近细胞吞噬消化，无内容物释放，无炎症反应（图6-1）。

表6-1 细胞凋亡和细胞坏死的区别

区别点	细胞凋亡	细胞坏死
起因	生理或病理性	病理性变化或剧烈损伤
范围	单个散在细胞	大片组织或成群细胞
细胞膜	完整，直到形成凋亡小体	破损
染色质	核膜下凝聚呈半月状	呈絮状
细胞器	无明显变化	肿胀、内质网崩解
细胞体积	固缩变小	肿胀变大

续表

区别点	细胞凋亡	细胞坏死
凋亡小体	有，被邻近细胞或巨噬细胞吞噬	无，巨噬细胞吞噬细胞自溶碎片
基因组 DNA	有控降解，电泳图谱呈梯状	随机降解，电泳图谱呈涂抹状
蛋白质合成	有	无
自吞噬	常见	缺少
线粒体	自身吞噬	肿胀
调节过程	受基因调控	被动进行
炎症反应	无，不释放细胞内容物	有，释放细胞内容物

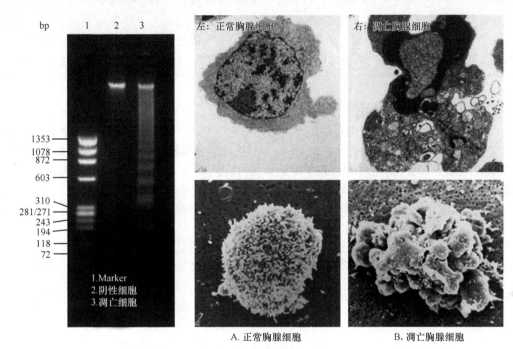

图 6-1　凋亡细胞与正常细胞形态与电泳图谱比较

2. 细胞凋亡的生物学意义　细胞凋亡的主要生物学意义在于维持多细胞生物的正常生长发育，保持内环境的稳定性，抵御外界因素对生物正常生长发育、分裂分化的干扰。通过细胞凋亡，有机体得以清除不再需要的组织细胞及被病原体感染的细胞，发育过程中的幼体器官得以缩小或退化（如蝌蚪尾的消失），成熟组织中的细胞得以自然更新。据估算，健康成人体内，在骨髓和肠中每小时约有 10 亿个细胞凋亡，每天有约 5×10^{11} 个血细胞通过凋亡途径被清除，以平衡骨髓中新生的血细胞。在人体胚胎发育过程中，细胞凋亡参与了手足的分化成形过程，胚胎时期手和足呈铲状，随着指或趾之间的蹼状连接逐渐发生细胞凋亡，才最终发育为成形的手和足。

细胞凋亡的失调，如不恰当的激活或抑制，均会导致一系列疾病的产生，如神经退行性疾病、肿瘤、艾滋病及自身免疫性疾病等。研究显示，恶性肿瘤的发生就是由于细胞生长失控、增殖过度而凋亡不足所导致的结果。癌基因中有一大类属于生长因子家族及生长因子受体家族，这些基因的激活与过度表达，直接导致了细胞的过度生长与恶性转化。因此，从细胞凋亡的角度来设计对肿瘤的治疗方法就是要重建肿瘤细胞的凋亡信号系统，抑制肿瘤细胞生存基因的表达，诱导死亡基因的表达。许多自身免疫疾病也是由于细胞凋亡不足所致。正常情况下，被自身抗原激活的自身反应性 T 淋巴细胞及 B 淋巴细胞，可以通过凋亡机制得到清除；如果细胞凋亡机制发生障碍，识别自身抗原的免疫活性细胞就会攻击机体正常细胞，导致自身免疫疾病的产生。

二、细胞凋亡的分子基础

案例 6-1

患者，女性，47 岁。间断性发热，面部红斑 4 年，因 3 个多月前出现双下肢水肿就诊。自述：约 4 年前因日光照射后面部鼻翼两侧出现蝶形红斑，未予以重视，认为是紫外线过敏。后出现体温升高，波动在 38～39℃，当地医院诊断为"系统性红斑狼疮"。给予中药治疗后，面部红斑逐渐消退，体温下降至正常，无脱发、口腔溃疡，无关节痛，并坚持间断服以中药治疗。1 年前患者全身出现散在性红色斑疹，低热，随后出现臀部以下部位水肿，呈指凹性，服利尿药后水肿减轻，近 3 个月来小便量少，无呕血黑便。收入医院治疗。查体：全身皮肤散在性红斑，表面鳞屑，双下肢水肿，四肢肌力正常。B 超检查：双肾集合管区排列分散，左肾小结石，膀胱炎性改变。

实验室检查：抗核抗体（ANA）（+），抗双链 DNA 抗体（抗 ds-DNA）（++），C_3=0.391g/L，C_4<0.054g/L，尿常规蛋白（++++），潜血（+++），总蛋白 52.6g/L，白蛋白 25.2g/L，BUN、Cr 正常，K^+ 2.7mmol/L，血脂偏高，血常规正常。

问题与思考：细胞凋亡的哪些调控通路失常可能导致系统性红斑狼疮？

（一）细胞凋亡的酶学基础

凋亡过程的主要执行者是细胞蛋白酶类，凋亡发生的中心环节就是激发由蛋白酶类组成的级联反应。在线虫的 15 个死亡相关基因中，*ced-3*、*ced-4* 是指令细胞死亡的基因，*ced-9* 是抑制 *ced-3/ced-4* 的存活基因。在哺乳动物中也发现了上述基因的同源基因，如与 *ced-4* 同源的凋亡蛋白酶活化因子基因 *Apaf-1*，与 *ced-9* 同源的 B 细胞淋巴瘤 / 白血病 -2 基因（*bcl-2*）家族，以及与 *ced-3* 基因高度同源的半胱氨酸 - 天冬氨酸蛋白酶 Caspase 家族，Caspase 家族在诱导细胞凋亡的分子机制中起着关键作用。

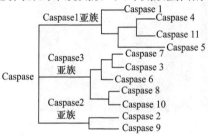

图 6-2　Caspase 家族的同源性分类

Caspase 是一组与线虫 *ced-3* 同源、并有与其相似序列和二级结构的蛋白酶，与真核细胞凋亡密切相关，并参与细胞的生长、分化与凋亡调节。人类 Caspase 家族成员至少有 11 种，根据其蛋白酶序列的同源性可分为 3 个亚族：Caspase-1 亚族包括 Caspase-1、4、5、11；Caspase-2 亚族包括 Caspase-2、9；Caspase-3 亚族包括 Caspase-3、6、7、8、10（图 6-2）。

在正常情况下，Caspase 家族成员均以酶原形式分布于细胞内，都含有 QACXG（X 为 R、Q 或 G）5 肽序列、原结构域（prodomain）和催化区（图 6-3）。当凋亡信号刺激时，酶原活化的原结构域上特异的 Asp 被剪切，使其形成 p20 和 p10 两个一大一小的亚基，再由这两种亚基组成具有催化功能的活性酶。

根据 Caspase 的一级结构和原结构域情况，又可将 Caspase 分为启动 Caspase 和效应 Caspase 两大类。启动 Caspase 包括 Casepase-2、8、9、10，它们具有较长的 N 端原结构域，在 Casepase-8 和 10 的原结构域中含有两个串联的死亡效应结构域（death effector domain，DED），两个 DED 与 C 端的催化区结合，使催化区处于无活性状态。启动 Caspase 可被上游死亡信号转导通路中的信号分子（如 Apaf-1）活化形成二聚体，通过自身催化形成由 p20 和 p10 各 2 个组成的活性四聚体。效应 Caspase 也称为凋亡执行 Caspase，如 Caspase-3、6、7，能分解细胞蛋白，起凋亡执行器作用，它们的 N 端原结构域较短或缺乏。效应 Caspase 作为启动 Caspase 的下游酶被其激活。例如，正常生理情况下 Caspase-3 以酶原（32kDa）的形式分布于胞质中，在凋亡的早期阶段被激活，活化的 Caspase-3 由两个大亚基（17kDa）和两个小亚基（12kDa）组成，裂解相应的胞质胞核底物，最终导致细胞凋亡。在细胞凋亡的晚期和死亡细胞中，Caspase-3 的活性明显下降（图 6-4）。

Caspase 对底物的裂解位点必须在天冬氨酸之后，且至少识别切割位点 4 个氨基酸残基才能发挥有效的催化作用，不同的 Caspase 识别的 4 肽序列有很大差异，这是不同 Caspase 生物学功能产生差异的原因。

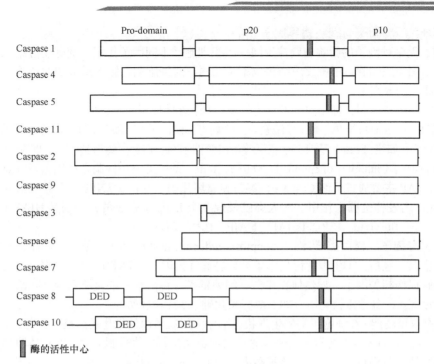

图 6-3 Caspase 家族的结构特征

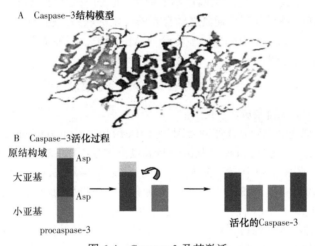

图 6-4 Caspase-3 及其激活

细胞的凋亡过程实际上就是 Caspase 不可逆地部分降解底物蛋白的级联反应过程。不同 Caspase 的底物蛋白不同，介导不同类型的凋亡信号通路。例如，Caspase-8 介导死亡受体参与的凋亡过程。Caspase-8 活化后，一方面剪切活化 Caspase-3、4、7、9、10，通过这些蛋白酶部分降解底物蛋白使凋亡过程得以进行；另一方面 Caspase-8 的活性又受到牛痘病毒产生的一种 38 kDa 的蛋白质 CrmA（cytokine response modifier A）抑制，借此成为凋亡负调控因素的作用靶点。激活的 Caspase-3 和 Caspase-7 能剪切多聚（ADP- 核糖）聚合酶 [poly（ADP-ribose）polymerase，PARP]，引起 DNA 降解。活化的 Caspase-3 还能使 Caspase-6 活化，后者作用于核纤层蛋白使其降解。此外，U1 核糖体蛋白的 70kDa 亚基（U1-70K）、DNA 依赖性蛋白激酶（DNA-PK）的催化亚基、微丝相关蛋白 Gas-2、b-actin、PKCd、RB、DNA 拓扑异构酶 I 和 II 等均可作为 Caspase-3 和 Caspase-6 的底物。在哺乳动物细胞的凋亡过程中，Caspase-3、6、7 与 CED-3 最为相似，它们完成了大部分蛋白底物的剪切作用（图 6-5）。

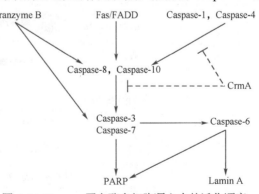

图 6-5 Caspase 蛋白酶在细胞凋亡中的活化顺序

（二）凋亡抑制因子与凋亡诱导因子

细胞凋亡受多种因子的影响与调控。同一组织细胞受不同因子作用，细胞反应结果不同；同一因子作用于不同组织细胞，细胞反应结果也不尽相同。对细胞凋亡影响最大的两类因子分别是凋亡抑制因子与凋亡诱导因子。

1. 凋亡抑制因子 凋亡抑制因子可分为三类：①生理性抑制因子，如 Bcl-2、突变型 P53、凋亡抑制蛋白、生长因子、CD40 配体、雌 / 雄激素等。②病毒抑制因子，如腺病毒 E1B、牛痘病毒 CrmA 等。③其他抑制因子：如线虫 *ced-9* 基因、半胱氨酸蛋白酶抑制剂、钙蛋白酶抑制因子、促癌剂 PMA 等。

凋亡抑制蛋白（inhibitor of apoptosis protein，IAP）是一类内源性凋亡抑制因子，具有阻止细胞凋亡的作用。IAP 主要通过抑制 Caspase，参与肿瘤坏死因子受体（TNFR）介导的信号转导，并与 NF-κB 相互作用发挥抗凋亡作用。在人类已发现 8 个 IAPs 家族成员，分别是 HIAP-1、HIAP-2、XIAP、ML-IAP、Survivin、ILP-2/Ts-IAP、NAIP、BRUCEE/apollon。

2. 凋亡诱导因子 凋亡诱导因子（apoptosis-inducing factor，AIF）是一类存在于线粒体膜间隙的保守黄素蛋白，包括：①生理性诱导因子，如肿瘤坏死因子（TNF）、Fas 配体、TGF-β、神经递质等。②细胞损伤相关因子，如热休克蛋白、细菌毒素、自由基、缺血缺氧等。③治疗相关因子，如放疗、化疗等。④其他毒性物质，如乙醇、氧化砷、β 淀粉样肽等。

AIF 具有双重功能，在细胞正常的生理状态下作为线粒体内的氧化还原酶，催化 NAD$^+$ 和细胞色素 c（cytochrome c，Cyt-c）之间的电子传递；当细胞受到凋亡信号刺激时，线粒体膜通透性改变，将 AIF 从线粒体释放到核内，与线粒体核酸内切酶 G（endonuclease G，Endo G）一起引起核染色体凝聚与 DNA 的片段化。AIF 诱导的细胞凋亡不依赖于 Caspase，但与 Cyt-C/ Caspase/CAD（Caspase activated DNAase，CAD）诱导的凋亡通路之间存在着一定的联系。胞质中的 AIF 可以使线粒体释放更多的 Cyt-C，而活化的 Caspase 也能使线粒体释放 AIF 因子，两种凋亡通路均受到 Bcl-2 家族成员和热休克蛋白 Hsp70 的共同调控。

三、细胞凋亡的分子调控机制

（一）细胞凋亡调控基因家族

1. Bcl-2 家族 B 细胞淋巴瘤 / 白血病 -2 基因（B-cell lymphoma/leukemia-2，*bcl-2*）是凋亡研究中最受重视的癌基因之一，与线虫 *ced-9* 基因具有高度同源性。Bcl-2 蛋白主要分布于线粒体外膜、核被膜和内质网膜，在胚胎组织中广泛表达。目前已发现约 24 种 Bcl-2 家族同源蛋白，它们含有 1 ~ 4 个 *Bcl-2* 同源结构域（BH$_1$ ~ BH$_4$），通常 C 端有一个跨膜结构域。根据 Bcl-2 家族蛋白在细胞凋亡过程中的作用，将其分为抗凋亡与促凋亡蛋白两个大类。①抗凋亡类蛋白：如 Bcl-2、Bcl-X$_L$、Bcl-w 和 Mcl-1 等，都拥有保守的抗凋亡蛋白特征结构域——BH$_4$ 结构域。②促凋亡类蛋白：如 Bax、Bak、Bok、Bad、Bid 和 Bim，它们都含有保守的促凋亡蛋白特征结构域——BH$_3$ 结构域（图 6-6）。

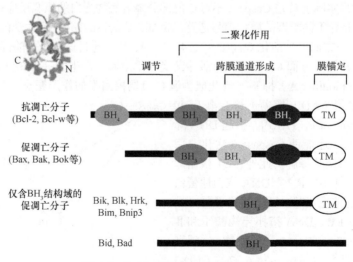

图 6-6 Bcl-2 家族蛋白结构域示意图

Bcl-2 抗凋亡的作用机制有以下几种可能：① Bcl-2 通过与其他蛋白结合及相互协同作用抑制细

胞凋亡。有多种蛋白可与 Bcl-2 发生结合性相互作用，如 Bax、Bad 等。Bcl-2 具有拮抗 Bax 的凋亡促进作用，抑制线粒体细胞色素的释放，阻止细胞色素对 Caspase 蛋白酶的激活。②Bcl-2 还能促进谷胱甘肽进入细胞核，改变核内氧化还原状态，阻止 Caspase 蛋白酶对核结构的破坏，从而抑制细胞凋亡。③Bcl-2 通过参与抗氧化通路调节而抑制细胞凋亡。④高浓度的 Bcl-2 可以抑制正在发生凋亡的细胞内质网中 Ca^{2+} 的释放，而抑制凋亡。

2. p53 基因 人类 P53 蛋白存在野生型和突变型两种形式，二者均参与调节细胞凋亡。野生型 *p53* 是导致 DNA 损伤细胞发生凋亡的重要调控基因，P53 水平随细胞 DNA 损伤的增加而升高。突变型 *p53* 具有部分促进细胞增殖的作用，使突变细胞逃避凋亡途径。野生型 P53 并非对所有的细胞凋亡过程都必需，但对 DNA 损伤诱发的细胞凋亡是必不可少的。

3. c-myc 基因 *c-myc* 基因是细胞凋亡调控中的重要相关基因，其表达产物既可推进细胞周期、促使细胞转化，又能阻止细胞分化、引起细胞凋亡。C-myc 诱导的细胞凋亡可发生在细胞周期的不同阶段，并与细胞种类、生长条件及引起 *c-myc* 不当表达的原因等有关，但不是所有类型的细胞凋亡所必需。C-myc 具有转录因子活性，主要影响细胞凋亡的启动。在介导细胞凋亡时，C-myc 首先与细胞内的 Max 结合形成异二聚体，后者再与 DNA 核心序列结合，控制 DNA 转录。C-myc 与 Max 形成的异二聚体就是通过调控凋亡诱导所需的 mRNA 转录，从而对 C-myc 介导的细胞凋亡进行调控，抗氧化剂和 Bcl-2 能够抑制 C-myc 所诱导的细胞凋亡作用。

4. Apaf-1 Apaf-1 称为凋亡酶激活因子 -1（apoptotic protease activating factor-1，Apaf-1），在线虫中的同源物为 *ced-4*，在线粒体参与的凋亡途径中具有重要作用。Apaf-1 含有 3 个不同的结构域：募集 Caspase-9 的 CARD（Caspase recruitment domain）结构域、结合 ATP/dATP 的 ced-4 同源结构域、C 端结构域。C 端结构域含有 Trp/Asp 重复序列，当 Cyt-C 与之结合后引起 Apaf-1 的多聚化而激活。Apaf-1/Cyt-C 复合体与 ATP/dATP 结合后，Apaf-1 就可以通过其 CARD 结构域募集 Caspase-9（图 6-7），形成凋亡体（apoptosome），激活 Caspase-3。因此，Apaf-1 对 Caspase-3 的激活过程需要 Cyt-C（Apaf-2）和 Caspase-9（Apaf-3）的参与。

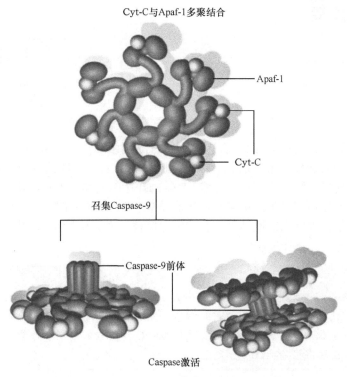

图 6-7 Apaf-1 与 Cyt-C 结合对 Caspase 的激活

（二）细胞凋亡主要通路及其调节机制

1. 死亡受体介导的细胞凋亡途径 细胞发出的某些可引起细胞凋亡的信号称为死亡因子或死亡配体（death ligand），属于 TNF 家族。细胞表面特异性地与死亡配体结合的蛋白质称为死亡受体（death receptor，DR）。DR 在胞质区都有一段约 80 个氨基酸残基组成的序列，该序列与 TNFR 家族高度同源，能转导死亡信号。DR 属于 TNFR 家族的跨膜蛋白，包括 Fas（又名 Apo-1 或 CD95）、TNFR1、DR3/WSL、DR4/TRAIL-R1 和 DR5/TRAIL-R2。

目前研究比较清楚的是 Fas 介导的细胞凋亡途径。Fas 具有三个富含半胱氨酸的胞外区和一个死亡结构域（death domain，DD）的胞内区。Fas 配体（Fas ligand，FasL）与 Fas 结合后，Fas 三聚化使胞内死亡结构域构象改变，然后与接头蛋白 FADD（Fas-associated death domain）的 DD 区结合。FADD 由 C 端 DD 结构域和 N 端 DED 两部分组成。当 FADD 的 C 端 DD 区被 Fas 结合后，其 N 端 DED 区就能与 Caspase-8 或 10 前体蛋白结合，形成死亡诱导信号复合体（death-inducing signaling complex，DISC），引起 Caspase-8、10 自身剪切激活，启动 Caspase 的级联反应，使 Caspase-3、6、7 激活，这几种 Caspase 可降解胞内结构蛋白和功能蛋白，最终导致细胞凋亡（图 6-8）。TNF 诱导的细胞凋亡途径与此途径类似（图 6-9）。

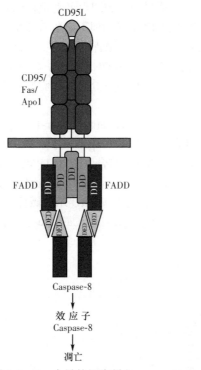

图 6-8　Fas 介导的细胞凋亡

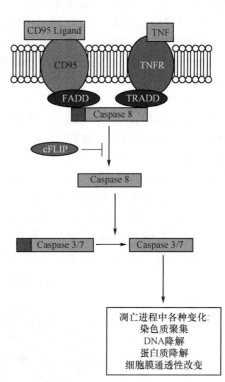

图 6-9　TNF 诱导的细胞凋亡途径

Fas 在胸腺、肝、心和肾等组织中表达丰富，FasL 则主要在活性 T 细胞、自然杀伤细胞和免疫特殊部位的组织如眼和睾丸中表达。活性 T 细胞表面的 FasL 与靶细胞上的 Fas 结合，能启动靶细胞的凋亡信号转导，使之进入凋亡过程。Fas-FasL 和穿孔素/颗粒酶途径是细胞毒 T 细胞杀伤靶细胞的两条主要途径。因此，Fas-FasL 功能异常会导致免疫病理性改变，如 Fas、FasL 突变会引起自身反应性淋巴细胞和活性淋巴细胞的清除障碍，导致人类淋巴增生性疾病或自身免疫性疾病的发生。

> **案例 6-1 相关提示**
>
> 　　系统性红斑狼疮患者的外周血单核细胞中 *Fas* 基因存在着缺失突变，突变基因编码的 Fas 是一种分泌性蛋白，使患者血中的可溶性 Fas 增高。分泌性 Fas 没有诱导细胞凋亡的功能，故不能有效清除自身反应 T 细胞克隆，使大量自身反应性淋巴细胞进入外周淋巴组织，产生抗自身组织的抗体，出现系统性红斑狼疮症状。

2. 线粒体介导的细胞凋亡途径　DNA 损伤、热休克和氧化应激等多种细胞应激反应或凋亡信号均能引起线粒体 Cyt-C 释放。作为凋亡诱导因子，Cyt-C 能与 Apaf-1、Caspase-9 前体、ATP/dATP 形成凋亡体（图 6-10），然后募集并激活 Caspase-3，进而引发 Caspases 级联反应，导致细胞凋亡。

由于大部分凋亡细胞中很少发生线粒体肿胀和线粒体外膜破裂的现象，所以目前普遍认为

Cyt-C 是通过线粒体 PT 孔或 Bcl-2 家族成员形成的线粒体跨膜通道释放到细胞质中的。线粒体 PT 孔（permeability transition pore）主要由位于内膜的腺苷转位因子（adenine nucleotide translocator，ANT）和位于外膜的电压依赖性阴离子通道（voltage dependent anion channel，VDAC）等蛋白质组成，PT 孔开放会引起线粒体跨膜电位下降与 Cyt-C 释放。促凋亡类蛋白如 Bak、Bax 等可通过与 ANT 或 VDAC 的结合介导 PT 孔开放，而抗凋亡类蛋白如 Bcl-2、Bcl-X$_L$ 等则通过与 Bax 竞争性和 ANT 结合，或者直接阻止 Bax 与 ANT、VDAC 的结合，抑制 PT 孔开放。Bcl-2 家族的 Bax 和 Bak 能形成二聚体或多聚体，导致线粒体膜结构中形成较大的通道，允许 Cyt-C 等蛋白质通过，这可能是细胞色素 c 释放的另一个途径。

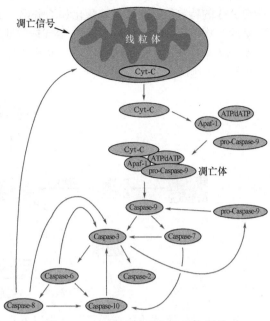

图 6-10　Cyt-C 释放引起的细胞凋亡

在哺乳动物中，*Apaf-1* 基因缺失会引起 Caspase 不能激活，导致神经细胞增多，但多数器官的发育仍然正常。原因是随细胞色素 c 释放到胞质中的蛋白还有 Smac（second mitochondria-derived activator of caspase）、AIF 和核酸内切酶 G。Smac 可通过 N 端的几个氨基酸残基与凋亡抑制蛋白（inhibitor of apoptosis protein，IAPs）结合，解除 IAP 对 Caspase 的抑制；AIF 能引起核固缩和染色质断裂；核酸内切酶 G 可使 DNA 片段化。所以，在没有 Caspase 参与的情况下，线粒体途径仍可诱导细胞凋亡。

在 Fas 应答性细胞中，胸腺细胞等 I 型细胞的 Caspase-8 本身具有足够的活性，被 Fas 激活后可导致细胞凋亡；在肝细胞等 II 型细胞中，Fas 介导的 Caspase-8 活化达不到足够的水平，这类细胞中的凋亡信号需要借助于线粒体凋亡途径来放大。活化的 Caspase-8 将胞质中的 Bid 剪切，形成活性分子 tBid（truncated Bid），tBid 进入线粒体，导致细胞色素 c 释放，使凋亡信号放大。

死亡受体途径（外源性途径）和线粒体途径（内源性途径）是激活 Caspase 级联反应从而导致细胞凋亡的两条主要途径（图 6-11）。

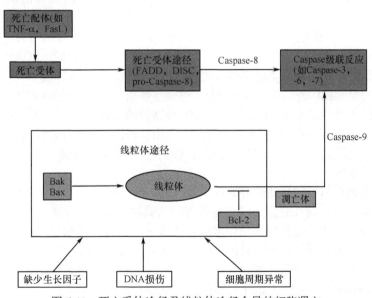

图 6-11　死亡受体途径及线粒体途径介导的细胞凋亡

3. P53 介导的细胞凋亡　P53 在 DNA 损伤性细胞凋亡中起重要作用。当细胞处于正常生理状态时，胞内 P53 蛋白水平极低，这种低水平的维持主要通过 Mdm2 蛋白所介导的泛素依赖性蛋白酶降解途径来实现。Mdm2 是一种泛素连接酶，能与 P53 结合并诱导 P53 的多泛素化，最后通过泛素 - 蛋白酶体途径使 P53 降解（图 6-12）。蛋白激酶及组蛋白乙酰转移酶（histone acetyltransferase，HAT）

能使 P53 的特定氨基酸残基磷酸化和乙酰化，从而阻止 P53 的降解、增加 P53 的转录活性。某些原癌基因产物可增加 *Arf* 的表达水平，Arf 能阻止 Mdm2 结合 P53、增加 P53 的含量。P53 含量增加可导致 *waf1/cip1* 基因的转录增加，产生更多 P21 蛋白，阻止细胞进入 S 期；活性 P53 含量进一步增加则可导致细胞凋亡。

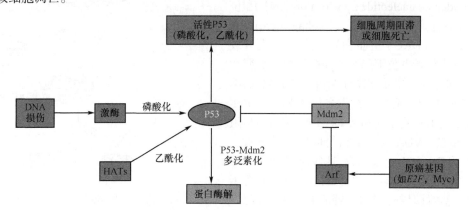

图 6-12　P53 活性的调节与细胞凋亡

　　P53 诱导细胞凋亡的作用可归结为以下几种方式。①激活多种凋亡相关基因的转录：P53 能增加 Bcl-2 家族中促凋亡蛋白基因的转录，从而在调节 Bcl-2 依赖性线粒体凋亡途径中发挥重要作用。②激活凋亡蛋白：近年研究显示，P53 可以直接激活细胞质中的 Bax 蛋白，通过 Bax 诱导 Cyt-C 的释放，启动细胞的线粒体凋亡途径。③改变线粒体外膜的通透性：有研究结果表明，P53 能够与线粒体外膜上的凋亡抑制蛋白 Bcl-2 和 Bcl-X$_L$ 发生相互作用，直接介导线粒体外膜的通透改变，引起细胞色素 c 的释放。

（三）细胞周期与细胞凋亡调控

　　在生物体中，细胞增殖和细胞凋亡密切相关，二者相互协同维持细胞数目的稳定与平衡，许多细胞周期调节因子如 P53、Rb 和转录因子 E2F 家族等在细胞凋亡的调控中亦起着重要作用。P53 对细胞凋亡的调控作用此处不再赘述。Rb 蛋白是细胞生长的负性调节因子和重要的肿瘤抑制因子，它通过结合与抑制转录因子 E2F 而抑制细胞周期的进程。Rb 和 P53 在抑制细胞分裂和促进细胞凋亡方面具有一定互补性。Rb 和 Rb 类蛋白 p107、p130 在 G$_1$ 期的中晚期被 CDK 磷酸化，将结合的 E2F 等转录因子释放，激活细胞从 G$_1$ 期过渡到 S 期必需的基因表达。E2F-1 的过表达可改变细胞生存必需的基因转录或诱导异常的细胞周期进程，进而诱发细胞凋亡。CyclinA 是细胞从 S 期到 G$_2$/M 期过渡中必需的分子，它的高表达可以抑制 Bcl-2 分子，从而诱发 P53 非依赖的细胞凋亡。

（四）细胞凋亡中的信号转导途径的特点

　　细胞凋亡过程受细胞内外多种信号的调控，通过多条信号传递途径的信号转导得以实现。细胞凋亡信号传递途径（图 6-13）具有以下特点。①转导途径的多样性：转导途径的启动可因细胞的种类、来源、生长环境及诱因的不同而存在差异，显示出多样性。②转导途径的交叉性：凋亡的多条信号途径间存在互通的交叉部分。③转导途径的共同性：细胞凋亡的信号途径与细胞增殖、分化的途径存在一些共同通路。

　　事实上，细胞凋亡信号转导通路并非简单直线式，而是通过各种信号之间的交叉与会聚组成了复杂的信号网络。凋亡信号通路之间存在着密切的偶联，凋亡信号通路与细胞分裂、分化及增殖信号通路之间亦存在着广泛的联系。许多蛋白质因子不仅参与了细胞凋亡的信号转导，同时也在细胞分化和分裂中发挥重要作用。目前，对于细胞凋亡的具体信号转导机制尚有许多问题有待进一步深入研究，尤其是与细胞分裂、分化和增殖分子调控机制的联系。这不仅有助于更深刻地认识细胞凋亡的调控机制，而且有助于开展针对疾病本质的治疗方案研究。随着现代各个学科不断渗入到细胞学研究领域和现代科学手段、技术的不断改进，细胞凋亡的分子调控机制将最终被阐明，并将在研究多细胞有机体的生长、发育及重大疾病的发生、发展与预防、治疗过程中发挥重大的作用。

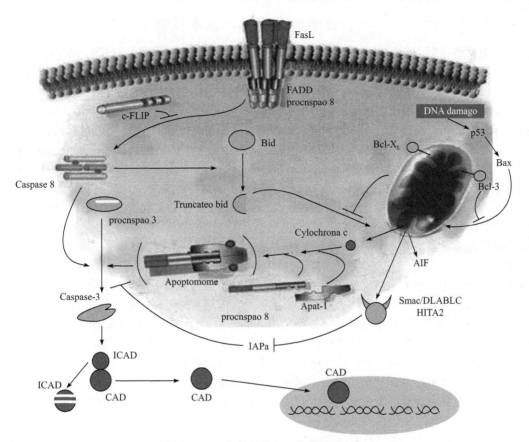

图 6-13　细胞凋亡的主要信号转导通路

第二节　细胞自噬的分子生物学机制

案例 6-2

　　患者，男，41 岁。3 年前无明显诱因，逐渐出现头颈部及四肢不自主运动，精细动作困难，运动不协调。同时还出现情绪不稳，反应迟钝。问诊及体检时患者烦躁、注意力不集中。患者四肢肌力正常，肌张力减低，腱反射对称，无感觉障碍。家系调查表明，该家系 3 代人共 18 名成员，其中 3 名已故。这 3 人在生前都出现了不自主的头颈部多动，大肢体运动不协调，且幅度较大。

　　诊断：亨廷顿病

问题与思考：细胞自噬在亨廷顿病的发生发展中起着什么作用？

一、自噬的基本概念

　　自噬（autophagy）是真核细胞所特有的细胞内物质成分被溶酶体降解过程的统称。细胞内的物质主要有两种降解途径，一种是通过蛋白酶体被降解，另一种是通过自噬作用进行降解。蛋白酶体主要降解细胞内的短寿命蛋白，而自噬则负责长寿命蛋白和一些细胞器的降解和利用。自噬是细胞对内外界环境压力变化的一种反应，在某些情况下自噬还可导致细胞死亡。这种细胞死亡被认为是区别于细胞凋亡（Ⅰ型程序性死亡）的另一种细胞程序性死亡形式（Ⅱ型程序性死亡）。事实上，细胞在正常情况下很少发生自噬，除非有诱发因素的存在。这些诱发因素也是研究的热点，它们既包括来自细胞外的因素，如外界的营养成分、缺血、缺氧、生长因子的浓度等；也包括细胞内的因素，如代谢压力、衰老或破损的细胞器、折叠错误或聚集的蛋白质等。由于这些因素的长期存在，细胞保持了一种很低的、基础的自噬活性以维持自稳。自噬是广泛存在于真核细胞中的生命现象，是生物在发育、老化过程中普遍存在的净化自身多余或受损细胞器的共同机制。生命体借此维持蛋白质代谢平衡及细胞内环境稳定，这一过程在细胞清除废物、结构重建、生长发育中起重要作用。

二、自噬的类型及其基本过程

自噬有两种不同的分类方法，一种是根据细胞内底物运送到溶酶体腔方式的不同分为 3 种主要类型：大自噬（macroautophagy）、小自噬（microautophagy）和分子伴侣介导的自噬（chaperone-mediated autophagy，CMA）；另一种是根据自噬对降解底物的选择性分为选择性自噬和非选择性自噬两大类。非选择性自噬是指细胞质内的细胞器或其他胞质随机运输到溶酶体降解；而选择性自噬是指对降解的底物蛋白具有专一性的降解。根据对底物蛋白选择性的不同，又可以分为以下几类：线粒体自噬（mitophagy）、过氧化物酶体自噬（pexophagy）、内质网自噬（endoplasmic reticulum autophagy）、细胞核的碎片状自噬（piecemeal autophagy of the nucleus）、核糖体自噬（ribophagy）、脂肪自噬（lipophagy）、蛋白聚集体自噬（aggrephagy）及异体吞噬（heterophagy）等。随着研究的进一步深入，未来可能有更多的选择性自噬的类型被发现。以下将具体介绍大自噬、小自噬和分子伴侣介导的自噬三种主要类型的自噬。

（一）大自噬

大自噬是由双层膜结构包裹细胞内容物后再与溶酶体融合的自噬形式。在形态学上，即将发生自噬的细胞质中出现大量游离的胶性结构，然后不断扩张且呈扁平形状，如同一个由双层脂质组成的碗状结构（可在电镜下观察到），该结构被称为吞噬泡（phagocytic vacuole）。吞噬泡逐渐延伸并完全包裹了变性坏死的细胞器和部分细胞质后的结构被称为自噬体（autophagic vacuole）。在过去的几十年，关于自噬体膜的起源有很多争论。最初认为自噬囊泡膜来源于粗面内质网的非核糖体区域，目前学术界存在两种观点：一种观点认为，自噬囊泡膜成分单一，蛋白质含量少，可能是从细胞质中聚集生成，并将这种自噬囊泡膜的形成方式称为从头合成（*de novo* synthesis）；另一种观点则认为，自噬囊泡可能来源于一些此前已存在的内膜系统细胞器，如内质网、内质网 - 高尔基体中间体、线粒体、核内体及细胞质膜等（图 6-14）。这些细胞内膜结构弯曲、延伸，最终形成了自噬体膜。自噬体的外膜与溶酶体膜融合，内膜及其包裹的物质进入溶酶体腔，被溶酶体中的酶水解。此过程使进入溶酶体中的物质分解为其组成成分（如蛋白质分解为氨基酸，核酸分解为核苷酸），并被细胞再利用。这种吞噬了细胞内成分的溶酶体被称为自噬溶酶体（autophagolysosome 或 autolysosome）。

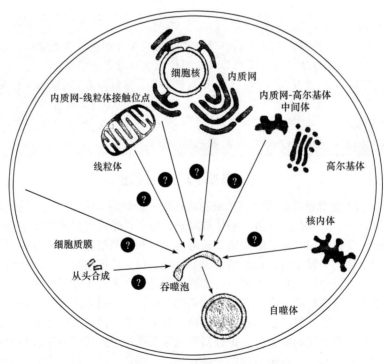

图 6-14 自噬囊泡膜可能的来源

大自噬的发生过程（图 6-15）可人为地分为 4 个阶段。①分隔膜的形成：在饥饿、某些激素等因素的刺激下，双层的杯状分隔膜开始在被降解物的周围形成。②自噬体的形成：随着分隔膜逐渐延伸，将要被降解的胞质成分完全包绕隔离开形成自噬体。③自噬体的运输融合：自噬体形成后将其包裹物运输至溶酶体中并与溶酶体融合形成自噬溶酶体，这一过程并非简单的扩散，而是通过细胞骨架微管网络系统的传输实现。④自噬体的降解：自噬体与溶酶体融合后最终被溶酶体中的水解酶溶解，它首先经过囊泡酸化，达到所需 pH 后经多种蛋白酶作用使囊泡内容物降解，降解产物在细胞内再循环利用。

大自噬具有以下主要特点：①自噬发展过程迅速：有的细胞被诱导后数分钟即可观察到自噬体形成，数小时后自噬溶酶体基本降解消失。这些快速反应有利于细胞快速适应恶劣环境。②自噬的可诱导性：表现在两个方面，一是准备阶段自噬相关蛋白的快速合成；二是执行阶段自噬体的快速大量形成。③批量降解：这是与蛋白酶体降解途径的显著区别。④"捕获"胞质成分的非特异性：由于自噬的速度快、处理量大，因此特异性不是首先考虑的，这与自噬的应急特性是相适应的。⑤自噬的保守性：由于自噬有利于细胞的存活，因此无论是物种间还是各细胞类型之间，自噬都普遍被保留下来。

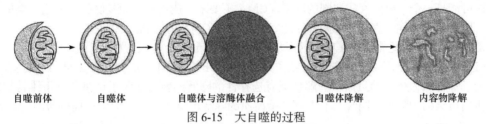

自噬前体　　自噬体　　自噬体与溶酶体融合　　自噬体降解　　内容物降解

图 6-15　大自噬的过程

（二）小自噬

小自噬是指在溶酶体或酵母液泡（类似于动物细胞的溶酶体）表面通过突出、内陷或分隔隔离细胞器的膜来直接摄取胞质、内含物（如糖原）和细胞器（如核糖体、过氧化物酶体）的自噬形式。小自噬的形式与大自噬不同，其为溶酶体膜自身变形，包裹吞噬细胞质中的底物。在大自噬和小自噬两种形式的自噬中，底物被其所包裹的膜性结构携带至溶酶体后，均发生膜的迅速降解，进而释放出其中的底物，使溶酶体中水解酶对底物进行有效水解，保证了细胞对底物的再利用。

小自噬发生过程中，液泡膜直接凹陷进而使自噬体进入液泡腔内，这一步骤是如何发生的目前还不是很清楚。在多泡小体（multivesicular body，MVB）形成的时期，小自噬的可溶性细胞质成分内陷。多泡小体是指含多个来源于界膜内陷的 50 ～ 80nm 囊泡的内涵体。在某些情况下，含水解酶的 MVB 被认为是发生小自噬的溶酶体或自噬体。尽管小自噬的可溶性物质和大自噬一样，也是被氮饥饿和雷帕霉素诱导的，过氧化物酶体吞噬内陷也是依靠自噬相关基因蛋白（autophagy related gene，ATG），但尚无证据表明 ATG 直接参与了核的逐渐小自噬或者是小自噬的过程（图 6-16）。

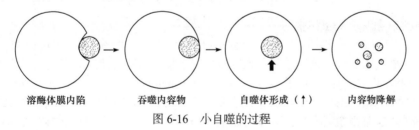

溶酶体膜内陷　　吞噬内容物　　自噬体形成（↑）　　内容物降解

图 6-16　小自噬的过程

小自噬受 TOR 和 EGO（蛋白 Ego1p、Gtr2p 和 Ego3p）信号通路的调节，这些通路调节液泡膜的吸收和降解，可补偿大自噬引起的大量膜的流入。在营养缺乏情况下，从雷帕霉素诱导的生长停滞到指数生长的转变，保持细胞器的大小和膜的组成，小自噬都是必不可少的，而不仅仅是维持细胞的生存。

（三）分子伴侣介导的自噬

分子伴侣介导的自噬（chaperonemediated autophagy，CMA）是蛋白水解的溶酶体途径之一。长期营养缺乏等刺激均可诱导 CMA，CMA 是对饥饿的第二反应。短暂饥饿首先诱导大自噬，但大自噬很快减弱，此时 CMA 被诱导发生。CMA 的基本过程（图 6-17）：①首先由胞质中的分子伴侣，如 Hsp70，识别并结合底物蛋白分子的特定氨基酸序列（KFERQ）。②分子伴侣 - 底物复合物与溶酶体膜上的受体 Lamp2（lysosome associated membrane protein type 2）结合后，底物去折叠。③溶酶体腔中的另外一种分子伴侣 Hsp90 介导底物在溶酶体膜的转位，进入溶酶体腔中的底物在水解酶作用下分解，被细胞再利用。

CMA 底物蛋白质需要具有 5 肽序列 KFERQ，与此基序相似的 5 肽组合都能被 Hsp70 识别。当这个 5 肽序列突变时会阻止蛋白质经 CMA 的降解。到目前为止，Hsp70 是唯一能识别 KFERQ 基序的分子伴侣蛋白。Hsp70 是多功能性分子伴侣，能够从内吞小泡上拆卸网格蛋白，防止新合成蛋白质的折叠，并重新折叠已经打开的蛋白质，同时作为 Hsp90 的伙伴暂时起着稳定蛋白质构象的作用。然而，与其他器官蛋白质转运系统具有典型的稳定性不同，CMA 的溶酶体转运系统是高度动态的，拥有安装、拆卸、循环往复的特性，这些都有利于底物蛋白有效地转运。

溶酶体途径选择性降解可溶性蛋白质 CMA 途径仍是最重要途径，有别于其他自噬途径，CMA 有选择性和独特性的细胞自噬机制。CMA 的这种选择性使得在营养缺乏的时候，有利于危险或变异的蛋白质的移除，或者只是为了保证细胞生存的非必需成分的再循环利用。CMA 参与质量控制和营养状况持续欠佳时为细胞提供能量的现象在一些严重的人类疾病中被证实，但这种作用会随增龄而下降，这可能是一个重要的疾病加剧的因素。CMA 不要求形成囊泡，而是底物蛋白通过溶酶体膜转运进去。因此，选择性和直接经溶酶体转运，已经成为 CMA 的标志。

CMA 和大自噬彼此能弥补其功能的不足。在饥饿的最初几小时，大部分细胞内大自噬很活跃，约在 6h 达到顶峰，随后下降；当饥饿持续（超过 6～8 h），CMA 被激活且在 24h 后到达顶峰，持续约 3 天。这种从大批量的蛋白质降解到更有选择性的降解的转变避免了饥饿条件下维持细胞生存的重要蛋白质结构的降解。同时，不太重要蛋白质的降解可以为细胞维持生存提供所需的氨基酸。

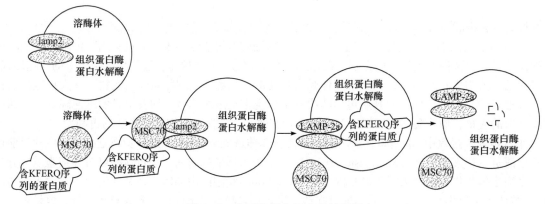

图 6-17　分子伴侣介导自噬的过程

三、细胞自噬调控的分子机制

（一）细胞自噬调控的上游信号

自噬受氨基酸和某些激素调节，胰高血糖素可激活自噬；7 种氨基酸，即亮氨酸、酪氨酸、苯丙氨酸、谷氨酰胺、组氨酸、色氨酸和甲硫氨酸抑制自噬，亮氨酸抑制肝细胞自噬作用最强。胰岛素抑制自噬。1982 年，Seglen 报道了 3- 甲基腺嘌呤（3-methyladenine，3-MA）能够抑制自噬，自此 3-MA 成为经典的自噬抑制剂，但 3-MA 抑制自噬的机制直到 2000 年才由 Codogno 等发现，PI3K- Ⅰ 抑制自噬，而 PI3K- Ⅲ 则激活自噬，自噬抑制剂 3-MA 与渥曼青霉素均为 PI3K- Ⅲ 的抑制剂。1995 年，Meijer 等则发现丙罗莫司通过抑制 mTOR 激活自噬。在 3-MA 和丙罗莫司两种经典调控剂的基础上，更多的研究者试图基于自噬的分子机制寻找特异性的自噬调控剂。

（二）自噬相关基因的发现

1990 年之前，自噬研究主要局限在哺乳动物细胞系和啮齿动物的肝脏。1992 年日本科学家 Ohsumi 等在酿酒酵母中观察到自噬，使用液泡蛋白酶缺失突变酵母菌株，由于降解受阻，氮缺乏饥饿 30min 后，多个球形体出现在液泡周围，数量缓慢增加直至充满液泡。电镜观察发现这些球形体就是自噬体，其由单层膜包绕，平均直径 500nm，包裹部分细胞质、核糖体或线粒体，通过光学显微镜可以监测液泡内自噬体的累积。在野生型细胞，这些小体可以被液泡水解酶迅速降解。此外，Baba 等也发现了胞质内同样大小的双层膜结构，即酵母自噬小体，当自噬小体的外膜与液泡膜融合时，则在液泡腔内形成单层膜包绕的自噬体，这一系列的膜动力学完全类似于哺乳动物的自噬，但液泡较溶酶体大得多，因此便于形态观察。

由于酵母模型中自噬现象的发现，Ohsumi 等应用光镜筛选氮缺乏下无法积聚自噬体的自噬缺陷突变体，从而发现了许多自噬基因。1992 年，Klionsky 提出了一种液泡水解酶——氨肽酶 I（aminopeptidase I，AP-I）的胞质 - 囊泡运输途径（cytoplasm-to-vacuole transport，CVT），发现了 AP-I 运输功能缺陷的许多突变体，从而鉴定了 cvt 基因。Thumm 等筛选了果糖 -1,6- 二磷酸酶降解缺陷型突变体，鉴定了 aut 基因。Veenhuis 等检测了过氧化物酶体酶活性，鉴定了过氧化物酶体降解缺失（PDD）基因和葡萄糖介导选择性自噬（GSA）基因。后来研究者发现，许多 cvt、atg 和 aut 基因实际是等位基因，如 Atg7（Gsa7、Cvt2）是自噬过氧化物酶体和 CVT 途径的必需蛋白。2003 年，Klionsky 建立了统一的基因命名法，用 atg 基因命名所有自噬相关基因，包含了酵母、植物和脊椎动物中涉及 Atg、AUT、CVT、GSA、PDD 途径的自噬基因。现在 atg 基因的数量已超过 37 个，包括负责自噬体形成的核心基因和调控选择性自噬的基因。表 6-2 列出了部分重要的哺乳动物和酵母自噬相关基因及其功能。

表 6-2　重要的哺乳动物和酵母自噬相关基因及其功能

哺乳动物自噬相关基因	酵母自噬相关基因	基因产物的功能
atg3	Aut1/tg3	自噬体形成，介导 LC3 修饰及 ATG5-ATG12 的结合
atg4/autophagins	Aut2/atg4	自噬体形成，通过剪切 C 暴露的甘氨酸辅助 LC3 修饰
atg5	atg5	自噬体形成，定位于形成新的自噬体分隔膜上，与 ATG12 形成复合物
BECN1	Vps30/tg6	自噬体诱导或自噬体形成，与Ⅲ型 PI3K 激酶 Vps34 形成复合物
atg7	atg7	自噬体形成，介导 ATG5-ATG12 的结合及 LC3 的修饰
MAP-LC3	Aut7/atg8	自噬体形成，定位于自噬体分隔膜上
atg10	atg10	自噬体形成，介导 ATG5-ATG12 的结合及 LC3 的修饰
atg12	atg12	自噬体形成，定位于形成的新的自噬体分隔膜上，与 ATG5 形成复合物
atg16L	atg16	自噬体形成，与 ATG5-ATG12 连接形成多聚体

（三）细胞自噬调控的信号通路

目前已经发现多个信号通路系统对细胞自噬进行调控，在哺乳动物细胞中自噬主要有两条调控通路，即 mTOR 信号通路和 Beclin1 信号通路（图 6-18）。

1. mTOR 信号通路对细胞自噬的调控　mTOR 属于 Ser/Thr 激酶，参与细胞发育、核糖体生成和代谢调控等生物学过程。在多细胞动物中，mTOR 能够与多个结合蛋白相互作用，形成至少两种结构和功能不同的复合体，分别为 mTORC1 和 mTORC2。mTORC1 由 mTOR、RAPTOR、MLST8、PRAS40 及 DEPTOR 组成，mTORC1 通过磷酸化 ULK1-Atg13-RB1CC1 -C12orf44/Atg101 复合体使其失活，从而负调控细胞自噬体的形成，其活化程度可反映自噬水平，如果阻断 mTORC1 的功能，Ser/Thr 激酶可磷酸化 Atg1 复合体并激活自噬。mTORC2 由 mTOR、RICTOR、SIN1、MLSR8 和 DEPTOR 组成，mTORC2 的磷酸化能激活 Akt（PKB）和 Atg1 抑制自噬，也可上调 HIF1A（hypoxia-inducible factor 1A）的表达。

mTOR 激酶是自噬诱导过程中关键的分子，Akt 和 MAPK 信号通路可通过 mTOR 的通路激活抑制自噬，而负调控 mTOR 的通路如 AMPK 和 P53 信号通路等促进自噬。靶向自噬启动因子 ULK 是自噬信号通路唯一的一个具有 Ser/Thr 蛋白激酶活性的核心蛋白。在自噬溶酶体组装前自噬信号是通过由 ULK1 或 ULK2、FIP200 和 mATG13 组成的 ULK 复合物的活化介导的。ULK1 复合物在体内是连接上游营养或能量感受器 mTOR 和 AMPK 与下游自噬体形成的桥梁。磷酸化的 ULK1 一直以来都被认为是自噬的一个关键调控因子，目前发现 AMPK 和 mTOR 这两个激酶可催化 ULK1 的磷酸化，这在自噬中起着十分重要的作用（图 6-18）。在饥饿条件下 AMPK 活化，mTOR 失活，活化的 AMPK 催化 ULK1 第 317、467、555、574、637 和 777 位丝氨酸发生磷酸化从而促进自噬。在营养充足的情况下 AMPK 失活，mTOR 可与 ULK1 第 757 位丝氨酸结合抑制 ULK1-AMPK 的相互作用，导致 ULK1 的失活，最终关闭自噬信号。

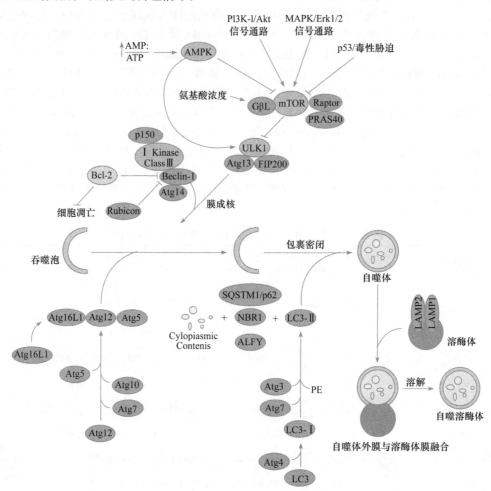

图 6-18　自噬主要的信号通路

2. Beclin-1 信号通路　Beclin-1 是酵母菌 ATG6/VSP30 在哺乳动物的同源基因，也是最早被发现的参与自噬调节的关键因子。Beclin-1 主要是通过与 PI3K-Ⅲ形成复合体来调节其他自噬相关基因编码蛋白，并在自噬前体结构中定位，从而调节自噬活性。Beclin-1 具有四个重要的结构域：BH3（Bcl-2-homology3）、卷曲螺旋结构域（CCD）、进化保守结构域（ECD）和核输出结构区。Beclin-1 可通过这些结构域与多种蛋白结合成复合体，作为分子反应的"平台"可诱导自噬相关蛋白定位到自噬体膜上，调控自噬的形成与成熟。Ⅲ级 PI3K 复合体，包括了 hVps34（哺乳动物Ⅲ型 PI3K 的一种）、Beclin-1（酵母 Atg6 的哺乳动物同源物）、P150（酵母 Vps15 的哺乳动物同源物）和 Atg14-like 蛋白（Atg14L 或 Barkor）或抗紫外线照射相关基因（UVRAG），都是自噬诱导所需的。Atg 通过 Atg12-Atg5 和 LC3-Ⅱ（Atg8-Ⅱ）复合物控制自噬体的形成。Atg12 以需要 Atg7 和 Atg10（分别为 E1 和 E2 样酶）的泛素样反应与 Atg5 偶联。然后，Atg12-Atg5 连接物与 Atg16 非共价反应形成更大的复合物。LC3/Atg8 的 C 端被 Atg4 蛋白酶酶切后生成细胞质 LC3-Ⅰ。LC3-Ⅰ与磷脂酰乙醇胺（PE）也以泛素样反应的方式连接，这个反应需要 Atg7 和 Atg3（分别为 E1 和 E2 样酶）。LC3 的脂质形式，即 LC3-Ⅱ，吸附在自噬体膜上，从而将 LC3 与自噬小泡联系起来。自噬体中 LC3 的存在，及其向低迁移形式的 LC3-Ⅱ的转化被作为自噬发生的"指示器"。

肝癌与前列腺癌组织中 Beclin-1 基因 mRNA 表达水平明显增高，Beclin-1 与癌细胞的存活及治疗反应密切相关，并可能因其可调控细胞自噬而成为癌症治疗的靶点。越来越多证据表明，Beclin-1 可能是自噬的"守门人"。它在自噬的调控及相关疾病的发生中起到重要作用，是抑癌基因中的一种。

细胞凋亡的关键调节因子 Bcl-2 也是重要的自噬调节蛋白，Bcl-2 含有与 Beclin-1 相同的结构域 BH3，Bcl-2 可通过此结构域与 Beclin-1 结合，并相互作用，减弱 Beclin-1 与 Vps34 的相互作用，使其他自噬相关蛋白难以结合到自噬体膜上，从而抑制自噬的发生。

3. 泛素样蛋白系统对细胞自噬的调控　泛素化是在翻译后水平上进行蛋白修饰的一种方式，参与蛋白酶体依赖性蛋白水解、蛋白功能调控、亚细胞分布和（或）蛋白质相互作用。在泛素激活酶（ubiquitin-activating enzyme，E1）、泛素接合酶（ubiquitin-conjugating enzyme，E2）及泛素蛋白连接酶（ubiquitin-protein ligase，E3）的连续作用下，泛素与底物蛋白特定的 Lys 残基共价结合完成泛素化。同时，泛素化也是一种可逆的过程，可由去泛素化酶将泛素从蛋白质上除去。泛素化主要包括以下 3 步酶促反应过程：①在 ATP 作用下，E1 可在其 Cys 和泛素的 C 端的 Gly 之间形成硫酯键，即 E1-SH-Ub，从而激活泛素。②在 ATP 和 E2 酶作用下，泛素从 E1 转移到 E2 上，同样以硫酯键的方式结合（E2-SH-Ub）。③ E3 酶可以特异性识别底物蛋白并与之结合，与此同时 E2 将激活的泛素直接转移到某些 E3 结合的底物上，经过多次重复，多个泛素之间通过 Lys 相互连接在底物上形成多泛素链。

E1- 样酶 Atg7 和 E2- 样酶 Atg10 泛素样反应后，泛素样蛋白 Atg12 与 Atg5 Lys130 共价偶联，Atg16L1 作为连接蛋白，增强 Atg12 和 E3 泛素连接酶样蛋白 Atg5 间的相互作用，而后 Atg12-Atg5 与 Atg16L1 形成 E3 连接酶样复合体并定位于 PAS。半胱氨酸酶 Atg4 酶切 LC3 并暴露 C 端最后 5 个 Gly 残基，在 E2- 样酶 Atg3 辅助下，与磷脂酰乙醇胺（phosphatidylethanolamine，PE）发生 E3- 样共轭形成脂化的 LC3（LC3- II）并定位于 PAS，吞噬泡加工成为成熟自噬体。

4. 其他信号对细胞自噬的调控　研究表明，在细胞核中 P53 可通过 sestrin1/2 蛋白激活 AMPK-mTORC1 信号通路，从而抑制 mTORC1 以上调自噬水平；也可激活 DAPK1（death-associated protein kinase 1），磷酸化 Beclin1，促进细胞自噬；还能通过激活抗凋亡蛋白 Bcl-2 家族，解除 Bcl-2/xL 与 Beclin1 之间的抑制作用而上调细胞自噬。在细胞质中，$p53$ 缺失的癌细胞的自噬水平上调，重新载入 $p53$ 后可下调细胞自噬水平。还有研究表明，脂多糖（lipopolysaccharide，LPS）可通过 TLR（Toll like receptor）调节细胞自噬的水平。在天然免疫研究中发现，LPS 能诱导小鼠单核巨噬细胞和人巨噬细胞自噬体形成，抑制 TLR4 后自噬体形成明显减少。LPS/TLR4 信号通路介导的自噬可加强 TLR4 信号通路中髓样分化蛋白或 IFN 诱导接头蛋白与自噬蛋白 Beclin 1 的相互作用，抑制 Beclin 1 和自噬信号通路中 Bcl-2 的结合，增强 NF-κB 核转录因子的活性。

此外，PI3K/Akt/FoxO 信号通路可介导谷氨酰胺合成酶的活化，参与募集 Atg 蛋白，提高 LC3 和 ULK2 的共定位水平。氧化型低密度脂蛋白（oxidized-low density lipoprotein，ox-LDL）极大地促进动脉粥样硬化的发生、发展，适当浓度的 ox-LDL 可激活保护性细胞自噬，致使内皮细胞、血管细胞和巨噬细胞的溶酶体降解 ox-LDL。

四、细胞自噬的生物学作用和功能

自噬是一种调节细胞稳态的分解代谢途径，一系列环境因素和遗传因素能诱导自噬。自噬通过从生物大分子释放营养物质、协助清除错误折叠蛋白和受损细胞器来维持细胞内环境的稳态。自噬亦能破坏细胞内的细菌，甚至整个细胞。此外，自噬在众多的生理及病理条件下均发挥重要的作用，包括细胞能量代谢、细胞发育分化、细胞应激、细胞生存或死亡、衰老及长寿、免疫应答及炎症反应，以及降解疾病引起的蛋白聚合物等（图 6-19）。

（一）自噬与细胞能量代谢

自噬是依赖溶酶体降解受损细胞器和错误折叠蛋白分子的过程，其降解产物用于能量生成、新蛋白质和质膜的合成，维持细胞内环境的稳态和细胞代谢的更新，因此细胞自噬的基本功能之一是调控细胞能量代谢。

基础性自噬主要功能是降解胞内长寿蛋白、移除受损或老化的细胞器。由于自噬溶酶体内存在多种水解酶，如酯酶、蛋白酶、糖苷酶和核苷酸酶等，其包裹的内容物经由相关水解酶降解，降解产物如氨基酸、糖类、脂类等被重新利用，进入细胞代谢循环（图 6-20）。所有已知类型的自噬其发生的每个阶段都需要 ATP 的参与，而 ATP 是细胞利用能量的直接供体，腺苷酸活化的蛋白激酶（AMP-activated protein kinase，AMPK）是细胞能量代谢的感受器，所以有理由认为能量代谢与细胞自噬之间存在交互作用，其详细的分子机制也是当前研究热点。

当细胞处于低营养或低能量状态时，细胞能量稳态被打破，细胞自噬水平增高。增强的自噬通过一系列途径动员胞内营养物质，使之能够满足营养缺失条件下细胞对能量的需求。具体地说，细胞通过选择性或非选择性自噬水解受损的蛋白质和细胞器等，产生氨基酸、脂类等物质，为处于饥饿状态的细胞提供能量。

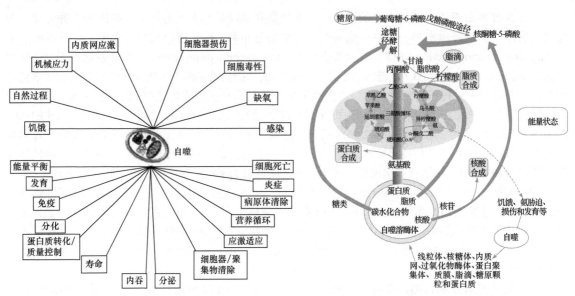

图 6-19　自噬在生理和病理条件下的作用　　　　图 6-20　自噬与主要代谢途径的关联

从本质上讲，不管是基础性自噬还是诱导性自噬，都是控制细胞能量代谢平衡的动态过程。自噬对能量代谢起到关键的调控作用，因而细胞自噬失调会造成细胞和机体代谢紊乱。不同研究表明，增强的自噬在不同的内外环境下，通过调控能量稳态，对细胞结局如生存或死亡等产生不同的影响。

（二）自噬与细胞成分更新和质量控制

自噬在细胞成分更新中有着重要作用，在功能上成为细胞自我更新、能量代谢和清除损伤细胞器的一个重要过程，大自噬和小自噬均参与其中。细胞内成分的更新目前研究最多的是线粒体自噬，其他的还有内质网自噬和过氧化物酶体自噬等。

细胞自噬还是细胞清除自身细胞器的一种常规方式。当细胞内的细胞器发生功能异常的时候，为了保护细胞的存活，自噬系统会选择性地清除这些细胞组分，但不会损伤正常功能的细胞器。因此，细胞器的更新除了有维持正常细胞的功能稳态之外，还具有在疾病和损伤情况下保护细胞、清除损伤细胞器，达到细胞质量控制的目的。除此以外，在某些特定分化细胞中，如在红细胞的成熟过程中，会清除一些细胞器，其中就包括线粒体，而自噬系统也能选择性地帮助红细胞清除线粒体从而使其正常分化成熟。当细胞自噬出现障碍时，损伤的细胞器不能正常清除，细胞不可避免地会受到严重的损伤；而红细胞的正常分化过程中，自噬障碍会引起红细胞的成熟障碍，导致贫血等一系列疾病发生。

（三）自噬与发育及分化

在分化与发育中，自噬具有重要的作用。作为一种应对环境和激素刺激的、动态和高度可诱导的分解代谢进程，自噬能够驱动细胞的快速变化以保证正确的分化和（或）发育。在自噬缺陷的有机体中，包括菌类、原生动物、蠕虫和昆虫类，表现出多种分化和发育的异常。这些异常可能源于总体自噬的缺陷，也可能源于通过选择性自噬对特定底物降解的失败。在哺乳动物中，自噬对胚胎植入子宫前的发育、初生的饥饿环境、红细胞及淋巴细胞生成和脂肪形成中的细胞分化等过程都非常重要。此外，自噬对细胞内的更新也非常重要，而自噬的这一自我平衡的作用对于维持终末分化细胞的健康尤为重要。

（四）自噬与衰老

在衰老过程中，自噬功能明显下降，部分信号通路的关键蛋白表达下降、活性降低。老年斑和脂褐素均为自噬关键细胞器即溶酶体功能受到破坏后逐渐积累所致。几乎所有的衰老组织都伴随着溶酶体系统的形态学和酶学的改变。

细胞内的自噬作用会随着年龄的增长逐渐减弱，从而导致细胞适应外界环境和自身防御反应的能力降低。同时，若损伤的细胞结构及大量氧自由基等活性氧化合物不能有效地被清除，那么细胞的稳态就会发生变化，进而加速细胞老化。因此，维持正常的自噬功能与长寿相关。目前研究结果认为，在衰老的过程中自噬功能下调，其中最能展示这一特性的是快速老化小鼠模型 P8 系（senescence accelerated mouse P8，SAMP8）小鼠。在 SAMP8 小鼠的衰老进程中，出现一些与年龄相关的自噬缺乏的表现，如小鼠大脑中泛素化蛋白积聚和自噬功能下降。在人类衰老的研究中也得出了相同的结论，在人类衰老的大脑中已经发现自噬相关的蛋白质，如 Atg5、Atg7、Beclin1 的表达量比年轻人少。

近年来的研究表明，抑制自噬会引起衰老。在线虫中研究发现，*atg1*、*atg7*、*atg8* 和 *Beclin 1* 这些与自噬相关基因的突变，会引起线虫的寿命缩短。同样，在果蝇体内，若减少 *atg1*、*atg8* 和 *Sestrin 1* 的表达，也会使果蝇寿命缩短。抑制自噬会引起与衰老有关的病理反应，如三酰甘油堆积、线粒体功能紊乱、肌肉退化和心脏功能失调等。

与抑制自噬引起衰老相反，增强自噬能抗衰老并且延长寿命。在线虫中研究发现，增强的自噬能够有利于长寿是源于抑制胰岛素样生长因子，可以使必要的 *atg* 基因突变从而激活自噬，并且延长寿命。热量限制是目前在大多数动物中验证的延长寿命和抗衰老措施的关键。能量限制是最常见的引起自噬的生理机制，在未成年与成年机体中能量限制激活自噬通过激活两种能量感应器即 AMPK 和 Sirtuin 1 而实现。另外，能量限制还可以通过抑制胰岛素/胰岛素样生长因子信号通路来抑制丙罗莫司靶点和激活自噬。在酵母菌、线虫、果蝇和小鼠中通过药物（如丙罗莫司）或者基因敲除的方法抑制 TOR 可以增长寿命。

（五）自噬与神经系统疾病

研究表明，细胞自噬缺陷是引起亨廷顿病和 3 型脊髓小脑性共济失调等几种因神经细胞降解导致的疾病的重要原因。由于特定的蛋白突变，产生不正常的聚谷氨酰胺延长序列。Ataxin 3 蛋白是一种去除泛素酶，能结合 Beclin1 蛋白，去除附着在其蛋白上的泛素，发挥反泛素化的作用，从而保持 Beclin1 蛋白的稳定，使细胞能够正常地发生自噬。Ataxin3 蛋白缺失或者缺失正常的聚谷氨酰胺序列则会抑制细胞发生正常的细胞自噬。

案例 6-2 相关提示

在亨廷顿病患者中发现了 Huntington 蛋白发生突变，这种突变产生延长的聚谷氨酰胺序列，这些序列易形成聚合体从而产生细胞毒性，即使在溶解的形态下，这类蛋白也有一定的细胞毒性。引起疾病的各种突变蛋白带有延长的聚谷氨酰胺序列，能够竞争具有正常的聚谷氨酰胺序列的 Ataxin 3 蛋白结合 Beclin1 蛋白。并且，其他突变的蛋白聚谷氨酰胺序列越长，结合 Beclin1 蛋白的能力更强。因此，结合突变的带有延长聚谷氨酰胺序列的 Huntington 蛋白或者 Ataxin 3 蛋白会抑制细胞自噬的发生，使老化或者受损的神经细胞不能有效地降解，从而引起这些疾病的发生。

（六）自噬和免疫应答

随着人们对细胞自噬及免疫功能了解的深入，自噬和免疫这两个系统非常奇妙地联系到一起。自噬是真核细胞对抗入侵微生物的先天免疫的原始形式，哺乳动物细胞的自噬功能介入到多个先天免疫和适应性免疫途径中，自噬也参与调控一系列的免疫效应和功能。经过模式识别受体信号触发并借助自噬接头蛋白分子的参与，自噬提供一种清除细胞内微生物的基本机制。自噬对先天免疫炎症信号通路具有调控作用，通过消除内源性炎性小体激动蛋白进而影响细胞因子等免疫介质的分泌。细胞自噬参与了抗原提呈过程，并且通过对抗原提呈细胞稳态的调节进一步控制适应性免疫应答。

从上面可以看出，自噬过程一经启动，必须在度过危机后适时地停止，否则其非特异性捕获胞质成分的特性将导致细胞发生不可逆的损伤。对细胞的自噬一定要动态观察，任何横断面的研究结果都不足以评价自噬的活性。目前分子生物学家和细胞生物学家对自噬及自噬性程序性细胞死亡的认识还处于初级阶段，关于参与自噬现象的分子信号转导过程、病理生理学意义有待进一步研究。随着一个个谜团的解开，自噬和疾病之间的关系将更加明确，自噬的发生发展过程可受到精细调控，利用自噬机制发展临床治疗方法可更好地为人类服务。

小　结

细胞凋亡是机体细胞自主的生理性有序消亡过程，与细胞坏死存在根本差别。细胞凋亡的发生受到机体的严密调控，对维持多细胞生物的正常生长发育、保持内环境的稳定性起重要作用。细胞凋亡的失调，如不恰当的激活或抑制，均会导致一系列疾病的产生，如神经退行性疾病、肿瘤、艾

笔记栏

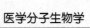

滋病及自身免疫性疾病等。细胞凋亡的调控机制涉及一系列基因的激活、表达与调控，并由胞内蛋白酶解级联系统介导。死亡受体途径和线粒体途径是激活 Caspase 级联反应从而导致细胞凋亡的两条主要途径。

细胞自噬是细胞通过溶酶体与双层膜包裹的细胞自身物质融合，从而降解细胞自身物质的过程。正常的动物细胞为了维持细胞内环境的动态平衡，需要不断降解功能失常或不需要的细胞结构，如各种蛋白质、细胞器及各种胞质组分。通常，寿命较短的蛋白质如调控蛋白等通过泛素 - 蛋白酶体系统进行降解，而寿命较长的蛋白质及细胞结构则通过细胞自噬途径，由溶酶体进行降解。细胞自噬是促使细胞存活的自我保护机制。一方面，细胞面临代谢压力如营养或生长因子缺乏，或处于低氧环境中时，细胞通过降解自身蛋白大分子或细胞器，为细胞生存提供原材料或 ATP；另一方面，细胞自噬具有自我"清理"功能，它不仅能够降解错误折叠的蛋白质多聚物，还能够降解功能失常的整个线粒体、过氧化物酶体、高尔基体等细胞器，甚至可以清除细胞内的病原体。

参 考 文 献

秦正红，2015. 自噬：生物学与疾病·基础卷 . 2 版 . 北京：科学出版社：27-48，229-384

王金发，2003. 细胞生物学 . 北京：科学出版社：600-610

药立波，2004. 医学分子生物学 . 2 版 . 北京：人民卫生出版社：152-155

Ashkenazi A，Bento CF，Ricketts T，et al，2017. Polyglutamine tracts regulate beclin 1-dependent autophagy. Nature，545（7652）：108-111

Ho TT，Wdrr MR，Adelman ER，et al，2017. Autophagy maintains the metabolism and function of young and old stem cells. Nature，543（7644）：205-210

思 考 题

1. 细胞凋亡具有哪些特征？细胞凋亡的主要生物学意义是什么？
2. 凋亡抑制因子和凋亡诱导因子分别有哪些类型？
3. Bcl-2 家族蛋白有哪些？具有抗凋亡作用的 Bcl-2 可能的作用机制是什么？
4. 大自噬是如何发生的？发生过程分哪几个阶段？具有哪些主要特点？
5. 分子伴侣介导（CMA）的自噬是如何发生的？

（朱贵明）

第二篇 临床常见疾病及其分子机制

　　本篇选取了一些常见疾病，包括遗传性疾病、肿瘤性疾病、感染性疾病、炎症、心血管疾病、内分泌代谢病和免疫性疾病的分子机制，同时也将衰老的分子机制纳入本篇。整篇以案例引导、并针对案例提出讨论思考的中心问题，帮助学生从分子生物学角度认识这些疾病，切实发挥出"医学分子生物学"在临床医学生培养过程中特殊的"桥梁"作用。同时，也为教师开展多种形式的课上、课下教学活动提供相关支持。有效调动学生对本课程学习的积极性、参与性。

　　生物体的遗传信息传递过程中出现异常时，可通过影响其表达产物的结构与功能，影响机体的正常代谢，甚至导致疾病的发生。机体内大分子的作用是以特定的形式、有序的调控、特异的作用模式等发挥出来的，其中任何一个环节的改变或障碍，都会影响细胞的正常代谢或应答。机体自身的免疫系统可通过免疫分子实现防御和保护，但是如果这些分子异常或相互作用异常，则会导致免疫功能的异常而发生疾病。衰老虽然是一个自然发生的、不可逆的退行性变过程，但是这一过程可以受许多因素的影响，个体衰老存在很大的差异性，当某些重要分子发生改变时，会加速衰老的进程。

　　对本篇内容的学习，重点要掌握疾病发生、发展和预后判定的分子生物学基础，并通过对案例的学习和讨论，提高学生分析问题和解决问题的能力，为后续临床课程的学习奠定基础，并使学生独立思考、灵活运用分子生物学理论解决临床问题的能力有显著的进步，为使学生成长为优秀医学毕业生起到积极的推动作用。

（王　杰）

第七章　遗传性疾病的分子机制

遗传性疾病（genetic disease）简称遗传病，是指由于遗传物质改变所致的疾病，通常具有垂直传递（vertical transmission）的特征。遗传物质的突变（染色体畸变或基因突变）可以是生殖细胞或受精卵内遗传物质的结构或功能的改变，即它们只能通过两性生殖细胞结合才能按一定的方式传给后代个体。遗传物质的突变也可以是体细胞内遗传物质的结构或功能的改变，如一些肿瘤在特定组织器官内发生而形成的体细胞遗传病，将不出现个体间的垂直传递，而是通过有丝分裂向子代体细胞垂直传递。

遗传性疾病的发生是遗传因素与环境因素共同作用的结果。环境因素不仅包括外界环境如工作、生活环境，也包括体内环境如激素水平等。对于不同的遗传性疾病，遗传因素和环境因素所占的比重各有不同。一些遗传病很难找到发病所必需的特定环境因素，几乎完全由遗传因素决定。例如，单基因遗传病中的先天性成骨不全症、白化病、血友病 A 和一些染色体病等。而多基因遗传病除遗传因素外，还受到环境因素的影响，如唇裂、腭裂、先天性幽门狭窄等畸形，遗传度多在 70% 以上，说明遗传因素对这类疾病的发生较为重要，但环境因素也是必不可少的。因此，在某一具体疾病发生过程中，遗传因素与环境因素的相对重要性则要视不同的情况具体分析。

第一节　遗传性疾病的分类和临床特征

一、遗传性疾病的分类

根据遗传物质的结构或功能改变的不同，可将遗传性疾病分为五大类。

（一）染色体病

染色体病（chromosome disease）是由于染色体的结构或数量异常所导致的一类疾病。其中又可分为常染色体数目异常遗传病、常染色体结构畸变遗传病、性染色体数目异常遗传病、性染色体结构畸变遗传病等类型。

（二）单基因遗传病

单基因遗传病（single gene disease），简称单基因病，主要是指单个基因突变而导致的遗传病，它的发生受一对等位基因控制，遗传方式遵循孟德尔遗传规律，故又称孟德尔遗传病。目前单基因遗传病已发现 7700 多种。

（三）多基因遗传病

多基因遗传病（polygenic inherted disease），又称多基因病，是由多个基因与环境因素共同作用所导致的疾病。具有家族聚集现象，但不表现出明显的家系遗传特征。虽然已报道的多基因病只有 100 多种，但每一个病种的发病率都较高，如原发性高血压的群体发病率为 6%，消化性溃疡为 4%。多基因病在人群中的总发病率为 15% ～ 20%。

（四）线粒体遗传病

核基因组或线粒体 DNA 突变导致线粒体呼吸链功能异常所导致的疾病统称为线粒体遗传病（mitochondrial genetic disease），前者的遗传方式完全遵循孟德尔规律，属于单基因遗传病；后者随同线粒体传递，属于母系遗传的非孟德尔式遗传。线粒体遗传病较少见，总发病率约为 11.5/100 000。

（五）体细胞遗传病

体细胞的基因突变所导致的疾病称为体细胞遗传病。这类遗传病一般不向后代传递。肿瘤起源于体细胞内遗传物质的突变，尽管这种突变不会传递给个体的后代，但是，这种体细胞的突变可以在个体的体内随着细胞分裂增生而不断传给新产生的子代细胞。各种肿瘤的发生都涉及特定组织细胞中的染色体、癌基因、抑癌基因的变化，所以肿瘤被称为体细胞遗传病。另外，某些先天性畸形也属于体细胞遗传病。

二、遗传性疾病的临床特征

（一）垂直传递

遗传病除体细胞遗传外，具有亲代向子代垂直传递的特点，无血缘的家族成员不受影响。这是由于亲代的生殖细胞或卵细胞的遗传物质发生变化的结果。但是并非在所有的遗传病家族中都可以观察到这一特性，因为有些遗传病患者特别是某些染色体病患者没有生育能力或者活不到生育年龄；有的患者是家系中首发突变产生的病例。

（二）遗传物质改变

所有遗传病都有遗传物质的改变，这是遗传发生的物质基础。遗传物质的改变包括细胞核中的基因突变和染色体畸变，以及细胞质中线粒体 DNA 的改变。

（三）先天性

大多数遗传病是婴儿出生时即显示症状，如尿黑酸尿症、血友病、Down 综合征等，又称为先天性疾病（congenital diseases）。但先天性疾病不一定是遗传，如胎儿在宫内感染天花造成出生时脸上有瘢痕，母亲怀孕早期感染风疹病毒致使胎儿患有先天性心脏病，孕妇服用沙利度胺（thalidomide）引起胎儿先天畸形等。也有一些遗传病不具有先天性，要长到一定年龄才发病，如肌营养不良症到儿童期发病，亨廷顿病（Huntington 舞蹈症）发病于 25～45 岁，痛风好发于 30～35 岁。

（四）家族集聚性

同一家族成员继承相同致病基因的概率较大，因此遗传病往往具有家族集聚现象，如遗传性视网膜母细胞瘤、遗传性甲状腺肿和家族性结肠息肉等，都可能发生家族聚集现象。但家族聚集性疾病也不一定是遗传病，如结核和肝炎有可能累及数名家族成员，但这是传染而不是遗传。

（五）终身性

因为遗传病的根本病因在于遗传物质的缺陷，而至今尚无纠正有缺陷的致病基因或染色体的有效办法，因此这类疾病大多数难以治愈，常伴随患者终生，并通过生殖传给子女。只有少数遗传疾病，若能早期诊断及治疗，可缓解症状或避免发病。例如，苯丙酮尿症的患者，若能在出生后 3 个月内确诊，6 岁前坚持低苯丙氨酸饮食，就能避免智力发育迟缓的现象发生。但是随着现代科学发展的日新月异，根治遗传病在不久将来也许将变为现实。

第二节　单基因遗传病

单基因遗传病是一对等位基因异常所导致的，它既可以发生在一对染色体中的一条，也可以同时发生在两条染色体上。就单个单基因遗传病而言，发病率极低，一般低于 1/1000，属于罕见病。但随着诊断技术的不断进步，发现的单基因遗传病的种类越来越多。目前已确定的单基因遗传病有 7700 多种。

研究人类病症和性状的遗传规律不能像研究动物或植物形状遗传那样采用杂交试验方法，而需要建立一些适合人类遗传方式研究的特殊方法。家系调查和系谱分析是判断某种遗传病遗传方式最常用的方法。系谱分析（pedigree analysis）是指从先证者入手，追溯调查其家族成员（直系亲属和旁系亲属）的数目、亲属关系及某种遗传病（或）形状的分布等资料，按一定格式绘制成系谱。先证者（proband）是指在该家系中最先被确定的患有某种遗传病的成员。根据绘制的系谱进行回顾性分析，以确定所发现的某一特定性状或疾病是否有遗传因素及其可能的遗传方式，从而对家系中其他成员的发病情况做出预测。在调查过程中，除要求信息准确外，还要注意患者的年龄、病情、死亡原因和是否近亲婚配等。对某病或性状遗传方式的判断必须进行多个系谱综合分析后方能做出准确结论。系谱分析中常用符号如图 7-1 所示。

一、遗　传　方　式

根据决定单基因遗传病的基因所在的染色体，以及基因是呈显性还是隐性，可将单基因遗传病分为常染色体显性遗传病、常染色体隐性遗传病、X 连锁显性遗传病、X 连锁隐性遗传病和 Y 连锁遗传病五大类。"在线人类孟德尔遗传数据库"（Online Mendelian Inheritance in Man，OMIM）截至 2017 年 8 月的统计数据，OMIM 总条目数为 24 188 个。其中常染色体遗传 22 784 个、X 连锁遗传 1276 个、Y 连锁遗传 60 个。

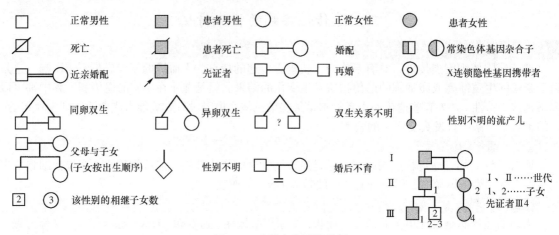

图 7-1 系谱中常用的符号

（一）常染色体显性遗传病

常染色体显性遗传病（autosomal dominant disease，ADD）是指致病基因位于 1 ~ 22 号常染色体上，而且呈显性表达所导致的遗传性疾病，简称常显。目前已知的常染色体显性遗传病有 4000 余种，常见常染色体显性遗传病致病基因的染色体定位见表 7-1。

表 7-1　常见常染色体显性遗传病致病基因的染色体定位

疾病名称	疾病英文名称	OMIM	致病基因染色体定位
软骨发育不全	achondroplasia	100 800	4p16.3
家族性高胆固醇血症	familial hypercholesterolemia	143 890	19p13.2
遗传性出血性毛细血管扩张	hereditary hemorrhagic telangiectasia	187 300	9q34.1
遗传性球形红细胞症	elliptocytosis	130 500	1p36.2-p34
急性间歇卟啉症	porphyria，acute intermittent	176 000	11q23.3
成骨不全 1 型	osteogenesis imperfecta，type Ⅰ	166 200	17q21.31-q22
成年多囊肾病	adult polycystic kidney disease	173 900	16p13.3-pl3.12
α 地中海贫血	alpha-thalassemia	141 800	16pter-pl3.3
短指（趾）症 A1 型	brachydactyly，type A1	112 500	2q35-q36
特发性肥大性主动脉瓣下狭窄	idiopathic hypertrophic subaortic stenosis	185 500	7q11.2
遗传性巨血小板病，肾炎和耳聋	Fechtner syndrome	153 640	22q11.2
Noonan 综合征	Noonan syndrome	163 950	12q24.1
神经纤维瘤病 1 型	neurofibromatosis，type I	162 200	17q11.2
结节性脑硬化	tuberous sclerosis	191 100	16p13.3，9q34
多发性家族性结肠息肉症	adenomatous polyposis of the colon	175 100	5q21-q22
Peutz-Jeghers 综合征	Peutz Jeghers syndrome	175 200	19p13.3
Von Willebrand 病	Von Willebrand disease	193 400	12pl3.3
肌强直性营养不良	dystrophia myotonica	160 900	19q13.2-q13.3

案例 7-1

短指（趾）症（brachydactyly）是一种肢端发育畸形。主要症状是指骨或掌骨（或趾骨）短小或缺如，致使手指（趾）变短。这类疾病表现为典型的完全显性遗传。图 7-2 是一个典型的短指（趾）症家族的系谱。该家系共26人，短指症患者12人（男5女7），发病比例接近1/2。

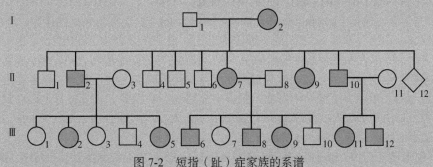

图 7-2　短指（趾）症家族的系谱

问题与思考：完全显性遗传具有哪些特点？分子机制如何？（相关知识点提示：常染色体显性遗传病的特点和分子机制。）

案例 7-1 相关提示

1. 致病基因位于常染色体上，遗传与性别无关，男女发病机会均等。

2. 图 7-2 系谱中可看到本病的连续遗传现象，即连续几代都可出现患者。

3. 患者的双亲中必有一个为患者，但绝大多数为杂合体，患者的同胞中约有1/2的概率为患者。

4. 双亲无病时，子女一般不患病，只有在基因突变的情况下，才能看到双亲无病时子女患病的病例。

近年来的研究表明，定位于 12q24 的 CDMP1（形态发生素 1，也称为 GDF5）在早期胚胎肢芽发育中起着非常关键的作用，该基因突变可能是造成肢端畸形的原因之一。

1. 婚配类型及子代患病风险　假定 A 代表决定某种疾病的显性基因，a 代表其相应正常的隐性基因，则常染色体显性遗传病患者的基因型为 AA 或 Aa，正常个体的基因型为 aa。在临床上，基因型 AA 极为罕见，原因是 AA 中的两个 A 基因，必须一个来自父亲，另一个来自母亲。只有父母双方均为常染色体显性遗传病患者，才能生育出 AA 型子女，而这种婚配概率在实际生活中几乎是碰不到的。绝大多数的患者基因型为 Aa。如果患者 Aa 与正常人 aa 婚配，其所生子女中大约有 1/2 是患者。常染色体显性遗传病杂合子与正常人婚配图解见图 7-3。

2. 常染色体显性遗传病的系谱特征　由于致病基因位于常染色体上，因此致病基因的遗传与性别无关，即男女患病概率均等。双亲之一是患者，就会遗传给他们的子女，子女中半数可能发病。若双亲都是患者，其子女有 3/4 的可能发病。在一个患者的家族中，可以连续几代出现此病患者，疾病呈连续传递。但有时因内外环境的改变，致病基因的作用不一定表现（外显不全），一些本应发病的患者可以成为表型正常的致病基因携带者，而他们的子女仍有 1/2 的可能发病，出现隔代遗传。无病的子女与正常人结婚，其后代一般不会患病。

3. 常染色体显性遗传病的常见类型　常染色体显性遗传病的致病基因可以是生殖细胞发生突变而来，也可以是由双亲任何一方遗传而来，由于杂合子（Aa）可能出现不同的表现形式，因此又将人类常染色体显性遗传病分为完全显性遗传、不完全显性遗传、不规则显性遗传、共显性遗传和延迟显性遗传等几种不同类型。

（1）完全显性遗传（complete dominance inheritance）：是指杂合子 Aa 患者具有与显性纯合子 AA 患者完全相同的表型。即在杂合子 Aa 中，显性基因 A 的作用完全显示出来，而隐性基因 a 的作用被完全掩盖，从而使杂合子表现出与显性纯合子 AA 患者完全相同的形状。例如，马方综合征

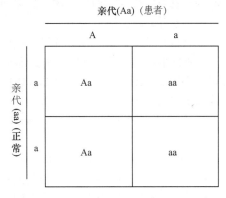

图 7-3　常染色体显性遗传病杂合子与正常人婚配图解

（Marfan syndrome，MS），又称为蜘蛛症，是一种常见的完全显性遗传病。该病基因定位于15q21.1，由编码微纤蛋白基因（fibrillin-1，FBN1）的突变所致。

（2）不完全显性遗传（incomplete dominance inheritance）：也称为半显性遗传，是指杂合体Aa介于纯合显性AA和纯合隐性aa之间的一种遗传方式。由于在杂合体Aa中隐性基因a的作用也有一定程度的表达，所以在不完全显性遗传病中，杂合体Aa常为轻型患者，纯合体AA为重型患者。例如，软骨发育不全症是长骨骨骺端软骨细胞形成及骨化障碍的一种骨骼病。患者在出生时即有体态异常，表现为四肢短粗、下肢向内弯曲、腰椎明显后突、头大等。软骨发育不全症致病基因定位于4p16.3，主要是由于 FGFR-3 基因 1138 位碱基突变所致。本病纯合体 AA 患者少见，由于骨骼严重畸形、胸廓小而呼吸窘迫及脑积水导致胚胎死亡。

（3）不规则显性遗传（irregular dominance inheritance）：在常染色体显性遗传中，杂合体Aa在不同条件下可以表现相应的表型，也可以不表达出相应的性状，从而导致显性性状的传递不规则，称为不规则显性遗传。影响显性基因表达的因素可以是遗传因素，也可以是环境因素。

显性基因在杂合状态下是否表达相应的症状，可用外显率来描述。外显率（penetrance）是指一定基因型的个体在特定的环境中形成相应表现型的比例，一般用百分率（%）来表示。外显率为100%称为完全外显，低于100%则称为外显不全或不完全外显。外显率高者，可高达80%～90%；外显率低者，可达10%～20%。

显性致病基因在杂合状态下除了有外显率的差异外，还有表现度的不同。所谓表现度（expressivity）是指在不同个体间，同一种遗传病在某一个体表现的明显程度，或者说是一种致病基因的表达程度可以有轻度（mild）、中度（moderate）和重度（severe）的不同。例如，多指（趾）症患者可以表现为指数多少的不一、桡侧多指与尺侧多指不一、手多指与脚多趾的不一，或软组织的增加程度与掌骨的增加程度不等。而这些差异既可出现在不同个体，也可出现在同一个体的不同部分。具有同样基因型的个体，其表现型的严重程度有差别，称表现度不一致。表现度轻的患者，所生子女并非就是轻型的。

造成不完全外显的原因除了致病的主基因外，杂合体患者所具有的其他基因对疾病的表型也会产生不同的影响，这些基因称为修饰基因（modifier gene），是一些对主基因的表型效应产生加强或减弱作用的基因。携带不同修饰基因的个体的发病情况不同。此外，杂合子所处的环境也可能影响致病基因表达。

（4）共显性遗传（codominance inheritance）：对常染色体上的等位基因彼此之间无显性和隐性的区别，在杂合状态时两种基因都能表达，分别独立地产生各自的基因产物，这种遗传方式称为共显性遗传。例如，人类的ABO血型系统（MIM110300）的等位基因之间存在共显性，决定ABO血型的基因位于9q34，有3个等位基因：I^A、I^B和i，这是一组复等位基因。复等位基因是指在一个群体中，一个特定的基因座位上有3种或3种以上的基因。但是每一个体只能拥有其中的任何2个等位基因，复等位基因来源于1个基因位点所发生的多次独立的突变，是基因突变多向性的表现。在法医学的亲权鉴定中，根据孟德尔分离律，已知双亲血型，可以推测子女可能出现的血型和不可能出现的血型；反之，已知母亲和子女的血型，也可以推断父亲可能的血型和不可能的血型。近年来的研究表明，I^A 和 I^B 两个基因的编码区长度相同，仅有某些碱基不同，导致合成的蛋白质（糖基转移酶）有所差异。i基因则由于258位碱基G缺失，导致框移突变，产生无活性的蛋白质。

（5）延迟显性遗传（delayed dominant inheritance）：有些常染色体显性遗传病，杂合体Aa在生命的早期，致病基因的作用并不表达，或虽表达但尚不足以引起明显的临床症状。只有到达一定年龄，致病基因才表达或才充分表达并表现出疾病的迹象，这种遗传方式称为延迟显性遗传。如亨廷顿病等。

案例7-2

亨廷顿病是一种延迟显性遗传病。患者有大脑基底核变性，主要表现为进行性不自主的舞蹈样症状，常累及躯干和四肢肌肉，并可合并肌肉僵直。随着病情加重，可出现智力衰退，最终形成痴呆。图7-4是一个亨廷顿病的家谱。系谱中患者Ⅳ的同胞Ⅳ 2-6都不满20岁，虽然目前都没有本病的临床症状，但仍有1/2的发病风险。

问题与思考：亨廷顿病的主要分子生物学机制是什么？

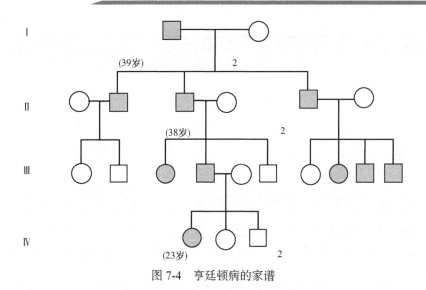

图 7-4　亨廷顿病的家谱

案例 7-2　相关提示
　　现已证明定位于 4p16.3 的 *IT15* 基因可能是本病的致病基因。该基因 5′端存在（CAG）$_n$ 三核苷酸重复序列。正常人重复 9～34 次、平均 20 次。而患者重复 37～100 次、平均 46 次，其结果是该基因表达产物合成后加工过程可能出现障碍而致病。该病的致病基因如来自父亲，患者的发病年龄低，可在 20 岁前发病且病情严重；如果致病基因来自母亲，则患者发病晚，多在 40 岁以后发病且病情较轻。这可能是由于致病基因在某一性别中受到 DNA 的甲基化修饰而导致的结果。所以，年龄可以作为一个重要的修饰因子，使某些显性致病基因控制的遗传性状出现延迟表达。

（二）常染色体隐性遗传病

　　隐性基因位于常染色体，在杂合状态 Aa 时不表现相应症状，只有隐性基因纯合子 aa 时才出现症状，这种遗传方式称为常染色体隐性遗传（autosomal recessive inheritance，AR）。由隐性致病基因纯合子所引起的疾病称为常染色体隐性遗传病。临床上所见的常染色体隐性遗传病的患者往往是两个携带者婚配所生子女。只有当隐性基因处于纯合状态 aa 时，隐性基因所控制的性状才能表现出隐性遗传病。当个体处于杂合体 Aa 状态时，由于显性基因 A 的存在，致病基因 a 的作用被掩盖而不能表现，却可将致病基因传给子代，这种表型正常但带有杂合基因的个体又称为携带者。白化病、先天性耳聋、先天性肌迟缓等都属于常染色体隐性遗传病。一些常见的常染色体隐性遗传病见表 7-2。

表 7-2　常见常染色体隐性遗传病致病基因的染色体定位

疾病名称	疾病英文名称	OMIM	致病基因染色体定位
镰状细胞贫血	sickle cell anemia	603 903	11p15.5
泰-萨克斯病	Tay-Sachs disease	272 800	15q23-q24
β 地中海贫血	beta-thalassemia	141 900	11p15.5
同型胱氨酸尿症	homocystinuria	236 200	21q22.3
苯丙酮尿症	phenylketonuria	261 600	12q24.1
丙酮酸激酶缺乏症	pyruvate kinase deficiency of erythrocyte	266 200	1q21
尿黑酸尿症	alkaptonuria	203 500	3q21-q23
Friedrich 家族性共济失调	Friedreich ataxia	208 900	11q22.3
Barder-Biedl 综合征	Barder-Biedl syndrome	209 900	20p12
半乳糖血症	galactosemia	230 400	9p13

续表

疾病名称	疾病英文名称	OMIM	致病基因染色体定位
肝豆状核变性	Wilson disease	277 900	13q14.3-q21.1
黏多糖贮积症Ⅰ型	mucopolysaccharidosis type I	252 800	4p16.3
先天性肾上腺皮质增生	congenital adrenal hyperplasia	201 910	6p21.3
血浆活酶前体缺乏症	PTA deficiency	264 900	4q35
囊性纤维变性	cystic fibrosis	219 700	7q31.2
血红蛋白沉着症	hemochromatosis	235 200	6p21.3

1. 婚配类型及子代患病风险 在常染色体隐性遗传病系谱中，最常见的是正常个体与杂合子的婚配（AA×Aa），子代表型全部正常，但其中 1/2 为携带者。常染色体隐性遗传病杂合子与正常人婚配情况见图 7-5。

在两个杂合子婚配（Aa×Aa）的情况下，患者表型正常，正常同胞中杂合子占 2/3，故此类家庭的子女中将有 1/4 患者。常染色体隐性遗传病杂合子之间婚配情况见图 7-6。

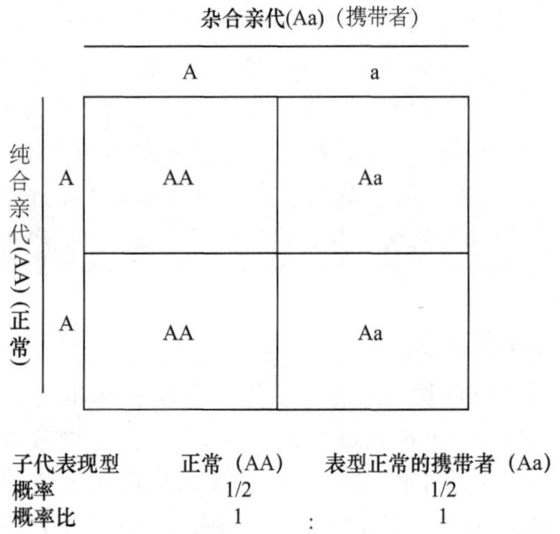

杂合亲代(Aa)（携带者）

	A	a
A	AA	Aa
A	AA	Aa

纯合亲代(AA)（正常）

子代表现型　正常（AA）　表型正常的携带者（Aa）
概率　　　　　1/2　　　　　　1/2
概率比　　　　1　　　　　：　　　1

图 7-5　常染色体隐性遗传病杂合子与正常人婚配图解

杂合亲代(Aa)（携带者）

	A	a
A	AA	Aa
a	Aa	aa

杂合亲代(Aa)（携带者）

子代表现型　正常（AA）表型正常的携带者（Aa）患者（aa）
概率　　　　　1/4　　　　2/4　　　　1/4
概率比　　　　1　　：　　　2　　：　　1

图 7-6　常染色体隐性遗传病杂合子之间婚配图解

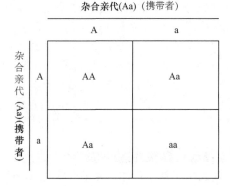

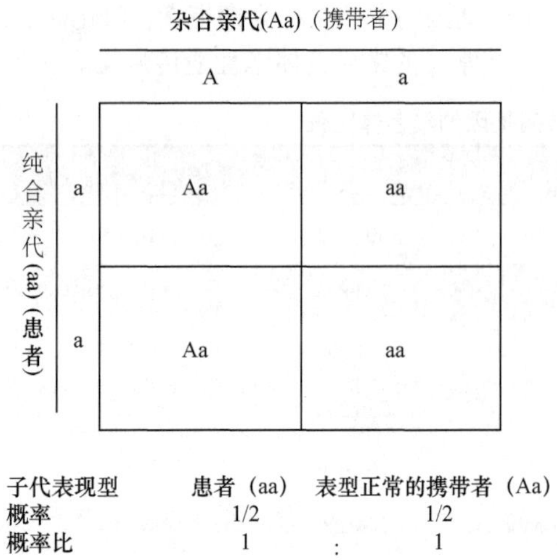

杂合亲代(Aa)（携带者）

	A	a
a	Aa	aa
a	Aa	aa

纯合亲代(aa)（患者）

子代表现型　患者（aa）表型正常的携带者（Aa）
概率　　　　　1/2　　　　　　1/2
概率比　　　　1　　　：　　　　1

图 7-7　常染色体隐性遗传病患者与杂合子婚配图解

杂合子和患者的婚配（Aa × aa），子代中将有一半为患者，另一半是携带者。由于家系中连续两代出现患者，且患者分布与显性遗传类似，极易被误认为是常染色体显性遗传病。在近亲婚配的情况下出现这种情况，应考虑常染色体隐性遗传的可能性。常染色体隐性遗传病患者与杂合子婚配情况如图 7-7 所示。

2. 常染色体显性遗传病的系谱特征 遗传与性别无关，男女均可发病，机会同等。患者父母外表正常，但都是致害基因携带者，其子女发病的危险性为 25%。往往隔代遗传，常出现散发患者。近亲婚配子女患病机会较多。父母一方为携带者，一方正常，其子代临床表型完全正常，但其中 1/2 是携带者。

案例 7-3

白化病是一种以皮肤、毛发、眼睛缺乏黑色素为特征的常见的常染色体隐性遗传病。该病患者皮肤和毛发呈白色，虹膜淡灰色，畏光、眼球震颤。该病是由于编码酪氨酸酶的基因（11q14q21）

突变，导致酪氨酸酶缺乏，不能产生黑色素所致。图7-8是一例白化病系谱。系谱中，先证者Ⅲ1的双亲Ⅱ3和Ⅱ4表型正常，但他们生出白化病患儿，说明他们都是携带者。根据孟德尔定律，他们所生的子女患白化病的概率为1/4。

问题与思考：根据图7-8白化病系谱，说明常染色体隐性遗传病分析时应注意哪些问题？

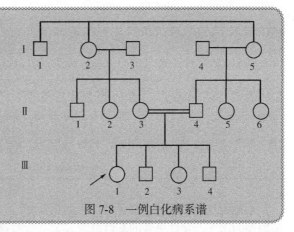

图7-8　一例白化病系谱

案例7-3相关提示

1.患者同胞发病比率偏高的问题。在临床上所看到的常染色体隐性遗传病家系中，往往发现患者人数占其同胞人数的比率高于理论上1/4，其原因是选择偏差。在父母均为同一致病基因携带者的家庭中，子女中有患者的家庭被统计，无患者子女的家庭将被漏掉，这称为不完全漏掉或截短确认（truncate ascertainment）。

2.近亲结婚增高常染色体隐性遗传病的发病风险。这是因为近亲之间具有共同基因的频率较高。以表兄妹为例，有1/8的可能性具有相同的某个基因。一般来说，隐性致病基因的频率 q 较低。若 q 为0.01，则表兄妹婚配后代发病危险率约为 6.19×10^{-4}，而随机婚配的后代发病危险仅为 9.8×10^{-5}，为后者的6倍多；若 q 为0.001，则前者发病危险率为 6.24×10^{-5}，后者约为 1.0×10^{-6}，前者为后者的60多倍。也就是说，隐性致病基因的频率越低，近亲婚配产出患儿的相对危险率就越高。

（三）X连锁隐性遗传病

一种遗传病的致病基因位于X染色体上，且为隐性基因，并随着X染色体的传递而遗传，这种疾病称为X连锁隐性遗传（X-linked recessive inheritance，XR）病。该病基本见于男性，因为男性为X染色体的半合子。在男性只要唯一的X染色体上带有隐性遗传致病基因，即可引起疾病。而女性则需两条X染色体同时带有致病基因，这种情况较少见。但也有个别例外，女性在杂合状态下也可发病，症状较轻。另外，女性患者之间的表型差异较大，而男性患者表型较一致。人类常见的X连锁隐性遗传病有假肥大性肌营养不良、甲型血友病、乙型血友病、红绿色盲、葡萄糖-6-磷酸脱氢酶缺乏症等（表7-3）。

表7-3　常见X连锁隐性遗传病致病基因的染色体定位

疾病名称	疾病英文名称	OMIM	致病基因染色体定位
色盲	colorblindness	303 800	Xq28
睾丸女性化综合征	testicular feminization syndrome	300 068	Xq11-q12
鱼鳞癣	ichthyosis	308 100	Xp22.32
Lesch-Nyhan综合征	Lesch-Nyhan syndrome	300 322	Xq26-q27.2
眼白化病	ocular albinism	300 500	Xp22.3
Hunter综合征	Hunter syndrome	309 900	Xq28
无丙种球蛋白血症	agammaglobulinemia	308 230	Xq26
Fabry病	Fabry disease	301 500	Xq22
Wiskott Aldrich综合征	Wiskott-Aldrich syndrome	301000	Xp11.23-pl1.22

笔记栏

疾病名称	疾病英文名称	OMIM	致病基因染色体定位
G-6-PD 缺乏症	glucose-6-phosphate dehydrogenase deficiency	305 900	Xq28
肾性尿崩症	nephrogenic diabetes insipidus	304 800	Xq28
慢性肉芽肿病	chronic granulomatous disease	306 400	Xp21.1
血友病 B	hemophilia B	306 900	Xq27.1-q27.2
无汗性外胚层发育不良症	ectodermal dysplasia	305 100	Xq12-q13:1

1. 婚配类型及子代患病风险 假如用 X^a 代表 X 连锁隐性遗传病的隐性致病基因，则男性患者的基因型为 X^aY，女性患者的基因型为 X^aX^a，女性杂合子（携带者）的基因型为 XX^a。在 X 连锁隐性遗传病家谱中最常见的是表型正常的女性携带者 XX^a 与正常男性（XY）之间的婚配，子女中儿子将有 1/2 发病，女儿不发病，但有 1/2 是携带者（图 7-9）。

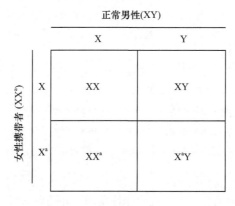

子代表现型	正常女性 (XX)	女性携带者 (XX^a)	正常男性 (XY)	男性患者 (X^{a}Y)
概率	1/4	1/4	1/4	1/4
概率比	1 :	1 :	1 :	1

图 7-9　X 连锁隐性遗传病女性携带者与正常男性婚配图解

正常女性与男性患者婚配的情况下，所有子女的表型正常，但由于交叉遗传，父亲的隐性基因 X^a 一定会传给女儿，所有女儿均为携带者（图 7-10）。

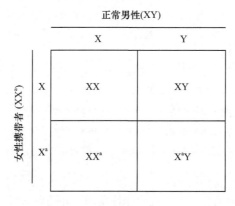

子代表现型	女性携带者 (XX^a)	正常男性 (XY)
概率	1/2	1/2
概率比	1 :	1

图 7-10　X 连锁隐性遗传病男性患者与
正常女性婚配图解

偶尔也能看到男性患者（X^aY）与女性携带者（XX^a）之间的婚配，其儿子、女儿有 1/2 会发病，表型正常的女儿均为携带者（图 7-11）。

2. X 连锁隐性遗传病的遗传特征

（1）男性患者远远多于女性患者，系谱中的患者几乎都是男性。

（2）男性患者的双亲都无病的情况下，母亲一定是携带者。

（3）由于交叉遗传，男患者的同胞、舅父、姨表兄弟、外甥中常见到患者，偶见外祖父发病，在此情况下，男患者的舅父一般正常。

（4）由于男患者的子女都是正常的，所以代与代间可见明显的不连续性（隔代遗传）。

（5）患者如为女性，其父亲一定是患者，母亲一定是携带者。

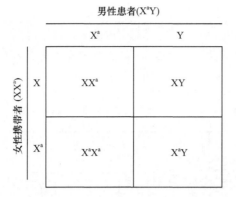

子代表现型　　女性患者（X^aX^a）　女性携带者（XX^a）　正常男性（XY）　男性患者（X^aY）
概率　　　　　　　1/4　　　　　　　　1/4　　　　　　　1/4　　　　　　1/4
概率比　　　　　　1　　　　：　　　　1　　　　：　　　1　　　：　　1

图 7-11　X 连锁隐性遗传病男性患者与女性携带者婚配图解

知识链接

在 X 连锁隐性遗传病中有时会出现女性发病频率高于男性的现象，这不符合孟德尔遗传规律。产生这种现象的原因可以由 Lyon 假说来解释。

Lyon 认为：在女性的每一个体细胞中，一条 X 染色体处于失活状态，另一条 X 染色体处于活化状态。这就保证了女性细胞中的 X 染色体连锁基因产物的量与男性细胞中的相等。这一效应称为剂量补偿（dosage compensation）效应。

根据这一假说，可以看出，如果致病基因所在的 X 染色体失活的细胞较多，症状相对较轻，反之则症状较重。因此，一个 X 染色体连锁隐性遗传病携带者是否会出现异常表型，主要取决于具有不同性质的两类细胞在身体内的相对比例。

（四）X 连锁显性遗传病

一些遗传病的致病基因位于 X 染色体上，且呈显性遗传，这种疾病称为 X 连锁显性遗传（X-linked dominant inheritance）病，目前所知的 X 连锁显性遗传病不足 20 种。由于致病基因是显性的，并位于 X 染色体上，因此无论是男性（X^AY）还是女性（X^AX），只要有一个致病基因 X^A 就会发病。与常染色体显性遗传不同之处是，女性患者既可将致病基因传给儿子，又可以传给女儿，且机会均等；而男性患者只能将致病基因传给女儿，不传给儿子。由此可见，女性患者多于男性，大约为男性的 1 倍，且病情一般较男性轻，而男患者病情较重。常见的 X 连锁显性遗传病有抗维生素 D 佝偻病、色素失调症、Alport 综合征等（表 7-4）。

表 7-4　常见 X 连锁显性遗传病致病基因的染色体定位

疾病名称	疾病英文名称	OMIM	致病基因染色体定位
口面指综合征	orofaciodigital syndrome I	311 200	Xp22.3-p22.2
高氨血症	hyperammonemia	311 250	Xp21.1
Alport 综合征	Alport syndrome	301 050	Xp22.3
色素失调症	incontinentia pigmenti	308 300	Xq28

案例 7-4

抗维生素 D 佝偻病（vitamin D resistant rickets，VDRR）是一种以低磷酸血症导致骨发育障碍为特征的遗传性骨病。患者主要是肾远曲小管对磷的转运机制有某种障碍，因而尿排泄磷酸盐增多，血磷酸盐降低而影响骨质钙化。患者身体矮小，有时伴有佝偻病等各种表现。患者用常规剂量的维生素 D 治疗不能奏效，故有抗维生素 D 佝偻病之称。图 7-12 为抗维生素 D 佝偻病的系谱。

问题与思考：抗维生素 D 佝偻病的遗传方式的特点和发病的主要分子机制是什么？

案例 7-4 相关提示

　　X 连锁显性遗传病的遗传方式具有以下特点：①人群中女性患者多于男性，而前者病情较轻。②男患者的女儿全部发病，儿子正常。③女性患者（杂合体）的儿女中各有 1/2 的可能性是该病患者。④系谱中可看到连续传递现象，这与常染色体显性遗传一致。该病致病基因定位于 Xp22.2-22.1，编码 749 个氨基酸。该基因缺失和单个基因置换，导致钙、磷共转运障碍，是本病发生的根本原因。

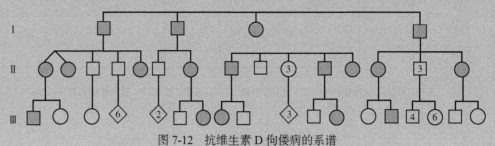

图 7-12　抗维生素 D 佝偻病的系谱

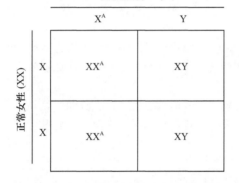

子代表现型	女性患者（XX^A）	正常男性（XY）
概率	1/2	1/2
概率比	1 :	1

图 7-13　X 连锁显性遗传病男性患者与正常女性婚配图解

1. 婚配类型及子代患病风险　男性患者（X^{A}Y）与正常女性婚配，由于交叉遗传，男性患者的致病基因一定传给女儿，而不会传给儿子，所以女儿都将是患者，儿子全部正常（图 7-13）。

　　女性患者（X^{A}X）与正常男性（XY）婚配，子女中各有 1/2 发病的可能性（图 7-14）。

2. X 连锁显性遗传病的遗传特征

　　（1）人群中女性患者多于男性患者，发病比率为 2∶1，且女性患者症状较轻。

　　（2）患者双亲中必有一方患病；如双亲无病，则患病的主要原因是新发的基因突变。

　　（3）男性患者的儿子全部正常，而女儿全部是患者。

　　（4）女性患者的子女各有 50% 的患病风险。

　　（5）与常染色体显性遗传病一致，系谱中常可观察到连续遗传的现象，但该病绝无父子传递，这一点又区别于常染色体显性遗传病。

正常男性（XY）

	X	Y
X	XX	XY
X^A	X^{A}X	X^{A}Y

子代表现型	正常女性(XX)	女性患者(XX^A)	正常男性(XY)	男性患者(X^{A}Y)
概率	1/4	1/4	1/4	1/4
概率比	1 :	1 :	1 :	1

图 7-14　X 连锁显性遗传病女性患者与正常男性婚配图解

（五）Y 连锁遗传病

　　如果控制疾病的基因位于 Y 染色体上，且随 Y 染色体在上下代之间传递所导致的疾病称为 Y 连锁遗传病。具有 Y 染色体的均为男性，因此 Y 连锁遗传病的传递规律比较简单，致病基因随 Y 染色体进行父传子、子传孙的传递，因此又称为全男性遗传，或限雄遗传（holandric inheritance）。女儿全部正常，既不发病也不是携带者。目前已知的 Y 连锁遗传病仅有 60 种左右，如外耳道多毛症、H-Y 抗原、睾丸决定因子等。

（六）特殊遗传方式

在单基因遗传病中，除上述 5 种基本遗传方式外，还有以下几种特殊的遗传情况。

1. 从性遗传（sex-influenced inheritance） 是指位于常染色体上的基因，由于性别的差异而显示出男女性分布比率或基因表达程度上的差异。例如，遗传性早秃（hereditary alopecia），呈常染色体显性遗传。一般 35 岁左右开始秃顶，男性秃顶多于女性且症状较重。这是因为男性杂合子（Aa）表现早秃，而女性纯合子（AA）才会出现秃顶，杂合子（Aa）则仅表现为头发稀疏而不会出现秃顶。研究发现，秃头基因能否表达还受雄性激素调节。带有秃头基因的女性在体内雄激素水平提高时也可出现早秃。这一点可作为诊断女性是否患某种疾病的辅助指标。例如，女性肾上腺瘤可产生过量雄激素，导致秃顶基因的表达。

2. 限性遗传（sex-limited inheritance） 是指常染色体或性染色体上的基因，由于基因表达的性别差异，只在一种性别得以表现，而在另一性别完全不能表现，但这些基因都可以向后代传递。这主要是由于解剖学结构上的性别差异造成的，也可能是受性激素分泌水平差异限制。例如，女性的子宫阴道积水症，男性的前列腺癌等。

二、基因突变类型

基因突变是指基因内部碱基对组成或排列顺序发生了可遗传性的改变，并且导致表型的改变。基因突变可造成其编码的蛋白质或酶结构和功能发生相应的改变，从而引起一系列的生理和病理变化，严重的可表现为分子病或遗传性酶病。例如，血红蛋白病、血浆蛋白病、苯丙酮尿症和白化病等。根据结构的改变方式，基因突变可分为碱基替换、移码突变和动态突变三种类型。

（一）碱基替换

碱基替换（base substitution）是指 DNA 分子上的一种碱基被另一种碱基所替换，从而导致遗传密码发生改变而引起的突变，也称为点突变（point mutation）。碱基替换可分为转换和颠换两种方式：一种嘌呤被另一种嘌呤取代或一种嘧啶被另一种嘧啶取代称为转换（transition）；而一种嘌呤被另一种嘧啶取代或一种嘧啶被另一种嘌呤取代称为颠换（transversion）。例如，碱基替换发生在编码区必然会导致相应遗传密码的改变，从而引起以下几种不同的生物学效应：

1. 同义突变（samesense mutation） 点突变后的密码子所编码的氨基酸与原有密码子所编码的氨基酸相同，这种突变称为同义突变。同义突变不产生突变效应。例如，GCA 的第三位碱基 A 被 G 替换新形成新的密码子 GCG，mRNA 由 CGU 改变为 CGC，但均编码为精氨酸。

2. 无义突变（non-sense mutation） 无义突变是指点突变使原有编码某一氨基酸的密码子变为终止密码，导致多肽链合成提前终止，产生一条短缩的、无活性的多肽链片段。该片段不稳定，容易被快速降解。例如，β 珠蛋白基因第 17 位密码子 AAG（赖氨酸）突变为 TAG（终止密码），导致 β 地中海贫血。

3. 错义突变（missense mutation） 由于点突变而导致决定某一氨基酸的密码子变为另一种氨基酸的密码子，这种突变称为错义突变。错义突变可导致所编码的蛋白质部分或完全失活。例如，人血红蛋白 β 链的基因的第 6 位氨基酸的密码子由 CTT 变为 CAT，导致合成的第 6 位氨基酸由谷氨酸变为缬氨酸，从而引起镰状细胞贫血。

4. 终止密码突变（terminator codon mutation） 终止密码突变是指由于发生碱基替换，使得 DNA 分子中原有的终止密码变成了具有氨基酸编码功能的遗传密码子，从而导致本应终止的肽链合成过程非正常地持续进行，形成超长的异常多肽链。例如，人血红蛋白 α 链因为终止密码突变，形成比正常 α 链多 31 个氨基酸的异常多肽链，表现为典型的 α 地中海贫血。

（二）移码突变

移码突变（frameshift mutation）是指由于 DNA 链中插入或缺失一个或数个碱基对（不是 3 个或 3 的倍数），使插入或缺失以后的所有密码子组合全部发生改变，进而使编码的氨基酸种类和顺序发生变化，影响蛋白质或酶的活性。例如，异常血红蛋白 HbW 是由于 α 珠蛋白基因第 138 位密码子

TCC 中缺失一个 C，导致该突变点以后的密码子全部重新组合及编码，产生异常的 α 珠蛋白。

（三）动态突变

动态突变（dynamic mutation）是指人类基因组中一些短串联重复序列（STR），尤其是基因编码序列或侧翼序列的三核苷酸重复序列，随世代的传递而重复次数不断增加，结果导致某些遗传病发生的突变方式。例如，脆性 X 综合征就是由于 FMR1 基因的 5′ 端非编码区（CCG）$_n$ 重复次数增加所致。正常人 CCG 的拷贝数在 6 ~ 54。当 n 大于 200 时则发病，成为全突变。患者表现为智力低下等临床症状，是最常见的 X 连锁智力障碍，10% ~ 20% 的男性智力障碍由本病引起；当 n 介于 54 ~ 200 时称为前突变，表现为无症状的携带者。目前已经发现 30 余种遗传病与动态突变有关，除脆性 X 综合征外，还有亨廷顿病、肌强直性营养不良和脊髓小脑共济失调等。

三、单基因遗传病的特殊表现形式——非典型孟德尔遗传

单基因遗传病大多遵循孟德尔遗传，在群体及家系中呈现各自不同的传递规律，通过对多个家系的调查和系谱分析，既可以对疾病的遗传方式做出初步诊断，也可以预测后代子女的发病风险。但是某些单基因疾病受遗传背景或环境因素影响存在着许多例外情况，即非典型孟德尔遗传。

1. 表现度（expressivity） 也称为表现变异性（variable expressivity），是指在不同遗传背景和环境因素的影响下，相同基因型的不同个体或同一个体的不同部位在性状或疾病的表现程度上产生的显著差异。例如，Marfan 综合征的不同患者可能有不同器官、不同程度的损伤，重症患者可有骨骼、眼和心血管系统的严重损伤；轻型则只有各器官不同程度的损伤或只有骨骼和心血管系统的异常，或只有骨骼和眼的异常，表现为不规则显性。

2. 外显率（penetrance） 是指某一显性基因（在杂合状态下）或纯合隐性基因在特定环境下形成相应表型的比例，一般用百分率（%）表示。如外显率为 100%，称为完全显率（complete penetrance）；低于 100%，称为不完全显率或外显不全（incomplete penetrance）。例如，慢性进行性舞蹈症（亨廷顿病）是由于编码 Huntington 蛋白的致病基因 HTT 在编码区编码谷氨酰胺的三核苷酸重复（CAG）动态突变所致，且（CAG）$_n$ 的重复次数与疾病发生的早晚、病情的严重程度成正比。某一基因的外显率不是绝对不变的，它随着观察者所定的标准不同而变化。

3. 基因多效性（pleiotropy） 是指一个基因可以决定或影响多个性状。在生物个体的发育过程中，很多生理生化过程都是相互联系、相互依赖的。基因的作用是通过调控新陈代谢的一系列生化反应而影响个体发育的方式，进而决定性状的形成。因此，一个基因的变异可以直接或间接影响多个生化过程的正常进行，从而引起其他性状的相应改变，呈现出疾病的多种表现。例如，苯丙酮尿症是一种遗传性代谢病，既有智力发育障碍，也有毛发淡黄，皮肤白皙，甚至汗液和尿液有特殊的腐臭味。造成这种多效性的原因，是基因产物在机体内复杂代谢的结果。在生物体的发育过程中，基因的作用一方面是由于基因产物（蛋白质或酶）直接或间接控制，从而影响不同组织和器官的代谢功能，即所谓的初级效应，如上述的苯丙酮尿症即属于此类。另一方面是在初级效应的基础上通过连锁反应引起一系列的次级效应。例如，镰状细胞贫血，由于存在异常血红蛋白引起红细胞镰变，这是初级效应。红细胞镰变后使血液黏滞度增加，局部血流停滞，各组织器官的血管梗死，组织坏死，导致各种临床表现。这些临床表现都是初级效应（镰变）后引起的次级效应。

4. 遗传异质性（genetic heterogeneity） 是指一种遗传性状可以由多个不同的遗传基因或同一基因的多种不同突变所引起，前者称为基因座异质性（locus heterogeneity），后者称为等位基因异质性（allelic heterogeneity）。例如，临床表现相似的视网膜色素变性是多个基因座位上 RP 基因所引起的一组具有临床亚型的视网膜退行性病变的遗传性疾病。

5. 遗传印记（genetic imprinting） 是指个体的表现因所携带突变基因的来源的不同，而表现出功能上的差异。遗传印记可能发生在生殖细胞形成阶段，主要分子机制是 DNA 甲基化作用。某些基因在精子形成过程中被印记，另有一些基因在卵子形成过程中被印记，凡是被印记的，它们的表达将受到抑制。例如，舞蹈症是一种常染色体显性遗传病，其致病基因若由母亲传递，则子女的发病年龄相似，常在 40 ~ 50 岁开始发病，但若由父亲传递则子女的发病年龄提早到 24 岁左右，且病情严重。这种发病年龄提前的父源效应经过一代传递即消失，早发型男性的后代仍为早发型，而早发型女性的后代的发病年龄并不提前。

6. 遗传早现（genetic anticipation） 是指有些遗传病在世代传递中有发病年龄逐代提前和疾病

症状逐渐加剧的现象。研究表明，遗传早现来自不稳定、可扩展的三核苷酸重复序列。例如，遗传性小脑性运动共济失调（Marie 型）综合征是一种常染色体显性遗传病，其发病年龄一般为 35～40 岁。临床表现早期为行走困难，站立时摇摆不定，语言不清；晚期下肢瘫痪。

第三节　多基因遗传病

一些常见的先天畸形和病因复杂的疾病，其发病率一般都超过 1/1000，疾病的发生都有一定的遗传基础，并常出现家族倾向，但不遵循单基因遗传的规律，表明这些疾病有多基因遗传基础，故称为多基因遗传病（polygenic disease）或多基因病。目前已知的多基因病有 100 余种，成人罹患的大部分常见疾病如原发性高血压、糖尿病、冠心病等均属于多基因遗传病。近年来研究发现这些疾病的形成除了受微效基因等位基因调节外，同时受多种环境因素影响，故又称复杂遗传病（complex genetic disease）。

一、微效基因与数量性状

人类的许多遗传性状或遗传病的遗传基础不是由一对基因决定的，而是受两对或两对以上基因的控制，每对等位基因之间没有显性与隐性之分，而是共显性，相互之间并无连锁关系，对遗传性状形成的效应微小，称为微效基因（minor gene）。但这些微效基因作用积累起来，可以形成一个明显的累加效应，形成一个明显的表型效应，这种遗传方式称为多基因遗传（polygenic inheritance）。多基因遗传除受微效基因影响外，也受环境因素的影响。单基因遗传性状决定于一对等位基因。因此，其遗传性状在群体中的分布是不连续的，其变化的个体可明显区分为 2～3 个群，这 2～3 个群之间差异明显（图 7-15），中间没有过渡类型，这类变异在群体中呈不连续分布的形状称为质量形状（qualitative character）。

多基因遗传的性状与单基因遗传的形状有本质上的区别。多基因遗传性状的变异在群体中的分布是连续的，只有一个峰，即平均值。不同个体间的差异只是量的变异，又称为数量性状（quantitative character）。例如，身高、智商、血压、肤色等。以正常人的身高为例，在一个随机样本的群体中可以看出，人的身高的变异呈现由低向高逐渐过渡，将此身高变异分布绘成曲线，这种变异呈连续的正态分布（图 7-16）。

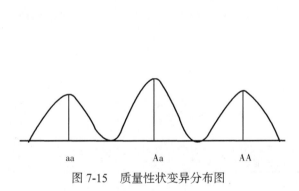

图 7-15　质量性状变异分布图

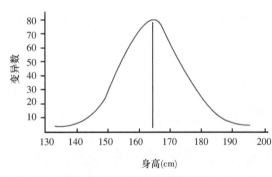

图 7-16　数量性状变异分布图

二、多基因病遗传病的特征

多基因病遗传病是一类在群体中发病率较高、病情复杂的疾病，因而具有与单基因遗传病明显不同的特征。无论是病因及致病机制的研究，还是疾病再发风险的估计，都既要考虑遗传因素，又要考虑环境因素。

（一）易患性与发病阈值

由遗传因素和环境因素的共同作用决定了一个体罹患某种多基因遗传病的可能性，称为易患性（liability）。由遗传因素所决定的易患性又称为易感性（susceptibility）。易患性的变异在群体中呈正态分布，即群体中大多数个体的易患性近似平均值，易患性很高或很低的都很少。如果一个个体的易患性达到一定限度就要发病，这个限度称为发病阈值（threshold）。因此，连续分布的易患性被发病阈值划分为两部分：大部分为正常个体，小部分为患者（图 7-17）。阈值代表了在一定环境条件下，发病所必需的最少的易感基因数量。

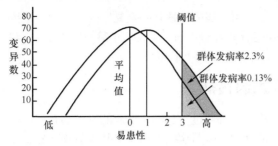

图 7-17 群体易患性、阈值与易患性平均值距离与
发病率的关系

（二）遗传率

遗传率是指在多基因遗传病中，易患性的高低受遗传基础和环境因素的双重影响，其中遗传基础所起作用的大小称为遗传率，一般用百分率（%）来表示。一种遗传病如果完全由遗传基础决定，其遗传率就是 100%，这种情况很少见。在多基因病中，遗传率可高达 70% ~ 80%，这表明其遗传基础起着重要作用，而环境因素的影响较小；遗传率为 30% ~ 40% 或更低，表明环境因素在决定发病上更为重要，遗传因素的作用不显著。计算多基因遗传病的遗传率在临床实践中有重要意义。通常遗传率用符号 h^2 表示。常用的遗传率计算方法有两种：Falconer 公式法和 Holziger 公式法（具体计算方法参看相关书籍）。一些常见的多基因病的遗传率见表 7-5。

表 7-5 一些常见多基因病的遗传率

病名	群体发病率（%）	患者一级家属发病率（%）	男：女	遗传率（%）
唇裂 ± 腭裂	0.17	4	1.6	76
腭裂	0.04	2	0.7	76
先天性髋关节脱位	0.1 ~ 0.2	4	0.2	70
先天性幽门狭窄	0.3	男性先证者 2 女性先证者 10	5.0	75
先天性畸形足	0.1	3	2.0	68
先天性巨结肠	0.02	男性先证者 2 女性先证者 8	4.0	80
脊柱裂	0.3	4	0.8	60
无脑儿	0.5	4	0.5	60
先天性心脏病（各型）	0.5	2.8	—	35
精神分裂症	0.1 ~ 0.5	4 ~ 8	1	80
糖尿病（青少年型）	0.2	2 ~ 5	1	75
原发性高血压	4 ~ 8	15 ~ 30	1	62
冠心病	2.5	7	1.5	65
支气管哮喘	4	20	0.8	80
胃溃疡	4	8	1	37
强直性脊柱炎	0.2	男性先证者 7 女性先证者 10	0.2	70

三、多基因遗传疾病在临床及预防医学中的地位

（一）遗传疾病研究的策略

心脑血管疾病、老年性痴呆、糖尿病、哮喘等常见病、多发病等都有多基因遗传基础，由多个基因和外源因素共同作用而形成。因此多基因遗传病相关基因的定位相当困难。目前，多基因遗传病易感因子的研究主要采取双生子法、关联分析、非参数连锁分析法、群体筛查法、动物模型及疾病组分分析等多种方法进行探索。

1. 双生子法 是通过双生子之间的异、同对比研究遗传和环境因素对个体表型的相对效应的方法。它是英国学者高尔顿于 1875 年首创并成为人类遗传学研究中的经典方法。双生子在某一性状上表现的相同性称为一致性，不相同性称为不一致性。在相同的环境条件下把单合子双生子和双合子双生子之间进行一致性比率的比较，可以估计该性状（或疾病）发生过程中遗传因素所起作用的大小。一般可用发病一致率（同病率）来表示。

发病一致率（%）＝同病双生子对数 ÷ 总双生子（单卵或双卵）对数 ×100

如果，单卵双生的发病一致性远高于双卵双生，则表明这种疾病与遗传有关，如果两者差异不显著，则表明这种疾病与遗传因素没有直接关系（表7-6）。

2. 关联分析　两种遗传上无关的性状非随机地同时出现的现象称为关联。关联分析是通过分析在染色体上已知位点的基因（标记基因）和某易感基因（目的基因）的连锁关系，从而将该易感基因在染色体上予以定位的分析方法。例如，O型血与十二指肠相关联等。关联的机制尚不清楚。

3. 群体筛查法　由于多基因遗传病往往具有家族性特征，因此患者家属的发病率高于一般人群。通过广泛的病因群体特别是患者家属和一般人群的比较，可以判断疾病的类型和病因，计算遗传病的发病率。

表 7-6　几种疾病单卵双生子与双卵双生子发病一致性的比较

疾病	发病一致率（%）	
	单卵双生	双卵双生
唐氏综合征	89	7
精神分裂症	80	13
结核病	74	28
糖尿病	84	37
原发性癫痫	72	15
十二指肠溃疡	50	14
麻疹	95	87

4. 种族差异比较　种族是在繁殖上隔离的群体，也是在地理和文化上相对隔离的人群。种族的差异具有遗传学基础。不同种族的肤色、身材、血型组织相容性抗原（HLA）类型等形态、生理和生化各方面都存在遗传学差异。

5. 疾病组分分析（component analysis）　是指对待比较复杂的疾病特别是其发病机制未完全弄清的疾病，如果需要研究其遗传因素，可以将疾病"拆开"来对其某一发病环节（组分）进行单独的遗传学研究。这种研究方法又称为亚临床标记（subclinical marker）研究。如果证明所研究的疾病组分受遗传控制，则可认为这种疾病也有遗传因素控制。

6. 动物模型　因为小鼠基因组与人类基因组具有更多的可比性，小鼠基因组研究有助于人类同源基因的克隆和鉴定，通过动物模型的分析，可以找出与人类相近的病理生理变化的遗传基础。因此，建立动物模型是多基因病病因学研究最好的解决方法。目前，人类已成功建立了胰岛素依赖型糖尿病 TGM 模型、高胰岛素血症 TGM 模型等动物模型，为多基因病研究提供了重要手段。

表 7-7　多基因遗传畸形患者的子女受累的风险

畸形	子女受累风险（%）	一般群体发病率（%）
先天巨结肠	2.0	0.02
尿道下裂	6.0	0.8
马蹄内翻足	1.4	0.13
先天性髋关节脱位	4.3	0.8
室间隔缺损	4.0	0.2
先天性幽门狭窄	4（受累父亲） 13（受累母亲）	0.3
腭裂	6.2	0.3
脊柱裂	2.0	0.14

（二）多基因遗传病发病风险的估计

1. 发病风险与遗传度密切相关　在多基因遗传病中遗传度是多基因累加效应对疾病的患病性变异的贡献大小。根据群体患病率、遗传度和患者一级亲属患病率之间的关系，可以估计多基因遗传病的发病风险率（表7-7）。

2. 随亲属级别的降低　患者亲属发病风险迅速下降，在发病率低的疾病，这个特点更为明显。表7-8和图7-18说明了一些多基因遗传病不同级别亲属发病风险的比较和根据阈值模型得出亲属级别发病风险的理论曲线。

表 7-8　一些多基因遗传病不同级别亲属发病风险的比较

疾病	群体发病率	发病风险			
		一卵双生	一级亲属	二级亲属	三级亲属
唇裂 ± 腭裂	0.001	×400	×40	×7	×3
足内翻	0.001	×300	×25	×5	×2
神经管缺损	0.002		×8		×2
先天性髋关节脱位	0.002	×200	×25	×3	×2
先天性幽门狭窄	0.005	×80	×10	×5	×1.5

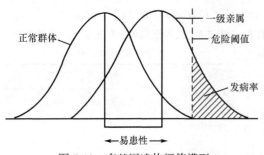

图 7-18 多基因遗传阈值模型

3. 一个家庭中患病人数越多，亲属的再发风险越高 例如，对夫妇已有一个唇裂患儿，再次生育的再发风险为 4%；若又生出一个这样患者，则表明夫妇二人都带有较多的易患基因，虽然他们本人未发病，但其易患性极为接近阈值，这就是基因效应所致，再次生育的再发风险将增加 2 ~ 3 倍，即近于 10%。

4. 畸形越严重，再现风险越大 说明遗传因素起着重要作用。

5. 近亲婚配时子女患病风险增高 这种患病风险的增高不如常染色体隐性遗传显著，可能与多因子的积累效应有关。

（三）多基因遗传病的研究进展

1. 原发性高血压（essential hypertension，EH） 是一种环境与遗传因素相互作用的多基因遗传性疾病，其发病率呈逐年上升趋势，成为危害人类健康的一大疾病。研究表明，人类存在的多种 EH 易感基因是原发性高血压发病的重要机制。因此，阐明原发性高血压的遗传机制，寻找相关基因，不仅能更好地了解高血压发生的病理生理，而且对原发性高血压进行早期诊断、预防和治疗有着重要的指导。现就几个研究较为深入的候选基因作一介绍：

（1）血管紧张素转换酶（angiotensin converting enzyme，ACE）：ACG 基因定位于染色体 17q23，全长 21kb，包含 26 个外显子。由于在 16 内含子处存在插入型或缺失型多态性，纯合子 II、DD 和杂合子 DI。这种多态性能显著影响血浆 ACG 活性，其活性高低在不同人群依次为 DD > DI > II。在自发性高血压大鼠中 ACG 基因与血压连锁。ACG 基因缺失多态性与多种原发性高血压并发症有关，如动脉粥样硬化左心室肥厚和心肌梗死发病等。

（2）血管紧张素原（angiotensinogen，AGT）：在目前已研究的 EH 候选基因中，AGT 基因被认为是最有可能成为 EH 相关基因的。人 AGT 基因位于染色体 1q42 43，全长 12kb，有 5 个外显子和 4 个内含子。研究证明 AGT 基因型变异与高血压间的关系分子 AGT M 235T 的变异率可导致 AGT 水平提高，并与转录起始位点上 -6bp（G26A）上游的启动子突变存在连锁不平衡。但目前也有相反的报道，故该基因在 EH 发病中的作用有待进一步研究。

（3）β_2 肾上腺素受体（β_2 adrenergic receptor）：β_2 肾上腺素受体基因是高血压分子发病机制中最重要的相关基因之一，定位于 5q32-34，含 1 个外显子，编码 413 个氨基酸残基，该基因中 Argl6Gly 突变导致与肾上腺素激活及亲和力下降，舒血管反应降低。该基因也可能与其 5'-/3'- 调控区的另一位点或邻近的基因紧密连锁而影响血压，尤其是盐敏感型高血压。

2. 糖尿病 1 型糖尿病是一种常见的复杂性疾病，发病原因既有遗传因素也有环境因素，属多基因遗传。由于牵涉多个基因，环境因子变异广，缺乏清晰的遗传模型，并且遗传具有异质性，因而发现易感基因较难。随着人类基因组计划的完成，已经鉴定了几个新的糖尿病基因座位，其中起主要作用的基因是 DDM1、DDM2 和 DDM5（表 7-9）。但目前尚不清楚 1 型糖尿病的易感性是因为多个基因座位独立作用的结果，还是座位之间存在相互作用。

表 7-9　1 型糖尿病的易感基因

基因座位	定位	最高 lod 值	相对风险	易感性（%）
IDDM1	6q21	7.3	3.1	42
IDDM2	11p15	2.1	1.3	4.
IDDM3	15q26	?	?	?
IDDM4	11q13	3.4	1.3	?
IDDM5	6q24-q27	2.0	?	?

3. 精神疾病 精神分裂症是一种由多因子共同作用而发生的复杂疾病，其病因尚未阐明，但多项研究表明遗传因素在精神分裂症的发生过程中具有重要作用，且遗传度高达 80% 以上。

近年来随着人类基因组信息的不断完善及实验技术的快速发展，精神分裂症的遗传学研究取得了显著进展，现已发现至少 17 个染色体区域上的遗传标记与精神分裂症的传递有关。其中，6q22-24、1q21-22 及 13q32-34 是获得最多证据支持的区域；8q12-21、6q21-25、22q11-12 等区域也从大量的实验证据中得到了充分的支持。其中，8q 和 22q 是最近发表的两个独立 deta 分析中被一致确定的区域。自 2002 年以来，多个重要的精神分裂症候选基因，如 DTNBP1、NRG1、G72、DAAO、RGS4 等被定位克隆。

4. 支气管哮喘 支气管哮喘是一种以高反应性为基本特征的气道慢性变态反应性炎性疾病，受遗传和环境因素等影响。该病病因复杂，患病率和病死率在很多国家均呈上升趋势。研究证实，支气管哮喘是一种多基因遗传病，呈家族聚集倾向，其遗传度为 70% ～ 80%。随着遗传学和分子生物学的不断发展，研究表明 20 个基因组区域都包含哮喘易感性基因。

（1）细胞因子集落基因：在哮喘发病过程中是各种炎性细胞间的重要信息传递者，并决定炎症反应的类型和持续时间。它位于 5q31-33 区域，包括 IL（IL-1、IL-2、IL-3、IL-4、IL-9 等）、GM-CSF、TNF 等。IL-4 和 IL-3 主要由 Th2 细胞产生，能够促进 B 淋巴细胞的分化，提高 B 淋巴细胞的活性，其基因多态性与哮喘患者发生过敏症有关。

（2）免疫球蛋 IgE：是介导 I 型变态反应的主要免疫球蛋白，在哮喘的发病机制中起重要作用。调控血清总 IgE 水平的基因定位主要集中在 11q 和 5q 区域。研究表明：总 IgE 水平与位于 11q13 的遗传标记显著相关。同时，总 IgE 水平与 5q 的多个遗传标记相关。

（3）人类白细胞抗原（HLA）：是迄今为止发现的人类最富有多态性的基因群，定位于人 6p2-3 片段，包括 HLA-I、HLA-II、HLA-III 基因区。HLA-II（包括 DP、DQ、DR）在抗原提呈过程中起重要作用，影响免疫反应的特异性。研究结果表明，在哮喘患者中 DR2（15）和 DR51 基因频率显著降低，而 DR6（13）和 DR52 基因频率显著增高，证实不同的 HLA-DR 等位基因及其产物与哮喘存在明显的相关关系。

小　结

遗传性疾病（遗传病）是指由于遗传物质改变所致的疾病。遗传病是遗传因素与环境因素共同作用的结果，具有垂直传递、遗传物质改变、先天性、家族性和终身性等临床特征。基因遗传病可分为单基因遗传病和多基因遗传病。

单基因遗传病是指一对等位基因突变造成的疾病，其遗传符合孟德尔定律，因此亦称为孟德尔式遗传性疾病。包括常染色体显性遗传病、常染色体隐性遗传病、X 连锁隐性遗传、X 连锁显性遗传和 Y 连锁遗传。除上述几种基本遗传方式外，还有从性遗传和限性遗传。

基因突变是指基因内部碱基对组成或排列顺序发生了可遗传性的改变，并且导致表型的改变。根据结构的改变方式，基因突变可分为碱基替换、移码突变和动态突变三种类型。影响基因变异的机制包括基因多效性、基因异质性、基因组印记和遗传早现等。

多基因遗传病由不同座位的多个基因共同决定，呈数量性状遗传。多基因疾病易感因子的研究主要采取双生子法、关联分析、群体筛查法、动物模型及疾病组分分析等多种方法进行探索。估计多基因遗传病发病风险时，应考虑到各种情况进行综合判断。

参考文献

陈竺，2016. 医学遗传学 .3 版 . 北京：人民卫生出版社：126-166

杜传书，2014. 医学遗传学 .3 版 . 北京：人民卫生出版社：79-105

贺林，马端，段涛，2013. 临床遗传学 . 上海：上海科学技术出版社：1-36

龙莉，杨明，2018. 医学遗传学 . 北京：科学出版社：67-109

邬玲仟，张学，2016. 医学遗传学 . 北京：人民卫生出版社：49-66

思　考　题

1. 什么是遗传病？它有哪些特征和类型？

2. 一对表型正常的夫妇，婚后生出了一个患有白化病的女儿和一个患有色盲的儿子，请分析其原因。

3. 简述多基因性状或多基因病的形成机制。

4. 为什么多基因遗传病发病风险随患者亲属级别降低而迅速降低？

（王　杰）

第八章 肿瘤性疾病的分子机制

第一节 肿瘤的临床特征

一、肿瘤的临床分类

肿瘤是机体在各种致瘤因素作用下，局部组织的细胞在基因水平上失去对其生长的正常调控，导致克隆性异常增生而形成的新生物。习惯上将来自上皮组织的恶性肿瘤称为"癌"（carcinoma），来自间叶组织的称为"肉瘤"（sarcoma），来源于幼稚组织及神经组织的肿瘤以"母细胞瘤"（blastoma）命名，由多种组织成分组成或组织来源尚有争论者，则在肿瘤名前再冠以"恶性"二字。恶性肿瘤的命名原则是在瘤名前加上组织名称，再加上生长部位，如子宫颈鳞状上皮癌、胃平滑肌肉瘤等。此外，临床上还有部分沿用习惯称谓，如白血病、恶性淋巴瘤、精原细胞瘤等，或用人名命名，如将恶性淋巴瘤称为霍奇金（Hodgkin）病、肾母细胞瘤称威尔姆斯瘤（Wilms' tumor）、未分化网状细胞瘤又称为尤因肉瘤（Ewing sarcoma）等。通常习惯上称为"癌症"（cancer）的，泛指所有恶性肿瘤。

肿瘤一般都是危害人类的身体健康的，根据其危害程度不同，一般将肿瘤分为良性肿瘤、恶性肿瘤和介于两者之间的交界性肿瘤。

（一）良性肿瘤

案例 8-1

患者，男，50岁，周身皮下长出了一些小肿块，已有十多年。大的如拇指，小的像黄豆大小，不痛不痒，生长很慢，稍可滑动。检查发现肿块边界清楚，质地较软，表面光滑，推之可在皮下少许移动，表面皮肤色泽正常，没有压痛，将切下标本送病理科切片检查。

诊断结果：良性多发性脂肪瘤。

案例 8-2

患者，女，30岁，在洗澡时无意中发现左侧乳房内有一个蚕豆大小无痛性肿块，压之仅有轻微的胀痛、钝痛，疼痛与月经周期无关。检查发现肿块边界清楚，活动度良好，触诊有滑动感；B超检查显示左侧乳房内有 7mm×12mm 的低回声区，内部回声分布均匀，后壁线完整，有侧方声影。手术切除的标本送病理检查。

诊断：乳腺纤维腺瘤。

问题与思考：

1.什么是良性肿瘤？

2.良性肿瘤具有哪些特点？

良性肿瘤（benign tumor）的细胞在形态和功能上接近于相应组织的正常细胞。肿瘤一般呈缓慢、膨胀性生长，压迫周围的正常组织，可以形成包膜，肿瘤在局部生长，产生压迫和阻塞等症状，其主要特征是分界比较清楚，瘤细胞不会从原发部位脱落、转移到其他部位而形成新的转移瘤。因此，良性肿瘤大多数可被完全切除，并且术后不复发，能完全治愈，对人体危害较小。

良性肿瘤发生在某些重要器官也可引起严重后果，如颅内良性肿瘤（脑膜瘤、星形胶质细胞瘤）可压迫脑组织，阻塞脑室系统，导致极大的危害；又例如，发生在心脏的间皮瘤，仅数毫米大小，但可引起心律失常而导致患者猝死；良性血管瘤多无包膜，界限不清，切除后容易复发；而膀胱的乳头状瘤具有良性细胞形态，但容易复发，甚至转变成恶性肿瘤。

案例 8-1、8-2 相关提示

良性肿瘤是指无浸润能力和转移能力的肿瘤，表现为包膜或边界清楚、膨胀性缓慢生长、肿瘤细胞分化成熟、对机体危害较小、恶变很少和较少复发的特点。

（二）恶性肿瘤

案例 8-3

患者，女，51 岁，5 个月前出现频繁咳嗽，抗感染及镇咳治疗效果不明显，4 个月前出现右胸背部疼痛。CT 检查结果：肺癌肺内转移。胸部 CT：第 5、6 胸椎椎体右可见一病灶（5cm×4cm×3cm），多发占位，右胸腔少量积液。双侧肾上腺未见转移病灶，肝脏及腹膜后淋巴结未见肿大。胸腔积液离心沉渣包埋切片提示：腺癌。抽血检查：生化全套及心功能，三大常规均正常，肿瘤标志物升高。

诊断结果：右肺癌晚期（肺内转移）。

案例 8-4

患者，男，53 岁，1 个月前无明显诱因出现右上腹饱胀不适伴低热，轻度腹痛、皮肤黄染、恶心、呕吐，后病情逐渐加重。B 超及腹部 CT 检查：肝内弥漫性占位，可能为肝癌。

诊断：原发性肝癌。

问题与思考：

1. 临床上如何区别瘤和癌？
2. 肿瘤是如何发生的？

恶性肿瘤（malignant tumor）的细胞结构和功能与相应正常细胞有较大的差异。肿瘤生长的速度快，常侵入周围的正常组织，边界不清。与良性肿瘤显著不同的是瘤细胞很容易从瘤体上脱落下来，通过淋巴管、血管或其他腔道转移到其他部位形成新的肿瘤。恶性肿瘤与良性肿瘤一样会引起压迫和阻塞症状，常合并出血、坏死、发热等。恶性肿瘤呈浸润性生长，难以完全切除，术后容易复发，而且肿瘤常常转移到局部淋巴结或向全身播散，难以彻底治愈，最终可导致患者死亡。

恶性肿瘤也并非预后皆差，如皮肤基底细胞癌生长缓慢，几乎不发生转移，经治疗后能完全治愈。肿瘤的良恶性也并非一成不变，有些良性肿瘤如不及时治疗，可转变为恶性肿瘤，如卵巢肿瘤可恶变为卵巢癌。恶性肿瘤也可转变为良性肿瘤，如儿童的一种恶性肿瘤神经母细胞瘤可转变为良性的。

案例 8-3、8-4 相关提示

与良性肿瘤不同，恶性肿瘤细胞的形态与发生处的正常组织细胞形态相差甚远；生长方式为"浸润性生长"；肿瘤可直接浸润和破坏周围的正常组织，手术切除肿瘤复发可能性较高；易发生转移。

（三）交界性肿瘤

良性肿瘤与恶性肿瘤之间有时并无绝对界限，有些肿瘤的表现可介于两者之间，称为交界性肿瘤（borderline tumor），如卵巢交界性浆液性囊腺瘤和黏液性囊腺瘤。

不典型增生（atypical hyperplasia）属于癌前病变的一种，在致癌因素持续作用下，不典型增生可以由量变到质变，最终转变为恶性肿瘤。根据病变程度分为轻度、中度及重度不典型增生。一般而言，轻度病变恶变的机会不多，而重度不典型增生就等于原位癌。因此，不典型增生相当于交界性肿瘤，临床上应当将不典型增生当作交界性肿瘤来处理。

在临床上肿瘤的标准分类法是按美国抗癌联合会（The American Joint Committee on Cancer, AJCC）与国际抗癌联盟（Union for International Cancer Control, UICC）合作研究制定的国际通用的分类系统，即 TNM 分期系统。该法对肿瘤的分期原则是根据原发肿瘤的大小、浸润的深度、范围及是否累及邻近器官、有无局部和远处淋巴结转移、有无血源性或其他远处转移来确定肿瘤发展的时期或早晚。TNM 中 T（tumor）表示原发肿瘤的范围，随肿瘤的增大依次用 $T_1 \sim T_4$ 表示；N（node）表示区域淋巴结转移情况，即局部淋巴结受累积情况，淋巴结无累积时为 N_0，随着淋巴结受累程度和范围加大依次用 $N_1 \sim N_3$ 表示；M（metastasis）表示肿瘤向远处转移情况，无转移者为 M_0，有转移者用 M_1 和 M_2 表示。

笔记栏

二、肿瘤的临床特征

肿瘤引起的常见症状有肿块及其压迫、阻塞或破坏所在器官，并伴有疼痛、病理性分泌物、溃疡、发热、黄疸，体重下降和贫血等。

（一）肿块

体腔内深部器官的肿块可因阻塞、压迫或破坏所在器官而引起相应的继发病变症状。

1. 阻塞症状　肿块阻塞所在组织而出现的症状。例如，肺癌完全阻塞支气管导致肺不张，部分阻塞支气管导致肺气肿、肺部感染、肺脓肿等而出现各种呼吸道症状；食管癌引起患者吞咽哽噎感、吞咽困难；胃窦癌合并幽门梗阻时可出现恶心、呕吐、胃部膨胀感；结肠癌、直肠癌或小肠肿瘤阻塞肠管时，引起痛、吐、胀、闭等肠梗阻的表现。

2. 压迫症状　肿瘤压迫周围器官或组织可产生各种压迫症状。例如，甲状腺肿瘤压迫气管可引起呼吸困难，压迫食管可引起吞咽困难；纵隔肿瘤压迫上腔静脉时，可出现头颈部肿胀、气急、发绀、胸壁、颈部静脉怒张等；盆腔肿瘤压迫膀胱可引起尿频等症状；肿瘤压迫脑组织或脊髓可引起头痛或截瘫等。

3. 破坏症状　肿瘤组织破坏所在器官的结构功能所产生的症状。例如，骨肉瘤引起的病理性骨折；胃癌溃疡穿孔；肺癌、肝癌、结肠癌等破坏所在器官血管发生咯血、便血、内出血等。有时原发肿瘤的肿块较小，开始无任何症状，常因转移的肿瘤结节引起患者注意而就诊。所以对发生在肢体皮下的结节肿块，应注意鉴别是原发肿瘤还是转移灶。

（二）疼痛

肿瘤早期一般不痛。疼痛往往发生于以下各种情况：肿块增大而使包膜张力增加，压迫邻近神经所致，如肝癌等；肿瘤引起空腔器官如胃肠道、下泌尿道梗阻不通，发生梗阻症状；肿瘤溃烂、感染所致疼痛，如肛管癌；某些神经源性肿瘤可有顽固性疼痛；肿瘤发展到晚期所引起的疼痛主要是其浸润周围神经所致，如肺癌浸润至胸膜；胃癌、胰腺癌浸润到腹膜后内脏神经丛及体壁神经；直肠癌或宫颈癌浸润到骶神经丛；肝癌自发性破裂出血或胃肠癌引起胃肠穿孔，均可发生顽固性疼痛或急性腹痛。

（三）病理性血性分泌物

肿瘤发生于口鼻、鼻咽腔、消化管、泌尿生殖道等器官，如肿块向腔内溃破或合并感染时常有血性、脓性、黏液血性或腐臭的分泌物自腔道排出，这是癌症非常重要的症状之一。例如，鼻咽癌常以鼻出血或咯出血性分泌物为首发症状；血痰可能为肺癌的征兆；血尿可能为泌尿道癌的最初症状；阴道不规则流血或接触性出血，应检查有无子宫颈癌的可能；大便带血和排便规律改变应疑为结肠癌、直肠癌；乳头溢液（尤其是血性分泌物），应怀疑乳腺癌的可能。出血往往是癌的临床表现，应引起高度重视。

（四）皮肤和黏膜的溃疡

癌症若发生于易受摩擦的皮肤（面部、四肢）、黏膜（唇、舌）及口腔、鼻咽腔、呼吸道（喉、肺）、消化管（食管、胃、结肠、直肠、肛管）、宫颈、阴道、外阴等处，常易溃烂，合并感染，常有腥臭分泌物或血性分泌物排出。癌性溃疡的特点是边缘隆起外翻，溃疡基底凹凸不平，硬实，易出血，有腐臭味。

（五）非特异性的全身表现

发热常见于恶性淋巴瘤（尤其是霍奇金病）、肝癌、肺癌、骨肉瘤、胃癌、胰腺癌或晚期癌症。发热是由于肿瘤坏死分解产物被吸收或合并感染所致，有些癌症患者发热原因不明。消瘦、贫血、乏力为晚期癌症患者常见的症状，这时患者呈现显著消瘦、贫血、恶病质状态。消化管肿瘤如食管、胃、肝、结肠的癌症患者，往往因进食、消化、吸收障碍，发生消瘦、贫血、乏力。

第二节　肿瘤细胞增生的分子机制

肿瘤的发生与体内基因功能发生改变密切相关，研究表明正常细胞的癌变与多种基因的作用有关。根据这些基因在肿瘤的发生和发展中的生物学作用，按其功能可分为癌基因（oncogene）和抑癌基因（antioncogene）两大类。这两大类基因形成一对既相互对立，又互相制约的关系，从而维持着机体细胞的精细平衡。

案例 8-5

1910 年,美国人劳斯(Peyton Rous)发现鸡肉瘤组织裂解物在通过除菌滤器以后,注射到正常鸡体内,可以引起肉瘤,首次提出鸡肉瘤可能是由病毒引起的(后称劳斯肉瘤病毒,Rous's sarcoma virus,RSV),认为病毒是引起癌症的病因。1966 年,劳斯获得诺贝尔生理学或医学奖。

美国人蒂明(Howard Martin Temin)发现 RSV 是一种 RNA 病毒,巴尔的摩(David Baltimore)证明了逆转录酶的存在。逆转录现象的发现,是分子生物学理论上的一个重大突破。1975 年,蒂明、巴尔的摩获得了诺贝尔生理学或医学奖。

美国人毕晓普(J. Michael Bishop)和瓦穆斯(Harold E. Varmus)发现病毒癌基因来源于正常细胞的细胞癌基因(原癌基因),创立了癌发生的癌基因理论。1989 年,两人获得诺贝尔生理学或医学奖。

问题与思考:

1. 病毒癌基因的来源是什么?
2. 原癌基因是怎样被激活的?
3. 抑癌基因是如何保护人体健康的?

一、癌 基 因

癌基因是基因组内正常存在的基因,其编码产物通常作为正调控信号,促进细胞的增殖和生长,是维持机体正常生命活动所必需的基因,在进化上高度保守。因这些基因存在于大部分生物的正常基因组中,又称为细胞癌基因(cellular oncogene,c-onc)或原癌基因(proto-oncogene,pro-onc),当癌基因的结构或调控区发生变异,基因产物增多或活性增强时,细胞过度增殖从而形成肿瘤。存在于病毒中的被称为病毒癌基因(virus oncogene,v-onc)。

(一)癌基因与病毒癌基因

癌基因的发现可追溯到动物致癌病毒的研究。1910 年劳斯首先发现 RSV 在接种于鸡体内后能诱发肉瘤。1970 年蒂明和巴尔的摩证实 RSV 是一种逆转录病毒(retrovirus)。它除含有病毒复制所需的基因(如 gag、pol 及 env)及长末端重复序列(long terminal repeat,LTR)外,还含有一种特殊的转化基因 src(图 8-1),即病毒癌基因,能导致培养的细胞转化癌变。第一个被发现的癌基因就是 RSV 的 v-src。以后又陆续从许多动物中分离出 40 余种高度致病的逆转录病毒,并从中鉴定出 30 余种病毒癌基因(表 8-1)

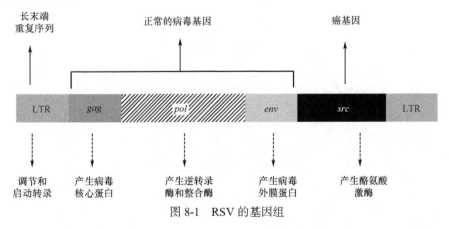

图 8-1 RSV 的基因组

表 8-1 病毒癌基因及其来源

v-onc	病毒名称	动物品种	v-onc	病毒名称	动物品种
abl	Abelson 白血病	小鼠	crk	CT10 肉瘤	鸡
adt	AKT8 病毒	小鼠	erbA	禽类成红血细胞增生症 ES4	鸡
abl	Cas NS-1	小鼠	erbB	禽类成红血细胞增生症 ES4	鸡

续表

v-onc	病毒名称	动物品种	v-onc	病毒名称	动物品种
ets	禽类成红血细胞增生症 E26	鸡	myc	禽类髓细胞瘤病	鸡
fes	Gardner-Arnstein 猫肉瘤	猫	qin	禽类肉瘤 31	鸡
fgr	Gardner-Rasheed 猫肉瘤	猫	raf	3611 小鼠肉瘤	小鼠
fms	Mcdonough 猫肉瘤	猫	rasH	Harvey 肉瘤	大鼠
fos	FBJ 小鼠成骨肉瘤	小鼠	ras K	Kirsten 肉瘤	大鼠
fps	Fujinami 肉瘤	鸡	rel	网状内皮增生症	火鸡
jun	禽类肉瘤 17	鸡	ras	UR2 肉瘤	鸡
kit	Hardy-Zuckerman 猫肉瘤	猫	sea	禽类成红血细胞增生症 S13	鸡
maf	禽类肉瘤 AS42	鸡	sis	猿猴肉瘤	猴
mos	Moloney 肉瘤	小鼠	ski	禽类 SK	鸡
mpl	骨增生性白血病	小鼠	src	Rous 肉瘤	鸡
myb	禽类髓母细胞增生症	鸡	yes	Y73 肉瘤	鸡

案例 8-5 相关提示

v-onc 是指存在于病毒基因组中的癌基因，它不编码病毒的结构成分，对病毒复制也没有作用，但可以使细胞持续增殖。

v-onc 既然不是参与病毒复制生活周期中的组成部分，那么它们是从哪里来的呢？它们又是怎样整合到病毒基因组中去的呢？毕晓谱和瓦穆斯等于 1976 年证实 src 基因的 cDNA 探针能与正常鸡细胞 DNA 中密切相关的序列杂交，并且在很多脊椎动物（包括人）的正常 DNA 中亦可发现，说明它在进化中是高度保守的。由此证实逆转录病毒癌基因来源于正常细胞中的相关基因，即癌基因（图 8-2）。

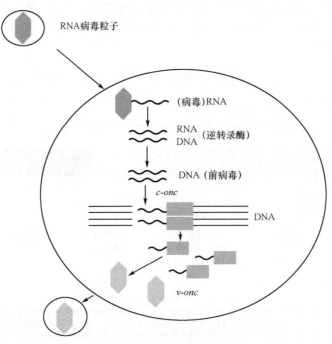

图 8-2 病毒癌基因的来源

癌基因是细胞的正常基因，其表达产物对细胞的生理功能极其重要，其编码的蛋白质（如 Src、Ras 及 Raf 等）参与调节正常细胞的生长与分化，在控制细胞增殖的信息转导途径中起作用，从结构上看癌基因是间断的，存在内含子，这也是真核基因的特点。只有当癌基因发生结构改变或过度表达时，癌基因才有可能导致细胞癌变。癌基因既可能被转导入逆转录病毒而活化成 v-onc，也可因突变或异常表达而活化，v-onc 和活化的癌基因能诱导细胞的异常增殖和肿瘤发生。

（二）癌基因的分类

大多数癌基因编码的蛋白质都是复杂的细胞信号转导网络中的组分，在信号转导途径中有着重要的作用。较早期的分类是根据癌基因的产物在细胞内的定位，将其区分为胞质癌基因和胞核癌基因两大类。随着癌基因数量的增加，这一分类越发显得不够完善。近年来，人们趋向于用癌基因所编码的蛋白质的功能来分类，主要包括多肽类生长因子、生长因子受体、细胞内信号蛋白及转录因子四大类（表 8-2）。

表 8-2　人类肿瘤的代表性癌基因及其分类

癌基因作用	癌基因	亚细胞定位	相关人类的肿瘤
多肽类生长因子			
PDGF	*sis*	细胞外	星形细胞瘤，骨肉瘤，乳腺癌等
FGF	*hst-1*	细胞外	胃癌，胶质母细胞瘤
	int-2	细胞外	膀胱癌，乳腺癌，黑色素瘤
生长因子受体			
有蛋白激酶活性			
EGFR 家族	*erb-B1*	细胞膜	肺鳞癌，脑膜瘤，卵巢癌等
	erb-B2	细胞膜	乳腺癌，卵巢癌，肺癌，胃癌等
	erb-B3	细胞膜	乳腺癌
csf-1 受体	*fms*	细胞膜	白血病
细胞内信号蛋白			
结合 GTP	*H-ras*	细胞质	甲状腺癌，膀胱癌等
	K-ras	细胞质	结肠癌，肺癌，胰腺癌等
	N-ras	细胞质	白血病，甲状腺癌
非受体氨酸激酶	*abl*	细胞质	慢性骨髓性及急性淋巴细胞性白血病
转录因子			
DNA 结合蛋白	*C-myc*	核内	Burkitt 淋巴瘤
	N-myc	核内	神经母细胞瘤，肺小细胞癌
	L-myc	核内	肺小细胞癌

（三）癌基因的激活机制

癌基因存在于正常细胞中，正常情况下并不表现出致癌性，只有在各种外因和内因作用下使癌基因活化，才能导致肿瘤发生，癌基因为显性正调控基因。癌基因激活的机制有很多种，但主要的有以下 5 种。

1. 点突变　点突变（point mutation）可导致癌基因产物中单个氨基酸的替换，而改变其活性。第一个被鉴定的人类癌基因是 ras 基因。ras 基因家族的三个密切相关成员：H-ras、K-ras 和 N-ras 是在人类肿瘤中最常见的癌基因，它们在大约 15% 的人类恶性肿瘤中被检出，包括 50% 的结肠癌和 25% 的肺癌。Ras 蛋白是一种 GTP 结合蛋白，具 GTP 酶活性，是重要的信号转导分子。突变的 ras 癌基因表达的 Ras 蛋白对 GTP 酶活化蛋白的反应无效，结果是降低了细胞内 GTP 酶的活性，使 Ras 蛋白保持了呈活性的 GTP 结合状态，可能促进细胞增生的失调而致癌。ras 基因 12、13、61 位密码子点突变存在于多种肿瘤（表 8-3）。

笔记栏

表 8-3　人类肿瘤中 *ras* 基因的点突变

基因	密码子	点突变	氨基酸改变	相关肿瘤
H-ras	12	GGC → GAC	Gly → Asp	乳腺癌、结肠癌
		GGC → GTC	Gly → Val	膀胱癌、胃癌、鼻咽癌、宫颈癌
	61	CAG → CGG	Gly → Arg	肾癌
		CAG → CTG	Gln → Leu	膀胱癌、肺癌、黑色素瘤
K-ras	12	GGT → CGT	Gly → Arg	膀胱癌
		GGT → GAT	Gly → Asp	胰腺癌
		GGT → GTT	Gly → Val	结肠癌、卵巢癌
		GGT → TGT	Gly → Cys	肺癌、肠癌、慢髓性白血病
	13	GGC → GAC	Gly → Asp	乳腺癌
	61	CAA → CAT	Gln → His	肺癌
		CAA → CTA	Gln → Leu	肺癌
N-ras	12	GGT → AGT	Gly → Ser	髓性增生异常综合征
		GGT → GTT	Gly → Val	急性粒细胞白血病、畸胎瘤
		GGT → GAT	Gly → Asp	急性粒细胞白血病
	13	GGT → CGT	Gly → Arg	肺腺癌
		GGT → GTT	Gly → Val	急性粒细胞白血病
		GGT → GAT	Gly → Asp	急性粒细胞白血病
	61	CAA → CAT	Gln → His	横纹肌肉瘤
		CAA → CTA	Gln → Leu	早幼粒细胞白血病
		CAA → AAA	Gln → Leu	神经母细胞瘤、纤维肉瘤、黑色素瘤

　　2. 染色体易位　染色体易位（chromosomal translocation）是染色体的一部分因断裂脱离，并与其他染色体联结的重排过程。染色体易位可导致癌基因表达失控，如人 Burkitt 淋巴瘤中 8 号染色体的一个片段易位至 14 号染色体免疫球蛋白重链的基因座上，这种易位使癌基因 *C-myc* 插入到免疫球蛋白的基因座（图 8-3A），以失调节的方式表达而成为癌基因，编码转录因子，对生长因子的刺激起反应，推动细胞增生而致癌。

　　易位也可引起癌基因编码的序列重排，而与另一基因形成融合基因，产生一个具有致癌活性的融合蛋白，如在慢性髓性白血病中，9 号染色体的一个片段易位至 22 号染色体，使 *abl* 癌基因与 *bcr* 融合，产生 Bcr/Abl 融合蛋白质，其中 Abl 蛋白质的氨基端被 Bcr 的氨基酸序列替换（图 8-3B），导致 Abl 蛋白质酪氨酸激酶的异常活性，并改变了其亚细胞定位，导致细胞转化而致癌。

　　3. 基因扩增　基因扩增（gene amplification）即基因拷贝数增加，癌基因扩增使肿瘤细胞生长更快和增加恶性表型。例如，HL-60 和其他白血病细胞，*C-myc* 扩增 8 ~ 22 倍。神经母细胞瘤中，*N-myc* 基因的扩增与快速生长及增加侵袭性有关，*erb-B2* 的扩增则与卵巢癌的进展有关。

　　4. LTR 插入　逆转录病毒基因组两端的 LTR 含有强启动子序列。逆转录病毒中以前病毒的形式插入到宿主细胞癌基因的邻近而将其激活。

　　如 ALV 前病毒插入到细胞癌基因的 5′ 端，并处于相同的转录方向，为转录提供强有力的启动子，从而产生大量的 *C-myc* 序列。在有些情况下，前病毒插入到细胞癌基因的 3′ 端，则 LTR 作为增强子上调 *C-myc* 的转录（图 8-4）。

　　5. 基因甲基化的改变　在肿瘤细胞中发现癌基因的低甲基化或去甲基化，如胃癌细胞中 *c-H-ras* 癌基因的低甲基化，而低甲基化可导致 *c-H-ras* 癌基因的过度表达。

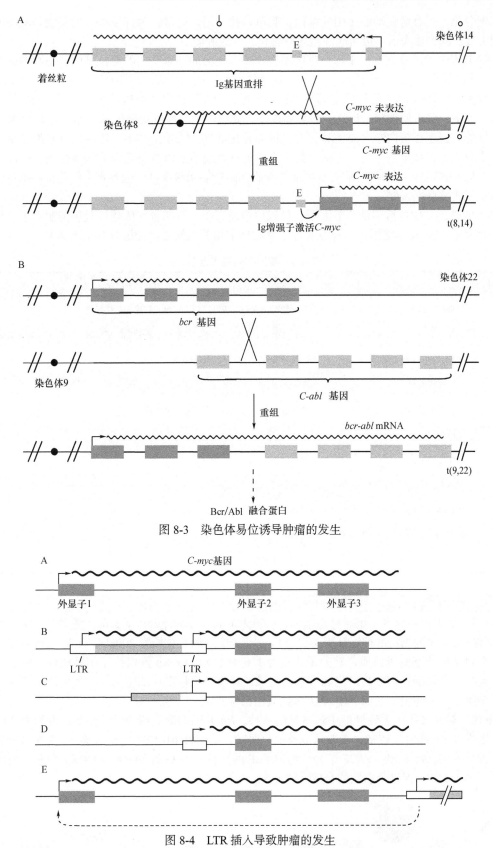

图 8-3　染色体易位诱导肿瘤的发生

图 8-4　LTR 插入导致肿瘤的发生

A. 正常细胞；B ～ D.LTR 插入到 *C-myc* 的 5′ 端；E. LTR 插入到 *C-myc* 的 3′ 端

二、抑癌基因

抑癌基因也称为肿瘤抑制基因（tumor suppressor gene），是正常细胞内抑制细胞生长、增殖，促进细胞分化，具有潜在抑癌作用的基因，起负调控作用，通常认为抑癌基因的突变是隐性的。此类基因突变、缺失或失活，可引起细胞恶性转化，导致肿瘤。

抑癌基因失活的途径有：①等位基因隐性作用，失活的抑癌基因的等位基因在细胞中起隐性作用，即一个拷贝失活，另一个拷贝仍以野生型存在，细胞呈正常表型。只有当另一个拷贝失活后才导致肿瘤发生，如 *Rb* 基因。②抑癌基因的显性负作用，抑癌基因突变的拷贝在另一野生型拷贝存在并表达的情况下，仍可使细胞出现恶性表型和癌变，并使野生型拷贝功能失活。如突变型 P53 和 APC 蛋白分别能与野生型蛋白结合而使其失活，进而转化细胞。③单倍体不足假说，某些抑癌基因的表达水平十分重要，如果一个拷贝失活，另一个拷贝就可能不足以维持正常的细胞功能，从而导致肿瘤发生。如 *DCC* 基因一个拷贝缺失就可能使细胞黏附功能明显降低，进而丧失细胞接触抑制，使细胞克隆扩展或呈恶性表型。

基因的表达产物包括转录调节因子、负调控转录因子、周期蛋白依赖性激酶抑制因子、信号通路的抑制因子、DNA 修复因子、与发育和干细胞增殖相关的信号途径组分等（表 8-4）。

表 8-4　常见抑癌基因及功能

抑癌基因	功能	相关肿瘤
Rb	转录调节因子	视网膜母细胞瘤、成骨肉瘤、胃癌、乳腺癌、结肠癌
p53	转录调节因子	星状细胞瘤、胶质母细胞、结肠癌、乳腺癌、成骨肉瘤、胃癌、鳞状细胞肺癌
APC	WNT 信号转导组分	结肠腺瘤性息肉、结 / 直肠癌
WT	负调控转录因子	Wilms 瘤、横纹肌肉瘤、肺癌、膀胱癌、乳腺癌、肝母细胞瘤
NF-1	GTP 酶激活因子	神经纤维瘤、嗜铬细胞瘤，施万细胞瘤
DCC	细胞黏附分子	直肠癌、胃癌
p21	CDK 抑制因子	前列腺癌
p15	CDK4、CDK6 抑制因子	成胶质细胞瘤
BRCA1	DNA 修复因子，与 RAD51 作用	乳腺癌、卵巢癌
BRCA2	DNA 修复因子，与 RAD51 作用	乳腺癌、卵巢癌
PTEN	磷脂酶	成胶质细胞瘤

（一）*Rb* 基因

Rb 基因（人视网膜母细胞瘤易感基因，retinoblastoma susceptibility gene）是第一个被克隆的抑癌基因和完成全序列测定的抑癌基因（13q14），基因组 DNA 总长为 200kb，有 27 个外显子，编码含 928 个氨基酸残基的蛋白质，其分子质量为 110 ~ 114kDa。Rb 蛋白位于细胞核内，是一种核磷蛋白，通过自身磷酸化和去磷酸化调节基因转录，其磷酸化程度在细胞周期中发生周期性变化：G_0 期、G_1 期蛋白未磷酸化，S 期、G_2 期大多数蛋白已磷酸化。

Rb 瘤是婴幼儿眼内恶性肿瘤中最常见的一种，*Rb* 基因的缺失或失活，是导致肿瘤发生的主要原因。散发性 Rb 瘤发生较晚，一般只危及一只眼睛，遗传性 Rb 往往危及双眼，3 岁左右发病形成多个肿瘤。在 G_0/G_1 期 Rb 与 E2F 结合，抑制 E2F 的活性，在 G_1/S 期 Rb 被 CDK2 磷酸化失活而释放出转录因子 E2F，促进蛋白质的合成（图 8-5）。

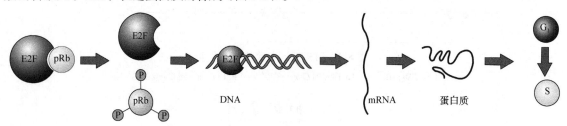

图 8-5　*Rb* 基因的作用

（二）*p53*基因

*p53*基因是迄今为止发现的与人类肿瘤相关性最高的基因，定位在17p13.1，基因全长16～20kb，有11个外显子，编码含393个氨基酸残基的蛋白，分子质量为53kDa。蛋白有5个高度保守区，分别位于第13～19、117～142、171～192、236～258及270～282密码子区域。基因突变大多数发生于外显子，与上述保守区基本相符。

P53蛋白是G_1/S检查站的分子警察（正常*p53*，称野生型*p53*），活性形式为同源四聚体。P53蛋白是一个转录因子，其N端可以与转录辅助活化因子p300/CBP结合，促进靶基因转录。P53蛋白的靶基因有细胞周期抑制蛋白基因*p21*，DNA修复蛋白GADD45（growth arrest-and DNA damage-inducible gene45）基因，促细胞凋亡*bax*基因、*fas*基因等。

只有野生型P53蛋白才具有抑癌活性，突变型P53蛋白不仅丧失了抑癌活性，而且还能与野生型P53蛋白结合使其丧失抑癌功能。因此，当一个*p53*等位基因发生突变时，就足以使细胞呈现恶性表型，这一点与必须两个等位基因同时失活不同，说明*p53*基因突变的遗传型是显性的。这一特殊的遗传学现象称为显性负效应（dominant negative effect）。

（三）*APC*基因

*APC*基因最初是在腺瘤性结肠息肉病（adenomatous polyposis coli）患者中发现的，并以此命名。*APC*基因是家族性腺瘤样息肉病（familial adenomatous polyposis，FAP）的易感基因，定位于染色体5q21-22，有15个外显子，编码2842个氨基酸残基的蛋白，分子质量为500kDa，属于Wnt信号途径的负调控因子，APC蛋白可与β-catenin连接，促进β-catenin降解，而β-catenin在细胞内积累后，可进入细胞核，与T细胞因子结合，促进相关基因的表达。

（四）*WT1*基因

WT1（Wilms tumors type 1）基因为Wilms瘤（肾恶性胚胎瘤）的易感基因，定位于染色体17p13，基因全长约59kb，编码345个氨基酸残基的蛋白。该蛋白含4个锌指结构，显示与特异性DNA结合的特性，能同上皮细胞生长因子受体EGFR-1启动子区域的CGCCCCCGC序列结合，从而抑制其转录活性。

（五）*NF1*基因

NF1（neurofibromatosis type 1）基因是多发性神经纤维瘤的易感基因，定位于染色体17q11.2，全长约60 kb，编码2485个氨基酸残基的蛋白。NF1蛋白同*ras*族癌基因编码的GTP酶活性蛋白有一定的同源性。NF1蛋白表现为对Ras蛋白的负调节和阻止*ras*介导的有丝分裂信号传递。*NF1*失活导致良性的神经纤维瘤发生，但在恶变时可能还有别的基因参与。

（六）*p21*基因

*p21*基因编码的P21蛋白是目前已知的具有最广泛激酶抑制活性的细胞周期抑制蛋白。根据其功能给予了不同的命名，如CDK相互作用蛋白（CDK interacting protein 1，Cip1），野生型P53活化的片段（wild type *p53* activated fragment 1，WAF1）等。*p21*基因定位于染色体6p21.2，基因组DNA长度为85kb，由3个外显子组成，编码由164个氨基酸残基组成的蛋白。在*p21*编码区上游24kb和大于8kb处有2个*p53*结合区，P21蛋白定位于细胞核中，能与多种Cyclin/CDK复合物和增殖细胞核抗原（proliferating cell nuclear antigen，PCNA）结合，通过多种途径对细胞周期进程起抑制作用。

三、癌基因与抑癌基因在肿瘤发生中的作用特点

案例8-5 相关提示续

目前普遍认为肿瘤的发生、发展是多个癌基因和抑癌基因的基因改变累积的结果，经过起始、启动、促进和癌变几个阶段逐步演化而产生。细胞的癌变是多基因协同的结果。

细胞的癌变是多阶段的，是多基因改变的协同结果。在基因水平上，或通过外界致癌因素，或由于细胞内环境的恶化，突变基因数目增多，基因组变异逐步扩大；在细胞水平上则要经过永生化、分化逆转、转化等多个阶段，细胞周期失控细胞的生长特性逐步得到强化。结果组织从增生、异型变、良性肿瘤、原位癌发展到浸润癌和转移癌。例如，结肠癌的发生发展过程可分为6个阶段及数种基因变化。①上皮细胞过度增生阶段：涉及家族性多发性腺癌基因*FAP*（familial adenomatous polyposis）、结肠癌突变基因*MCC*（mutated in colorectal carcinoma）的突变或缺失。②早期腺瘤阶

笔记栏

段：与 DNA 的低甲基化有关。③中期腺瘤阶段：涉及 *K-ras* 基因突变。④晚期腺瘤阶段：涉及结肠癌缺失基因 *DCC* 的丢失。⑤腺癌阶段：涉及 *p53* 基因缺失。⑥转移癌阶段：涉及 *nm23*（nonmetastatic protein23）基因的突变、血管生长因子基因表达增高等。

四、DNA 修复基因

遗传物质的突变是导致人类许多疾病（包括肿瘤）的主要原因，而引起遗传物质突变的直接诱因是不同类型的 DNA 损伤。DNA 修复是一系列与恢复正常 DNA 序列结构和维持遗传信息相对稳定有关的细胞反应。DNA 修复基因在进化上高度保守，且与许多疾病有关，如着色性干皮病（xeroderma pigmentosum，XP）、共济失调性毛细血管扩张症（ataxia telangiectasia，AT）、遗传性非息肉结肠癌（hereditary nonpolyposis colon cancer，HNPCC）和乳腺癌等。

（一）错配修复基因

错配修复（mismatch repair，MMR）是 DNA 复制后的一种修复机制，主要是修复新合成的 DNA 上的错误。这一过程有三个主要的步骤来调控：错配识别、修复蛋白的聚集和修复。在人的细胞里参与错配修复的基因有 *hMSH2*（human Muts homologue 2）、*hMSH3*、*hMSH6*、*hMLH1*（human Mutl homologue 1）、*hMLH3*、*hPMS1*（human postmen otic segregation 1）、*hPMS2*，它们与大肠埃希菌和酵母的 MMR 基因同源。*hPMS1* 基因的功能主要是结合 MUTS（mutations）- 双螺旋复合物，*hPMS2* 与 *hMLH1* 集合成异源二聚体然后与 MUTS 双螺旋复合物结合；*hMSH2* 与 *hMSH3/hMSH6* 协同作用识别错配；*hMSH6* 可与 G/T 错配结合，并与 *hMSH2* 形成异源二聚体。*hMLH3* 与哺乳动物微卫星不稳定有关。

错配修复缺陷主要与肠癌、子宫内膜癌、卵巢癌有关。例如，在遗传性非息肉结肠癌中常见 *hMLH1* 和 *hMSH2* 的突变，从而导致复制错误，表现为微卫星 DNA 不稳定地出现。

（二）碱基切除修复基因

碱基切除修复（base excision repair，BER）是一个多种修复复合体参与的多功能修复系统，参与 BER 修复的酶和基因主要有 *XRCC1*（X-ray repair cross complementing gene 1）、DNA 连接酶和 APE（apurinic endonuclease）等。其中 *XRCC1* 是第一个从哺乳动物中分离出来的对电离辐射敏感的基因，定位于 19q13.2，大小为 32kb。*XRCC1* 缺陷的细胞对 DNA 损伤事件敏感，单链断裂增加，姊妹染色体互换率水平比正常细胞高约 10 倍。*XRCC1* 还参与基因的转录调节，其多态性可能与肺癌和食管癌的发生有关。

（三）核苷酸切除修复基因

人类的核苷酸切除修复（nucleotide excision repair，NER）基因系统非常复杂，参与这一过程的蛋白有 XP A ～ G（xeroderma pigmentosum group A ～ G）、复制蛋白 A（replication protein A，RPA）、复制因子 C（replication factor C，RFC）、PCNA 和转录因子 TF Ⅱ H（transcription factor Ⅱ H）等。修复过程分四个阶段：损伤识别、内切、填补缺口和连接。XPA 和 RPA 的复合物是损伤识别因子，确定 DNA 的损伤部位；XPB 可形成损伤识别复合物，在转录与修复偶联中起作用。XPD 的多态性与非小细胞肺癌发生的危险性有密切关系。XPG 有单链特异的外切酶活性，5′ 和 3′- 外切酶活性和 FEN（flap endonuclease）三种核酸酶活性。XPF 有 5′- 内切酶活性，可能参与重组修复。NER 与人类疾病的关系主要是 XP 患者的癌症易感性，NER 缺陷的 XP 患者患皮肤癌的危险性比正常人高约 1000 倍。

（四）DNA 双链断裂修复基因

DNA 双链断裂修复（double strand break repair，DSB）可因 DNA 代谢、电离辐射和活性氧损伤等原因产生。如果 DSB 不能被及时修复，DNA 复制和转录将被阻断。因此，DSB 的有效修复对维护基因组完整性和基因表达是必需的。目前，克隆到的双键断裂修复基因有 *XRCC 2 ～ 7*、*BRCA1*（breast cancer gene 1）和 *BRCA2*、ATM（ataxia telangiectasia mutated）等。

1. *XRCC2 ～ 7*　人 *XRCC2* 和 *XRCC3* 基因在染色体上的定位分别是 7q36 和 14q32.3，在同源重组的 DNA 修复中起作用。近来的研究发现 *XRCC3* 的多态性与非小细胞肺癌发生有关。*XRCC4* 定位于 5q13-14，*XRCC4* 突变体对电离辐射比 *XRCC2* 和 *XRCC3* 突变体更加敏感，但对 DNA 交联事件的敏感性较低。*XRCC5* 编码的蛋白为 80 kDa（Ku80），*XRCC6* 编码的蛋白为 70kDa（Ku70），通常二者称为 Ku 蛋白。Ku 在体外还能激发 DNA 连接酶共同修复 DSB。*XRCC7* 的主要作用是聚集其他的修复复合物到损伤位点或通过磷酸化调控其他蛋白的活性。

2. BRCA1 和 BRCA2 BRCA1 和 BRCA2 是遗传性乳腺癌易感基因，在遗传性乳腺癌患者中有一半存在 BRCA1 和 BRCA2 的遗传性突变。BRCA1 和 BRCA2 分别编码 1863 个氨基酸残基和 3418 个氨基酸残基的肿瘤抑制蛋白，通过参与重组修复、转录链优先修复和双链断裂修复来维护基因组的稳定性。BRCA1 和 BRCA2 是早期胚胎正常分化所必需的，BRCA1 和 BRCA2 的丢失易导致肿瘤的发生。

3. ATM 共济失调毛细血管扩张症（ataxia telangiectasis，AT）是一种人类常染色体隐性遗传病，其淋巴、造血组织细胞的肿瘤发生率比正常人群高 250 倍以上。ATM 基因突变细胞对电离辐射高度敏感，DNA 修复忠实性显著低于正常细胞，细胞周期 G_1 和 G_2/M 监视点异常。研究表明 ATM 基因编码产物为 3056 个氨基酸组成的蛋白，属于编码磷脂酰肌醇 -3- 激酶同源基因家族。这些蛋白作为启动信号，调控细胞 DNA 损伤修复和激活周期监视作用，如 ATM 是 P53 蛋白的上游调节因子。

（五）直接修复基因

直接修复主要有两类，一类是光复活酶类，在有光的条件下可直接与损伤的 DNA 结合来修复紫外线或化疗药物引起的 DNA 损伤。另一类是甲基鸟嘌呤 DNA 甲基转移酶（methyl- guanine DNA methyl transferase，MGMT），可修复甲基化损伤。20% 的人类肿瘤细胞系中 MGMT 的活性是降低的。

DNA 修复系统中，由一种酶的缺陷而引起的损伤开始可能觉察不到，但随着时间的延长可能会导致癌症的发生，因此这些酶的基因可能是癌症或其他疾病的潜在标志物。同时许多 DNA 修复酶不止有一种功能，往往参与多种修复系统和细胞事件。编码这些蛋白的基因缺陷后的生物学后果呈多样性，很难单独从 DNA 修复缺陷来预测表型。

第三节 肿瘤血管生成的分子机制

案例 8-6

患者，女，47 岁。因右上腹剧痛 1 天入院。体检肝区有明显叩痛。肝右叶大片异常血管团块，动脉区血管增多。

诊断：肝右叶巨块型肝癌，肝癌中央型破裂出血。

问题与思考：

1. 为什么多数肿瘤组织会出现丰富的血管？

2. 肿瘤血管是如何增生的？如何治疗？

一、血管生成

（一）血管系统的形成

血管系统的形成分为血管发生、血管生成和动脉生成三个阶段。

1. 血管发生（vasculogenesis） 是指在胚胎发育阶段，中胚层源的成血管细胞（angioblast）迁徙、聚集，相互联结形成早期原始的血管结构。在原肠胚形成后（约胚胎形成的 20 天），中胚层细胞受成纤维细胞生长因子（fibroblast growth factor，FGF）诱导分化为成血管细胞，它具有多能性，可分化为血细胞，也可在血管内皮生长因子（vascular endothelial growth factor，VEGF）及其特异受体 VEGFR-1 的作用下分化为内皮细胞。内皮细胞的进一步分化、管腔化，基膜至血管壁的形成涉及多种生长因子，包括 VEGF、血管生成素（angiopoietin，Ang）、细胞黏附分子等其他促血管生长因子。

2. 血管生成（angiogenesis） 在已有的血管基础上，内皮细胞以出芽的方式扩增、迁移并相互联结形成血管内膜腔，进而塑形成为新的血管称为血管生成。血管生成形成人体的中、小血管及毛细血管。

血管出芽是血管生成的起始步骤，并由此向无血管组织延伸。血管生成是一个由多种细胞因子和多种细胞成分参与的、动态的、协调的复杂过程，其起始的中心环节是血管内皮细胞或基质干细胞的迁移、分裂、分化，以及随后的管腔化，受血管生成诱导因子和抑制因子的精密调节。生理学上的血管形成多见于伤口愈合，或月经周期中子宫内膜的血管生成，但在肿瘤、动脉硬化、银屑病、糖尿病性视网膜病及子宫内膜异位症等过程中则是种病理性现象。

笔记栏

3.动脉生成（arteriogenesis） 是指已存在的血管丛侧支小血管扩大形成较大血管的过程，不仅内皮细胞，平滑肌细胞也同时扩增。

（二）血管生成的主要影响因子

血管生成是由多种细胞因子和细胞参与的动态的、协调的过程。目前已发现有大约十几种促血管生长因子和上百种血管抑制剂。

1.促血管生长因子

（1）血管内皮生长因子（VEGF）：即 VEGF-A，目前已发现有五个同源体，VEGF-B、VEGF-C、VEGF-D、VEGF-E 及胎盘生长因子（placenta growth factor，PGF），连同 VEGF，构成 VEGF 家族。VEGF 是在胚胎血管发育中生成的第一个控制血管生成和发育的因子，促进内皮细胞的分裂和血管生成。VEGF 的作用由其内皮细胞表面受体 VEGFR-1（ft）和 VEGFR-2（fk）调节。VEGFR-1 由一个具有 7 个免疫球蛋白 G 样配体结合域、一个跨膜结构域和一个细胞内酪氨酸激酶功能域。其功能主要是调节内皮细胞的功能而非扩增。VEGFR-2 结构与 VEGFR-1 相似，是内皮细胞主要的 VEGF 受体，在血管发育和内皮细胞扩增方面起主要作用。

（2）促血管生长素家族（Ang）：与其特异的内皮细胞表面受体 Tie-2 结合调节血管生成。目前发现的血管生成素家族共四个成员，其中 Ang-1 和 Ang-2 研究较多。Ang-1 作用主要是血管重塑、成熟及稳定。基因敲除 Ang-1 和 Tie-2 小鼠胚胎血管不能重塑、成熟，超微结构分析显示内皮细胞与细胞外基质及周围支持细胞连接障碍。过表达 Ang-1 则诱导较大较多的血管分支。Ang-1 无内皮细胞扩增及管腔化的作用，但可促进血管出芽，与 VEGF 联合可增加血管的大小和数目，减少液体外渗。Ang-2 与 Ang-1 的作用相反，主要诱导内皮细胞的凋亡和血管的退化。与 VEGF 共表达可促进内皮细胞的扩增、迁移，表明 Ang-2 使血管失稳定以利于血管出芽。

（3）成纤维细胞生长因子（FGF）：至少有 9 种形式，组成一个生长因子家族，都对肝素有高度的亲和力，能诱导形成毛细血管样结构并显示出血管生成的活性。酸性和碱性的 FGF 都可以与内皮细胞的跨膜酪氨酸激酶类受体结合，并与信号转导级联反应相偶联，促进内皮细胞的分裂。

（4）转化生长因子 -β（TGF-β）：是同源二聚体蛋白，与特异的丝氨酸 / 苏氨酸激酶受体结合，调节血管发生。TGF-β 抑制内皮细胞的扩增和迁移，但可刺激平滑肌细胞扩增。目前认为 TGF-β 主要作用是调节血管的成熟及稳定。作为单核细胞趋化因子，TGF-β 作用在于调节动脉生成。

（5）肿瘤坏死因子 -α（TNF-α）：是一种分泌蛋白，主要由活化的巨噬细胞和一些肿瘤细胞合成，最初认为它能引起实体肿瘤的坏死和蜕变。TNF-α 像 TGF-β 一样，有矛盾的血管生成活性：在体外，TNF-α 能抑制内皮细胞的增殖；在体内，又能诱导血管生成。但 TNF-α 在体内促血管生成的活动性同样是双向的，低浓度时，TNF-α 可诱导血管生成，包括血管生成和内皮细胞增殖；高浓度时，TNF-α 抑制血管生成。一些学者认为这种不同的反应可能是由于运送 TNF-α 至内皮细胞的方式不同而造成的。

（6）血小板源性内皮生长因子（PDGF）：最初被认为是血小板中与血管生成有关的一个新的因子。PDGF 被克隆和测序后，发现与人胸腺嘧啶磷酸化酶的基因类似。因此，认为胸腺嘧啶磷酸化酶也是一个与血管生成有关的酶。现在已知参与血管生成的分子并不是酶本身，而是胸腺嘧啶磷酸化酶作用胸腺嘧啶后的产物。PDGF 是一个与血管生成有关的酶，而不是经典的生长因子，与正常组织相比，它在大多数的实体瘤中表达都特别高。

（7）转化生长因子 -α（TGF-α）和表皮生长因子（EGF）：TGF-α 和 EGF 有 40% 的同源性，且都可与 EGFR 结合。TGF-α 在巨噬细胞和许多肿瘤细胞中表达，且与 EGF 类似，在体外能刺激内皮细胞的增殖。在体外这两种因子都能诱导转移，而在体内都能形成毛细血管样管状结构并诱导血管生成，但 EGF 的作用略弱。

（8）其他血管生长因子：在血管生成过程中，其他生长因子也具有相当的作用。基质金属蛋白酶（matrix metalloproteinase，MMPs）降解围绕在血管外的细胞外基质，以利于内皮细胞出芽、迁移。蛋白酶抑制物，如纤维蛋白酶原激活抑制剂 -1（plasminogen activator inhibitor-1，PAI-1）使细胞外基质的分泌增加，促进新生血管的成熟。整合素 αvβ₃ 或 αvβ₅ 参与维持新生血管与基质间相互连接。

2.血管生成的抑制因子 许多细胞因子具有抑制血管生成的作用，如激活的血小板、内皮细胞、纤维细胞分泌的血栓素 -1 和血栓素 -2，血小板聚集产生的血小板因子 -4 均有抑制血管生成的功能。如此多的血小板源因子是人们认识到血小板可能对血管生成有非常重要的作用。

二、肿瘤血管生成

Folkman 等在 20 世纪 70 年代初发现，实体瘤的发展有赖于新血管的形成。这一理论开创了肿瘤治疗的新纪元。控制肿瘤新生血管的形成是目前最有前途的药理学干预方法之一。

Folkman 认为，肿瘤一旦出现，在其体积增加之前必然伴随汇聚于肿瘤的新生血管的增加。肿瘤血管生成是近年来肿瘤研究的热点，抑制肿瘤血管生成的方法可以作为抗肿瘤的辅助治疗，一些实验也证实抑制肿瘤新生血管的生成，可以有效地抑制肿瘤的生长。现在，临床上已经把肿瘤血管生长作为恶性肿瘤预后评价的指标。随着肿瘤血管生长抑制剂研究的蓬勃发展，相信抑制肿瘤血管生长将成为肿瘤治疗的有效方法。现在人们都认识到肿瘤若没有新的血管供应，就不可能生长超过 1mm。肿瘤细胞控制着新血管生成，它可分泌血管生长因子作用于内皮细胞，活化的内皮细胞产生生长因子，以旁分泌的方式作用于肿瘤细胞。肿瘤细胞和内皮细胞间的这种相互作用是肿瘤血管生成的主要特征之一。另一个特征就是在血管生成中内源性诱导因子和抑制因子存在精确的平衡。正常细胞分泌少量的诱导因子和大量的抑制因子，然而在细胞恶变时，这种平衡被破坏，细胞转换为表达血管生成的表型。

案例 8-6 相关提示

血管生成在肿瘤发展和转移的过程中的重要作用，肿瘤中正、负调控因子的平衡表明，在肿瘤的血管生成过程中有一个血管生成的开关。在细胞恶变的进程中，细胞会转变为血管生成的表型，而且这种转换通常发生在细胞恶变之前。

在体内，细胞转变为肿瘤细胞的恶性转换是以一种逐级发展的方式，经过几个阶段完成。如黑色素瘤，首先观察到在从阳性痣发展到恶性肿瘤的过程中，血管总量有了显著的增加。从浅表放射状到深层黑色素瘤发展中，血管总量的进一步增加与复发、转移和死亡的高危险性密切相关。同样，在乳腺肿瘤中，首先在原位导管癌发现有新血管生成，并且也是发生在侵袭性肿瘤之前的阶段。此外，转基因鼠模型的研究也证实了血管生成开关的激活是在实体瘤出现之前的早期阶段。所有这些证据都表明，血管生成开关激活、细胞表达生成血管的基因，在肿瘤的发展中是一个独立事件。

大多数肿瘤的血管都是从已有的血管组织中萌生出来的，因此它们是从正常宿主细胞而来。虽然它们是由正常细胞组成，但与邻近正常组织的血管相比仍有明显的不同：肿瘤新生血管的管壁易渗漏，在形状和大小上都有些异常。肿瘤血管生成通常发生在三个分化阶段：诱导 - 起始、增殖 - 浸润和成熟 - 重塑。在第一阶段，血管生成诱导因子，如生长因子或细胞因子，有肿瘤细胞本身释放或由移动到这一位置的辅助细胞释放；第二阶段，这些因子刺激血管细胞增殖、浸润，并向肿瘤实体生长，细胞浸润最重要的后果就是细胞黏附分子的改变能使 EC 在它增殖和浸润的任何位置都能与其周围基质相互作用，反过来，黏附分子介导的信号系统又能使细胞存活、增殖、浸润；在第三阶段，即血管生成的晚期，在细胞增殖、分化中有一个停滞，管状结构和内腔的形成产生血液循环，基底层被进一步修饰，新形成的血管则被分化的外膜细胞和平滑肌细胞包围。

许多肿瘤细胞都存在 bFGFR 的高表达，通常比正常细胞高 10 倍以上，有的肿瘤细胞（神经胶质瘤、横纹肌肉瘤、白血病、肺癌、黑色素瘤、肝癌等的细胞）既表达 bFGF 又表达 bFGFR，bFGF 可通过分泌和（或）旁分泌作用直接刺激肿瘤细胞，bFGF 除了对肿瘤细胞有促进增殖作用外，还有促进肿瘤血管生成的作用，并可能参与肿瘤病理过程的主要途径，具有重要的研究价值。

案例 8-6 相关提示续

血管生成是肿瘤生长的限速因素。无血管的肿瘤组织因氧气、养料、细胞代谢产物的扩散距离 100 ～ 200mm 的限制而生长、扩散缓慢，大小在 1 ～ 2mm。当肿瘤组织细胞产生因子诱导血管生成，肿瘤生长进入进展期。通过抑制或阻断肿瘤血管生成，达到阻止肿瘤的生长、转移，甚至导致肿瘤细胞的凋亡，从而治疗肿瘤这一顽疾。

肿瘤的快速增殖、转移与血管生成关系密切。通过抑制肿瘤血管生成，阻断肿瘤的血液供应，可杀死肿瘤细胞，或者抑制其快速增殖和转移，为其他治疗手段创造条件。

基因治疗由于靶向性强，局部表达，副作用小、无反复用药、无耐药性等优点，而具有良好应用前景。将凋亡基因或血管生成抑制基因导入内皮细胞，可抑制肿瘤血管生成，达到治疗肿瘤的目

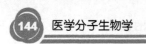
的，这在实验中已得到证实。

小　结

　　肿瘤是机体在各种致瘤因素作用下，局部组织的细胞在基因水平上失去对其生长的正常调控，导致克隆性异常增生而形成的。危害人体健康的肿瘤分为良性肿瘤和恶性肿瘤。临床上将肿瘤按 TNM 分期系统对恶性肿瘤进行分期。肿瘤在临床表现的常见症状有肿块及其压迫、阻塞或破坏所在器官的征象、疼痛、病理性分泌物、溃疡、发热、黄疸、体重下降和贫血等。研究表明，肿瘤的发生与体内存在癌基因的功能改变有关。当癌基因被激活，产生过量或异常的表达产物，则形成肿瘤。体内同时也存在一类抑癌基因，如 Rb 和 p53 等，抑癌基因功能的缺失，也是发生癌症的主要原因，抑癌基因的突变通常是隐性的。目前普遍认为肿瘤的发生、发展是多个癌基因和抑癌基因的基因改变累积的结果，经过起始、启动、促进和癌变几个阶段逐步演化而产生，即细胞的癌变是多基因协同的结果。遗传物质 DNA 的稳定依赖 DNA 的修复基因，这些基因的突变，往往引起恶性肿瘤。肿瘤一般表现为病灶体积增大，血管丰富。实体瘤的发展有赖于新血管的形成，目前已经发现包括 VEGF 和 Ang 在内的很多血管生成促进因子，所以控制肿瘤新生血管的形成，是治疗肿瘤的有效方法。

参 考 文 献

胡维新，2014. 医学分子生物学 .2 版 . 北京：科学出版社：339-367

汤钊猷，2011. 现代肿瘤学 .3 版 . 上海：复旦大学出版社：1-1872

Gibb EA，Brown CJ，Lam WL，2011. The functional role of long noncoding RNA in human carcinomas. Mol Cancer，10：38

Haigis KM，Sweet-Cordero A，2011. New insights into oncogenic stress. Nat Genet，43：177-178

Hanahan D，Weinberg RA. 2011. Hallmarks of Cancer：The Next Generation. Cell，144：646-674

Huang D，Sun W，Zhou Y，et al，2018. Mutations of key driver genes in colorectal cancer progression and metastasis. Cancer Metastasis Rev，37：173-187

Ikushima H，Miyazono K，2010. TGF-beta signalling：a complex web in cancer progression. Nat Rev Cancer，10：415-424

Iranzo J，Martincorena I，Koonin EV，2018. Cancer-mutation network and the number and specificity of driver mutations. Proc Natl Acad Sci USA，115：E6010-E6019

Kavianpour M，Ahmadzadeh A，Shahrabi S，et al，2016. Significance of oncogenes and tumor suppressor genes in AML prognosis. Tumour Biol，37：10041-10052

Lee EY，Muller WJ，2010. Oncogenes and tumor suppressor genes. Cold Spring Harb Perspect Biol，2：a003236

Monier R，1990. Oncogenes and anti-oncogenes in tumorigenesis. Reprod Nutr Dev，30：445-454

Ozer B,Sezerman U,2017. An integrative study on the impact of highly differentially methylated genes on expression and cancer etiology. PLoS One，12：e0171694

Takaoka M，Miki Y，2018. BRCA1 gene：function and deficiency. Int J Clin Oncol，23：36-44

Weinstein IB，Joe A，2008. Oncogene addiction. Cancer Res，68：3077-3080.

思 考 题

　　1. 试述癌基因激活的分子机制。
　　2. 试述抑癌基因的失活及作用机制。
　　3. 试述肿瘤血管生成及血管阻断疗法治疗肿瘤的机制。
　　4. 如何理解细胞的癌变是多基因协同的结果？

（龙石银）

第九章 感染性疾病的分子机制

感染是病原体和人体之间相互作用的过程,感染性疾病(infectious diseases)是特定的病原体侵入机体后所产生的一类疾病。这些病原体包括细菌、病毒、衣原体、支原体、立克次体、螺旋体、放线菌和寄生虫等。不同病原体所致疾病的发病机制各不相同,这主要取决于病原体与机体两方面因素,体现在个体、细胞、分子等多层面上,本章仅从疾病产生的分子生物学角度,结合临床典型案例探讨感染性疾病中病原菌致病基因和病毒致病基因及致病基因表达产物与宿主相互作用的关系。

第一节 感染性疾病的临床特征

一、病原菌和病毒致病

在自然状态下,大多数细菌感染首先发生在屏障或越过屏障侵入其他部位。不同种类的细菌或同一种类的细菌在不同情况下引起的感染过程和结局可以不同。引起感染的细菌来源于宿主体外的称为外源性感染,来源于宿主体内正常菌群及某些曾感染过并潜伏下来再感染的称为内源性感染。

(一)病原菌和病毒

1. 病原菌 病原菌(pathogenic bacterium)一般是指能引起人类疾病的细菌,即病原微生物中的细菌。病原微生物包括细菌、病毒、螺旋体、立克次体、衣原体、支原体、真菌及放线菌等。病原微生物主要通过外源性感染途径进入宿主,包括呼吸道、消化道、皮肤、血液、性传播和人畜共患病的传播等。引起感染的细菌包括球菌、杆菌和螺形菌;而病毒与人类疾病关系密切,75%的人类传染病是由病毒引起的。

病原菌根据外形可分为三类,即球形或近球形的球菌、杆状的杆菌和弯曲的螺形菌。根据球菌分裂的平面和菌体间排列方式可以分为双球菌、链球菌、葡萄球菌、四链球菌及八叠球菌。杆菌多数呈分散排列,各种杆菌大小、长短与粗细差异较大。根据菌体的弯曲特点可以将螺形菌分为弧菌、螺菌。螺菌菌体有数个弯曲,有的比较僵硬,有的弯曲成逗点,有的则呈弧形或螺旋形。幽门螺杆菌(*Helicobacter pylori*)即是弯曲成螺旋形杆菌的典型例子。

案例 9-1

患者,男,36岁,出租车司机。胃部不适、间断隐痛1年,加重15天。既往有嗜酒史。胃镜检查,可见黏膜充血并有出血点,伴水肿;活组织病理学检查可检出幽门螺杆菌。

诊断:慢性浅表性胃炎。

问题与思考:

1. 慢性胃炎的临床类型有哪些?

2. 慢性浅表性胃炎发病的分子生物学机制是什么?

案例 9-1 相关提示

慢性胃炎(chronic gastritis)是由各种病因引起的胃黏膜慢性炎症。根据病理组织学改变和病变在胃的分布部位,结合可能病因,将慢性胃炎分为3类:浅表性、萎缩性和特殊类型。幽门螺杆菌感染是慢性胃炎最主要的病因。幽门螺杆菌可分泌空泡细胞毒素A(vacuolating cytotoxin,VacA),其细胞毒素相关基因蛋白能引起强烈的炎症反应,如果长期存在可导致胃黏膜的慢性炎症。

葡萄球菌(*Staphylococcus*)是引起细菌性肺炎最常见的病菌之一,结核分枝杆菌(*Mycobacterium tuberculosis*)是引起结核病的病原菌。

真菌是具有细胞壁和细胞核的一大类分布广泛的真核细胞型微生物,种类繁多,大多数对人无害,但近几年来真菌病发病率有明显增加的趋势,已经引起广泛的关注。

笔记栏

2. 病毒（virus）　病毒是结构最简单的一类非细胞型微小微生物，由一个或多个核酸节段组成。一般按照病毒中核酸的类型分为 DNA 病毒和 RNA 病毒。其中，DNA 病毒又可分为单链 DNA 病毒和双链 DNA 病毒。RNA 病毒包括单链 RNA 病毒和双链 RNA 病毒。单链 RNA 病毒有正链与负链，双链 DNA 或双链 RNA 病毒亦有正链和负链。

（1）DNA 病毒：单链 DNA 病毒很少，猪博卡病毒、腺病毒伴随病毒（adeno associated virus，AAV）等，它们不可单独进行繁殖，如 AAV 需要宿主同时感染腺病毒并以 AAV 为辅助才能复制。乙型肝炎病毒（hepatitis B virus，HBV）、人疱疹病毒、人类乳头瘤病毒和腺病毒都属双链 DNA 病毒。在 HBV 复制过程中需要依赖 RNA 的 DNA 聚合酶参与，此酶缺乏校正功能，使得该病毒变异率较高，这些变异可引起病毒的生物学特性改变、导致感染发病机制的变化、血清学检测指标的改变及耐药等，给病毒感染性疾病的临床诊断、治疗、预后及防治等方面带来了许多复杂的问题。例如，在病毒性肝炎患者，HBV 和正性单链 RNA 病毒——丙型肝炎病毒（hepatitis C virus，HCV）是慢性病毒性肝炎的主要病因。少数 HBV 重叠丁型肝炎病毒（负性单链 RNA 病毒）感染，可使慢性肝炎加重。

案例 9-2

患者，男，46 岁。肝炎病史 8 年，食欲减退伴乏力半年，加重 2 周。近半年常有全身不适、食欲减退、腹胀感，自述伴失眠、乏力、低热。体格检查：肝区有压痛及叩痛。实验室检查：血清 ALT（谷丙转氨酶）152U/L；AST（谷草转氨酶）40U/L；Alb（白蛋白）46.2g/L；血清总胆红素 15.4μmol/L；HBsAg（+）、HBeAg（+）、HBcAb（+）；HBVDNA 阳性。

诊断：慢性乙型病毒性肝炎活动期。

问题与思考：

1. 慢性病毒性肝炎的主要病因是什么？
2. HBV 感染的分子机制是什么？

案例 9-2 相关提示

实验室检查结果支持诊断，患者 HBV 阳性，而且有肝炎病史。慢性乙型病毒性肝炎的多数患者无明显急性肝炎病史，起病缓慢或隐匿，青壮年男性较多。感染 HBV 的年龄影响临床结果，母婴传播 90% 会慢性化，1～5 岁时感染 25%～50% 慢性化，成人感染则少于 5% 慢性化。患者常见症状为乏力、全身不适、食欲减退、肝区不适或疼痛等；常见体征有肝大、压痛及叩痛、多数患者有脾大等。实验室检查肝功能异常的程度随慢性肝炎病情变化而改变。血清学检查：血清中 HBsAg、抗 HBc 持续阳性，活动期抗 HBc-IgM 可阳性。在病毒复制时，HBV-DNA、DNA 聚合酶及 HBeAg 阳性。

（2）RNA 病毒：人类免疫缺陷病毒（human immunodeficiency virus，HIV）、人轮状病毒和蓝舌病病毒等为双链 RNA 病毒。而 HIV 的基因组是两条相同的正链 RNA，在 RNA 两端有含顺式调控序列的长末端重复序列（long terminal repeats，LTR），可控制前病毒表达 HIV 的启动子、增强子及其调控区均在 LTR，而在两端的 LTR 之间的序列可编码三类蛋白质分子，即结构蛋白、调控蛋白和辅助蛋白，不同的 HIV 亚型中有些蛋白质分子存在差异。HIV 既嗜淋巴细胞，又嗜神经细胞，主要感染 $CD4^+$ T 细胞、单核巨噬细胞、B 淋巴细胞、小神经胶质细胞和骨髓干细胞。单链 RNA 病毒常见的有禽流感病毒、流感病毒、冠状病毒和埃博拉病毒等，如禽流感病毒 RNA 是由分节段的 8 个负链单链 RNA 组成，当禽流感病毒与人流感病毒发生基因重组时，极易使人感染，但是，当人接触病禽后，可能发生人禽流感。病毒，特别是 RNA 病毒极容易发生变异，影响病毒基因及其表达产物，如流感病毒可发生抗原性的变异、温度敏感性的变异、宿主范围及对非特异性抑制物的敏感性等方面的变异，其中最主要的是抗原性变异。.

（二）病原菌和病毒的致病物质

细菌的致病性与其毒力、侵入数量及侵入门户有关。虽然绝大多数细菌是无害甚至有益的，但是相当大一部分可以致病。条件致病菌只在特定条件下致病，如伤口可以允许细菌进入血液，或者导致免疫力降低时。例如，金黄色葡萄球菌和链球菌也是正常菌群，常可以存在于体表皮肤、鼻腔而不引起疾病，但可以潜在引起皮肤感染、肺炎（pneumonia）和脑膜炎（meningitis）等。病毒的致病作用包括引起溶细胞、细胞膜变化、基因整合及细胞发生转化和增生等，由于病毒具有组织亲嗜性，造成的损伤包括免疫系统的损伤，所以较细菌的致病更为复杂。

1. 病原菌的致病物质　病原菌突破宿主皮肤/黏膜屏障进入机体定居、繁殖和扩散的能力称为侵袭力。侵袭力主要涉及细菌的菌表结构，如菌毛、荚膜和表面抗原等；侵袭性酶，如透明质酸酶、转葡萄糖苷酶和蛋白水解酶等；脂多糖等。将病原菌的侵袭力和毒素称为毒力因子，其是病原菌毒力的物质基础。

（1）与细菌侵袭力有关的致病物质

1）黏附性物质：细菌的黏附能力与其致病性关系密切，细菌通过菌体表面的黏附性物质使菌细胞粘连在一起，在器官或组织表面形成微菌落，增强了细菌抵抗免疫细胞的能力。这些黏附物质主要是蛋白质、糖蛋白或多糖及脂多糖，它们存在于细菌的体表结构中，如鞭毛、荚膜、支原体顶端结构、微荚膜等。这些黏附物质作为配体与宿主细胞表面的受体相互作用介导黏附作用发生，有利于细菌的定居繁殖。

2）侵袭素：是侵袭基因（invasive gene，inv）表达的、出现在菌体表面的蛋白质分子，介导细菌侵入细胞的过程。例如，志贺氏菌 inv 编码产生的 Ipa、Ipb 和 Ipc 等使细菌扩散到邻近的上皮细胞。

3）酶类：细菌可通过产生透明质酸酶等作用于细胞间的透明质酸、纤维蛋白等有利于细菌在组织中的扩散。

（2）毒素：病原菌在生长繁殖中产生的、能损害宿主组织、器官，产生生理功能紊乱的大分子称为毒素（toxin），毒素可直接或间接损伤宿主的细胞、组织和器官。例如，肉毒毒素、痉挛毒素、表皮剥脱毒素和肠毒素等，是病原菌致病的另一重要方面。①外毒素：是指由细菌产生并能释放到菌体外的毒性蛋白质，毒性作用强，对组织器官具有选择性作用，理化性质不稳定，抗原性强。常可分为神经毒素、细胞毒素和肠毒素。②内毒素：在菌体破裂后才能释放出来的毒性物质，如脂多糖等。理化性质很稳定，毒性较弱，没有组织器官选择性，抗原性弱。内毒素可引起发热、白细胞增多，严重的可引起弥散性血管内凝血、内毒素血症与休克。

（3）超抗原（superantigen）：是指某些病原体产生的具有激活免疫反应的高生物活性蛋白质，主要作用为致病。超抗原发挥作用不需要抗原递呈细胞，可以在不同的部位同时作用于 T 细胞受体和抗原递呈细胞表面的 MHC 分子，与多种急性和慢性感染性疾病发生相关。

2. 病毒的致病物质　完整的成熟病毒颗粒具有典型的结构，而且具有感染性，称为病毒体。病毒的大小通常指的是病毒体的大小，病毒颗粒由 RNA 或 DNA 及其编码的蛋白质组成。核酸作为病毒颗粒的核心，蛋白质包裹在周围形成衣壳。衣壳除了能保护病毒外，还能介导病毒进入宿主细胞。病毒传染性强，进入人体后有的仅在局部增殖，如流感病毒；有的入血产生病毒血症，如麻疹病毒。与细菌相比，病毒有严格的寄生性，它必须在宿主细胞内才能增殖，并且病毒具有组织亲嗜性，造成的组织损伤包括免疫系统的损伤。不同的病毒产生不同的毒性物质，产生的毒性也不同。产生的黏附物质影响病毒感染细胞的第一步，即影响组织亲嗜性，如 HIV 的包膜糖蛋白 gp120 与人类辅助 T 淋巴细胞表面的 CK4 分子结合而决定其对 CD4 细胞的亲嗜性。而腺病毒产生的毒性物质为五邻体蛋白，流感病毒除了产生血凝素外，还表达具有水解唾液酸作用的神经氨酸酶，在病毒导入宿主细胞的过程起重要作用；流感患者的畏寒、高热和肌肉酸痛等全身症状可能与流感病毒产生的毒素样物质有关。

二、感染性疾病的临床特征

（一）细菌感染性疾病的临床特征

细菌感染是致病菌或条件致病菌侵入血循环中生长繁殖，产生毒素和其他代谢产物所引起的一类全身性感染。大多数细菌感染首先发生在皮肤及黏膜，因为它们是细菌人体免疫防御的第一道天然屏障，细菌借助有黏附性结构物质与宿主细胞结合，由于不同细菌的黏附方式和部位不同，大多数细菌感染具有组织倾向性。不同菌种致病性质、侵袭力不同，引起的感染和损伤不同，有些细菌仅对某些部位产生局部感染，而有些则入血扩散到其他组织。临床上患者多接触过感染患者或带菌者，也有的是宿主体内的感染过的细菌重新感染，如结核分枝杆菌。

细菌感染常有一定的传播途径，即病原菌进入宿主门户及排出途径，如呼吸道、消化道、血液及性传播等。细菌感染随着发生与发展不同，临床上有不同的类型，包括隐性感染、显性感染、全身性感染。当发生全身性细菌感染时，常出现毒血症、脓毒血症、内毒素血症、败血症和菌血症等。可表现出寒战、发热、皮疹、关节痛及肝脾肿大等特征，部分可有感染性休克和迁徙性病灶，可出现烦躁、四肢厥冷及发绀、呼吸增快等。

当细菌感染在不同组织、器官时，引发不同的感染性疾病，所表现出的临床特征也有所差别。例如，幽门螺杆菌感染引起的胃炎，多数患者有上腹痛或不适等消化不良症状，胃镜检查可见红斑、黏膜粗糙不平或出血点，活组织病理学检查可检出幽门螺杆菌。肺炎链球菌感染引起细菌性肺炎，常见症状为咳嗽、咳痰，多数患者有发热，重症患者可有呼吸频率增快、鼻翼扇动、发绀。实验室检查发现典型的革兰氏染色阳性、带荚膜的链球菌，即可初步判断；如革兰氏染色阳性、凝固酶实验阳性。感染结核分枝杆菌，咳嗽、咳痰是最常见症状，多数患者有咯血，当累及胸膜时可表现胸痛。全身以发热为最常见症状，部分患者有倦怠乏力、盗汗、食欲减退和体重减轻等。影像学检查可判断病变性质、有无空洞等。实验室痰涂片及痰培养检查，可检出结核分枝杆菌。虽然上述感染主要发生在局部组织，但是在老人、儿童、有慢性病或免疫功能低下者，如果治疗不及时及有并发症者，可进展为败血症或脓毒血症。

（二）病毒感染性疾病的临床特征

病毒是细胞内寄生物，对宿主细胞有直接的杀细胞效应，如果发生在重要的器官可引起严重效果，甚至死亡，如脑炎。有些病毒进入细胞后经过复制以出芽的方式释放子代，不引起细胞的裂解，因此表现为过程缓慢，如流感病毒、疱疹病毒的感染。感染病毒后，细胞膜上常出现病毒基因编码的抗原。细胞感染某些病毒后，在细胞内形成的不同圆形、卵圆形或不定形的颗粒称包涵体。

核酸构成病毒的基因组，除引起急性感染外，与其他的病原微生物相比导致持续性感染比较多见。所谓持续性感染是指在原发感染之后病毒不能从宿主中被清除，并且继续存留在特异性细胞中。病毒在机体内可持续数月至数年，可出现症状，也可不出现症状而长期携带，成为重要的传染源，如 HIV、HBV 等。导致持续性感染的原因可能有：①机体免疫功能弱，无力完全清除病毒；②病毒存在受保护部位，可逃避宿主的免疫作用；③某些病毒的抗原性太弱，机体难以产生免疫应答将其清除；④有些病毒在感染过程中产生缺损性干扰颗粒，干扰病毒增殖，因而改变了病毒感染过程，形成持续感染；⑤病毒基因整合在宿主细胞的基因组中，长期与宿主细胞共存。持续性病毒感染有三种类型，即潜伏性感染、慢性感染和慢发病毒感染。潜伏性感染是指在疾病复发的间期检测不到传染性病毒。慢性感染是指在急性的原发性感染之后，病毒呈慢性低水平复制。慢发病毒感染是指长潜伏期病毒所致的进行性疾病，如艾滋病的潜伏期平均为 9 年。

第二节　病原菌致病的分子机制

病原菌致病的物质基础是毒力，它包括侵袭力和毒素，通常统称为毒力因子（virulence factor）。侵袭力（invasiveness）是病原菌突破宿主免疫防御机制，进入宿主体定居、繁殖和扩散的能力；毒素（toxin）是细菌在生长繁殖中产生和释放的毒性成分，可直接或间接损伤宿主细胞、组织和器官，干扰其生理功能。病原菌致病基因（virulence gene）是指在机体感染的发生发展过程中，编码决定病原菌致病性物质表达的基因，如病原菌的外毒素和耐药相关基因等，掌握这些基因及这些基因表达产物的结构和功能，将有助于病原菌致病分子机制的研究。

一、病原菌外毒素

在病原菌致病机制中起重要作用的是外毒素和内毒素，编码外毒素的基因是病原菌的主要致病基因。这里主要讲述编码细菌外毒素基因的结构和功能。细菌外毒素基因不仅存在于细菌染色体中，而且也存在于染色体外的遗传物质中，如质粒、噬菌体或转座元件中。

（一）细菌染色体 DNA 编码细菌外毒素

细菌外毒素（exotoxin）主要是由革兰氏阳性菌和部分革兰氏阴性菌产生并释放到菌体外的毒性蛋白质。外毒素可分为神经毒素、细胞毒素、肠毒素三大类。多数细菌外毒素蛋白是由 A、B 两个亚单位组成，称为 A-B 毒素或 A-B 多肽链结构。A 链（或 A 亚单位）是毒素的活性中心，决定毒素的致病性和作用方式；B 链（或 B 亚单位）无致病作用，但能与敏感细胞膜上特异性受体结合，即介导外毒素分子与靶细胞结合，决定毒素对宿主细胞的选择性和亲和性，并协助 A 亚单位进入宿主细

笔记栏

胞。例如，幽门螺杆菌（*Helicobacter pylori*）感染可引发慢性胃炎和胃溃疡。其主要致病因子是和细胞毒素基因相关蛋白（cytotoxin associating gene protein，CagA）。这两个重要的致病因子在 *Hp* 的致病过程中起重要作用。所有的 *Hp* 都有 *VacA* 基因，其编码产物为空泡细胞毒素即 VacA 蛋白，但并非所有的 *Hp* 都表达 VacA 蛋白。临床研究表明，*CagA* 基因仅存在于 60% 的 *Hp* 中，即大约 60% 的 *Hp* 表达 CagA 蛋白。没有 *CagA* 基因的 *Hp* 不产生 CagA 蛋白，此蛋白虽不能直接介导 VacA 活性，但可起到加工运输作用。所以 CagA 蛋白对 VacA 蛋白活性的产生有一定的作用。*VacA* 基因和 *CagA* 基因的特点：

（1）*VacA* 基因：3864bp，编码 1287 个氨基酸。在 *VacA* 基因中存在大量的重复序列，其长度为 10 ～ 13bp。目前发现感染人类的 *Hp* 存在 5 种不同的 *VacA* 基因亚型。在 VacA 编码基因结构中存在信号序列区（s 区）和中间区（m 区）。s 区和 m 区以不同形式编码 *VacA* 基因的 5 种嵌合体，即 s1a/m1、s1a/m2、s1b/m1、s1b/m2 和 s2/m2。不同基因型编码的 VacA 毒力差异较大，其中 s1a/m1 型菌株毒力最大，而 s2/m2 型菌株的毒力最小。

（2）*CagA* 基因：全长为 4821bp，编码 1181 个氨基酸。在不同的 *Hp* 菌株中 *CagA* 基因存在一定的差异，这种差异主要体现在基因的重复序列中。*Hp* 菌株中 *CagA* 基因 60% ～ 70% 位于染色体上的致病岛。所谓致病岛是指病原菌染色体上编码毒力相关蛋白的外源插入性 DNA 片段，大小在 20 ～ 100kb，其两侧常含有重复序列或插入序列。致病岛可完整地通过转化、转导、接合或溶原性转换转移至不含致病岛的无毒力菌株中，使其成为毒力菌株。CagA 蛋白由 *CagA* 基因编码，分子质量约 128kDa，位于细胞膜表面，具有很强的免疫原性，能诱导宿主胃黏膜局部产生多种细胞因子，促进中性粒细胞的聚集和活化，进而启动炎症过程。

（二）细菌质粒基因编码的细菌毒素

质粒（plasmid）存在于细胞质中，是细菌染色体以外的闭合环状小分子双链 DNA，具有自主复制的能力。细菌质粒基因编码的细菌毒素也具有致病作用，以志贺菌和炭疽菌为例介绍质粒基因编码的细菌毒素。

案例 9-3

患者，女，4 岁。突然高热，腹痛和水样腹泻，前一日有进食未洗生黄瓜史。粪便镜下检查：脓细胞成堆，红细胞、白细胞满视野。一天之后由水样腹泻转变为脓血黏液便，并伴有里急后重、下腹部疼痛等症状。

诊断：急性细菌性痢疾。

问题与思考：

1. 细菌性痢疾的病原菌及类型有哪些？

2. 细菌性痢疾发病的分子生物学机制是什么？

志贺菌属是一类具有高度传染性和严重危害性的革兰氏阴性肠道致病菌，是人类细菌性痢疾的病原菌。临床感染可以导致痢疾，其症状以发热、脱水和便血为特征。

志贺菌最突出的特点是含有一个毒力大质粒（large virulence plasmid），其致病性与此毒力大质粒有密切关系，该质粒约 220kb 大小，可以编码一系列毒力因子（virulence factor），并构成志贺菌大质粒的全部表型，致病过程主要包括细菌到达结肠黏膜，侵入黏膜上皮细胞并在细胞内繁殖，同时扩散到相邻细胞，引起程序性细胞死亡（programmed cell death），最终造成肠黏膜水肿、破坏并脱落。

毒力大质粒中的基因主要包括与细菌毒力有关的基因，与调控有关的基因，与质粒的维持、稳定和 DNA 代谢有关的基因及转座酶编码基因。志贺菌毒力大质粒的毒力一般受双重调控，即质粒 DNA 上的调节基因和细菌染色体上的调节基因，同时还与环境因素密切相关。

案例 9-3 相关提示：

1. 志贺菌属（*Shigella*）是人类细菌性痢疾的病原菌，通常称痢疾杆菌。细菌性痢疾是一种常见病，主要流行于发展中国家。志贺菌属感染有两种类型：急性细菌性痢疾和慢性细菌性痢疾。

2. 志贺菌含有一个毒力大质粒，毒力大质粒可以编码一系列毒力因子，包括侵袭力和毒素。

笔记栏

　　导致动物和人类炭疽病的炭疽杆菌的毒力因子是炭疽毒素。炭疽毒素有两种，即水肿毒素（edema toxin，ET）和致死毒素（lethal toxin，LT）。ET 和 LT 是由保护性抗原（protective antigen，PA）、水肿因子（edema factor，EF）、致死因子（lethal factor，LF）3 个组分组合形成有活性的毒素。炭疽毒素的结构属于 A-B 模式。ET 的 A 亚单位是效应亚单位 EF，B 亚单位是结合亚单位 PA；LT 的 A 亚单位是效应亚单位 LF，B 亚单位是结合亚单位 PA。

　　编码炭疽毒素的基因位于炭疽杆菌中的 pOX1 质粒上，3 个组分的基因分别是 *cya*（编码 EF）、*pag*（编码 PA）和 *left*（编码 LF）。这三个基因不位于单一操纵子内，每个基因由独自的启动子所启动。炭疽杆菌的荚膜是由质粒（pOX2）编码。如果丢失编码毒素或荚膜的质粒，细菌即成为减毒株，如果两种质粒均丢失，则成为无毒株。

（三）细菌噬菌体基因编码的细菌毒素

　　有些细菌的噬菌体可携带毒素基因，如霍乱弧菌、白喉棒状杆菌、志贺样毒素等。

　　霍乱弧菌的最主要致病因子是霍乱肠毒素。完整的霍乱毒素（cholera toxin，CT）由 1 个 A 亚单位（分子质量 27.2kDa）和 5 个 B 亚单位（每个亚单位分子质量为 11.7kDa）组成一个热不稳定多聚体蛋白。霍乱毒素是由霍乱毒素操纵子 *ctxAB* 编码，该操纵子含有 *ctxA* 和 *ctxB* 基因。*ctxAB* 操纵子并不是位于霍乱弧菌的染色体 DNA，而是位于溶原性噬菌体（lysogenic phage）的基因组中，此噬菌体基因组因含有主要的毒力基因而称为 CTXφ。含有 CTXφ 的霍乱弧菌可以产生毒素，不含 CTXφ 的霍乱弧菌则不能产生毒素。CTXφ 基因组分为两部分：4.6kb 的核心区和 2.4kb 的 RS2 区。核心区至少有 6 个基因，包括 *ctxAB*（编码 CT 的 A 亚单位和 B 亚单位）、*zot*（编码小带联结毒素）、*cep*（编码核心菌毛）、*ace*（编码辅助肠毒素）和 *orfU*（编码产物功能不清）。RS2 区包括 *rstR*、*rstA2* 和 *rstB2* 基因，其中 *rstR* 编码抑制蛋白 RstR，RstR 的持续表达维持了 CTXφ 在霍乱弧菌染色体上的溶原整合状态。

　　白喉棒状杆菌是人类白喉（diphtheria）的病原体。白喉棒状杆菌的主要致病物质是白喉外毒素，白喉外毒素是由 β 棒状杆菌噬菌体的毒素基因（*tox+*）编码。当 β 棒状杆菌噬菌体侵袭白喉杆菌后，在溶原阶段，*tox* 基因整合到宿主染色体，成为毒性白喉棒状杆菌。此毒素含 535 个氨基酸，分子质量约为 58kDa，由 A、B 两个肽链经二硫键连接组成。A 肽链是白喉毒素的毒性功能区，其作用是抑制易感细胞蛋白质的合成；B 链上有一个受体结合区和一个转位区，B 链本身无毒性，但能与心脏细胞、神经细胞等表面受体结合，协助 A 链进入这些易感细胞内。

志贺样毒素（SLT）的结构基因 a 和 b 位于温和噬菌体上。两个基因的读码框架彼此重叠。含有两个核蛋白体结合位点、两个信号肽编码区及一个终止子结构。此类噬菌体侵入宿主菌，通过溶原性转换，使之产生志贺样毒素，导致腹泻。

案例 9-6 相关提示

白喉棒状杆菌分泌的外毒素是致病的主要物质。外毒素的强烈毒性可引起细胞破坏，纤维蛋白渗出，白细胞浸润。大量渗出的纤维蛋白与白喉性坏死组织、炎症细胞、细菌等凝结形成特征性白喉假膜，假膜覆盖于病变表面。

二、细菌外毒素对宿主细胞的影响

外毒素的化学成分是蛋白质，毒性作用强。大多数外毒素对组织器官具有选择性毒害效应，通过与靶细胞表面受体结合，引起特异性病变。这里主要阐述细菌外毒素对宿主细胞的影响。

（一）对宿主细胞通道的影响

细菌外毒素能在宿主细胞膜上形成孔道。例如，大肠埃希菌溶血素 A（*E.coli* hemolysin，HlyA）是大肠埃希菌致病的主要外毒素之一，其可在红细胞膜形成疏水性孔道，使红细胞受到胶体渗透压休克而溶解。这类毒素分子的 N 端存在保守的 10 个螺旋结构，可能与通道的形成有关。在革兰氏阴性菌中广泛存在这类毒素，如变形杆菌、鲍特菌属、巴斯德菌属、放线菌属等。

（二）对宿主信号转导系统的影响

细菌毒素可直接作为宿主信号转导途径中的一些重要酶分子或间接激活细胞内信号转导分子，导致细胞功能紊乱。下面简单介绍炭疽毒素、霍乱毒素和肠毒素对宿主信号转导系统的影响。

1. 炭疽毒素　炭疽毒素（anthrax toxin）中的水肿因子 EF 是腺苷酸环化酶前体，进入细胞后，被钙 - 钙调素激活，增加细胞内 cAMP 的产生，诱导 IL-6 mRNA 表达和释放。炭疽毒素的另一个组分——致死因子（LF）的毒性作用比 EF 强，具有蛋白水解酶活性，可能是金属蛋白酶，可水解 MAPKK 或 MEK 家族的 N 端，使之灭活，在致死因子的作用下巨噬细胞产生大量 IL-1 和 TNF-α，最终导致动物死亡。

2. 霍乱毒素　霍乱毒素（cholera toxin）的作用机制与炭疽毒素不同，进入小肠黏膜细胞后，霍乱毒素可以作用于 Gs 蛋白使之发生 ADP- 核糖化反应。ADP- 核糖化的 Gs 将持续处于活化状态，经腺苷酸环化酶通路，使 cAMP 水平升高，影响小肠上皮细胞膜的离子通道和水通道，造成细胞内 Na^+、Cl^- 和 HCO_3 等离子和水外流进入肠道，引起严重腹泻。

3. 热稳定毒素　热稳定毒素（heat-stabile toxin，ST）是大肠埃希菌产生的外毒素之一，它分为 STa 和 STb 两种类型，其中 STb 与人类疾病无关。STa 是由 72 个氨基酸组成的低分子量多肽，对热稳定（100℃加热 20min 仍不失活性），裂解后产生具有活性的 18 或 19 肽。此种小肽结合细胞受体，激活内源性鸟苷酸环化酶，促进第二信使分子 cGMP 的产生。已证实内源性配体鸟苷蛋白（guanylin）可刺激小肠上皮细胞产生 cGMP，引起 Cl^- 外流而导致腹泻。

（三）对宿主基因表达的影响

许多细菌毒素都具有阻止宿主细胞蛋白质合成的作用，使宿主细胞基因表达受到影响，最终导致宿主细胞的死亡。

1. 白喉毒素、霍乱毒素和铜绿假单胞菌外毒素　这类外毒素是 ADP- 核糖转化酶，可对宿主细胞蛋白质合成延长因子 2（EF-2）进行共价修饰，生成 EF-2 的腺苷二磷酸核糖衍生物，使 EF-2 失活，抑制宿主细胞的蛋白质翻译，导致细胞死亡。

2. 志贺毒素　志贺菌属产生的志贺毒素（ST）属于 RNA 糖苷酶，有内毒素和外毒素两种。内毒素是引起全身反应，如发热、毒血症和休克的重要因素；外毒素可引起麻痹，又称为志贺神经毒素。纯化的志贺毒素含 1 个 A 亚单位和 5 个 B 亚单位，B 亚单位可与小肠黏膜上皮细胞的鞘糖脂受体（主要是 Gb3）结合，A 亚单位具有糖苷酶活性，可使核蛋白体大亚基的 28S rRNA 失活而抑制蛋白质合成，使细胞死亡。

细菌致病因子除细菌毒素外，黏附性结构物质，如菌毛、黏附性蛋白及其他成分也在致病过程中起重要作用。

三、抗药基因形成的分子机制

细菌对于药物产生耐药性的过程也就是染色体或质粒上基因的表达过程。临床上抗生素的广泛使用，迫使病原菌发生遗传进化改变，产生耐药。细菌产生耐药性可以通过产生钝化酶、改变药物作用的靶位、改变细胞壁通透性和主动外排机制，改变代谢途径，实现对抗生素的耐药。

（一）钝化酶的产生

细菌可以通过耐药菌株产生一种或多种钝化酶（modified enzyme）来水解或修饰进入细菌细胞内的抗菌药物，使药物在作用于菌体前即被破坏或失效，使之失去抗菌活性。例如，耐药质粒广泛存在于革兰氏阳性和革兰氏阴性细菌中，它们通过接合、转导和转化途径在细菌之间传播耐药基因编码的钝化酶。另外，转座子（transposon，Tn）也是常见的传递耐药基因的遗传物质。转座子的两端侧翼序列是两个反向重复序列，含有转座酶基因和耐药基因等。携带耐药基因的转座子可在细菌的染色体、质粒和噬菌体基因组之间转移，导致耐药基因的播散。重要的钝化酶有以下几种：

1. β内酰胺酶　有些耐药质粒能编码β内酰胺酶，也称灭活酶（inactivated enzyme）。β内酰胺酶可以特异性地打开青霉素类和头孢菌素类抗生素分子结构中的β内酰胺环，使其完全失去抗菌活性。

2. 氨基糖苷类钝化酶　质粒介导的耐药菌株可产生磷酸转移酶，使氨基糖苷类抗生素（链霉素、卡那霉素等）羧基磷酸化，导致抗菌药物钝化失活；另外，有些菌株还能产生乙酰转移酶或腺苷转移酶，也能使氨基糖苷类抗生素乙酰化或羧基腺苷化，使这类药物的分子结构发生改变，失去抗菌作用。现已发现氨基糖苷类钝化酶种类较多，由于氨基糖苷类抗生素结构相似，所以有交叉耐药现象。

3. 氯霉素乙酰转移酶　此酶由质粒编码，使氯霉素乙酰化而失去抗菌活性。

4. 甲基化酶　此酶由质粒编码，使核糖体大亚基中23SrRNA上特定位点的腺嘌呤甲基化，从而阻止红霉素结合，引起细菌对红霉素的耐药性。

（二）药物作用靶位的改变

抗生素主要通过抑制细胞的某些酶类、相关蛋白质或核糖体等而产生抑菌或杀菌作用。如果抗生素所针对的这些靶蛋白的编码基因发生突变，将导致所产生的蛋白质与抗菌药物的亲和力下降，或药物作用靶位改变，使抗菌药物不能与其结合，从而导致细菌产生耐药性。

1. 链霉素　链霉素主要通过抑制细菌核糖体的功能，达到杀菌的目的。细菌对链霉素的抗性是由于基因突变而形成的。当编码16SrRNA的基因发生碱基突变，或编码核糖体蛋白S12的基因发生突变，都将导致链霉素不能作用于核糖体而使细菌产生耐药性。

另外，结核杆菌耐药基因的主要机制也是由于结核杆菌药物靶蛋白编码基因发生突变产生的。结核杆菌的染色体突变是药物选择压力的结果，具有耐药程度高、回复突变率低、转化频率低和药物靶位结构改变等特点。

2. 青霉素　靶蛋白与抗生素亲和力下降是葡萄球菌产生甲氧西林抗性的主要机制。细菌中青霉素结合蛋白（penicillin-binding protein，PBP）是一种膜结合的转肽酶，此酶能催化细菌细胞壁肽聚糖交联的转肽反应。β内酰胺类抗生素能特异性结合PBP并使之丧失酶活性，从而导致细菌死亡。甲氧西林抗性葡萄球菌的染色体DNA获得了一段外来DNA片段，此片段中某个基因的编码产物是青霉素结合蛋白PBP2a，PBP2a与正常的PBP具有相同功能，但与甲氧西林的亲和力低，因而在高浓度的抗生素存在时，正常的PBP失活，此时PBP2a可以代替正常PBP的功能，参与细胞壁肽聚糖的合成，从而使细菌表现出对甲氧西林的耐药性。

此外，有的细菌可改变磺胺药靶位酶，使其不易为磺胺药所作用，如细菌可改变其体内的二氢叶酸合成酶，使该酶与磺胺药的亲和力降低而产生磺胺药耐性。

（三）细胞壁通透性的改变

菌株通过改变细胞壁的通透性，使抗生素无法进入菌体内，从而产生耐药性。例如，革兰氏阴性菌细胞壁黏肽层外面存在着类脂双层组成的外膜，外层为脂多糖（LPS），由紧密排列的碳氢分子组成，阻碍了疏水性抗菌药进入菌体内。另外，革兰氏阴性菌细胞壁外膜屏障作用是由一类孔蛋白所决定的，当细菌发生基因突变造成孔蛋白的丢失或表达降低，导致细菌耐药。

（四）主动外排机制

某些细菌具有消耗能量的主动转运机制，利用流出泵将已经进入菌体的抗菌药物迅速泵出，使抗菌药物主动从细胞内排出细胞外，这也称为主动外排机制。例如，铜绿假单胞菌对多种常用抗生素的耐药，主要是由于外膜存在着独特的药物泵出系统；大肠埃希菌的多重耐药机制也是由膜上的主动外排蛋白和外膜通道协同完成的。

四、抗药基因转移

细菌的抗药性（drug-resistance）也称细菌的耐药性，是指细菌对药物所具有的相对抵抗性。有的细菌表现为同时耐受多种抗菌药物即多重耐药性。细菌抗药基因可以发生转移，既可发生在不同的菌株之间，也可发生在不同的DNA（如质粒和染色体DNA）之间。抗药基因的转移主要通过接合、转化、转导及基因重组来实现。基因重组主要包括：①同源重组，发生在具有广泛同源性的基因之间；②转座重组，可发生在无同源性的基因之间。③位点特异重组，通过整合子使抗药基因盒发生扩散。

第三节 病毒致病的分子机制

病毒（virus）是一种非常微小的专性细胞内寄生的生物，具有仅在活细胞内复制增殖、耐冷怕热、干扰素敏感、抗生素不敏感等特性。病毒基因组只含有一种类型核酸（DNA或RNA）。病毒进入宿主细胞后，利用宿主细胞的蛋白质复制形成子代病毒颗粒。

人类的许多疾病，如肝炎、脑炎、肺炎、脊髓灰质炎、流行性感冒、狂犬病和艾滋病等，都是由病毒引起的。在病毒引起的疾病研究中，病毒基因产物对感染细胞的毒性作用、宿主对病毒基因表达产物的各种应答反应、病毒基因对宿主细胞基因的作用（如整合、抑制或激活部分基因）等均是病毒致病机制的重要部分，本节将从病毒感染宿主细胞的机制及病毒感染对宿主细胞造成的损伤两方面阐述病毒致病的分子机制。

一、病毒对宿主细胞的作用机制

（一）病毒感染宿主细胞的机制

从病毒受体、研究病毒受体的方法、病毒结合细胞受体等方面阐述。

1. 病毒受体的概念 病毒受体（virus receptor）是指位于宿主细胞膜表面，由宿主基因组编码、控制和表达的一组蛋白质，这些蛋白质参与病毒识别及结合过程，从而引起病毒感染。病毒受体的分布与病毒对宿主细胞的感染范围有关，有的受体可在多种不同种属的宿主细胞上存在。目前已发现了很多病毒在人细胞表面的特异性受体。表9-1列举了已经发现的部分病毒受体。

表 9-1　部分病毒的受体

病毒	感染细胞	受体
乙型肝炎病毒	肝细胞	IgA 受体
艾滋病病毒	T 淋巴细胞	CD4、CCR5
脊髓灰质炎病毒	HeLa 细胞	免疫球蛋白超家族
麻疹病毒	HEK 细胞	CD46
EB 病毒	B 淋巴细胞	2 型补体受体（CR2、CD21）
鼻病毒	HeLa 细胞	黏附因子 ICAM-1
狂犬病毒	横纹肌细胞	乙酰胆碱受体
流感病毒 C	MDCK	乙酰神经氨酸膜辅蛋白因子
流感病毒 A 与 B 型和副黏病毒	红细胞	糖蛋白或神经节苷脂 9-*O*- 乙酰 -*N*- 乙酰神经氨酸

2. 病毒受体的研究方法 目前用于确定病毒受体的方法有 8 种：①利用人工合成的特异性肽段与病毒受体进行竞争性结合或封闭细胞表面的病毒受体。②利用细胞表面蛋白的特异性单克隆抗体

阻断病毒与受体的结合。③利用酶的作用去除细胞表面的病毒受体。④分离和纯化细胞的病毒受体复合物。⑤利用抗独特型抗体纯化病毒受体；⑥利用转基因方法使受体缺陷性细胞获得特异性受体。⑦在细胞表面表达特异性受体。⑧利用噬菌体展示（phage display）技术筛选病毒受体。

3. 病毒结合细胞受体 病毒结合细胞受体主要是通过病毒吸附蛋白（viral attachment protein，VAP）吸附于宿主细胞表面。VAP 是病毒表面的决定簇，是一类具有识别宿主细胞特异受体并与之结合的糖蛋白。有包膜的病毒，VAP 是指病毒包膜外表面伸出的刺突，如 HIV 表面的糖蛋白 gp120 是主要的病毒吸附蛋白，具有吸附辅助性 T 细胞表面 CD4 抗原决定簇的特性；无包膜病毒，VAP 是指病毒衣壳蛋白，如脊髓灰质炎病毒表面主要成分是衣壳蛋白 VP1，VP1 是宿主细胞受体吸附的部位。

（二）病毒感染宿主细胞的步骤

病毒复制周期是指从病毒进入宿主细胞开始，经过基因组复制，到最后释放出子代病毒，称为一个病毒复制周期（replication cycle）。这个病毒复制过程主要包括吸附、穿入、脱壳、生物合成及装配与释放五个步骤。

1. 吸附（adsorption） 病毒吸附于宿主细胞上的受体，并发生紧密联结。

2. 穿入（penetration） 病毒吸附在宿主细胞膜上，通过不同方式进入细胞内，称为穿入。指病毒核酸或感染性核衣壳穿过细胞膜进入细胞质的过程。主要有三种方式：①融合（fusion）方式，病毒囊膜与细胞膜融合，核衣壳进入细胞质。副黏病毒类常以融合方式进入，如麻疹病毒、腮腺炎病毒囊膜上有融合蛋白，带有一段疏水氨基酸，介导细胞膜与病毒囊膜的融合。②入胞现象（viropexis）方式，当病毒与受体结合后，在细胞膜的特殊区域与病毒一起发生内陷，形成膜性囊泡进入细胞质。病毒在细胞内仍被胞膜覆盖。某些囊膜病毒，如流感病毒借助病毒的血凝素完成与质脂膜间的融合。③直接进入方式，某些无囊膜病毒，如脊髓灰质炎病毒与受体接触后，衣壳蛋白的多肽构象改变并对蛋白水解酶敏感，病毒核酸可直接穿越细胞膜到细胞质中，而大部分衣壳蛋白仍留在胞膜外，这种进入的方式较为少见。

3. 脱壳（uncoating） 是指病毒基因组在转录和翻译中部分或全部除去蛋白衣壳的过程。病毒体必须脱去蛋白质衣壳后，核酸才能发挥作用。多数病毒穿入细胞后，随即有细胞溶酶体的作用，使衣壳蛋白质水解，释放核酸。有些病毒脱壳十分简单，如脊髓灰质炎病毒，在吸附穿入细胞的过程中病毒 RNA 即可直接释放到胞质中；而有些病毒则十分复杂，如痘苗病毒复杂的核心结构进入细胞后，病毒体要先发生多聚酶活化，合成病毒脱壳所需要的酶，才能完成脱壳。

4. 生物合成（biosynthesis） 病毒核酸一旦从衣壳中释放后，就进入病毒的生物合成阶段，即病毒利用宿主细胞提供的物质合成大量病毒核酸和结构蛋白。根据病毒含有的核酸种类不同，病毒生物合成过程基本包括双链 DNA 病毒的复制、单链 DNA 病毒的复制、单链正链 RNA 病毒的复制、单链负链 RNA 病毒的复制、双链 RNA 病毒的复制及逆转录病毒的复制。

5. 装配与释放（assembly and release） 新合成的病毒核酸和病毒结构蛋白在感染细胞内组合成病毒颗粒的过程称为装配（assembly），而从细胞内转移到细胞外的过程为释放（release）。大多数 DNA 病毒，在宿主细胞核内复制 DNA，在细胞质内合成蛋白质，再转入核内装配成熟。病毒装配成熟后释放的方式有：①宿主细胞裂解，病毒释放到周围环境中，见于无囊膜病毒，如腺病毒、脊髓灰质炎病毒等；②以出芽的方式释放，见于有囊膜病毒，如疱疹病毒在核膜上获得囊膜；流感病毒在细胞膜上获得囊膜而成熟，然后以出芽方式释放出成熟病毒。也可通过细胞间桥或细胞融合感染邻近的细胞。

（三）病毒对宿主细胞的作用方式

根据病毒感染后宿主细胞的表现，可将病毒对宿主细胞的直接作用方式分为三类：溶（杀）细胞感染方式、稳定态感染方式和整合感染方式。

1. 溶（杀）细胞感染（cytolytic infection）方式 许多真核生物病毒，特别是溶细胞病毒（cytocidal virus）具有干扰细胞大分子合成的能力。它们主要是通过以下 3 种途径发挥作用。①抑制宿主细胞 DNA 的复制：抑制方式可能包括细胞 DNA 复制的有关蛋白转向合成病毒 DNA；细胞 DNA 的正常复制位点被取代；细胞 DNA 被降解。②抑制宿主细胞的转录：许多病毒感染都可以通过竞争宿主 RNA 聚合酶Ⅱ和细胞转录因子（TF）而抑制编码细胞蛋白质的基因转录。③抑制宿主细胞的翻译：病毒感染细胞后，能够通过降解宿主细胞的 mRNA，或高亲和力地竞争有限的核糖体等形式，达到抑制宿主细胞 mRNA 翻译的目的。

2. 稳定态感染（steady state infection）方式　不具有杀细胞效应的病毒所引起的感染称稳定态感染。某些病毒进入细胞后能够复制，却不引起细胞裂解、死亡。常见有包膜病毒，如流感病毒、疱疹病毒等。病毒以出芽方式释放子代，其过程缓慢，不阻碍细胞的代谢，也不破坏溶酶体膜，因而不杀死宿主细胞。

3. 整合感染（integrated infection）方式　某些病毒的全部或部分核酸或某些 RNA 病毒的基因组经逆转录产生的 cDNA 结合到宿主细胞染色体上的过程，称为整合。整合可引起细胞的遗传性状发生变化或引起细胞转化。例如，产生顺式激活作用，当病毒基因组整合在癌基因相邻位点时，这段插入的特定核苷酸序列，将起到启动子或增强子作用，引起癌基因的激活。

二、病毒对宿主细胞的功能影响

（一）病毒蛋白对宿主细胞的作用

1. 直接损伤宿主细胞　某些病毒的衣壳蛋白具有直接杀伤宿主细胞的效应。这主要是一类杀伤性较强的病毒感染所引起的，如流行性出血热病毒对心肌细胞具有直接损伤作用。

2. 增加细胞膜的通透性　某些病毒感染宿主细胞后，可使宿主细胞膜的通透性增高，不能保持细胞内外的离子平衡，影响细胞营养物质的摄入和废物的排出。例如，使钠离子内流增多，增加细胞内钠离子的浓度，有些病毒的 mRNA 比宿主细胞 mRNA 更能耐受高浓度的钠离子，因此宿主细胞膜通透性的增加更有利于病毒基因的表达。此外，细胞内表达的病毒糖蛋白也能迁移至细胞表面，引起两个相邻细胞的融合，导致病毒从一个细胞扩散到另一个细胞。

3. 促进细胞骨架纤维系统降解　很多病毒感染细胞后能促使细胞骨架纤维系统的解聚，导致细胞形态的变化。例如，痘病毒和水疱性口炎病毒的感染能明显减少宿主细胞中肌动蛋白，而呼肠孤病毒的感染则引起含有微毛细管壁收缩细胞的中间纤维解聚。

4. 影响细胞溶酶体及细胞器的功能　有些病毒感染后可以扰乱细胞的基本代谢，代谢紊乱往往会导致细胞膜系统通透性增高，使溶酶体内的各种酶扩散到细胞质中，引起细胞自溶，还能影响内质网、高尔基复合体的功能，抑制细胞内各种物质的正常转运。

5. 影响宿主细胞凋亡　病毒感染细胞后通过关闭或干扰宿主细胞正常合成代谢诱发细胞凋亡（apoptosis），或者由病毒编码的蛋白因子直接作用于凋亡相关蛋白水解酶而诱发细胞凋亡。感染早期，局部被感染的细胞的凋亡可抑制病毒的繁殖与传播，对整个机体起到保护作用，因此细胞凋亡可能是宿主在细胞水平上防御病毒感染的一种机制。但为了生长和繁殖，部分病毒在进化过程中获得了凋亡抑制基因，这些基因在感染早期表达，抑制宿主细胞凋亡，帮助病毒完成复制周期。

6. 阻止宿主细胞大分子合成　合成宿主细胞大分子所需的各种酶类和蛋白质因子，常常被一些杀细胞病毒编码的早期蛋白所利用，使宿主细胞大分子合成受抑制，细胞代谢紊乱，最终导致细胞死亡。例如，HCV 在肝细胞内复制干扰细胞内大分子的合成，增加溶酶体膜的通透性使细胞病变。

（二）病毒感染的免疫病理损伤

病毒抗原刺激宿主的免疫应答对机体造成的损伤称病毒感染的免疫病理损伤。这种损伤是宿主为清除病毒而付出的代价。诱发免疫病理反应的病毒特异性抗原可以是暴露在病毒表面的包膜或核衣壳（无包膜病毒）抗原，也可以是在病毒内部的基质、核蛋白等。

1. B 淋巴细胞介导的病理损伤　当病毒复制迅速，免疫系统无法及时清除，或无法到达病毒的感染部位时，病毒就会与特异性抗体结合形成复合物。这种免疫复合物长期存在于血液之中，可在不同部位对机体造成损害。例如，乙肝病毒抗原与相应抗体形成的免疫复合物可沉积在肾毛细血管基底膜上，激活补体诱发Ⅲ型超敏反应，损害局部组织，引起蛋白尿、血尿等；该免疫复合物若沉积在关节滑膜部位，则形成关节炎。

另外有些病毒（特别是有包膜的病毒）侵入细胞后，使细胞表面表达病毒抗原。这种抗原与特异性抗体结合，在补体存在的情况下引起细胞破坏。登革热病毒感染机体后导致的细胞损坏就是一个典型的例子：登革热病毒进入机体后，在红细胞和血小板表面呈现病毒抗原，相应抗体与之结合后激活补体，造成红细胞和血小板破坏，从而出现出血和休克综合征。

2. T 淋巴细胞介导的病理损伤　针对病毒的细胞免疫应答在一定条件下也可以对机体造成损伤。例如，HBV 感染所致的严重肝损伤就是由 CD8[+]T 淋巴细胞介导的免疫反应引起的。细胞毒性 T 淋巴细胞（cytotoxic lymphocyte，CTL）首先识别病毒抗原，然后与受感染的肝细胞结合并释放出各种细胞因子，使中性粒细胞和单核细胞等效应细胞聚集到肝脏，破坏受感染的肝细胞。另外，CD4$^+$T 淋巴细胞比 CD8$^+$T 淋巴细胞能产生更多的细胞因子和趋化因子，因此能使更多的非特异性效应细胞聚集和活化，由此引起迟发超敏反应，导致免疫病理损伤。

3. 诱发自身免疫疾病 有些病毒感染机体后，病毒抗原与细胞抗原结合，改变细胞膜表面结构使细胞成为"非己物质"；还有些病毒感染后能使正常情况下隐蔽的细胞抗原暴露或释放出来。机体针对这些"非己物质"产生免疫应答，发挥免疫系统"清除异己"的效应，对细胞进行破坏，发生自身免疫病。此外，某些病毒蛋白与宿主细胞的某些蛋白存在共同的抗原决定簇，从而诱发自身免疫应答。例如，目前较有力的支持证据是疱疹病毒感染引起的基质角膜炎。另外，麻疹病毒引起的脑炎及乙肝病毒引起的慢性肝炎可能是该种自身免疫应答导致的。

4. 病毒超抗原的作用 一些病毒蛋白是非常有效的 T 细胞刺激物，称为超抗原（superantigen）。它们能结合抗原提呈细胞上的 MHC Ⅱ类分子，然后直接激活 T 细胞，避开了将抗原降解为多肽再由 MHC Ⅱ类分子递呈给 T 细胞这一环节，从而缩短了抗原提呈路径。微量的超抗原即可激活大量的 T 细胞，破坏免疫系统的协同性，从而引发多种疾病。超抗原大多是病毒产物，如狂犬病毒的核蛋白、巨细胞病毒、HIV 病毒编码的某些蛋白质等。

第四节　病原微生物基因组

随着各种微生物基因组测序工作的完成和后基因组学发展，微生物基因组研究的重点已由结构基因组学向功能基因组学转变。微生物功能基因组学研究不仅要阐明微生物基因组内每个基因的作用和功能，还要研究基因的调节及表达谱，从整个基因组及其全套蛋白质产物的结构、功能、作用机制等层次了解微生物生命活动的全貌。通过比较基因组学及微生物与宿主相互作用的研究，更加深入了解病原微生物的致病机制，并为有效药物的筛选及疫苗的研制奠定理论基础。

一、病原微生物基因组研究的范围及意义

（一）病原微生物致病机制的研究

病原微生物致病性研究是微生物功能基因组学研究的重要领域。过去比较重视对微生物本身的研究分析，研究主要集中在少量的毒力因子和致病基因方面，现在更加注重微生物与宿主相互作用的研究。利用微生物基因组和人类基因组的研究成果，开展病原微生物的致病性研究。主要策略有：以微生物基因组序列为基础，应用表型分析、比较基因组学、蛋白质组学技术、体内表达技术、信号标签诱变技术、免疫学技术等寻找新的病原体毒力基因和毒力相关基因及病原微生物与宿主的相互作用，从而揭示病原微生物的致病机制。

（二）病原微生物基因功能的研究

以微生物结构基因组为基础，应用生物信息学理论和技术，通过高通量数据的对比、分析、结合科学试验对基因组序列进行研究和分析，确定基因的功能，发现未知新基因或已知基因的新功能。高通量的鉴定方法主要是生物信息学技术、基因芯片技术和蛋白质组学技术等。其中，利用生物信息学技术研究未知功能的基因，主要依靠 2 个途径：一是在 DNA 层面上进行同源性对比分析，根据该基因与已知功能基因的同源性，初步判断基因的功能；二是比较该基因编码产物（蛋白质）的序列和结构，进行基因功能分类。基因芯片技术主要是通过检测环境因素对未知功能基因表达的影响推测基因的功能。蛋白质组学技术主要是研究未知蛋白的物理特性及不同生长条件下的蛋白表达的变化，从而对基因进行功能分类。此外，基因敲除也是目前研究基因功能的重要技术。

（三）病原微生物药物靶位及疫苗抗原的研究

通过微生物功能基因组学和蛋白质组学研究还能发现新的药物靶位和疫苗抗原。进行药物靶位研究的主要技术路线为：应用生物信息学技术寻找微生物的保守基因，再从保守基因中寻找微生物生长必需基因，以此作为候选药物靶标，最后应用蛋白质-蛋白质相互作用技术结合大规模功能分析在细胞真实代谢途径下进行筛选和优化。对疫苗抗原的研究也是以微生物基因组为平台，主要应用蛋白质组学技术寻找或预测病原微生物的保护性抗原，并对其进行高通量的克隆、表达及纯化，然后再进行体内、体外评价，筛选出保护性抗原，进行疫苗研究。

二、禽流感病毒

禽流感病毒（avian influenza virus，AIV）一般为球形，直径为 80～120 μm，有囊膜。依据其外膜血凝素蛋白（HA）和神经氨酸酶蛋白（NA）的不同，可分为 16 个 H 亚型（H1～H16）和 9 个 N 亚型（N1～N9），已证实感染人的禽流感病毒亚型主要为 H5N1、H9N2、H7N7、H7N2、H7N3、H7N9，其中感染 H5N1 的患者病情重，病死率高。

（一）禽流感病毒基因组的结构及功能

禽流感病毒属于正黏病毒科，为 RNA 病毒。其基因组由 8 个节段的单股负链 RNA 组成，分别以 RNA1～8 命名。每一个节段的 RNA 至少含有一个开放阅读框，RNA1、RNA2 和 RNA3 分别编码聚合酶蛋白 PB2、PB1 和 PA，这三种蛋白共同发挥作用将病毒负链 RNA 合成病毒 mRNA；RNA4 编码血凝素蛋白 HA，是 AIV 基因组中突变率最高的节段，HA 在病毒吸附、穿膜及致病力方面起到关键性作用；RNA5 编码核蛋白 NP，NP 与基因组 RNA 和聚合酶蛋白（PB2、PB1、PA）一起构成核壳体蛋白；RNA6 编码神经氨酸酶 NA，其突变率仅低于 RNA4，NA 可裂解宿主细胞膜上的唾液酸及附近的糖苷键，有利于子代病毒的释放和传播；RNA7 含有两个开放阅读框，分别编码基质蛋白 M1 和 M2，这两种蛋白在维持病毒形态、调节病毒聚合酶活性和子代病毒装配方面发挥重要作用；RNA8 含有两个开放阅读框，分别编码非结构蛋白 NS1、NS2，这两种蛋白的具体功能不详，NS1 可能参与病毒的复制，见图 9-1。

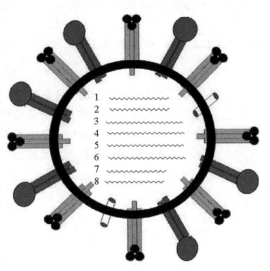

图 9-1　禽流感病毒结构示意图

1，2，3，4，5，6，7，8 分别表示病毒基因组 8 个节段的 RNA

（二）禽流感病毒致病的临床特征

人感染禽流感的临床特征与人流感极为相似，在临床识别上有很大的难度。患者潜伏期一般 7 天以内，早期主要表现为发热、咳嗽、流涕、鼻塞、咽痛、头痛、全身不适，部分患者有恶心、呕吐、腹痛、稀水样便等消化道症状，患者的体温大多持续在 38℃以上；随着病情的发展，一些患者出现单侧或双侧肺炎，少数患者病情恶化，发展成进行性肺炎、急性呼吸窘迫综合征、肺出血、胸腔积液、肾衰竭、败血症休克等多种并发症而死亡。

（三）禽流感病毒的分子诊断

AIV 亚型众多，而且基因突变率高、变异较快，早期快速诊断成了治疗和控制禽流感的重要前提，分子诊断具有快速、灵敏、特异型高等优点。目前分子诊断技术逆转录聚合酶链反应（RT-PCR）、实时荧光逆转录聚合链反应（RRT-PCR）、核酸探针、依赖核酸序列的扩增技术（NASBA）等已经用于 AIV 的检测和分型。

小　　结

感染性疾病（infectious diseases）是特定的病原体侵入机体后所产生的一类疾病。病原体包括细菌、病毒、衣原体、支原体、立克次体、螺旋体、放线菌和寄生虫等。不同病原体所致疾病的发病机制各不相同。细菌感染是致病菌或条件致病菌侵入血循环中生长繁殖，产生毒素和其他代谢产物所引起的一类全身性感染，临床上多表现出寒战、发热、皮疹、关节痛及肝脾肿大等。病原菌毒素包括细菌染色体 DNA 编码的细菌外毒素、细菌质粒编码的细菌毒素、细菌噬菌体编码的细菌毒素。细菌外毒素可对宿主细胞通道、信号转导系统和基因表达过程等产生重要的影响。另外，细菌耐药性的形成可通过产生钝化酶、改变药物作用的靶位、改变细胞壁通透性和主动外排机制和改变菌体代谢途径，实现细菌对抗生素的耐药。

在病毒引起的疾病研究中，病毒基因产物对感染细胞的毒性作用、宿主对病毒基因表达产物的应答反应、病毒基因对宿主细胞基因的作用（如整合、抑制或激活部分基因）等均是病毒致病的重要分子机制。病毒抗原刺激宿主的免疫应答对机体造成的损伤有 B 淋巴细胞介导的病理损伤；T 淋巴细胞介导的病理损伤；诱发自身免疫疾病；病毒超抗原的作用等。根据病毒感染后宿主细胞的表现，可将病毒对宿主细胞的直接作用方式分为三类：溶（杀）细胞感染方式、稳定态感染方式和整合感染方式。病毒对宿主细胞的功能影响主要有直接损伤宿主细胞、增加细胞膜通透性、促进细胞骨架纤维系统降解、影响细胞溶酶体及细胞器的功能、影响宿主细胞的凋亡及阻止宿主细胞大分子的合成。

参 考 文 献

李凡，徐志凯，2018.医学微生物学.9 版.北京：人民卫生出版社：39-75

罗恩杰，2016.病原生物学.5 版.北京：科学出版社：20-180

周春燕，冯作化，2014.医学分子生物学.2 版.北京：人民卫生出版社：230-305

思 考 题

1. 细菌可以通过哪几个方面产生耐药性？
2. 病毒蛋白对宿主细胞有哪些方面的影响？
3. 试述溶细胞病毒对宿主细胞大分子合成的干扰作用。
4. 禽流感病毒的基因组结构及其功能。

（陈景华）

第十章 炎症性疾病的分子机制

机体的各种器官、组织皆可发生炎症。引起炎症的因素可以是高温、低温、紫外线和机械损伤等物理因素；强氧化剂等内源性化学因素和芥子气等外源性化学因素；细菌、病毒和寄生虫等生物性因子；缺血或缺氧引起的组织坏死等。炎症的基本病变是局部组织的变质、渗出和增生。临床上炎症局部表现是红、肿、热、痛及功能障碍，全身性反应有发热、白细胞增多、单核 - 吞噬细胞系统增生及功能增强等。在各种传染病和寄生虫病时，虽然其病理变化特点不同，但它们最基本病理变化都是以炎症为基础的。许多炎症反应过程实质上主要是由一系列被称为炎症介质的内源性化学因子介导实现的，它们会影响整个炎症过程。因此，应用分子生物学理论和技术，研究和掌握炎症过程的分子机制有助于精确地引导和控制炎症过程的发生、发展，是防止炎性疾病重要的理论基础。

第一节 炎症性疾病的临床特征

案例 10-1

　　患者，男，50 岁。主诉酒后持续性上腹胀痛 2 周。2 周前饮酒后觉上腹部持续性钝痛，逐渐加重，伴恶心、呕吐。翌日腹痛遍及全腹，伴腹胀、不排气，无发冷、发热。经当地医院禁食、补液、抗感染治疗无明显缓解，且腹胀逐渐加重，伴腰痛。近 3 天体温升高，在 37.8 ～ 38.2℃。

　　查体：体温 37.8℃，脉搏 118 次 / 分，呼吸、血压正常。神志清楚，精神萎靡，巩膜轻度黄染。腹部膨隆，全腹轻度肌紧张，伴压痛、反跳痛，移动性浊音阳性，肠鸣音弱。余未见异常。

　　实验室检查：血常规示 WBC 17.9×10^9/L，N 0.85，L 0.13，RBC 3.21×10^{12}/L，HCT 0.28；血淀粉酶 260U/L，脂肪酶 1200U/L，尿淀粉酶 2560U/L。立位腹平片见小肠祥扩张，积气，未见液平面。腹部超声显示肝外胆道轻度扩张，胆囊胀大，胰腺弥漫性肿大，回声减低，呈递增性增强，胰腺被膜不清，胰管未见扩张。肝下方、右肾下极的前方、相当于腋中线平脐水平，腹腔内可见 15.24cm×7.26cm 无回声区，内有强回声分隔。开大增益可见不典型的网状结构。腹部 CT：肝外胆道轻度扩张，胆囊胀大。胰腺正常形态消失，弥漫肿大，胰管轻度扩张，胰腺与周围器官界线不清。增强扫描：胰腺内密度不均，可见大片低密度灶。

　　初步诊断：急性胰腺炎。

问题与思考：

　　1. 分析该病例引发炎症的病因。

　　2. 该病例表现出了炎症的哪些临床特征？

一、炎症的概念和原因

炎症（inflammation）是机体对各种致炎因子或损伤刺激所发生的以防御反应为主的应答性反应。在炎症过程中，有致炎因子直接或间接损伤机体的细胞和组织，引起组织的脓性改变；也有充血和炎症的渗出。单细胞和简单的多细胞生物虽然也可应对致炎因子出现一些细胞反应，但不能称之为炎症，只有当生物具有血管之后，才能通过细胞或细胞器的肥大来应对这些变化，发生以局限和消除致炎因子为主要特征的炎症过程。

导致炎症发生的因子种类非常多，常见的有五种类型。①物理性因素：包括环境温度、创伤、紫外线、X 线和 γ 射线等。②内源性或外源性化学物质：引发炎症的尿酸等代谢废物的累积为内源性致炎化学物质，接触的强酸、强碱或芥子气等为外源性化学物质。③生物源性因子：细菌、病毒、支原体或寄生虫等入侵机体，可通过释放内毒素和外毒素、或通过其抗原性诱发炎症。④缺血缺氧等引起的组织坏死，释放潜在的致炎因子，引起新鲜坏死组织边缘出现炎症反应。⑤变态反应：由多种原因引起的机体免疫反应的异常造成组织损伤和炎症改变。

案例 10-1 相关提示

　　该患者以"腹痛"为主要症状，饮酒后发病（暴饮暴食史）。一般来讲，腹痛的开始部位或疼痛显著的部位往往是原发病的部位，因此，可初步明确可能的病变是胆囊炎、胆石症、消化性溃疡穿孔、急性胰腺炎、肠梗阻等。发热、白细胞明显增高说明是一种炎症性疾病；血、尿淀粉酶明显增高，胰腺弥漫肿大，右侧腹腔包裹性积液伴机化。血淀粉酶和尿淀粉酶升高显著，其他消化系统疾病时可伴有轻度的淀粉酶增高，但一般并不显著。膈下未见游离气体可基本除外消化性溃疡穿孔，小肠袢未见液平面可除外机械性肠梗阻。临床上表现的腹胀系胰腺炎的继发改变。超声与 CT 和增强 CT 均显示胰腺肿大，正常形态消失，胰周有渗出，胰腺内部密度不均，可见大片低密度灶，提示胰腺坏死。综合临床症状及辅助检查，该患者可诊断为急性胰腺炎。

二、炎症性疾病的临床分类

　　炎症的种类很多，可按照炎症的发生部位、发病的缓急、病程长短和病变性质进行分类。根据发病部位可分为脑炎、肺炎、肝炎、肠炎等；根据病程可分为超急性炎症（数小时至数天）、急性炎症（数天至一个月）、亚急性炎症（1～3 个月）及慢性炎症（半年以上）。超急性炎症呈暴发性经过，炎症反应强烈，在短期内即可引起组织器官的严重损伤，甚至功能衰竭，渗出、变质为病变特点，如急性重型肝炎、器官移植后的超急性排斥反应。急性炎症起病急，症状明显，常以变质、渗出为主，大量中性粒细胞浸润。亚急性炎症渗出过程较轻，再生和增生逐渐增强，常有嗜酸性粒细胞浸润。慢性炎症局部以增生为主，主要是淋巴细胞、浆细胞和单核细胞浸润。按炎症的病变性质，从形态学角度可分为变质性炎、渗出性炎和增生性炎（表 10-1）。

表 10-1　炎症的临床分类（形态学角度）

分类	特点	亚类
变质性炎	以变质变化为主，渗出和增生性变化表现轻微	常发生在实质器官，如心、肝、肾、脑和脊髓等器官的实质性炎
渗出性炎	以渗出性病变为主，变质、增生性病变表现轻微	浆液性炎、纤维素性炎、卡他性炎、化脓性炎和出血性炎
增生性炎	以增生为主的急性炎症，变质、渗出性变化表现轻微	非特异性增生性炎和特异性增生性炎

　　患儿，3 岁，以右侧上眼睑突然长出红色肿物 2 天就诊，患儿哭闹明显，外眼部红肿，可见一红色肿物，红肿与周边界线不清，触感软，诊断为睑腺炎（麦粒肿）。另一患儿，4 岁，右眼睑有肿物 1 个月就诊，查右眼睑有一明显肿物，形圆，周围组织无红肿，边界清（图 10-1）。诊断为睑板腺囊肿（霰粒肿）。

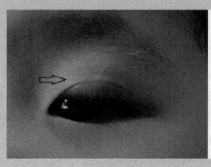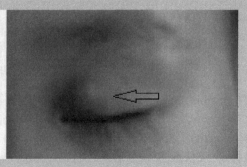

图 10-1　麦粒肿（左）和霰粒肿（右）患儿

　　1. 霰粒肿与麦粒肿都是儿童易发眼部炎症，按照炎症的临床分型都属于哪种？
　　2. 麦粒肿和霰粒肿都需要手术治疗，如果做病理学检查会有区别么？

（一）变质性炎

变质性炎（alterative inflammation）是以变质变化为主、渗出和增生变化表现轻微的炎症。常发生在实质器官，如心、肝、肾、脑和脊髓等器官，故又称实质性炎。多由病毒或毒素引起，如病毒性肝炎、乙型脑炎、脊髓灰质炎，白喉杆菌外毒素引起的心肌炎、伤寒杆菌内毒素引起的伤寒肉芽肿。严重的变质性炎可继发腐败菌的感染，使坏死组织腐败分解，状似牙膏，色灰绿，味恶臭，称为腐败性炎或坏疽性炎。

（二）渗出性炎

渗出性炎（exudative inflammation）是以渗出性病变为主，而以变质、增生性病变表现轻微的炎症。临床常见，多呈急性过程。由于血管壁通透性改变的程度不同，渗出的成分各异，根据炎性渗出物成分不同，可分为浆液性炎、纤维素性炎、化脓性炎和出血性炎。

1. 浆液性炎（serous inflammation） 浆液性炎以浆液渗出为特征，其成分以血浆成分为主，渗出液中含少量小分子蛋白。多发生在浆膜、黏膜、皮肤和疏松结缔组织。浆液性炎发生最早，损伤最轻，预后最好。

2. 纤维素性炎（fibrinous inflammation） 以纤维蛋白原渗出为主的炎症，称为纤维素性炎。随血管通透性的逐渐增高，大量纤维蛋白原渗出，在血浆凝固酶的作用下形成纤维素。多发生在黏膜、浆膜和肺组织。纤维素性炎发生部位不同，形态各异。

3. 化脓性炎（purulent inflammation） 以大量中性粒细胞渗出为主，并伴有不同程度的组织坏死和脓液形成的炎症，称为化脓性炎。多由化脓菌（如葡萄球菌、链球菌、脑膜炎双球菌、大肠埃希菌）感染所致，亦可由化学物质（如松节油、巴豆油）引起无菌性化脓。由中性粒细胞释放的蛋白溶解酶溶解液化坏死组织的过程，称为化脓。所形成的液体，称为脓液（pus or sanious），其成分由变性坏死的中性粒细胞即脓细胞、坏死组织碎屑、浆液和细菌混合而成，颜色呈黄色、黄绿色，黏稠或稀薄，其特点由化脓菌的类型所决定。

4. 出血性炎（hemorrhagic inflammation） 渗出物中含有大量红细胞的炎症，为出血性炎。出血性炎并非独立性炎症，而是炎症反应剧烈，血管壁受损严重的象征。常见于由毒力强的细菌引起的烈性传染病，如炭疽、鼠疫、流行性出血热及重症流行性感冒等。

（三）增生性炎

增生性炎（proliferative inflammation）比较少见，是以增生为主的急性炎症，变质、渗出性变化表现轻微。依其病理组织学特点可分为非特异性增生性炎和特异性增生性炎。

1. 非特异性增生性炎 炎症区域组织表现为细胞数目增多。增生的成分取决于受损组织的类型和损伤程度。

（1）急性增生性炎：以增生为主的急性炎症比较少见，如急性毛细血管内增生性肾小球肾炎，肾小球毛细血管内皮细胞和系膜细胞增生，使肾小球内细胞数目增多，滤过功能降低。伤寒时全身单核 - 吞噬细胞系统增生，形成"伤寒小结"。

（2）慢性增生性炎：由于致炎因子持续存在，损伤与抗损伤反应迁延活动，炎症区域内呈不同程度的血管反应、炎性水肿和大量慢性炎细胞浸润，实质细胞和上皮增生，甚至组织结构改变，如慢性肝炎的肝细胞结节状再生，黏膜上皮和腺体增生形成的炎性息肉（鼻息肉、宫颈息肉），以及在眼眶和肺发生的炎性增生形成的境界清楚的肿瘤样团块即炎性假瘤、慢性扁桃体炎时淋巴组织增生引起扁桃体肥大等。

2. 特异性增生性炎 特异性增生性炎也称肉芽肿性炎（granulomatous inflammation），特异表现是肉芽肿的形成。由于巨噬细胞及其演化的细胞增生而形成的境界清楚的结节状病灶，称为"肉芽肿"（granuloma）。这是一种特殊类型的慢性炎症，由病原微生物引起的称为感染性肉芽肿，如结核、麻风、梅毒等传染病和真菌及寄生虫感染；由异物引起的肉芽肿称异物性肉芽肿，可见于手术缝线、石棉和滑石粉等异物存在的组织内。

案例 10-2 相关提示

　　睑板腺囊肿，现又称为霰粒肿，是睑板腺特发性的无菌性慢性肉芽性炎症，根据患儿发病特

笔记栏

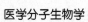
点符合特异性增生性炎的病理特点，属特异性增生性炎，病程长。睑腺炎又名麦粒肿，大多数是葡萄球菌等化脓性细菌侵入眼睑腺体而引起的急性炎症，根据患儿患处红、肿、热、痛等典型表现为渗出性炎中的化脓性炎。霰粒肿病理学检查有纤维组织包裹，囊内出现睑板分泌物和慢性炎症细胞浸润；麦粒肿病理学有大量脓性分泌物，细菌培养可确定致病菌。

三、炎症性疾病的临床特征

炎症是局部组织发生的一系列代谢、功能和形态学的改变，它们是有序地发生，又彼此关联，相互影响，形成一个复杂的动态病理过程。

（一）炎症局部表现

炎症的局部表现为红、肿、热、痛和功能障碍。一般在体表和可视黏膜的急性炎症最明显。

1. 红 在炎症初期，局部呈鲜红色。由于炎性充血，氧合血红蛋白含量增多所致；后期呈暗红色，是充血转变为淤血，还原血红蛋白含量增多的结果。

2. 肿 指炎症区域局部肿胀。炎症初期，由于充血、渗出，细胞增多、变性、坏死所致。炎症后期或慢性炎症时，是局部组织细胞增生的结果。

3. 热 指局部组织温度升高，是局部炎性充血、代谢旺盛、产热增多所致。

4. 痛 指局部疼痛，是因局部组织肿胀，压迫或牵张感觉神经末梢及代谢产物和炎症介质刺激局部感受器所致。

5. 功能障碍 是由于局部组织肿胀、疼痛和组织损伤所致。

（二）炎症全身反应

炎症全身反应为发热、血液中白细胞增多、单核 - 巨噬细胞系统变化和实质器官变化等。

1. 发热 在某些细菌毒素和组织细胞分解产物作用下，嗜中性白细胞和单核细胞等释放内生性致热原，经血流作用于丘脑下部的体温调节中枢，使产热增多，散热减少，引起体温升高。炎症时，发热是一种防御反应。一定程度的发热可增强白细胞的吞噬功能和免疫活性细胞抗体形成功能及肝脏解毒功能。但长期高热将导致各组织器官功能障碍。

2. 血液中白细胞增多 感染性炎症时，细菌毒素和炎区代谢产物被吸收入血，刺激骨髓，使造血功能增强，大量白细胞被释放入血，此时白细胞数量增多。由于致炎因子和炎症发展阶段不同，血液中白细胞成分也有所变化。在炎症发展过程中，如果白细胞总数和白细胞分类逐渐恢复正常，是炎症好转的表现；某些感染如病毒性疾病或伤寒、机体抵抗力极度下降的情况下，外周血白细胞计数可无明显增高甚至减少。

3. 单核巨噬细胞系统变化 生物性致炎因子引起炎症时，单核巨噬细胞增生，吞噬功能增强。急性炎症时，炎区周围淋巴结肿大，淋巴窦扩张，窦腔内充满具有吞噬能力的单核巨噬细胞。当全身严重感染时，全身淋巴结肿大，甚至脾脏也增大。

4. 实质器官变化 重度炎症时，由于细菌毒素和炎性分解产物被吸收及发热等作用下使心、肝、肾等实质器官发生变性、坏死等变化，并导致相应功能障碍。

第二节 参与炎症反应的细胞

一、参与炎症反应的细胞种类

炎症时，炎症区域血管内大量白细胞从血管逸出，称为白细胞渗出。渗出的白细胞，称为炎细胞，以中心粒细胞为主的炎细胞向血管壁移动聚集，与内皮细胞发生黏附时，毛细血管通透性增加，炎细胞渗出，随后在趋化性细胞因子（chemokine）的引导下定向运动，聚集到炎症局部组织间隙内，此现象称为炎细胞浸润（infiltration），是炎症反应的重要形态特征。炎细胞的种类（图 10-2）不同，在炎症反应中的作用也不同。

1. 中性粒细胞（neutrophil） 小圆形，核呈 2 ～ 5 个分叶，胞质内有丰富的溶酶体，有较强的吞噬能力和游走能力。

2. 单核细胞（monocyte） 血液中单核细胞是单核 - 吞噬细胞系统的重要成员，炎症区域的巨噬细胞主要来自单核细胞，体积大，核呈肾形或扭曲的不规则形，胞质丰富，有大量溶酶体。单核细胞的吞噬能力很强，随吞噬物质的性质不同，可发生形态改变。

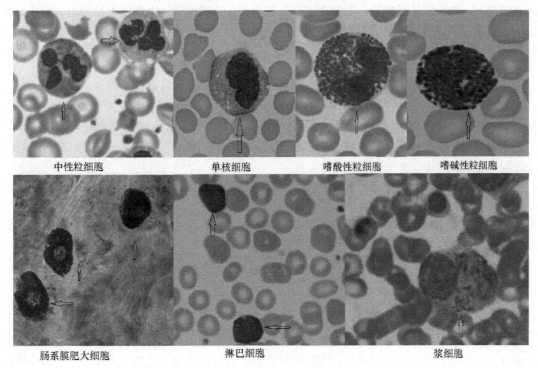

中性粒细胞　　　　单核细胞　　　　嗜酸性粒细胞　　　　嗜碱性粒细胞

肠系膜肥大细胞　　　　淋巴细胞　　　　浆细胞

图 10-2　不同的炎细胞示意图

3. 嗜酸性粒细胞（eosinophilic granulocyte）　体积较中性粒细胞略大，核分两叶，胞质内有粗大的嗜酸性颗粒。

4. 嗜碱性粒细胞和肥大细胞（basophilic granulocyte and mast cess）　这两种细胞形态相似，功能相同，特点均为胞质内含粗大的嗜碱性颗粒。嗜碱性粒细胞来自血液，肥大细胞主要在全身的结缔组织和血管周围。

5. 淋巴细胞和浆细胞（lymphocyte and plasma cell）　淋巴细胞的特点是体积最小，核大而圆，胞质极少。T 细胞和 B 细胞通过各自的途径履行细胞免疫和体液免疫功能；浆细胞形态独特，体积大，卵圆形，核染色质呈轮辐状排列，胞质多，略呈嗜碱性。

二、炎细胞的功能

参与炎症的细胞来源、特点及功能各有不同，各自细胞所释放的介质也有差别，通过不同的炎性介质的参与，引发组织的炎症（表 10-2）。

表 10-2　参与炎症反应的细胞及其作用

细胞种类	释放的炎性介质	主要作用
中性粒细胞	蛋白酶、酯酶	吞噬脓液、小的组织碎片及抗原抗体复合物
单核巨噬细胞	INF、PG、血小板活化因子、IL 等	吞噬病原微生物、杀伤靶细胞、辅助 T 细胞活化，提呈抗原
嗜酸性粒细胞	IL-1、IL-6、IL-8、TNF-α、TGF-β、TGF-α、GM-CSF、IL-3、LT 和血小板活化因子	吞噬抗原抗体复合物，刺激其他白细胞活化
嗜碱性粒细胞	组胺、5- 羟色胺、蛋白聚糖、趋化因子	小动脉扩张、小静脉收缩、血管通透性增加，致痛、刺激其他白细胞活化
肥大细胞	组胺、5- 羟色胺、蛋白聚糖、趋化因子	小动脉扩张、小静脉收缩、血管通透性增加、致痛、刺激其他白细胞活化
淋巴细胞	各种细胞因子、血小板活化因子	履行细胞和体液免疫；活化巨噬细胞
血管内皮细胞	各种细胞因子、血小板活化因子	与白细胞相互作用，协助白细胞的迁移

1. 中性粒细胞　中性粒细胞内富含酸性水解酶、髓过氧化物酶、阳离子蛋白、中性蛋白酶、磷脂酶和溶菌酶，有很强的吞噬能力和游走能力。在急性炎症或化脓性炎症时大量渗出，构成细胞防御的第一道防线，故有急性炎细胞之称。中性粒细胞吞噬了毒性较强的细菌后，发生变性坏死变成脓细胞。中性粒细胞还能释放致热原，引起发热。当中性粒细胞功能障碍或数量不足时可发生反复严重感染。

2. 单核细胞　单核细胞吞噬能力很强，可吞噬病原微生物，还能释放干扰素、前列腺素、血小板活化因子、白介素等生物活性物质，给淋巴细胞传递信息等。单核细胞的增多或浸润，代表着急性炎症后期、慢性炎症、非化脓菌感染、病毒感染和原虫感染等，故有慢性炎细胞之称。

3. 嗜酸性粒细胞　含多种水解酶，只能吞噬抗原抗体复合物。变态反应性炎症或寄生虫感染时，嗜酸性粒细胞明显增多，亦可见于亚急性炎症。

4. 嗜碱性粒细胞和肥大细胞　在炎症时，这两种细胞脱颗粒释放组胺、嗜酸性粒细胞趋化因子（eotaxin）、5- 羟色胺和血小板活化因子等。

5. 淋巴细胞和浆细胞　T 细胞和 B 细胞通过各自途径履行细胞免疫和体液免疫功能；浆细胞形态独特，多见于病毒感染，这两种细胞都属于慢性炎细胞的类型。

第三节　炎症反应的分子机制

一、参与炎症反应的炎症介质

炎症介质又称化学介质，是指炎症过程中产生并参与引起炎症反应的化学物质。炎症介质被激活或被分泌到细胞外后，半衰期很短，或被酶解灭活，或被拮抗分子抑制或清除。它们的主要作用是扩张细动脉和细静脉（小血管），使毛细血管通透性增加，致痛和引起发热、白细胞趋化作用及组织损伤等。根据炎症介质的来源分为细胞源性炎症介质和血管源性炎症介质。

（一）细胞源性炎症介质

来自细胞的炎症介质或以细胞内颗粒的形式存在于细胞内，或在某些致炎因子的刺激下而新合成。

1. 血管活性胺　主要有组胺和 5- 羟色胺。组胺（histamine）是最早发现的一种炎症介质，是体内分布广、作用强的自身生物活性胺。由 L- 组氨酸脱羧后生成（图 10-3）。组胺生成后储存于肥大细胞和嗜碱性粒细胞的颗粒中，占颗粒内容物重量的 10%。组胺在颗粒中以肝素结合的形式存在，当通过脱颗粒作用释放到细胞外时，组胺与肝素分离，发挥活性作用。引起组胺释放的因素很多，创伤、寒冷、神经多肽等理化因素都可诱导组胺的释放。

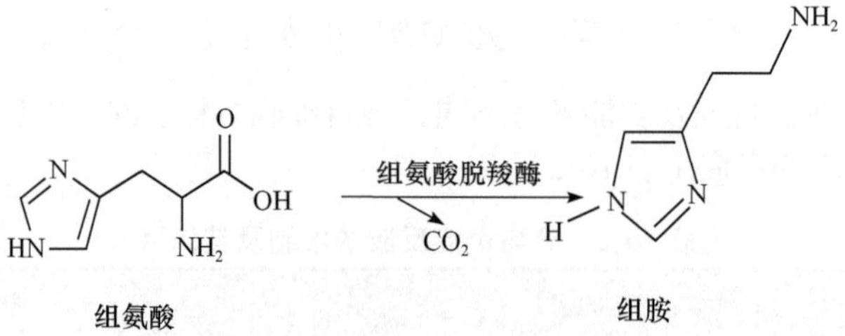

图 10-3　L- 组氨酸脱羧基作用生成组胺

在细胞表面有 H_1、H_2 和 H_3 三种组胺受体，分别介导不同的反应。H_1 受体主要介导急性血管反应、支气管平滑肌收缩、吸引嗜酸性细胞；H_2 受体具有抑制嗜酸性细胞分化的抗炎效果，但是仍可以导致血管扩张；H_3 受体则主要控制各种细胞的组胺释放。H_3 受体的活化能抑制组胺的合成和释放，使组胺的致炎作用减弱或消失，这是机体维持生理平衡需要的一种自限方式。组胺在炎症反应中的作用包括血管扩张、血管内皮细胞收缩引起的血管通透性增强、非血管平滑肌收缩、募集嗜酸细胞、阻断 T 淋巴细胞功能等。

5- 羟色胺（5-hydroxytryptamine，5-HT）存在于血小板和内皮细胞。血小板释放 5-HT 是在血小板与胶原、凝血酶和抗原 - 抗体复合物等结合引起血小板凝集后发生。它促使细动脉扩张，使细静脉内皮细胞收缩，导致血管通透性升高。

2. 前列腺素类化合物　以花生四烯酸或其他二十碳多不饱和脂肪酸为原料，合成的包括前列腺素（prostaglandin，PG）、凝血噁烷（thromboxane，TX）、白三烯（leukotriene，LT）和脂氧素（lipoxin，LX）等类花生酸，统称为前列腺素类化合物。在炎症因素的作用下细胞内的磷脂酶被激活，细胞膜上的磷脂可水解产生花生四烯酸，花生四烯酸是细胞内两大类小分子炎症介质的重要中间产物，在环加氧酶的作用下花生四烯酸可以转变为 PGG_2 及 PGH_2，后者有时是其他前列腺素和凝血噁烷的前体；而花生四烯酸在脂氧化酶作用下生成线状结构的白三烯系列衍生物（图 10-4）。

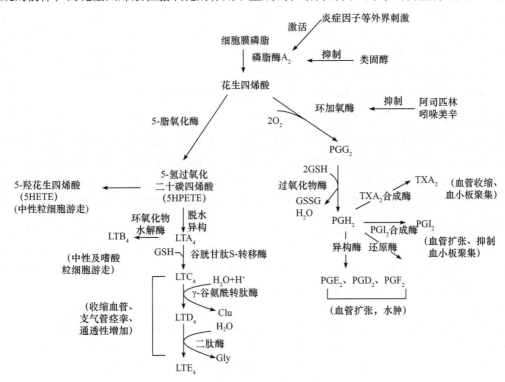

图 10-4　前列腺素类化合物的产生及其在炎症中的作用

与炎症有关的重要前列腺素类化合物包括 PGE_2、PGD_2、PGF_2、PGI_2、TXA_2 和 LTs。PG 在炎症中具有较强的舒张血管作用，还可致支气管、胃肠道和子宫平滑肌收缩，并有增强腺体分泌作用。LTs 主要有 LTB_4、LTC_4、LTD_4 和 LTE_4，LTs 可引起强烈的血管收缩、血管通透性增加，促进平滑肌收缩和黏液分泌，是引起支气管哮喘的主要原因。类固醇激素、阿司匹林和吲哚美辛等药物可通过调节前列腺素类化合物的代谢而影响炎症过程。

3. 溶酶体成分　急性炎症时中性粒细胞溶酶体释放的多种物质，如阳离子蛋白、中性蛋白酶和酸性水解酶等，在促炎过程中起着极为重要的作用。在慢性炎症时，上述物质也可由单核细胞和吞噬细胞的溶酶体释放。

案例 10-3

　　某研究室拟开展中药灯盏细辛抗脑缺血性炎症损伤作用及其机制的实验研究，在实验设计中以离体培养的大鼠脑微血管内皮细胞为研究对象，采用 TNF-α 诱导建立离体培养的大鼠脑缺血性炎症损伤模型，使用治疗中药干预，以白细胞介素 -1β（IL-1β）及细胞间黏附分子 -1（ICAM-1）和血管细胞黏附分子 -1（VCAM-1）的蛋白表达量变化说明抗炎症作用。

问题与思考：

　　1. 为何采用 TNF-α 诱导炎症？作用机制是什么？

　　2. 根据什么分子基础设计以 IL-1β、ICAM-1 和 VCAM-1 在培养的大鼠脑内皮细胞表达量来说明药物的抗炎作用？

---

4. 细胞因子（cytokine，CK）　CK 是由一些特定的细胞分泌产生的可溶性蛋白分子，为细胞间可溶性化学信号之一，通过靶细胞表面的受体，经由特有的信号转导过程，调节细胞的基因表达状态和其他功能，可通过激活淋巴细胞增殖分裂、活化巨噬细胞、趋化各种炎细胞和刺激造血等改变细胞的行为。依据 CK 在炎症发展中的作用，CK 可以分为促炎细胞因子和抗炎细胞因子两大类。

促炎细胞因子主要由活化的巨噬细胞产生，包括 TNF-α、IL-1、IL-6、IL-11、α- 干扰素（interferon-α，INF-α）、INF-β 及趋化因子等。其中，最重要的促炎细胞因子是 TNF-α 和 IL-1。TNF-α 可以促进炎症细胞的聚集、活化和炎症介质的释放，还可直接刺激发热中枢引起发热，加重炎症症状。在许多炎症性疾病中都可检测到 TNF-α 水平的升高。TNF-α 在炎症反应中有提高中性粒细胞的吞噬能力、增加过氧化物阴离子产生、刺激细胞脱颗粒和分泌过氧化物酶的作用。它还可以通过提高内皮细胞主要组织相容性复合体（major histocompatibility complex，MHC）I 类抗原和细胞间黏附分子 1（intercellular adhesion molecule-1，ICAM-1）的表达，促进 IL-1 和 IL-8 的分泌，从而促进中性粒细胞与内皮细胞的黏附。此外，TNF-α 还可促进肝细胞合成急性时相反应蛋白。TNF-α 是一种典型的具有双向作用的细胞因子，在局部作用时，有重要的调节作用和抗肿瘤活性；但是超过一定浓度时，则出现内毒素休克、恶病质及其他严重疾病。

> **案例 10-3 相关提示**
> TNF-α 是重要的促炎因子，多个与 TRAF 相互作用的蛋白通过不同的途径特异性地调控 NF-κB 和 AP-1 的活化程度。因此 TNF-α 可诱导炎症。而 TNF-α 在炎症反应中有提高中性粒细胞的吞噬能力、增加过氧化物阴离子产生、刺激细胞脱颗粒和分泌过氧化物酶的作用。此外，还可以通过提高内皮细胞 MHC 和 ICAM-1，促进 IL-1 和 IL-8 的分泌，从而促进中性粒细胞与内皮细胞的黏附。

IL-1 家族包含 IL-1α、IL-1β、IL-1γ，主要由单核细胞和巨噬细胞产生，具有致热和介导炎症两方面的作用。通过单核细胞和巨噬细胞产生 IL-8 介导对中性粒细胞的趋化作用；诱导内皮细胞活化；刺激中性粒细胞释放炎症介质；促进肝细胞合成急性时相蛋白等。

抗炎细胞因子主要由 T 细胞产生，可以抑制炎症反应的进一步发展。这类细胞因子包括 IL-4、IL-10 和 IL-13 等。抗炎细胞因子的作用主要是通过抑制促炎细胞因子的产生而实现的，TGF-β 可以抑制促炎细胞因子 IL-1、IL-6 和 TNF-α 的生成，因此可以认为属于抗炎细胞因子。不过，TGF-β 本身亦有促炎细胞因子的活性，包括对 T 淋巴细胞和中性粒细胞的趋化作用等。因此，TGF-β 在体内兼具促炎和抗炎双重作用，临床上可用于炎症性疾病的治疗。全身给药时，TGF-β 常表现为抗炎作用，而局部给药则表现为促炎作用。TGF-β 可以促进新生血管的生成和结缔组织细胞的增殖，在瘢痕形成和组织愈合中都极为重要。但是，TGF-β 对于其他细胞如内皮细胞、平滑肌细胞、胎肝细胞、髓母细胞、红系细胞和淋巴细胞则具有抗增殖的作用。

5. 趋化性细胞因子（chemokine） 又称为趋化因子，是趋化性迁移的关键调节者，由多种类型细胞所产生，在炎症反应的启动和进程中具有至关重要的作用。诱导趋化因子产生的内源性因子主要是在炎症反应早期产生的 IL-1、TNF-α 和 IFN-γ 等促炎细胞因子，因此 CK 被认为属于次级炎症细胞因子。趋化因子通过与细胞膜表面的受体结合而发挥作用，按照作用不同可分为炎症性趋化因子和归巢性趋化因子，比如淋巴细胞趋化因子对淋巴细胞有特异性趋化，不同的趋化因子可与同一受体结合，一种趋化因子可与不同的受体结合，这种结合可以表现为趋化促进作用，也可以表现为趋化拮抗作用。当白细胞在选择素介导下沿着血管内皮滚动时激活白细胞，激活了的白细胞停止滚动，相对紧密地贴附在内皮表面，使聚集在内皮细胞表面的趋化因子在血管内皮表面形成浓度梯度，引导黏附的白细胞向着高浓度趋化因子方向移动；当白细胞渗出血管，迁移到组织间隙，在血管外，仍然朝向高浓度趋化因子方向移动。

6. 血小板活化因子（platelet activating factor，PAF） 属于一种磷脂类介质，源自血小板、肥大细胞、嗜碱性粒细胞、中性粒细胞、单核细胞和血管内皮细胞等，因有激活血小板的能力而命名。

另外，一氧化氮（NO）通过抑制重要的炎症分子前体的产生，改变嗜中性粒细胞黏附能力和抑制各种黏附分子的表达而减少中性粒细胞的聚集和浸润，也具有扩张血管、传导疼痛的作用（表 10-3）。

表 10-3 参与炎症反应的细胞源性炎症介质及其作用

细胞源性炎症介质	作用
血管活性胺（组胺、5- 羟色胺）	扩张细动脉，使细静脉内皮细胞收缩，导致细静脉通透性升高。组胺对嗜酸性粒细胞有阳性趋化作用
前列腺素（PG）	扩张血管；致热和致痛

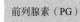

续表

细胞源性炎症介质	作用
白三烯（LT）	收缩血管；对支气管平滑肌也有收缩作用；趋化作用
溶酶体成分	酸性水解酶在吞噬溶酶体酸性环境中降解细菌和细胞碎片蛋白；中性蛋白酶分解胶原、基膜物质和纤维素等，直接造成血管壁通透性增强
细胞因子（IL-1、IL-4、IL-10、IL-13、TNF-α、IL-6、IL-11、IFN-α、TNF-β 及趋化因子）	可以激活淋巴细胞增殖分裂、活化巨噬细胞、趋化各种炎细胞，刺激造血等，从而改变细胞的行为
血小板活化因子（PAF）	活化血小板、扩张血管、增加血管壁的通透性、促进白细胞黏附、促进趋化作用和致痛等
一氧化氮 (NO)	具有扩血管、传导疼痛的作用

（二）血管源性炎症介质

炎症时，血浆中的凝血、纤溶、激肽和补体系统先后被激活，而产生炎症介质。

1. 感觉神经肽　是一组由感觉神经末梢释放的肽类物质，主要包括 P 物质（substance P，SP）、神经激肽 A（neurokinin A，NKA）和神经激肽 B（NKB）、降钙素基因相关肽（calcitonin genererelated peptide，CGRP）等。该类物质具有明显的促炎作用，能通过轴突反射机制引起神经源性炎症及加重炎症反应。CGRP 对人的皮肤是一种很强的血管扩张剂，大剂量时可引起血管壁通透性增加，并形成荨麻疹。而 SP 除能引起血管扩张外，更是一种极强的致水肿因子。在致炎因子的作用下，从感觉神经末梢释放的 SP，能使邻近的肥大细胞释放组胺，而组胺和激肽等炎症介质又可刺激感觉神经末梢释放 SP。

2. 补体系统　是参与和影响炎症过程的重要介质，由存在于血清或组织液中的具有酶活性的一组糖蛋白组成。炎症组织中的补体主要由巨噬细胞产生。血流中的补体成分是以非活化形式存在的，可通过免疫复合物诱发的经典激活途径、甘露糖结合凝血素诱发的凝集素途径和菌体产物诱发的旁路途径三种方式激活。补体被激活后可以在靶细胞膜上形成攻膜复合体，最终导致细胞溶解；另外，补体系统中 C3 和 C5 是最主要的炎症介质，补体的裂解碎片如 C3a、C5a 在炎症中的作用主要是促使肥大细胞释放的组胺增多，导致血管壁通透性增强。另外，C5a 对中性粒细胞和单核细胞都有极强的阳性趋化作用，并能激活中性粒细胞表面的整合素受体，促使白细胞与血管内皮黏附。

3. 激肽系统　炎症细胞颗粒中存在的多种酶类介质在细胞脱颗粒时被释放出来，激肽原酶是肥大细胞和嗜碱性粒细胞颗粒中含有的酶类之一，释出后可活化激肽生成系统，并将血浆中的激肽原转变为激肽。是血液中除补体外的第二大介质形成系统，其多种中间产物与补体系统互有联系，终产物主要是缓激肽（bradykinin）。缓激肽通过与其受体结合引起细动脉扩张、内皮细胞收缩、致痛和刺激其他炎症介质的合成。

4. 凝血和纤溶系统　炎区组织损伤，可激活凝血因子Ⅻ，启动凝血系统和激活纤维蛋白溶解系统，凝血酶可促进中性粒细胞的黏附和趋化作用，纤维蛋白多肽和纤维蛋白的降解产物都有扩张血管、增高通透性、趋化中性粒细胞的作用（表 10-4）。

此外，在急性炎症过程中产生的急性期蛋白在炎症过程中对于损伤部位的恢复和维持内环境的稳定发挥重要的生物学作用。重要的急性期反应蛋白包括 C- 反应蛋白、脂多糖结合蛋白和血清淀粉样蛋白 A。

表 10-4　参与炎症反应的血管源性炎症介质及其作用

血管源性炎症介质	作用
感觉神经肽	有明显的促炎作用，能通过轴突反射机制引起神经源性炎症及加重炎症反应，引起血管扩张并传导疼痛
补体系统	扩张血管和趋化作用
激肽系统	缓激肽通过与受体结合引起细动脉扩张、内皮细胞收缩，致痛和刺激其他炎症介质合成
凝血和纤溶系统	产生的纤维蛋白多肽和纤维蛋白的降解产物 (FDP) 都有扩张血管、增高通透性、趋化中性粒细胞的作用

二、炎症反应中白细胞趋化过程的分子机制

急性炎症发生于组织损伤后极短的时间内，局部的小血管扩张和血管内前列腺素、组胺、NO 等炎症介质释放，血管通透性增强，随后以中性粒细胞为主的白细胞向血管壁移动聚集，而后与内皮细胞发生黏附，白细胞游出、聚集和发挥吞噬作用。白细胞的趋化过程主要包括黏附、游出、聚集、吞噬和杀灭四个阶段。

（一）黏附分子及其作用

白细胞穿过血管壁的过程与黏附分子（adhesion molecule，AM）的作用密切相关。AM 是一类介导细胞与细胞、细胞与细胞外基质间黏附的膜表面糖蛋白，可以增强一些原本比较弱的细胞表面分子的相互作用，使白细胞可以借助与血管内皮细胞间的相互作用，克服血流动力而贴附在血管壁表面。参与炎症反应的黏附分子超家族有选择素（selectin）、整合素（integrin）和免疫球蛋白超家族（immunoglobulin superfamily，IGSF）。

1. 选择素 选择素家族包括白细胞选择素（L- 选择素，L-selectin）、内皮细胞选择素（E- 选择素，E-selectin）和血小板选择素（P- 选择素，P-selectin）。L- 选择素表达于白细胞表面，在炎症反应时白细胞与内皮细胞黏附后向炎症组织游走的作用中起重要作用，其抗体或类似物可减轻白细胞对组织的炎性损伤。此外，L- 选择素也称为淋巴细胞归巢受体，这是因为它通过与外周淋巴结定居素（peripheral lymph node addressin，PNAd）结合而促进淋巴细胞向外周淋巴结的回归。E- 选择素是诱导性黏附分子，表达于内皮细胞表面，介导白细胞与内皮细胞的起始黏附和白细胞在炎症区域或损伤部位的滚动。P- 选择素存储于巨噬细胞和血小板的 α 颗粒或内皮细胞的 Weibel-Palade 小体，当受到凝血酶、组胺、白三烯或其他炎症介质诱导后，这些颗粒或小体中的 P- 选择素通过质膜融合而表达，参与白细胞与内皮细胞之间的黏附反应及凝血和血栓形成的过程。

2. 整合素 是一组细胞表面糖蛋白，是由 α 亚单位（120～180kDa）和 β 亚单位（90～110kDa）构成的异源二聚体。表达于白细胞表面的整合素不同于其他广泛存在的整合素，被称为白细胞整合素（leukointegrin）。白细胞整合素主要有三种异源二聚体分子，每一种二聚体分子都含有相同的 β 亚单位，这三种白细胞整合素分别称为淋巴细胞功能相关抗原 -1（lymphocyte function-associated antigen-1，LFA-1）、补体受体 3（complement receptor 3，CR_3）和IV型补体受体（CR_4）。

LFA-1 主要存在于淋巴细胞、单核细胞、巨噬细胞、粒细胞及其他一些细胞，配体是 ICAM-1，参与白细胞和淋巴细胞与血管内皮细胞的黏附，对白细胞局部移行和淋巴细胞归巢起作用。CR_3 和 CR_4 主要在髓系细胞表达，可以与补体片段结合，从而协助吞噬细胞吞噬已经被补体包被的颗粒。

3. 免疫球蛋白超家族 此类黏附分子有 ICAM-1、ICAM-2、ICAM-3、血管细胞黏附分子 1（vascular cell adhesion molecules -1，VCAM-1）等。IGSF 黏附分子主要表达于内皮细胞上，其配体多为免疫球蛋白超家族中的黏附分子或整合素家族的黏附分子，如 ICAM-1 和 ICAM-2 是 LFA-1 的配体，在这种情况下，相互识别的一对 IGSF 分子或整合素 - 免疫球蛋白超家族黏附分子与细胞上相应的受体结合后，参与细胞的游走、外渗及淋巴细胞的增殖激活等过程。

白细胞穿过血管壁的过程与这些黏附分子的作用密切相关。在急性炎症反应的起始阶段，血循环中的白细胞可以被炎症介质，如补体 C5a、IL-1、IL-8、INF-α 和 LPS 等激活，血管内皮细胞亦发生活化。在组胺、凝血酶和 PAF 的作用下，被激活的内皮细胞释放的 E- 选择素在细胞表面与白细胞表面的受体结合而发生黏附。白细胞被趋化因子激活后，通过 LFA-1 分子构型发生改变，使其与 ICAM-1 的亲和力增加，同时，IL-1 和 TNF-α 等促炎细胞因子的释放可增强 ICAM-1 的表达，使两种细胞更紧密地黏附。虽然白细胞与内皮细胞的黏附受多种因素影响，但 LTB_4 和补体 C5a 是白细胞黏附的主要炎症介质已经得到证实和认可。

（二）趋化因子及其作用机制

白细胞和内皮细胞稳定黏附后，L- 选择素迅速从白细胞表面脱落，白细胞和内皮细胞的黏附作用减弱并分离，白细胞伸出伪足，向内皮下潜入，到达内皮下，穿过基膜进入血管外组织间隙，白细胞穿过血管壁进入组织间隙的过程，称游出。接着，白细胞在趋化因子的引导下，向炎症部位聚集，这是炎症反应的重要标志。白细胞依靠其膜上的特异性受体"识别"趋化因子并与之结合，白

细胞的运动方向主要取决于其表达的趋化因子受体类型和所处趋化因子浓度梯度顺序。趋化因子按照一定的浓度梯度分布在炎症组织中，白细胞沿浓度差由低到高运动，最终到达浓度最高的损伤病灶中心（图 10-5）。

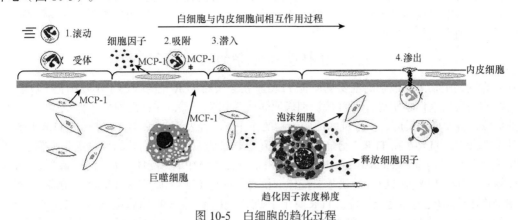

图 10-5 白细胞的趋化过程

趋化性细胞因子在结构上具有相似性，依据结构中两个相连的半胱氨酸或在两个半胱氨酸之间间隔一个或多个其他氨基酸残基分为"C—X—C"（X 代表任意氨基酸）、"C—C"和"C"三个亚族受体。它们都可与内皮细胞表面的硫酸肝素糖蛋白结合，对黏附在血管内皮细胞上的白细胞发挥趋化作用。

趋化性细胞因子通常聚集在内皮细胞表面，当白细胞在选择素介导下沿着血管内皮滚动时激活白细胞，使白细胞停止滚动，相对紧密地黏附在内皮表面，趋化因子在血管内皮表面形成浓度梯度，引导黏附细胞的白细胞由低浓度向高浓度趋化因子方向移动，当白细胞渗出血管、迁移到组织间隙，在血管外仍然朝向高浓度趋化因子方向移动。

诱导趋化因子产生的内源性因子主要是在炎症反应早期产生的 IL-1、TNF-α、INF-γ 等促炎细胞因子。因此，趋化因子被认为属于初级炎症细胞因子。不同类型的趋化物质，对不同类型的白细胞产生不同的趋化作用。"C—X—C"家族的趋化因子主要由激活的单核细胞、内皮细胞、成纤维细胞和巨噬细胞产生，主要作用于中性粒细胞。这一家族的代表性成员是 IL-8。IL-8 是由 72 个氨基酸残基组成的多肽，在炎症反应中的作用是诱导中性粒细胞全方位活化，包括表面黏附分子的表达、溶酶体酶的释放及活性氧的产生等，最后发生导向迁移。"C—C"类趋化因子多由活化的 T 细胞产生，主要吸引并活化单核细胞亚群，诱导分泌 IL-1、IL-6 等前炎症分子和表达黏附分子。这一家族的代表性成员是单核细胞趋化蛋白 -1（monocyte chemoattractant protein-1，MCP-1），在抗原作用于机体 24 ～ 48 小时，导致单核细胞的聚集，并致敏淋巴细胞。MCP-1 还可以使嗜碱性粒细胞发生脱颗粒，释放组胺。"C"类趋化因子，主要对淋巴细胞发挥激活和趋化作用，如淋巴细胞趋化因子、单核细胞趋化蛋白 -1（monocyte chemoattractant protein-1，MCP-1）等（表 10-5）。

表 10-5 趋化性细胞因子的种类和作用

分类	作用细胞	代表性成员	在炎症反应中的作用
"C—X—C" 类	中性粒细胞	IL-8	诱导中性粒细胞全方位活化，包括表面黏附分子、溶酶体酶的释放及活性氧的产生等，最后导向迁移
"C—C" 类	单核细胞、嗜碱性粒细胞、淋巴细胞	MCP-1	诱导分泌 IL-1、IL-6 等前炎症分子和表达黏附分子。导致单核细胞的聚集，并致敏淋巴细胞。MCP-1 还可以使嗜碱性粒细胞发生脱颗粒，释放组胺
"C" 类	淋巴细胞	lymphotactin	主要对淋巴细胞发挥激活和趋化作用

第四节 炎症反应相关的信号转导机制

在炎症反应中，不同的炎症刺激可引起细胞内不同信号途径的激活；而对于不同细胞，同一种

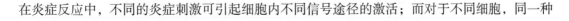

刺激也可能会引起不同信号途径的激活。对炎细胞接受不同刺激信号的分子基础的研究揭示，这些分子多属于细胞膜表面的受体，激活后再经过一些细胞内信号通路来调节细胞的炎症反应。对多种炎症过程的研究发现，生物性致炎因素的主要受体是 Toll 样受体（Toll like receptor，TLR）家族。在病原体入侵机体的早期启动天然免疫，触发炎症反应，发挥抗病原微生物的作用。不同致炎因子可以激活不同炎细胞，并释放各级炎症因子。

一、Toll 样受体介导的信号通路

研究发现，生物致炎因素的主要受体是 TLR 家族，人的 TLR 主要表达于单核细胞、巨噬细胞、树状突细胞和自然杀伤细胞等，可直接识别病原体或其相关分子，并在病原体入侵机体的早期启动天然的免疫，触发炎症反应，发挥抗病原微生物的作用。已经发现 TLR 有 12 位成员 TLR-1 至 TLR-12，其中 TLR-2、TLR-4 和 TLR-5 分布于除 T 细胞、B 细胞及 NK 细胞外的免疫细胞胞膜上，以病原体相关分子模式（pathogen associated molecular pattern，PAMP）为配体，如 LPS、磷壁酸、肽聚糖和葡聚糖等，其中 LPS 是 TLR4 的最重要配体。目前，仅有 TLR-2 和 TLR-4 的部分功能被揭示，其他 TLR 的结构与功能尚不完全明确。TLR 属于 I 型跨膜蛋白，胞外区富含亮氨酸重复序列，胞内区与 IL-1 受体相似，称为 TIR 区（TLR-IL-R1 homologous region）。LPS 介导的细胞炎症就是一个典型的病原体与机体相互作用的过程。LPS 刺激细胞能够激活 TLR-4 的信号转导通路，影响多种转录因子的活性，调节包括 TNF、IL-1、IL-6 和 IL-8 等细胞因子的基因表达（图 10-6）。

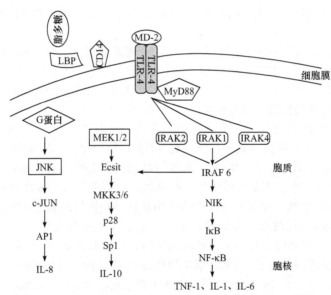

图 10-6　TLR-4 受体介导的主要信号转导通路及效应

TLR-4 是介导内毒素、LPS 应答的最主要受体，LPS 也是 TLR-4 最重要的配体。急性期时，LPS 与脂多糖结合蛋白形成复合物，促进 LPS 与其受体 CD14 结合形成 LPS-LBP-CD14 复合物，将 LPS 传递给髓样分化蛋白 2（medullary differentiation protein 2，MD-2）形成复合体，这一过程激活胞内接和蛋白 - 髓系分化因子 88（medullary differentiation antigen 88，MyD88），并通过 MyD88 与 TLR4 相应结构域的相互作用激活 IL-1 受体相关激酶的活性，导致 IRAK 自身磷酸化后与 TNF 受体相关因子 6（TNF receptor associated factor 6，TRAF6）形成复合物，TRAF6 寡聚后再与转化生长因子 β 激酶作用，后者磷酸化后通过激活 NF-κB 诱导激酶，使 NF-κB 抑制蛋白（inhibitor of NF-κB，IκB）磷酸化，NF-κB 入核而激活 NF-κB 通路。TLR-4 还可通过激活 Toll 途径进化保守信号介导因子（evolutionarily conserved signaling intermediate in Toll pathway，Ecsit）激活 MAPK 信号通路。此外，TLR-4 也可激活 JNK 信号通路，并通过激活转录激活蛋白 1（activator protein-1，AP-1）调控多种促炎因子的表达；也可通过激活细胞外调节激酶影响细胞增殖、转化和死亡。最近发现，TLR-4 还可参与细胞的自噬调节。

二、多种炎症因子激活多个 MAPK 信号通路

MAPK 是介导细胞反应的重要信号系统，哺乳动物中已经发现了细胞外调节激酶（ERK）、c-Jun 氨基末端激酶、p38 和 ERK5/BMK1 四个亚族。这些 MAPK 能被多种炎性刺激所激活，并对炎症的发生、发展起重要作用。

（一）ERK 通路

ERK 亚族至少包括两个亚型：ERK1 和 ERK2。可溶性葡萄球菌肽聚糖强烈激活 ERK1 和 ERK2，中度激活 JNK，轻微激活 p38；这与脂多糖（lipopolysaccharide，LPS）的作用不同，LPS 能强烈地激活所有这些 MAPKs。

（二）JNK 通路

除了被生长因子激活外，JNK 通路还能被 LPS、TNF-α、IL-1 等激活，JNK 激活后转而磷酸化转录因子 c-Jun 的氨基末端的特定位点。而 c-Jun 是序列特异性转录激活因子 AP-1（activating protein 1）的成分之一，与 AP-1 通过诱导同源或异源二聚体形成，与 AP-1 位点的顺式作用元件结合而启动某些效应基因的转录。

（三）p38 通路

LPS、生血细胞因子如促红细胞生成素和 IL-3、致炎细胞因子、细菌成分等刺激激活 p38 通路。p38 有 p38α、p38β、p38γ 和 p38δ 四种亚型，四种 p38 在炎症刺激下有不同的特性。例如，MKK3 和 MKK6 能激活 p38α 和 p38δ，而 IL-1 则激活内皮细胞中的 p38α 和 p38β，说明在炎症反应中 p38 可能起重要的作用。此外，对细胞内 p38 的定位及其对刺激反应的研究发现，心肌细胞和内皮细胞等在静息状态下，主要分布在胞质内，在 LPS 刺激后 p38 被激活后入核，说明转录因子可能是 p38MAPK 的重要作用目标。p38 通路的激活可产生 IL-1、TNF-α、IL-6 等炎症因子；诱导在病理状态下控制结缔组织重塑的酶类，如 COX-2；诱导黏附蛋白及其他炎症因子的表达。

（四）ERKE/BMK 通路

至今只发现了一个 ERK5/BMK1 亚型能被 TNF-α、细胞外高渗等刺激激活，说明该通路参与某些条件下的炎症反应调节。p38MAPK 和 BMK1 在 TNF-α 诱导 c-Jun 表达调控中起协同作用。

三、多种炎症因子激活 NF-κB 信号通路

多种因素可以诱导 NF-κB 的活化，包括 TNF-α、IL-1β、LPS、病毒及其代谢产物等。在静息时，NF-κB 通常与其抑制物 IκB 结合形成三聚体以无活性的形式存在于胞质中，当细胞受到细胞外信号刺激时，IκB 磷酸化，最终导致 IκB 泛素化而降解，使 NF-κB 的抑制状态得以解除，并迅速促使 NF-κB 从细胞质转位到细胞核，调控 TNF-α、IL-1、IL-6、IL-8、IL-12、辅助黏附分子 CD80 和 CD86 等基因的表达。

四、趋化因子受体介导的信号转导通路与炎症

大部分趋化因子受体、血小板活化因子属于 G 蛋白偶联受体，前列腺素 E2 也属于 G 蛋白偶联受体，因此它们的信号转导作用主要是通过活化的异源三聚体 G 蛋白中的 Gα 亚基及其下游分子完成的。趋化性细胞因子等炎症介质和 G 蛋白偶联受体结合，提高细胞内 Ca^{2+} 浓度而使内皮细胞渗出增加，同时 IP_3 激活 IP_3 受体，释放 Ca^{2+} 进入胞质，进一步提高了 Ca^{2+} 浓度，也增加了内皮细胞渗出和 NO 产生（图 10-7）。在正常情况下，细胞膜上不存在自由的 DG，G 蛋白偶联受体可以通过 PKC 途径激活 MAPKs，PKC 活化后可使 IκB 磷酸化而脱离 NF-κB，后者入核后调节基因的表达。

这里介绍一下图 10-7 的名词术语。磷脂酰肌醇 3 激酶（phosphoinositide-3-kinase，PI3K）、黏着斑激酶（focal adhesion kinase，FAK）、富含脯氨酸激酶 -2（proline-rich tyrosine kinase 2，PYK2）、接头蛋白（transforming oncogene v-crk of avian sarcoma virus CT10，CRK）、桩蛋白（paxillin）、接头蛋白 Crk 相关的物质（Crk-associated substrate，CAS）。

此外，TNFR1、IL-1 受体所介导信号转导途径都有 TNFR 相关因子（TNFR-associated factor，TRAF）的参与。TRAFS 家族属于衔接蛋白，在真核细胞中存在 6 种亚型。每个 TRAF 蛋白都可以与不同的受体相结合，换句话说，每一种受体利用不同的 TRAF 分子向细胞内传递不同的信号。

笔记栏

致炎刺激引起多条信号途径激活，炎症过程中的信号途径之间相互作用及其调控机制尚有待于进一步研究。

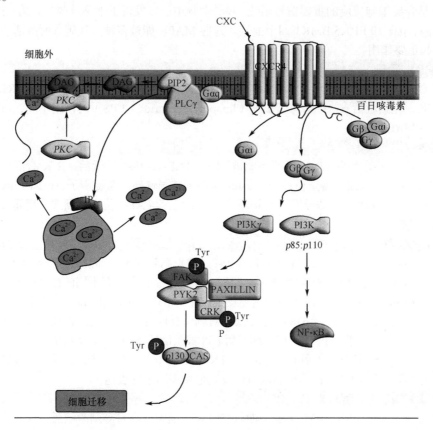

图 10-7　趋化因子受体介导的信号转导通路

小　结

炎症是机体在致炎因子的作用下，所发生的一种以防御为主的复杂反应。参与炎症反应的细胞接收刺激信号后，将信息转导入细胞内，细胞再释放出各种细胞因子或小分子化学物质，使组织炎症反应得以放大，以清除损伤性刺激因素。肥大细胞是天然炎症反应的最初反应细胞，通过释放组胺、TNF-α 等炎症介质活化中性粒细胞和巨噬细胞。在多种白细胞黏附因子及受体的帮助下，白细胞在趋化因子释放而形成的浓度梯度指导下通过内皮细胞的间隙穿过血管壁基底膜，进入组织间隙发挥作用。

炎症反应早期产生初级炎症细胞因子如 IL-1、TNF-α、PDGF、IFG-γ 等促炎细胞因子。趋化因子属于次级炎症细胞因子。小分子炎症介质包括组胺、前列腺素、白三烯等；另外补体系统、感觉神经肽、血小板激活因子等也参与了炎症反应过程。

各种致炎和抗炎因子通过不同的信号转导途径决定炎症反应的细胞效应。TLR4 介导的 LPS 信号转导通路、TGF-α 受体介导的信号转导通路、趋化因子受体介导的信号转导通路都是十分重要的炎症相关反应通路。

炎症反应受多个调控机制调节。脂氧素、腺苷等可作为早期炎症反应的终止信号。中枢神经系统和乙酰胆碱在炎症反应由促炎转向抗炎过程发挥调控作用。

参 考 文 献

曹雪涛，2013.医学免疫学.8 版.北京：人民卫生出版社：60-88

李凡，徐志凯，2018.医学微生物学.9 版.北京：人民卫生出版社：45-70

赵堪兴，杨培增，2013.眼科学.北京：人民卫生出版社：56-59

周春燕，药立波，2018.生物化学与分子生物学.9 版.北京：人民卫生出版社：338-340

De Oliveira JR，Favarin DC，Tanaka SC，et al，2015. AT-RvD1 modulates CCL-2 and CXCL-8 production and NF-κ B，STAT-6，SOCS1，

笔记栏

and SOCS3 expression on bronchial epithelial cells stimulated with IL-4. Biomed Int，2015：178369

Torossian F，Anginot A，Chabanon A，et al，2014.CXCR7 participates in CXCL12-induced CD34[+] cell cycling through β -arrestin-dependent

　　Akt activation. Blood，123（2）：191-202

思 考 题

1. 简述炎症的临床特征。

2. 什么是炎症介质？细胞源性炎症介质主要包括哪些物质？

3. 在炎症过程中，你认为炎症因子激活的信号通路中最重要的是哪种？有什么依据？

（欧 芹 李 晶）

第十一章　心血管疾病的分子机制

心血管系统是一个向细胞和从细胞运送物质的器官系统，是一个完整的封闭的循环管道，它以心脏为中心通过血管与全身各器官、组织相连，血液在其中循环流动。心脏是一个中空的肌性器官，它不停地有规律地收缩和舒张，不断地吸入和压出血液，保证血液沿着血管朝一个方向不断地向前流动。血管是运输血液的管道，包括动脉、静脉和毛细血管。动脉自心脏发出，经反复分支，血管口径逐渐变小，数目逐渐增多，最后分布到全身各组织，成为毛细血管。毛细血管呈网状，血液与组织间的物质交换在此进行。毛细血管汇合成为静脉，小静脉汇合成大静脉，最后返回心脏，完成血液循环。心血管系统疾病是人类最常见的一类疾病，已成为当今世界人口的第一大死因。在我国，随着人口老龄化加速，人民生活水平提高，生活节奏加快，饮食习惯向高热、高脂化发展，人群中高血压、高血脂、心力衰竭、脑卒中等心血管系统疾病也已成为危害人类健康及生命的严重疾病之一。

第一节　心血管疾病的分类和临床特征

一、心血管疾病的分类及典型临床表现

心血管疾病（cardiovascular diseases，CVD）是一类涉及心脏或血管的疾病。CVD 主要包括冠状动脉疾病（coronary artery disease，CAD），如心绞痛和心肌梗死（俗称心脏病发作）。其他还包括：脑卒中（中风）、心力衰竭、高血压性心脏病、风湿性心脏病、心肌病、心律失常、先天性心脏病、瓣膜性心脏病、心肌炎、主动脉瘤、周围动脉疾病、血栓栓塞症和静脉血栓形成。

1. 冠状动脉疾病　又称缺血性心脏病（ischemic heart disease，IHD）或冠心病（coronary artery heart disease，CHD），是因心脏动脉斑块使心肌血流量减少而导致的心脏病，是心血管疾病最常见类型，包括稳定型心绞痛、不稳定型心绞痛、心肌梗死、心脏性猝死。常见的症状是胸痛或不适，可能会放散至肩膀、手臂、背部、颈部或下巴，偶尔会感到胸痛。症状通常发生在运动或情绪激动时，持续时间不超过几分钟，休息时会有所改善。呼吸急促也可能发生，有时没有症状出现。

2. 脑卒中（stroke）　又称中风，因大脑的供血不良导致的大脑功能异常甚至细胞死亡。脑卒中主要有两种类型：缺血性脑卒中（因血流量不足）和出血性脑卒中。两者都会导致大脑各部分功能不正常。脑卒中的征兆和症状可能包括身体一侧不能活动或感觉不适，理解或说话有问题，头晕，脑卒中发生后不久就会出现症状。如果症状持续不到 1～2 小时，就称为短暂性脑缺血发作（transient ischemic attack，TIA）或小卒中。出血性脑卒中也可能与严重头痛有关。脑卒中的症状可能是永久性的。长期并发症可能包括肺炎或膀胱失控。

3. 心力衰竭（heart failure，HF）　也称为慢性心力衰竭（chronic heart failure，CHF），是指心脏无法充分泵出足够的血液以满足身体的需要。心力衰竭的体征和症状通常包括气短、易疲劳，下肢肿胀。运动时气短通常更严重，难以平卧。运动能力受限也是一个常见的特征。胸痛，包括心绞痛，通常不是心力衰竭发生时的典型症状。

4. 高血压性心脏病（hypertensive heart disease，HHD）　分为高血压性心力衰竭和无心力衰竭高血压性心脏病，以区分慢性风湿性心脏病和其他类型的心脏病，如与缺血性心脏病相区别。HHD的症状和体征将取决于它是否伴有心力衰竭。在没有心力衰竭的情况下，高血压伴或不伴心脏增大（左心室肥厚）通常是没有症状的。发生心力衰竭则出现疲劳、不规则脉搏或心悸、足和脚踝肿胀、体重增加、恶心、呼吸急促、卧床难睡（正压呼吸）、肿胀和腹痛、夜尿较频较多等症状。主要体征包括心脏扩大、左心室肥厚和左心室重塑、冠状动脉血流储备减少和无症状的心肌缺血，左室射血分数正常的心力衰竭常被称为舒张性心力衰竭。主要并发症：心房颤动，其他心律失常，或心脏性猝死。

5. 风湿性心脏病（rheumatic heart disease，RHD）　风湿热通常是在链球菌咽喉部感染后 2～4 周发展的一种炎症性疾病，可累及心脏、关节、皮肤和大脑。症状和体征包括发热、多关节疼痛、

肌肉不自主运动等，大约一半风湿热病例涉及心脏，出现心脏瓣膜损伤，即风湿性心脏病（RHD），通常在反复发作后发生，但有时会在一次发作之后发生。受损的瓣膜可能导致心脏衰竭、心房颤动和瓣膜感染。

6. 心肌病（cardiomyopathy） 是一类影响心肌的疾病。早期可能很少或根本没有症状。有些患者可能有气短，感到疲倦，或由于心力衰竭而引起腿部肿胀，不规则的心跳和晕厥都可能发生。心肌病类型包括肥厚型心肌病、扩张型心肌病、限制型心肌病、致心律失常性右心室发育不良。在肥厚型心肌病中，心肌增大和增厚。在扩张型心肌病中，心室增大和减弱。在限制型心肌病中，心室变硬。

7. 心律失常（arrhythmia） 是指心跳不规律、过快或过慢的心率。成人心率 100 次 / 分以上称为心动过速，低于 60 次 / 分称为心动过缓。许多类型的心律失常没有症状。当出现症状时，可能包括心悸或心跳之间的停顿。在更严重的情况下，可能会出现头晕、晕倒、气短或胸痛。虽然大多数类型的心律失常并不严重，但有些人容易出现脑卒中或心力衰竭等并发症。严重心律失常可能导致心搏骤停。

8. 先天性心脏病（congenital heart disease） 也称为先天性心脏缺陷或先天性心脏异常，是出生时心脏结构上的问题。症状和体征取决于特定类型。症状可能包括快速呼吸，皮肤发绀，体重增加不良，感到疲倦，通常不会引起胸痛。大多数先天性心脏病与其他疾病无关。心脏缺陷可能引起的并发症包括心力衰竭。

9. 瓣膜性心脏病（valvular heart disease） 是指心脏四个瓣膜（心脏左侧的主动脉瓣和二尖瓣，右侧的肺动脉瓣和三尖瓣）中的一个或多个瓣膜病变所致的心血管疾病。这类心血管疾病主要是由于衰老所致，但也可能是先天性畸形或特殊疾病或生理过程，如风湿性心脏病和妊娠。

二、心血管疾病临床特征

各类心血管疾病由于涉及的部位不同，不同的疾病表现出不同的临床特征。即便是同种疾病患病类型不同或发展程度差异，在临床特征上的差别也非常大，为此本部分内容仅涉及临床常见的几种心血管疾病。

（一）冠状动脉疾病的临床特征

冠状动脉疾病以急性冠脉综合征（acute coronary syndrome，ACS）最为危险，是以冠状动脉粥样硬化斑块不稳定为基本病理生理特点、以急性心肌缺血为共同特征的一组综合征，按照 ST 段是否抬高来划分，ACS 包括不稳定型心绞痛、无 ST 抬高的心肌梗死（NSTEMI）、ST 抬高的心肌梗死（STEMI）。ACS 具有发病急、变化快、死亡率高但可救治的基本特点，且在急性胸痛就诊者所占比例较大。ST 段抬高性心肌梗死占 42%，非 ST 段抬高性心肌梗死占 51%，心电图无明显改变占7%。胸痛是 ACS 患者的主要症状。

急性心肌梗死患者的胸痛多表现更严重，持续时间更长（数小时或数天），常发生于清晨，多无明显诱因，可伴有烦躁不安、大汗、恐惧或濒死感，休息或含服硝酸甘油不能缓解。少数患者可表现为无痛性心肌梗死，严重者可以休克或心力衰竭为首发表现。其全身表现尚有发热、心动过速、胃肠道症状，体格检查可发现心律失常、低血压、心功能不全、房或室性奔马律、心包摩擦音及收缩期杂音等。

案例 11-1

患者，男，63 岁。因阵发性胸闷、心悸、头晕、乏力就诊。症状：胸闷，气短，心悸，心慌，头晕，疲乏，四肢发麻。病史：确诊为冠心病心绞痛 12 年，急性前间壁心肌梗死 2 年余。胸闷憋气，气短自汗，心绞痛时有发作，尤以阴天或晚间为著。每次发作需吸氧，含服硝酸甘油。近半个月来心绞痛发作频繁，并伴有室性早搏，房室Ⅱ度一型传导阻滞。体格检查：血压 19.5/13.5kPa，心率 78 次 / 分，律不齐，心界不大，第一心音低钝。肝肋下触及，脾未触及。辅助检查：心电图示显示Ⅱ、Ⅲ、aVF、V₅、V₆ 导联 ST 段下移 1.0 ～ 1.5mV，房性或室性期前收缩、右束支传导阻滞、Ⅱ度房室传导阻滞、房室交界性心律。超声心动图示陈旧性前间壁心肌梗死，慢性冠脉供血不足。脑血图示轻度血管阻力增大，弹性减退。胆固醇 8.28mmol/L，三酰甘油 2.71mmol/L。住院治疗：经冠脉造影冠状动脉三支主干血管严重狭窄，并做主支血管支架术，术后心绞痛缓解，一年后因冠脉血管再度形成狭窄，而诱发心绞痛并有严重的心慌、气短、乏力，活动或劳累后加重等心功能衰退体征，经扩冠类药品疗效不理想。

诊断："冠状动脉疾病""阵发性房颤"。

问题与思考：

1. 动脉粥样硬化的病因和临床特征有哪些？
2. 高脂血症致动脉粥样硬化的分子机制是什么？
3. 炎症在动脉粥样硬化发生发展中的作用及其分子机制是什么？

案例 11-1 相关提示

急性冠状动脉综合征，不论是不稳定型心绞痛、急性心肌梗死或心脏性猝死，均具有不易被含服硝酸甘油所缓解的持续性胸痛。不稳定型心绞痛患者胸痛（部分患者表现为心绞痛的等同症状如胸部不适）的性质与典型的劳力性心绞痛相似，但程度更严重，持续时间更长，可达 30min 以上。诱发胸痛的体力活动阈值明显降低，可出现静息或夜间性心绞痛。发作的频次明显增加或伴有新的相关特征如出汗、恶心、呕吐或呼吸困难，对常规休息或含服硝酸甘油等缓解心绞痛的方法反应性明显下降，均提示不稳定型心绞痛可能。发作时体检可能有一过性第三或第四心音，或由于二尖瓣反流引起的收缩期杂音。该患者胸痛不被含服硝酸甘油所缓解，心音变化和特征符合不稳定型心绞痛。

（二）心肌肥厚的临床特征

案例 11-2

患者，女，38 岁。因活动后心悸、气短 8 年，加重伴反复眼发黑 2 年入院。既往史：其母亲死于肥厚型心肌病，1 个妹妹患肥厚型心肌病。体格检查：BP14/8.8kPa，心界向左下扩大，心前区无震颤，心律不整齐，有早跳，心尖部可闻及 3/6 收缩期吹风样杂音，传导不明显。辅助检查：心电图显示窦性心律，左房扩大，完全性右束支传导阻滞，房性早搏，室性早搏，短阵室速。超声心动图示左房内径 52mm，左室舒张期内径 61mm，室间隔 13mm，左室后壁 11mm，LVEF49%，心功能四级。二尖瓣中等量反流，主动脉瓣、三尖瓣少量反流。

诊断："肥厚型心肌病""心功能四级"。

问题与思考： 心肌肥厚的临床特征是什么？

肥厚型心肌病（hypertrophic cardiomyopathy，HCM）病因不明确，可呈家族性发病，也可呈散发性发病。据流行病学调查资料显示，散发的约占 2/3，有家族史者占 1/3，男女比例为 2：1。遗传方式以常染色体显性遗传最常见，同一家族中的 HCM 心肌肥厚分布的主要部位可不同。HCM 的猝死主要原因多为心律失常。

HCM 的突出特征是不对称进行性心肌肥厚。根据心肌肥厚的部位和程度的不同，分为两种类型：①以室间隔肥厚为主致流出道阻塞的称为肥厚梗阻型心肌病；②心肌肥厚而无流出道阻塞的称肥厚非梗阻型心肌病。主要临床表现为呼吸困难、心绞痛、晕厥、心悸、乏力、心脏扩大、心尖部和胸骨左缘第 3 及第 4 肋间收缩期粗糙的喷射性杂音。多数患者可存活数十年，故预后尚好。在死亡病例中，50% 属于猝死。

案例 11-2 相关提示

根据案例 11-2 患者明显的发病家族史可确定所患疾病具有家族性发病特点，而患者出现左侧心脏扩大、房性早搏、室性早搏、心律失常、心悸、心尖部收缩期吹风样杂音等典型肥厚型心肌病的临床特征。

笔记栏

（三）心律失常的临床特征

由于各种原因使心脏冲动的形成或冲动的传导发生障碍，而引起心脏节律或频率的异常称为心律失常。也就是指心搏起源部位，心搏频率与节律及冲动传导的任何一项异常，均称为心律失常。

案例 11-3

　　患者，女，27 岁，主诉咳喘 1 周，不能平卧。病史：患者 10 年前体检胸透时发现心脏扩大，但当时无任何症状，能参加一般体力劳动。此后逐渐发觉当劳动强度稍大时，即心慌气短。9 年前在某医院诊断为"先天性心脏病"。1 年前安静时自觉胸闷、气短、心悸，活动后加重，夜间不能平卧；1 个月后，上述症状进一步加重，并出现尿少和双下肢水肿，当地医院以心包积液待查收治，治疗后症状有所减轻，住院 17 天出院。一周前因受凉感冒，又出现心慌气短，半天来症状加重，遂急诊收住院。既往史：无结核病和风湿病史；其母患原发性高血压，姑母患"心脏病"早年亡故，两个弟弟有心脏病。体格检查：体温 37.4℃，脉搏 200 次 / 分，血压 13.2/9.27kPa。两颊紫红，口唇发绀，颈静脉怒张；两肺未闻及啰音，叩诊心界向两侧扩大，心率 200 次 / 分，呈奔马律，因心率过快各瓣膜有无杂音听不清。腹软，肝大，下界在右肋下 6 cm，质中等，有压痛，脾未触及；双下肢明显水肿。生理反射存在，病理反射未引出。辅助检查：心电图示室上性心动过速。X 线胸片示心脏向两侧极度扩大，呈球形，两肺门不清晰；超声心动图未见心包积液。血、粪常规，血沉，尿素氮，肝功能，HBsAg，A/G 比值和血电解质均正常。血浆二氧化碳结合力 36.7 vol%，尿蛋白（++）。

　　诊断："室上性心动过速""心力衰竭"。

问题与思考：

　　1. 长 Q-T 间期综合征（LQTS）的细胞分子机制是什么？

　　2. 引起长 Q-T 间期综合征的相关基因是什么？

　　3. 引起遗传性心律失常的常见基因突变是什么？

案例 11-3 相关提示

　　心律失常多见于各种器质性心脏病，其中以冠心病、心肌疾病和风湿性心脏病为多见，尤其在发生心力衰竭或急性心肌梗死时。主要表现为心慌、头晕、胸闷憋气、脉率不齐，有间歇，严重时失去知觉，血压下降，心脏停搏。所以一旦发作时，如不及时正确处理，常可发生意外。心律失常有些人为阵发性的，平时发作很厉害，但到医院做心电图检查时又正常了，这种情况往往要做 24 小时连续、动态心电图观察，才可得到较为可靠的结果。

第二节　动脉粥样硬化的分子机制

　　动脉粥样硬化（atherosclerosis，As）是指动脉某些部位的内膜下有脂质沉积，同时有平滑肌细胞增殖和纤维基质成分蓄积，逐步发展形成动脉粥样硬化性斑块（atherosclerotic plaque），斑块部位的动脉壁增厚、变硬，斑块内部组织坏死后与沉积的脂质结合，形成粥样物质，故称粥样硬化。动脉粥样硬化性疾病包括：①动脉粥样硬化性心脏病，如冠心病、心绞痛、缺血性心脏病、心肌梗死、急性冠脉综合征、心律失常、心力衰竭。②动脉粥样硬化性脑血管病，如脑血栓形成、脑卒中、脑梗死、血管性痴呆。③动脉粥样硬化性外周血管病，如闭塞性肢体缺血、闭塞性肾动脉缺血、闭塞性内脏缺血、腹主动脉瘤。

一、动脉粥样硬化的危险因素

（一）危险因素

　　危险因素是指能使疾病或发生死亡的可能性增加的因素，有些危险因素起必要的充分的作用，有些是非必要的因素。当生活环境等表现出不利于健康的改变，危险因素就转变成为致病因素。在危险因素出现的早期，及时发现、及时纠正这些因素，有利于对慢性疾病的预防和控制。按照危险因素和疾病发生的关系可将危险因素分为传统危险因素、新显现的危险因素和潜在的危险因素。如冠状动脉硬化：①传统危险因素：把与 As 发生关系比较明确的因素视为传统危险因素，如血脂异常、高血压、吸烟、糖尿病、肥胖和代谢综合征等。②新显现的危险因素：是指随着对疾病的研究所发现的那些与 As 发病危险的增加有关的因素，如脂蛋白（a）、三酰甘油、高同型半胱氨酸血症、凝血

笔记栏

和纤溶功能异常、感染、炎症反应和氧化应激等。③潜在的危险因素：是指容易被忽视的、可能会增加人群中 As 比例的一些因素，如饮食、年龄和性别、体力活动、心理 - 社会因素、遗传因素等。

（二）重要危险因素对动脉粥样硬化影响机制

1. 高脂血症是动脉粥样硬化的最重要发病因素的主要依据 血脂水平与动脉粥样硬化发病率呈正相关，降低血浆胆固醇浓度可明显减少冠状动脉 As 患病率和严重程度。动脉粥样斑块内存在大量来自血液的脂质，尤其是胆固醇酯，泡沫细胞中堆积的也主要是胆固醇酯。在家族性高胆固醇血症患者仅仅由于细胞表面 LDL 受体功能缺陷而导致血浆 LDL 水平极度升高，就使患者早年发生动脉粥样硬化，有力地说明高脂血症在 As 发展过程中的重要地位。

> **案例 11-1 相关提示续**
>
> 大量流行病学调查已证实血浆胆固醇水平的增高与冠心病的发生之间的密切关系。家族性高胆固醇血症、家族性载脂蛋白 B100 缺陷症、家族性植物固醇血症、常染色体隐性高胆固醇血症、基因缺陷引起的高三酰甘油血症和混合型高脂血症等都是 As 发生的重要危险因素。

2. 炎症、血栓形成参与动脉粥样硬化的发生发展

（1）动脉粥样硬化是一种慢性炎症性疾病：As 发生过程中最早出现的变化是血管内皮对脂蛋白及血浆其他成分的通透性增高，细胞黏附分子分泌增多，促使血小板、粒细胞、单核细胞等细胞黏附于血管内皮，释放多种生物活性因子，触发炎症反应。以及后续出现的脂质条纹的形成是动脉粥样硬化病变形成的重要病理过程。脂纹的细胞成分中最初只包含单核巨噬细胞源性泡沫细胞及 T 细胞，后来平滑肌细胞吞噬大量脂质转变成泡沫细胞，成为构成脂质条纹的主要细胞成分之一。这一阶段包括平滑肌细胞的迁移、T 细胞的活化、泡沫细胞的形成和血小板的黏附与聚集。趋化因子对脂纹形成过程中巨噬细胞的趋化和聚集有着重要作用。在动脉粥样硬化形成过程中单核起源的巨噬细胞和 T 细胞的增殖与平滑肌细胞的增殖同样重要，这几种细胞产生细胞因子和生长因子的能力直接关系到病变形成过程中细胞的损伤和修复。

（2）血管内血栓形成加速动脉粥样硬化和加重病变：血管内血栓形成后堵塞管腔，若机体能存活则血栓可再通，形成新通道，部分循环恢复；新通道覆盖内膜形成新的管腔，被内膜覆盖的血栓成为血管壁的一部分；血栓机化后表面的纤维蛋白转化为纤维组织，引起内膜增生；之后被包埋的血栓软化降解，释放脂质，形成粥样斑块。而附壁血栓可以多处反复发生，以致斑块病变呈散在灶性分布。血小板黏附和附壁血栓在动脉粥样硬化病变形成过程中是普遍存在的。血小板能够黏附在功能不良的内皮上，暴露胶原，活化后释放颗粒，颗粒中的细胞因子和生长因子与血栓素一起作用影响平滑肌细胞和单核细胞的迁移与增殖，同时进一步扩大炎症反应。

3. 氧化应激是动脉粥样硬化发生发展的重要促进因素 氧化应激高血脂时体内自由基产生和清除平衡被破坏，许多自由基清除剂（如 SOD、CAT）活性降低，产生大量的脂质过氧化物（LPO），LPO 直接损伤内皮细胞，导致内皮细胞的退行性变化和通透性改变，LPO 的产物丙二醛（MDA）极易修饰 LDL，成为 MDA-LDL 后，能被单核巨噬细胞受体所识别、内吞而形成泡沫细胞；炎性细胞浸润并释放各种生长因子，刺激中膜平滑肌细胞移行于内膜增生，吞噬及分泌大量间质成分，形成动脉粥样硬化病变；LPO 引起前列环素 I_2/ 血栓素 A_2（PGI_2/TXA_2）失调，血小板聚集性加强，释放 5-HT 等，并增强凝血活性。这些因素相互影响，相互作用，从而促进病变的形成。

4. 同型半胱氨酸（homocysteine） 血浆同型半胱氨酸水平增高是引发动脉粥样硬化病变的主要原因，而同型半胱氨酸对内皮细胞的功能影响则是引发动脉粥样硬化病变的关键。

5. 其他因素 血流机械因素产生的剪切应力异常可能是造成动脉粥样硬化病变形成的因素之一。而血管壁损伤反应（vascular wall injury response）中内皮细胞功能活化所引发一系列变化，也可促进血管壁的脂质沉积。此外，一些免疫细胞产生的细胞因子也可通过启动血管壁的免疫反应参与 As 的形成。

二、动脉粥样硬化的分子机制

（一）高脂血症致动脉粥样硬化机制

与动脉粥样硬化密切相关的血浆脂代谢异常包括高胆固醇血症、高三酰甘油血症和混合型高血脂等。

1. 胆固醇代谢转运和高胆固醇血症

（1）胆固醇代谢转运：如图 11-1 所示，细胞对胆固醇的摄取除了通过细胞对脂蛋白的摄取再转交给溶酶体这一经典的途径外，还可经其他途径摄取胆固醇，如通过吞噬、胞饮和非特异性吸收内吞小体。LDL 经与 B 类 Ⅰ 型清道夫受体（scavenger receptor class B type Ⅰ，SR-BI）结合于细胞膜，在笼形蛋白作用下形成凹陷，LDL 与 LDL-R 一同被内化形成内吞体，与溶酶体融合形成次级溶酶体，脂蛋白被降解，受体被循环利用。在 C 型尼曼 - 皮克蛋白（Niemann-Pick protein C，NPC）作用下，胆固醇与其他成分被分拣。细胞内被酯化胆固醇在胞质内脂滴形成蛋白协助下形成脂滴而蓄积。

胆固醇运出细胞的途径主要有被动弥散、易化扩散、转运体介导（如 ABCA1、ABCG5/8 等）。游离胆固醇及胆固醇酯在细胞内可进行重分布，多种蛋白和酶类参与这一过程，如小凹蛋白、类固醇急性调节蛋白、固醇运载蛋白 2（sterol transporter protein2，SCP-2）等。多药耐药膜蛋白（multidrug resistant membrane protein-1，MDR1）可介导胆固醇的快速细胞穿梭，满足某些细胞对胆固醇的利用。

在肝细胞和类固醇生成细胞，还存在一种经 SR-BI 选择性摄取胆固醇酯的途径。细胞还能够摄取非脂蛋白胆固醇，该途径主要存在于小肠黏膜细胞对膳食源和胆汁源胆固醇的摄取过程。膳食中的胆固醇酯被胰腺分泌的胆固醇酯酶水解成为游离胆固醇，而胆汁源胆固醇均为游离型。

胆固醇的转运和代谢的任何一个环节失调，都可能导致脂蛋白代谢紊乱，发生血浆脂蛋白异常；脂类代谢的关键蛋白质或酶的缺陷同样引起脂蛋白异常。脂蛋白异常包括家族性高胆固醇血症、基因缺陷引起的高三酰甘油血症、混合型高血脂和高胆固醇血症等。

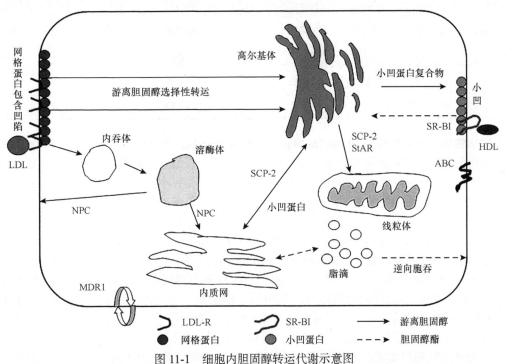

图 11-1　细胞内胆固醇转运代谢示意图

（2）高胆固醇血症：是 As 最重要危险因子，根据发生的原因和分子机制不同可分为许多类型。例如，家族性高胆固醇血症（familial hypercholesterolemia，FH）是一种最为常见、且最为严重的常染色体单基因显性遗传性疾病，也是最早被明确临床和基因特征的脂代谢紊乱疾病。该病纯合子患者血浆 LDL 大幅度增高，多部位肌腱黄色瘤和早发动脉粥样硬化，严重者青少年时期可发生冠心病甚至心梗死亡。

FH 患者主要由 *LDL-R* 基因缺陷所致，其他基因突变也可导致严重的 FH 样表型（FH-like phenotype）。在家族性高胆固醇血症中，已鉴定了 770 余种不同的 *LDL-R* 突变，并发现有多种突变和高度的等位基因异质性。*LDL-R* 基因突变可分为 5 个功能类型：①突变发生在启动子区，不产生 mRNA 和蛋白质。②突变阻断新生的 LDL 受体蛋白从内质网转运到高尔基体。③突变编码的受体可以到达细胞的表面，但不能与配体正常地结合。④突变编码的受体可以到达细胞的表面，也能正常地结合 LDL，但不能集中在网格蛋白包被小窝。⑤再循环缺陷型突变，突变编码的受体可以结合并内在化 LDL，但不能释放内含体中的受体，回到细胞的表面。多数突变为受体基因不同等位基因杂合子，既复合杂合子。大多数为点突变，其余为大片段缺失或重排。但各类患者的致病基因和发病机制不同，对降脂治疗的反应也不尽相同。

FH 是一种异质性非常高的疾病，20%～35% 临床确诊的 FH 患者检测不到 *LDL-R* 基因突变，这是由于其他基因的突变可导致典型的 FH 样表型。在已排除 *LDL-R* 基因突变的患者中，已经检测到包括载脂蛋白 B100（apolipoprotein B100，ApoB100）、蛋白转化酶 - 枯草溶菌素 9（protein convertase subtilisin/kexin type 9，PCSK9）、衔接子蛋白（adaptor protein）、三磷酸腺苷结合盒转运体 G5 和 G8（ATP binding cassette transporter G5 and G8，ABCG5/G8）、胆固醇 7-α- 羟化酶（cholesterol-7-α-Hydroxylase，CYP7A）、固醇调节元件结合蛋白 -2（sterol regulatory element binding protein-2，SREBP-2）等多种致病基因（表 11-1）。

表 11-1 不同类型 FH 样表型患者的临床特征与分子基础

亚型	致病基因	染色体定位	遗传类型	突变型	LDL-R 功能	胆固醇水平	黄色瘤	冠心病
FH	*LDL-R*	19P13.1	显性	774	缺陷	非常高	有	早发
FDB	*ApoB100*	2p23	显性	45	无	很高	有	迟发
FH3	*PCSK9*	1p32	显性	1	肝细胞	很高	有	早发
FH4	*ARH*	1p35	隐性	13	肝细胞	很高	大	迟发
CYP7A 缺陷	*CYP7A*	18q12	隐性	1	表达下调	很高	有	胆结石
谷固醇血症	*ABCG5*	2p21	隐性	12	表达下调	很高	有	早发
	ABCG8	2p21	隐性	22	表达下调	高	有	早发
	SREBP-2	22q13	隐性	1	表达下调	高	无	迟发

2. 家族性高三酰甘油血症（familial hypertriglyceridemia，FHTG） 发生率为 1/100～1/50。典型的表现是血清三酰甘油水平升高，波动在 2.3～5.7mmol/L，常伴有 LDL-C 趋于正常或降低，餐后高脂血症也是本病的特点。严重的患者，血清三酰甘油水平可高达 56mmol/L 甚或更高。轻至中度三酰甘油血症者常无特殊的症状和体征，若血清三酰甘油高于 11.3mmol/L 时有发生急性胰腺炎和疹状黄色瘤的危险。FHTG 多伴有肥胖、高尿酸血症、糖耐量异常和胰岛素抵抗。由于 FHTG 常与低水平 HDL-C，以及动脉粥样硬化的多重危险因素并存，具有致动脉粥样硬化的危险性。

3. 家族性混合型高脂血症（familial combined hyperlipidemia，FCH） 是一个独立的病症，在一般人群中 FCH 的发生率为 1%～2%，在 60 岁以下的冠心病患者中占 15%～20%。FCH 患者血脂异常的特点是血清三酰甘油和胆固醇水平均升高，HDL-C 水平降低，其生化异常类似于 II b 型高脂蛋白血症。FCH 患者在临床上很少见到各种类型的黄色瘤，但合并有早发冠心病却相当常见。在同一家族中发现各种类型的高脂蛋白血症是诊断 FCH 的显著特征。

4. 其他基因缺陷对血清高密度脂蛋白胆固醇水平的影响 血清 HDL-C 水平与动脉粥样硬化性疾病呈显著负相关性。卵磷脂胆固醇酰基转移酶（LCAT）、载脂蛋白 A I（apolipoprotein A I，Apo A I）、胆固醇酯转移蛋白（cholesteryl ester transfer protein，CETP）、脂蛋白脂肪酶（LPL）和 ABCA1 等影响 HDL-C 水平。

LCAT 缺陷主要影响 HDL 中的胆固醇酯化，在 HDL 颗粒上测不到 LCAT 活性，因此血清 HDL-C 水平明显降低。Tangier 病（Tangier disease，TD）*ABCA1* 基因突变导致 ABCA1 整体功能丧失，细胞内的磷脂和胆固醇转运至 Apo A I 的能力下降，使含 Apo A I 的新生 HDL 不能转化为成熟的 HDL，新生 HDL 在血中迅速降解，导致血清 HDL-C 水平很低，胆固醇在外周组织沉积。*apoA I* 基因的点突变、缺失和在 *apoA I -apoC III -apoA IV* 基因簇中的重排均可引起 ApoA I 异常而丧失激活 LCAT 的功能，患者血清 HDL-C 水平显著降低。

5. 动脉壁泡沫细胞及 As 形成 当脂代谢紊乱导致 LDL 蓄积在血管内膜，会被氧化修饰成氧化修饰型 LDL（oxidatively modified LDL，oxLDL），然后能通过表达黏附分子结合到白细胞的同源性

　　配体促发炎症，在趋化因子的作用下促进白细胞渗透到血管外。同时，在血管壁单核巨噬细胞集落刺激因子（M-CSF）刺激下，单核细胞表达清道夫受体并且吞噬修饰的脂质微粒，这样就形成了泡沫细胞，即动脉粥样硬化的早期损害（图 11-2）。

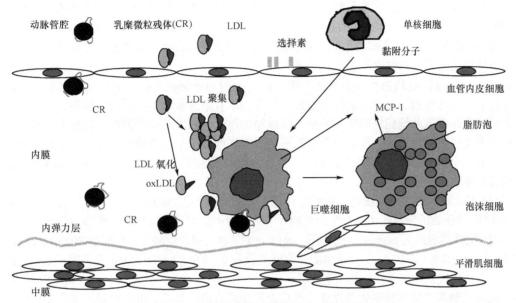

图 11-2　动脉壁泡沫细胞的形成过程示意图

　　循环血液中脂蛋白乳糜微粒残体（chylomicron remnants，CR）和 LDL 通过血管内皮受体和非受体途径穿过内皮层进入内皮下间隙，滞留于内膜下间隙的 CR 可直接被游走至内膜下间隙的单核巨噬细胞摄取，LDL 则可形成聚体，被巨噬细胞清除，LDL 可被氧化形成氧化修饰的 LDL，受损伤血管内皮细胞被诱导表达黏附分子（如 VCAM-1、ICAM-1、E 选择素、P 选择素等），促使循环血液内炎症细胞穿过内皮移行至内皮下间隙，无反馈地大量吞噬 oxLDL 成为高荷脂细胞，即泡沫细胞。这些吞噬氧化修饰脂质的巨噬细胞同时被激活，释放多种细胞因子，包括促中层平滑肌细胞移行至增生内膜的生长因子，移行至内膜的血管平滑肌细胞可发生细胞增殖反应，分泌大量细胞外基质，释放生长因子、细胞因子、吞噬脂质成为泡沫细胞，与巨噬细胞一起引起动脉壁局部的炎症反应和脂质蓄积病变。

（二）炎症与动脉粥样硬化
　　动脉粥样硬化的发生远不止脂代谢紊乱，是由多种炎症细胞因子参与的慢性炎症性疾病，炎症细胞因子参与其发生发展的全过程。

案例 11-1 相关提示续
　　炎症是修复的主要信号，而纤维化是修复的主要结果。巨噬细胞分泌的血小板源性生长因子使平滑肌细胞迁移至血管表面，FGF-β 及 TNF-α、EGF 等则使平滑肌细胞转变为成纤维细胞表型，然后分泌各种纤维，在脂类核心表面构成纤维帽。As 发展为晚期或成熟斑块，这种慢性炎症可延续很多年而不出现临床症状。炎症又是诱发斑块破裂的主要原因之一。

　　1. 炎症促进 As 的发展　在不同的动脉粥样硬化动物模型中，炎症反应总是出现于动脉壁上脂质聚集的部位。正常的血管内膜通常不发生白细胞的黏附，但在动脉粥样硬化的早期阶段，随着内皮细胞的损伤，在一氧化氮（nitric oxide，NO）、前列腺素 I_2（prostaglandin，PGI_2）、血小板源性生长因子（platelet derived growth factor，PDGF）、血管紧张素 Ⅱ（angiotensin Ⅱ，Ang Ⅱ /AT Ⅱ）和内皮素（endothelin，ET）等的介导下，内皮细胞开始表达黏附分子，包括 E- 选择素、P- 选择素、ICAM-1、血管细胞黏附分子 -1（vascular cell adhesion molecule，VCAM-1）。内皮黏附分子能与白细胞上的配体结合，促进内皮与单核细胞、淋巴细胞及血小板的黏附。

　　动脉粥样硬化好发于主动脉的分支处，在这些部位内皮常常受到机械性损伤，即血液流动呈湍流冲击管壁。机械性损伤可能使局部内皮源性的 NO 产生减少，NO 作为血管舒张因子还具有抗炎症反应的功能。另外，损伤可以使内皮细胞黏附分子产生增多，进一步促进白细胞聚集附壁；管壁的剪应力增加可能使平滑肌细胞产生的糖蛋白增多，这些糖蛋白与脂蛋白结合后使脂蛋白更易于受到氧化修饰，因而进一步加重了斑块形成部位的炎症反应。

在动脉斑块内有内皮细胞和平滑肌细胞产生的 M-CSF，其不仅诱导清道夫受体的表达而且参与了动脉粥样硬化的进一步发展。T 细胞产生的炎症介质，同样会刺激巨噬细胞沉着血管壁，促使血管内皮细胞和平滑肌细胞的增殖。此外，这些炎症细胞因子的刺激能导致细胞外基质的形成，从而导致动脉粥样硬化的发生和形成。

2. 炎症在进展期斑块形成中的作用　激活的炎细胞和动脉壁上的固有细胞合成胶原，使斑块的外层包上一层纤维帽，从而形成纤维斑块。纤维帽下有不等量增生的平滑肌细胞、巨噬细胞及二者所形成的泡沫细胞及细胞外脂质和基质。纤维帽的厚度、强度及胶原组织的含量对于防止斑块破裂有重要意义。生长因子或炎症介质等刺激平滑肌细胞增加 I 型和 III 胶原前体、产生移动抑制因子（migration inhibitory factor，MIF）、刺激产生其他炎症细胞因子（如 NO、IL-1β、IL-8 等），从而促进动脉粥样硬化的进展。

CD40 配体除了参与免疫细胞间的信息传递，还能导致 VCAM-1 的产生，从而诱导血管炎症反应。CD40 配体还能诱导巨噬细胞产生组织因子（TF），组织因子是斑块凝血酶原激活的关键因子。同时 CD40 配体具有激活 caspase 1 的作用，caspase 1 是触发凋亡的酶原。在巨噬细胞内，CD40 配体还增加 CD54、CD80 和 CD86、主要组织相容性复合物 2（MHC2）及 CD40 的表达。这些炎症细胞因子的高表达促进动脉粥样硬化的发生发展。

3. 炎症与晚期动脉粥样硬化并发症　炎症促进脂质沉积，脂质又可以增强炎症反应。脂质核心越大，炎症反应越强，使粥样斑块增大易于破裂。单核巨噬细胞可分泌 MMPs，使细胞外基质降解，纤维帽削弱。斑块中多种细胞成分分泌的细胞因子可抑制平滑肌细胞增生、促进平滑肌细胞凋亡或抑制平滑肌细胞内胶原蛋白合成，使斑块中平滑肌细胞减少，纤维帽修复能力或抗破裂强度减低。上述作用的结果均使 As 斑块易于破裂。

参与炎症反应并在粥样硬化形成过程起关键作用的许多基因可被转录因子 NF-κB 激活，NF-κB 在转录活化单核细胞趋化蛋白 -1 方面是必需的并能诱导金属蛋白酶基因，在人粥样斑块血管内膜和中膜发现有活化的 NF-κB，且 NF-κB 活化的程度与冠心病程度相关，在不稳定型心绞痛患者血液中，白细胞中 NF-κB 选择性的高度活化更进一步地支持了 NF-κB 在 ACS 中的作用。

（三）动脉粥样硬化的分子标志物

在动脉粥样硬化过程中的每个环节，各种危险因素如脂质代谢紊乱及它的氧化产物，血管紧张素、活性氧簇及其他的潜在致动脉粥样硬化因素都可刺激动脉炎症的发生。纵观动脉粥样硬化发生发展过程，不难看出，炎症细胞因子参与了所有的重要环节。动脉粥样硬化作为一种慢性炎症性疾病会增加我们对动脉粥样硬化的发生机制的理解，而且为动脉粥样硬化的防治提供新的思路和方法。

1. 高敏 C- 反应蛋白（high-sensitive C reactive protein，hs-CRP）　高敏 C- 反应蛋白是全身性炎症反应的敏感标志物，一种急性时相反应性物质，由肝脏在 IL-1、IL-6 的刺激下产生，可与肺炎球菌细胞壁 C 多糖发生沉淀反应，故称 CRP。在各种炎症的急性期或组织创伤时，血清 hs-CRP 浓度急剧升高。如图 11-3 所示，hs-CRP 作用通过：①诱导产生细胞因子，如 IL-1、IL-6 等，后者又可诱导肝脏产生大量的急性反应物质，如 CRP。②hs-CRP 与脂蛋白结合，激活补体系统，产生大量终末攻击复合物，造成动脉内膜损伤。③激活炎症细胞：粒细胞、单核细胞均有 hs-CRP 受体，可经其受体激活，细胞通过直接（浸润聚集）或间接（产生细胞因子）作用，造成动脉内膜反应。④不稳定型心绞痛时血液循环中的 hs-CRP 增高，被认为是一个独立的危险因素，它不依赖于 As 病变进程和缺血的程度。

2. 可溶性黏附分子（soluble adhesion molecules，sCAM）　血液的湍流及管壁的剪切力作用致使血流冲击和损伤血管壁，可使内皮黏附因子产生并增多，进一步促使白细胞聚集并附着血管壁，导致病变部位的炎性反应。目前血液中可检测到的可溶性黏附分子主要为 sICAM-1、P- 选择素、sVCAM-1 等。sCAM 表达与 As 好发部位的分布基本一致。

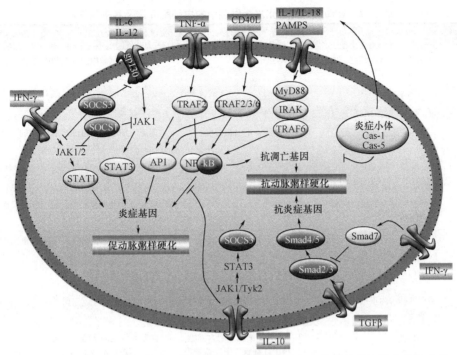

图 11-3　促动脉粥样硬化与抗动脉粥样硬化细胞因子的相互作用及其细胞内信号途径

3. CD40L　动脉粥样硬化斑块的不稳定与炎症和自身免疫密切相关。CD40 配体（CD40L）是激活 CD40 信号通路的主要配体，它与 CD40 结合后产生一系列炎症与免疫反应，进而激活斑块中的细胞分泌产生在 As 形成及其斑块稳定中起关键作用的成分，包括基质金属蛋白酶、组织因子、细胞因子和黏附分子等。CD40 通路可以介导产生几乎所有的金属蛋白酶，其中包括 PAPP-A 和 MMP-8。oxLDL 生物活性发生明显改变，具有很强的免疫原性，可刺激机体产生自身抗体。在 As 病损区发现抗原抗体复合物，此复合物可进一步激活补体系统，引起和加强炎症反应，促进粥样斑块由静止状态向活动状态发展直至破裂，从而导致 ACS 等致命后果。

4. 白介素（interleukin，IL）　IL-6 是一种多效应细胞因子，可增加肝的 *CRP* 基因表达，促进细胞增殖和淋巴细胞分化。它与机体炎症、宿主抵抗、组织损伤的免疫作用有关，能够影响淋巴细胞的功能，调节炎症的过程。IL-6 刺激巨噬细胞产生组织因子和基质金属蛋白酶，促进血小板聚集，促进黏附分子和肿瘤坏死因子的表达和 SMC 的增殖。IL-6 可作为心血管事件的独立标记物，血浆 IL-6浓度增高提示斑块易破裂，介入术后易发生再狭窄。IL-8 对 SMC 具有致有丝分裂及趋化作用，能诱导 SMC 增殖、移行。IL-8 还可使中性粒细胞黏附于内皮细胞，其机制可能是通过提高粒细胞表面的CD11b/CD18 表达量及 CD11b/CD18 与内皮细胞的结合活性而实现其促进作用。IL-18 作为 IFN-γ 诱导产物，在炎性反应级联反应和诱导产生 IFN-γ 的过程中起着重要作用。在人的动脉粥样硬化斑块中可以检测到 IL-18 的表达，不稳定型心绞痛患者的 IL-18 血清浓度较稳定型心绞痛患者显著增高，通过抑制 IL-18 的活性，可以延缓病变过程，减少斑块内炎性反应细胞和脂质含量，增加 SMC 和胶原含量，使斑块趋于稳定。表 11-2 列举了白介素在 As 中的作用。

5. 基质金属蛋白酶（MMP）　MMPs 在维持 ECM 成分的合成与降解平衡上发挥着重要作用，它可以裂解 ECM 的成分并影响其重建，ECM 的降解又是 As 形成的重要环节。某些 MMPs 还可激活其他 MMPs 成员形成瀑布效应。此外还能调节细胞黏附，激活具有潜在活性的蛋白质等功能。多种细胞因子（IL-1、IL-6、TNF-α、CD40L 等）、生长因子（EGF、TGF-β、IGF、VEGF 等）、激素（FRH 等）能诱导和 /（或）刺激 MMPs 在转录水平的表达。IL-18 和 TNF-α 能刺激 VSMC 分泌MMPs。MMP-2 促使体外培养 VSMC 中的 PDGF 表达，从而参与 VSMC 的增殖和迁移。MMP-8 能降解 As 斑块纤维帽上负荷张力的主要结构成分 I 型胶原，其降解 I 型胶原的能力是 MMP-1 和 MMP-13 的 3 倍。MMP-8 水平升高会大大降低斑块纤维帽的厚度和抗负荷能力。来源巨噬细胞的 MMP-9活化在不稳定型心绞痛、稳定型心绞痛冠脉病变和正常内乳动脉中的比例分别为 83%、25% 和 0%，可以作为斑块不稳定的一个标记物。表 11-3 列举了部分细胞因子在 As 发生、发展中的主要作用。

表 11-2　在动脉粥样硬化发生发展中的白细胞介素及其主要作用

白细胞介素	来源	靶细胞	主要功能
IL-1α IL-1β	巨噬细胞、淋巴细胞、内皮细胞、平滑肌细胞	多种类型的细胞	促炎症、刺激内皮细胞和平滑肌细胞活化
IL-2	激活的 T 细胞	巨噬细胞、T 细胞、B 细胞、NK 细胞	T 细胞生长因子、刺激 NK 细胞的激活、刺激 Treg 细胞
IL-3	T 细胞、肥大细胞	肥大细胞、造血祖细胞	促肥大细胞和造血细胞系（粒细胞、单核细胞、巨核细胞）的增殖与分化
IL-4	Th2 细胞、肥大细胞	T 细胞、B 细胞、肥大细胞、巨噬细胞、造血祖细胞	B 细胞和 Th2 细胞的增殖与分化，刺激 VCAM-1 的产生
IL-5	T 细胞、肥大细胞、内皮细胞	B 细胞	刺激 B 细胞的生长与分化，Ig 转换作用
IL-6	巨噬细胞、内皮细胞、平滑肌细胞、T 细胞	T 细胞、B 细胞、肝细胞、内皮细胞、平滑肌细胞	髓样细胞的分化、诱导急性相蛋白的生成、平滑肌细胞增殖
IL-7	血小板	单核细胞、T 细胞、B 细胞	促炎症作用
IL-8	单核细胞、内皮细胞、T 细胞	中性粒细胞、T 细胞、单核细胞	促炎症，促白细胞滞留
IL-9	Th2 细胞	T 细胞、B 细胞、肥大细胞、嗜伊红细胞、中性粒细胞、表皮细胞	促肥大细胞的增殖与分化，刺激 IgE 的产生，抑制单核细胞的活化、刺激单核细胞产生 TGF-β
IL-10	巨噬细胞、Th2 细胞、Treg 细胞、B 细胞、肥大细胞	巨噬细胞、T 细胞、B 细胞	抗炎作用，抑制 Th1 细胞的应答，促进调理性 T 细胞的增殖与分化
IL-11	内皮细胞	造血祖细胞	血细胞生成
IL-12	Th1 细胞	T 细胞、巨噬细胞	促炎症，促进 NK 细胞和细胞毒淋巴细胞的活性，诱生 IFN-γ
IL-13	Th2 细胞	B 细胞	Ig 的转录激活
IL-14	内皮细胞、淋巴细胞	B 细胞	B 细胞生长因子
IL-15	内皮细胞、巨噬细胞	T 细胞、B 细胞、NK 细胞、单核细胞	增强中性粒细胞造血因子的生成、细胞骨架的重排、胞吞作用，延缓细胞凋亡
IL-16	肥大细胞、CD4$^+$ 和 CD8$^+$ 细胞	CD4$^+$	CD4$^+$ T 细胞生长因子，促炎作用，增强淋巴细胞的化学趋化作用及黏附分子、IL-2 受体和 HLA-DR 的表达
IL-17	人记忆细胞、小鼠 αβTCR CD4$^-$ CD8$^-$ 胸腺细胞	成纤维细胞、角质细胞、表皮细胞、内皮细胞 F	促 IL-6、IL-8、PGE2、MCP-1 和 G-CSF 的分泌，诱导 ICAM-1 的表达、T 细胞增殖
IL-18	巨噬细胞	T 细胞、NK 细胞、髓细胞、单核红细胞、巨核细胞系	促炎症，诱生 IFN-γ 和其他 Th1 细胞因子，促进 Th1 的发育和 NK 细胞的激活

表 11-3　在动脉粥样硬化发生发展中的某些细胞因子及其主要作用

细胞因子	来源	靶细胞	主要功能
GM-CSF	巨噬细胞、内皮细胞、淋巴细胞	造血干细胞、中性粒细胞、巨噬细胞	粒细胞、巨噬细胞的生长与分化
M-CSF	巨噬细胞、内皮细胞、淋巴细胞	造血干细胞、中性粒细胞、巨噬细胞	巨噬细胞的生长与分化
TNF-α	巨噬细胞、T 细胞、B 细胞、NK 细胞、平滑肌细胞	多种细胞类型	促炎症、发热、中性粒细胞的活化、骨吸收、抗凝血、肿瘤坏死
TGF-β	血小板、巨噬细胞、Th3 细胞、Treg 细胞、B 细胞、平滑肌细胞	多种细胞类型	抗炎症，促纤维变性，促进创口愈合、血管生成，抑制 Th1 和 Th2 细胞的免疫应答
IFN-γ	Th1 细胞、NK 细胞、平滑肌细胞	巨噬细胞、淋巴细胞、NK 细胞、内皮细胞、平滑肌细胞	促炎症，促进 Th1 细胞的免疫应答 /Th1 相关细胞因子的分泌，抑制平滑肌细胞合成细胞外基质

笔记栏

续表

细胞因子	来源	靶细胞	主要功能
CD40L	血小板、T 细胞、NK 细胞、内皮细胞、平滑肌细胞	巨噬细胞、淋巴细胞、NK 细胞、内皮细胞、平滑肌细胞	促炎症，促进 Th1 细胞的免疫应答 /Th1 相关细胞因子的分泌，刺激 MMP 的分泌

第三节　肥厚型心肌病的分子机制

心肌肥厚是心肌细胞对生长因子的一种应答反应，是机体基因表达异常的结果。心肌肥厚时不仅心肌细胞体积增大，表型亦由成熟型向胚胎型转化，同时还伴有心肌细胞和间质细胞的增生。以心肌细胞蛋白合成增加和细胞体积增大为主要特征，是引起多种心血管疾病的重要危险因素。心肌肥厚的发生与多种因素有关，如年龄、体重增加、心脏负荷过重等。心肌肥厚的发生机制主要为细胞外信号机制和细胞内分子机制。从细胞和分子水平上看，心肌细胞肥大的分子机制主要包括三个环节：细胞外的刺激信号、细胞内的信号转导和细胞核内基因重排与活化。其中，细胞内的信号转导通路是胞外刺激与核内基因活化的偶联环节，在心肌肥厚发展中起到重要作用。

一、心肌肥厚的细胞外刺激信号及转录调控

无论是在正常的还是在失调的循环状况，为了适应生理需要，心肌必须能够适时地做出生长性应答。这种信号最终转导到细胞核引起相关基因表达的改变。

（一）引起细胞生长的刺激信号

可引起心肌细胞生长的刺激信号既可来自局部组织，也可来自体循环。这类刺激还包括机械性牵张。能够引起心肌细胞生长的因子分别为自分泌因子、旁分泌因子和内分泌因子。

（二）心肌肥厚的起始

1. 机械性牵张诱导的心肌肥厚激活　机械性牵张被心室壁所感应，诱导生长性应答，与机械性牵张诱导心肌细胞基因表达的变化关系密切，包括牵张力通过纵横交错的细胞骨架直接作用于核膜、牵张力激活离子通道、通过整联蛋白 / 局部黏斑感应细胞膜所受到的牵张力、黏斑连接、肌营养不良聚糖复合物、自分泌 / 旁分泌生长因子的生成、微管动力学的改变等。

2. 肌节病与心肌肥厚　肌节单位活动功能紊乱可导致心肌肥厚，也是对家族性肥厚型心肌病（FHC）遗传缺陷认识的分子心脏病学研究领域重要进展。家族性肥厚型心肌病是一种遗传性杂合性疾病，大多数致病基因属于肌节蛋白类。目前，主要集中于对 β 肌球蛋白重链基因突变的研究，而且多数是肌节头和肌节头 - 肌节杆的结合部发生错义突变。

二、肥厚心肌细胞基因转录谱的变化

心肌肥厚的细胞分子机制涉及多种基因的转录表达调节。在受到各种不同的心肌肥厚刺激后，某些基因受到选择性的上调表达，尤其是在转录水平。虽然 mRNA 水平基本能够反映其对应编码蛋白的功能水平，但转录后的选择性剪接和翻译后的修饰作用亦不可被忽视。表 11-4 列举了在受到各种不同的心肌肥厚刺激后，在基因表达转录水平发生改变的基因。

表 11-4　心肌肥厚刺激对心肌基因的不同调节作用

对刺激的应答方式	对心肌肥厚刺激的应答 / 不应答基因
被诱导表达的基因	转录因子类：UBF、jun、junB、fos、myc、Egr-1、nur-77、TEF-1、Id-1、GATA-4、Sp1/3 尿钠肽：ANP、BNP 肌节蛋白类：βMyHC(啮齿类)、MLC1a(人类)、MLC2a(啮齿类)、平滑肌 α 肌动蛋白 (啮齿类)、骨骼肌 α 肌动蛋白 (啮齿类) 生长因子类：bFGF、HB-EGF、IGF-1、TGF-β1 其他类：肌纤维膜 Na^+-Ca^{2+} 交换蛋白、肌醇 -1,4,5- 三磷酸受体、Kv1.4、Na^+-H^+ 反向转运蛋白、血管紧张素转换酶、微管蛋白、β-ARK
被抑制表达的基因	SERCA2、Ca^{2+} 释放通道蛋白、受磷蛋白、Kv1.5、β 烯醇酶、L- 型钙离子通道蛋白
不被诱导表达的基因	心脏 α 肌动蛋白、肌球蛋白、MLC2

三、肥厚心肌细胞内的信号转导途径

心肌收缩受复杂的信号途径调节，部分取决于钙的利用度。激动剂与 β 肾上腺能受体结合导致 G 蛋白的激活，后者激活腺苷环化酶，产生 cAMP 并激活依赖于 cAMP 的蛋白激酶 A。1 型血管紧张素 Ⅱ 受体和 α₁ 肾上腺素能受体刺激通过激活蛋白激酶 C 及其下游关键靶蛋白如 L- 型钙离子通道的磷酸化增加心肌的收缩力。通过使 β 肾上腺素能受体磷酸化，PKA、PKC 和 β 肾上腺素能受体激酶诱导去敏作用。心肌细胞收缩的抑制也是通过腺苷酸和蝇蕈碱胆碱能受体的活化，该受体与 Gi 偶联，并导致腺苷环化酶的抑制（图 11-4，图 11-5）。

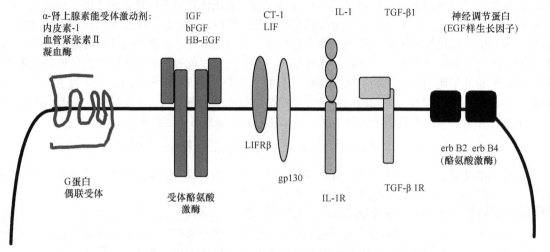

图 11-4　与心肌肥厚发生有关的六种类型生长因子受体及其刺激信号

IGF：胰岛素样生长因子；bFGF：成纤维细胞生长因子；HB-EGF：肝素结合 EGF 样生长因子；LIF：白细胞抑制因子；CT：心肌营养蛋白；TGF：转化生长因子

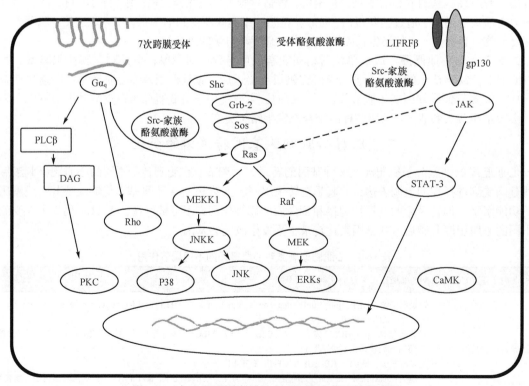

图 11-5　与心肌肥厚有关的主要细胞内信号转导途径

JNK：c-Jun 氨基端激酶；MAPK：丝裂原活化蛋白激酶；MEK：MAPK/ERK 激酶；PKC：蛋白激酶 C；CaMK：钙调蛋白激酶；PLC：磷脂酶 C；DAG：二酰甘油

（一）小分子 G 蛋白途径

胆固醇合成通路中的甲羟戊酸是几种类异戊二烯衍生物的前体，包括焦磷酸法尼酯（farnesyl pyrophosphate，FPP）和焦磷酸香叶酚（geranyl geranyl pyrophosphate，GGPP）。FPP 和 GGPP 是一些蛋白，如 Ras 和 Ras 样的 Rac、Rab、Rho 家族翻译后异戊二烯化所必需。小分子 G 蛋白调控许多胞内信号通路，如细胞构架的改建、基因表达、细胞的增殖、渗入、分化和凋亡，而异戊二烯化是这些分子膜定位和发挥生物学作用所必需的。类异戊二烯化作用产物 FPP 和 GGPP 减少，阻碍了小分子 G 蛋白的异戊二烯化，使其与浆膜结合的激活的小分子 G 蛋白减少，阻止其发挥生物学活性，抑制心肌肥厚。

（二）丝裂原活化蛋白激酶（MAPK）及其介导的信号转导途径（图 11-4）

MAPK 家族可分为 3 大类：胞外信号调节激酶（extracellular signal regulated-kinases，ERKs）、应激活化的蛋白激酶（stress activated protein kinase，SAPK）、c-Jun 氨基端激酶（c-Jun N-terminal kinase，JNK）和 p38 激酶。ERK 是一族分子质量为 40～60kDa 的蛋白质丝氨酸 / 苏氨酸激酶，可对许多细胞外刺激发生反应而被快速激活。激活的 MAPK 通过核转位调节核内转录因子，引起细胞增殖和生长反应。

（三）细胞核内的转录基因的调控

过氧化酶体增殖物激活型受体（peroxisome proliferator activated receptors，PPARs）是核受体超家族中的一类配体依赖的核转录因子，包括 α、β/δ、γ 三种亚型，参与调节过氧化物酶体增殖、能量代谢、细胞分化及炎症反应等。PPARα 能够调控编码出生后心肌线粒体大部分脂肪酸氧化（FAO）的核基因表达。心脏肥厚性改变过程中 PPARα 活性下降与心脏对能量底物的利用异常相关，PPARγ 与 PPARα 一样可在新生大鼠心肌细胞表达，激活 PPARγ 可抑制心肌肥厚。

与 G 蛋白偶联的 7 次跨膜受体受肾上腺素能激动剂、内皮素 1、血管紧张素 II、凝血酶等刺激后，可以 3 种分支途径传递生长信号。以 Ras 为轴心的细胞内信号通路关联多种来源的细胞生长刺激信号，包括 G 蛋白偶联受体途径、受体酪氨酸蛋白激酶途径和 Src 家族酪氨酸激酶途径。生长因子，如 IGF、bFGF、HB-EGE 是引起心肌细胞生长的强信号，一些炎症相关细胞因子，如 IL-1，也能够引起心肌细胞的生长反应。

四、家族性肥厚型心肌病的分子机制

家族性肥厚型心肌病（familial hypertrophic cardiomyopathy，FHCM）是一种常染色体显性遗传性疾病，具有多种临床表现，预后不一，但已明确 HCM 是年轻人心源性猝死（sudden cardiac death，SCD）最常见的病因，尤其对竞技性运动员，SCD 可以是唯一首发表现。近 10 年来分子遗传学和功能性试验对肥厚型心肌病的基因型、基因表型和发病机制的研究，对 FHCM 的病因、发病机制、诊断和治疗有了新的认识。

（一）肌小节的构成和作用机制

肌小节是横纹肌收缩单位，由粗肌丝和细肌丝组成，每一个肌小节长约 22μm，通过 Z 盘与相邻的肌小节连接。粗肌丝由 β-MyHC 连接 MyBP-C 蛋白和 MLC-1、MLC-2 蛋白组装而成，β-MyHC 蛋白占全部肌纤维蛋白的 1/3 左右，是肌小节的动力单位，它有一个球状头端，其中有肌动蛋白及 ATP 结合区。MyBP-C 是细胞内免疫球蛋白超家族成员，通过肌小节的 A 带与肌球蛋白分子连接。它有 10 个功能区，第 10 区 C 端最后 102 个氨基酸是肌球蛋白结合区，C8～C10 区可与 Titin 结合。MyBP-C 与肌球蛋白及 Titin 的结合可进一步稳定肌小节的结构。心脏 MyBP-C 的第 1～2 区，还有一个独特的 N 端基序，是 cAMP 依赖性，也就是 Ca^{2+}/ 钙调蛋白依赖性蛋白激酶的磷酸化作用位点，参与调节肌肉收缩。MLC-1、MLC-2 蛋白均属于 EF- 手蛋白家族，MLC-1 结合于 β-MyHC 的颈部，精细调节肌纤维的收缩和舒张，而 MLC-2 上有一个镁离子结合位点，参与调节肌动蛋白 - 肌球蛋白相互作用时收缩力的产生。细肌丝是由肌动蛋白、肌钙蛋白复合体（肌钙蛋白 T、I、C）和 α- 原肌球蛋白按 7：1：1 的比例组合而成，不但参与肌肉收缩时力量的产生，还可以将力量向周围传递（图 11-6）。

cTnI 是心脏特异性蛋白，为肌钙蛋白 - 肌球蛋白复合体的抑制结构，调节 Ca^{2+} 激动的肌纤蛋白与 ATPase 的相互作用。cTnT 将肌钙蛋白复合体连接在 α-Tm 上，后者为一卷曲成杆状的螺旋，覆盖在肌动蛋白上。心肌的 α- 肌动蛋白为 38kDa 的蛋白质，它与 β-MyHC 相互作用使肌肉收缩产生力量，并通过与肌联蛋白和营养不良素的相互作用将收缩力由肌小节传至固定的细胞骨架。肌联蛋白的两端分别连于 M 线和 Z 盘，跨越半个肌节长度，在肌小节装备上起一个重要作用，且包含数个卷曲能够维持肌细胞的静止张力，并参与肌肉收缩时能量的产生和转换。Ca^{2+} 与肌动蛋白 - 原肌球蛋白复合体结合，解除了 cTnI 的抑制作用，β-MyHC 分子的球状头端摆动，使细肌丝移动，肌小节缩短，肌肉收缩。

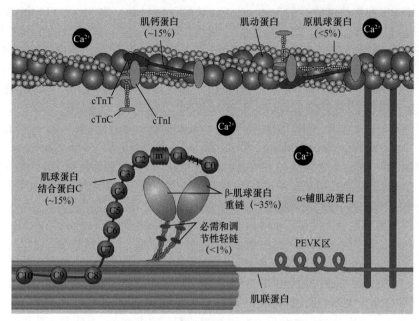

图 11-6　心肌肌小节及其相关蛋白示意图

当钙离子(Ca²⁺)结合于肌钙蛋白复合物(cTn)(由 cTnC、cTnT 和 cTnI 三亚基组成)及原肌球蛋白后，肌球蛋白与肌动蛋白发生相互作用。肌动蛋白刺激肌球蛋白头部 ATP 酶活性，产生沿肌动蛋白丝的滑力，肌小节中横向排列的肌球蛋白结合蛋白 C 与肌球蛋白结合，当发生磷酸化时调节收缩。在肥厚型心肌病，突变可能损害上述收缩机制或其他蛋白质的相互作用，导致心肌细胞肥厚和排列紊乱。图内括弧内百分数表示因该基因突变而引起肥厚型心肌病的发生频率。cTnC：心肌肌钙蛋白 C；cTnT：心肌肌钙蛋白 T；cTnI 心肌肌钙蛋白 I；PEVK：脯氨酸 - 缬氨酸 - 谷氨酸 - 精氨酸

（二）家族性肥厚型心肌病基因突变

迄今已确定 10 个编码肌节蛋白基因的 100 多种突变可引起 FHCM，另外发现 2 个编码非肌节蛋白基因和线粒体基因组突变亦与 FHCM 有关。肌节蛋白基因突变导致肌节蛋白病变（表 11-5），引起单纯肥厚型心肌病（不伴有其他心脏表现和心脏外表现）。2 个编码非肌节蛋白（电压门控性 K⁺通道和 AMP 依赖性蛋白激酶 Aγ 亚基）的基因突变则分别伴有先天性耳聋和沃 - 帕 - 怀综合征（Wdff-Parkinson-White，WPW 综合征）。在散发性 FHCM 患者也发现相关基因突变，提示散发性 HCM 也有遗传学基础。在 2 例散发性 HCM 亚洲儿童发现 β-MyHC 基因 Arg249Gln 和 Met877Lys 突变。其他见于报道的 β-MyHC 突变还有 Lys383Asp 突变、Met349Thr 突变、Arg719Asp 突变。

FHCM 的确切致病机制尚不清楚，根据 10 年来对 FHCM 的分子遗传学及体内、体外功能性实验研究资料，一般认为 HCM 是肌节蛋白疾病，突变的肌节蛋白使肌小节结构和功能发生改变，使心肌在正常"负荷"状态下，不能达到正常的工作水平，启动机体的代偿机制，引起心肌肥厚、心肌细胞排列紊乱、间质纤维化和壁内冠状动脉管壁增厚等心脏表型。

表 11-5　家族性肥厚型心肌病的致病基因和突变位点及发生率

基因	蛋白质或 RNA	染色体定位	发生率 (%)
MYH7	β- 肌球蛋白重链 (β-MyHC)	14q12	～35
MYBPC3	肌球蛋白结合蛋白 C(MyBP-C)	11p11.2	～15
TNNT2	肌钙蛋白 T(cTnT)	1q32	～15
TPM1	α- 原肌凝蛋白 (α-Tm)	15q22.1	～5
TNNI3	肌钙蛋白 I(cTnI)	19p13.4	～5
MYL3	肌球蛋白必需轻链 (MLC1/ELC)	3p21.3	＜5
MYL2	肌球蛋白调节轻链 (MLC2/RLC)	12q23-q24	＜5
ACTC1	肌动蛋白 (cardiacα-actin)	15q14	＜5

续表

基因	蛋白质或 RNA	染色体定位	发生率 (%)
KCNQ4	电压门控性 K⁺ 通道 (Kv7.4)	1p34.2	< 5
PRKAG2	肌联蛋白 (Titin)	7q36	罕见
MYH6	α- 肌球蛋白重链 (MHC-α)	14q11.2	罕见
TTN	蛋白激酶 A-C 亚基 (PKAc)	2q24.3	罕见
MT-TI	线粒体编码异亮氨酸 tRNA	线粒体	罕见

（三）突变肌节蛋白对肌小节结构和功能的影响

肌小节和肌纤维的形成是一个严密调节的协调一致的过程，很容易受到基因突变引起的肌节蛋白结构改变的影响。FHCM 患者一般都有肌小节和肌纤维排列紊乱，且是 FHCM 的特征性病理表现。已证实多数突变肌节蛋白掺入肌小节和肌纤维中，少数如 MYBPC3 突变产生截断蛋白，通过单体型功能不足（Halpo-insufficiency）机制影响肌小节的结构。基因突变引起肌小节蛋白功能区域的氨基酸改变，导致蛋白功能异常，包括肌小节机械功能异常，如粗肌丝和细肌丝的横桥运动、肌动球蛋白（actomyosin）相互作用和最大收缩力下降。生化缺陷包括 ATPase 活性和 Ca^{2+} 敏感性下降。β-MyHC 突变影响球状头端的 ATP 分解位点和与肌动蛋白的结合位点，降低肌动蛋白激活的 ATPase 活性及肌球蛋白与细肌丝的结合亲和力，心肌兴奋 - 收缩耦联能力受抑制，收缩单位运动能力下降。cTnT 突变主要影响肌纤维对 Ca^{2+} 的敏感性，分离的 cTnT-Q92 突变转基因鼠心肌细胞的收缩装置对 Ca^{2+} 调节活动的敏感性明显下降，心肌细胞缩短速率和峰值缩短速率降低。α-Tm 突变对松弛状态（pCa9）的肌动 - 肌球蛋白相互作用无影响，而增加活动状态（pCa5）细肌丝移位率，总的收缩力不变，提示 α-Tm 突变使肌小节对 Ca^{2+} 敏感性增加，通过高收缩状态引发心肌肥厚，亦导致舒张功能不全。

第四节　心律失常的分子机制

心律失常可因原发性的心肌传导异常或再极化异常引起，也可因结构性心脏病而引起。家族性心律失常虽并不常见，但为深入认识心律失常的分子机制提供了很好的范例。本节将主要阐述遗传性心律失常的临床特征及细胞分子机制。虽然对于遗传性心律失常的具体病理生理学机制不明确，但目前在认识 LQ 间期延长综合征方面有较大进展。

一、遗传性心律失常

遗传性心律失常是环境因素和遗传因素共同作用的结果，包括原发性心电疾病和致心律失常性心肌病，前者指无器质性心脏病的一类以心电紊乱为主要特征的疾病，包括长 QT 间期综合征、Brugada 综合征、家族性房颤等，后者是心脏病伴发室性心动过速，包括致心律失常性右室心肌病、扩张型心肌病、肥厚型心肌病。

（一）先天性长 QT 间期综合征

长 QT 间期综合征（LQTS）是指心电图上有 QT 间期延长、T 波异常、易产生室性心律失常（图 11-7），尤其是尖端扭转型室性心动过速（torsade de pointes，TdP），患者易发生晕厥和猝死的一种心脏病。LQTS 并非常见病，但由于该病发病突然、猝死率高、又多以青少年发病及近年来对该疾病基因型和表现型关系的阐明，使得 LQTS 成为近年来心血管疾病领域的一个研究前沿。目前已经发现了 21 个基因与 LQTS 有关，但临床最常遇到的还是前 3 种，即 LQT1、LQT2、LQT3（表 11-6）。在基因筛查结果出来之前，根据心电图特点可以对患者进行初步分型。

图 11-7 A 所示，离子通道成孔 α 亚基或附属 β 亚基的遗传变异导致的心脏 K⁺ 通道（KCNQ 1 编码的 Kv7.1、KCNH 2 编码的 Kv11.1 和 KCNJ 2 编码的 Kir2.1）的功能减低，或心肌 Na⁺ 通道（SCN5A 编码的 NaV1.5）的功能增强，或心肌 L 型钙通道（CACNA1C 编码的 Cav1.2）功能增强。如图 11-7B 所示，基因变异介导的外向去极化电流（虚点盒）和（或）内向复极电流（横条盒）的增加会延长动作电位时程（APD），从而产生早后去极化（EAD）频率增加所需的底物。图 11-7C 中 APD 在 12 导联体表心电图上表现为心率校正 QT 间期延长。如图 11-7D 所示，EAD 触发的动作电位可诱发尖端扭转（TdP），并可演变为心室颤动（VF）。

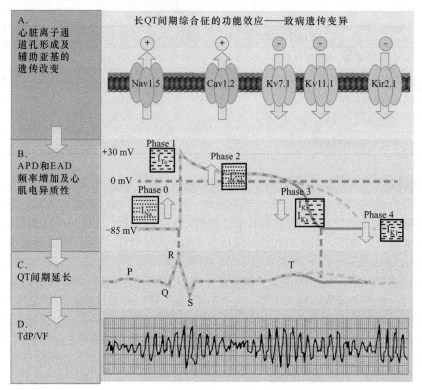

图 11-7　先天性长 QT 间期综合征的分子和细胞机制示意图

　　LQTS 确切的发病率还不清楚，据一些研究者估计，呈常染色体显性遗传的 RWS 综合征的发病率在 1/10 000 ～ 1/5 000。照此推断，我国该病的发病人数至少应在 20 万以上；而常染色体隐性遗传的 Jervell-Lange-Nielsen 综合征的发病率则在 1/1 000 000 ～ 6/1 000 000。在某些家系，LQTS 的外显率可以很低。

　　LQTS 至少包括 16 种类型，分别为 LQT1、LQT2、LQT3、LQT4、LQT5、LQT6、LQT7、LQT8、LQT9、LQT10、LQT11、LQT12、LQT13、LQT14、LQT15 和 LQT16。目前发现 *KCNQ/KVLQT1*、*KCNH2/HERG*、*SCN5A*、*ANKB*、*KCNE1/minK*、*KCNE2/MiRP1*、*KCNJ2/RyR2*、*Cav1.2* 基因突变分别与上述 16 种 QT 间期延长综合征有关（表 11-6）。

表 11-6　目前关于非综合征型和多系统 LQTS 亚型的遗传基础的研究

基因	LQTS 亚型	习惯名称[a]	OMIM	蛋白质	功能效应	遗传模式	发生频率
非综合征性长 QT 间期综合征（主要的）							
KCNQ1	LQT1	LQT1	192 500	Kv7.1	I_{Ks} 减少	AD、AR	30% ～ 35%
KCNH2	LQT2	LQT2	613 688	Kv11.1	I_{Kr} 减少	AD	25% ～ 30%
SCN5A	LQT3	LQT3	603 830	Nav1.5	I_{Na} 增加	AD	5% ～ 10%
非综合征性长 QT 间期综合征（次要的）							
AKAP9[b]	AKAP9-LQTS	LQT11	611 820	Yotiao	I_{Ks} 减少	AD	< 1%
CACNA1C	CACNA1C-LQTS	LQT8	N/A	Cav1.2	$I_{Ca, L}$ 增加	AD	1% ～ 2%
CALM1	CALM1-LQTS	LQT14	616 247	Calmodulin 1	$I_{Ca, L}$ 增加（有缺陷的 CDI）	散发的	1% ～ 2%
CALM2	CALM2-LQTS	LQT15	616 249	Calmodulin 2	$I_{Ca, L}$ 增加（有缺陷的 CDI）	散发的	1%
CALM3	CALM3-LQTS	LQT16	114 183	Calmodulin 3	$I_{Ca, L}$ 增加（有缺陷的 CDI）	散发的	< 1%

续表

基因	LQTS 亚型	习惯名称 a	OMIM	蛋白质	功能效应	遗传模式	发生频率
CAV3	CAV3-LQTS	LQT9	611 818	Caveolin 3	I_{Na} 增加	AD	< 1%
KCNE1	KCNE1-LQTS	LQT5	613 695	MinK	I_{Ks} 减少	AD	< 1%
KCNE2[b]	KCNE2-LQTS	LQT6	613 693	MiRP1	I_{Kr} 减少	AD	< 1%
KCNJ5[b]	KCNJ5-LQTS	LQT13	613 485	Kir3.4	$I_{K, Ach}$ 减少	AD	< 1%
SCN4B[b]	SCN4B-LQTS	LQT10	611 819	Nav1.5 β4- 亚基	I_{Na} 增加	AD	< 1%
SNTA1[b]	SNTA1-LQTS	LQT12	612 955	Syntrophin-α1	I_{Na} 增加	AD	< 1%
心脏型 Timothy 综合征							
CACNA1C	COTS	N/A	N/A	Cav1.2	$I_{Ca, L}$ 增加	AD	1%
Jervell 和 Lange-Nielson 综合征							
KCNQ1	JLNS1	JLNS1	220400	Kv7.1	I_{Ks} 减少	AR	罕见
KCNE1	JLNS2	JLNS2	612347	MinK	I_{Ks} 减少	AR	罕见
锚蛋白 -B 综合征							
ANK2[b, c]	ABS	LQT4	600919	锚蛋白 -B	离子通道 / 转运体定位异常	AD	< 1%
Andersen-Tawil 综合征							
KCNJ2[c]	ATS1	LQT7	170 390	Kir2.1	I_{K1} 减少[c]	AD	< 1%
Timothy 综合征							
CACNA1C	TS1	LQT8	601 005	Cav1.2	$I_{Ca, L}$ 增加 (VDI 减慢)	嵌合型、散发、AD	罕见
三联蛋白敲除综合征							
TRDN	TKOS	N/A	615 441	三联蛋白	CRU 中断	AR、散发	2%

OMIM，联机孟德尔人类遗传数据库；AD，常染色体显性；AR，常染色体隐性；ABS，锚蛋白 -B 综合征；ATS，Andersen-Tawil 综合征；CDI，钙依赖性失活；COTS，心脏型 Timothy 综合征；CRU，钙释放单位；LQTS，长 QT 间期综合征；TS，Timothy 综合征；VDI，电压依赖性失活

a 由于一些先前被认为是 LQTS- 致病基因的潜在降级，建议将习惯名称的使用限制在 KCNQ 1（LQT 1）、KCNH 2（LQT 2）和 SCN5A（LQT 3）上

b 已经或可能获得有限的或有争议的基因命名的基因

c 由于缺乏与 QT 间期延长的真正联系，因此值得从诊断性 LQTS 基因检测面板中去除的基因

LQT1 的相关基因 *KCNQ1* 位于染色体 11p15.5，为编码缓慢延迟整流 K$^+$ 通道（I_{Ks}）α 亚基。如图 11-8 所示，KCNQ 1 和 KCNE 1 在质膜中的拓扑结构。LQT 1 和 LQT 5 相关突变代表了多种功能缺失的机制，包括渗透破坏（灰色方形）、门控（灰色圆形）、转运（灰色三角形）、PKA 介导的信号传递（灰色星形）、KCNQ 1-KCNE 1 相互作用（白色方形）、PIP 2 亲和力（白色圆形）、钙调素亲和力（白色三角形）。

LQT2 相关基因 *HERG*（*KCNH2*）位于染色体 7q35-36，编码快速延迟整流 K$^+$ 通道（I_{Kr}）α 亚基。如图 11-9 所示为 HERG 和 KCNE 2 在质膜上的拓扑结构及典型的 LQT 2 和 LQT 6 相关突变，不同的功能丧失机制包括门控（灰色圆形）、K$^+$ 通透（黑色方形）、转运（白色三角形），或组合缺陷（灰色星形）。

LQT3 相关基因 *SCN5A* 位于染色体 3q21-24，为编码 Na$^+$ 通道 α 亚基（图 11-10）。一些具有代表性的 LQT3 相关突变之所以被选中，是因为有强有力的证据表明，它们是通过通道爆裂（灰色三

角形）或后期重新打开（灰色圆形）或延长动作电位而导致的（灰色方形）。

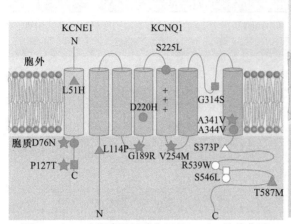

图 11-8　I_{Ks} 功能障碍导致先天性 LQTS 及其典型相关突变

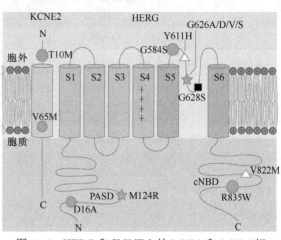

图 11-9　HERG 和 KCNE 2 的 LQT 2 和 LQT 6 相关突变

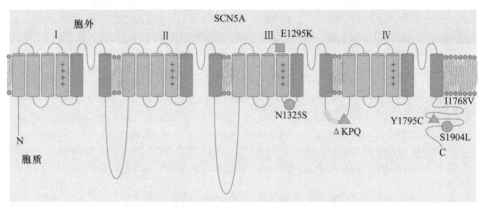

图 11-10　I_{Na} 功能障碍导致先天性 LQTS 及其典型相关突变

LQT4 相关基因定位在染色体 4q25-27，为编码 Ankyrin-B 蛋白；LQT5 相关基因 *KCNE1* 定位于染色体 21q22，为编码 I_{Ks} β 亚基（图 11-8）；LQT6 相关基因 *KCNE2*（*MiRP1*）也位于染色体 21q22，为编码 I_{Kr} β 亚基（图 11-9）；LQT7 罕见，相关基因 *KCNJ2* 位于染色体 17q23.1-24.2，为编码内向整流 K$^+$ 通道（I_{K1}）亚基；LQT8 相关基因是 *Cav1.2*，为编码 L- 型钙通道 α 亚基。

LQT1 和 LQT5 相关基因突变导致 I_{Ks} 减弱；LQT2 和 LQT6 相关基因突变导致 I_{Kr} 减弱，两者均导致动作电位复极延缓，QT 间期延长；LQT3 相关基因突变使心肌细胞膜 I_{Na} 电流不能完全失活，动作电位复极延缓，QT 间期延长；LQT4 相关基因突变导致锚蛋白 Ankyrin-B 功能异常，引起 Ca^{2+} 动力学异常；LQT7 相关基因突变导致 I_{K1} 电流减弱，动作电位复极延缓，QT 间期延长；LQT8 相关基因突变导致 L- 型钙通道失活延缓，QT 间期延长。

（二）Brugada 综合征

这类患者一般超声心动图、心室造影、运动试验、冠脉造影等检查均正常，男性的发病比例明显高于女性，具有家族遗传倾向。其病因及发病机制均有许多地方不很清楚，其发生与瞬间外向钾电流异常所致的动作电位改变有关。Brugada 综合征的关联基因是 *SCN5A*，是心肌细胞电压门控型 Na$^+$ 通道 α 亚单位的编码基因。此基因突变改变了 Na$^+$ 通道蛋白，造成了通道功能丧失或降低，通道失活加速，复活减慢，动作电位复极时间延长，激活电压升高，还可导致通道蛋白转运功能破坏，Na$^+$ 通道无功能，导致心律失常。在中国人中发现了 Brugada 综合征的一个新的 *SCN5A* 基因突变（K317N）。用多聚酶反应及 DNA 测序对一个 Brugada 综合征家系 *SCN5A* 基因的全部 28 个外显子进行基因检测，发现了一个错义突变 A5471G。

（三）预激综合征

预激综合征（preexcitation syndrome）的心电图呈现预激表现，临床上有心动过速发生，即以短 PR 间期、QRS 宽、R 波上升支有粗钝的 δ 波为特点。对三代 43 人的家族性肥厚型心肌病合并 WPW

的家系分析表明，二者并发的基因定位于染色体 7q3D7S688 ~ D7S483 间。另外 2 个家族性肥厚型心肌病家系的 *PRKAG2*（AMP 激活蛋白酶 γ2 调节亚单位的编码基因）发生突变，表明此基因可能与 WPW 有关。

二、先天性短 QT 间期综合征的分子遗传机制

与长 QT 间期综合征相似，短 QT 间期综合征（SQTS）既可以是后天的，也可以是先天性的。20 世纪 90 年代，人们认为人类和一些袋鼠的短 QT 间期可能会增加心脏猝死（SCD）的风险。在 2000 年首次描述短 QT 间期综合征之前，人们认为 QT 间期的缩短只是由于各种代谢、药理学和病理条件所致。这些疾病包括高钾血症、高钙血症、酸中毒和肉碱缺乏。与 QT 间期缩短相关的药物包括洋地黄、乙酰胆碱、ATP 激活剂和儿茶酚胺。已报道的病理状况包括体温过低、某些内分泌紊乱、心肌缺血和癫痫发作后的发作后状态。然而，目前尚不清楚这些诱发因素是否经常缩短 QT 间期，以引起任何重大的临床后遗症，包括晕厥、癫痫、恶性心律失常或心源性猝死（SCD）。

如表 11-7 所示，至少有 6 个基因缺陷被证实会患有这种综合征。这种疾病的电生理基础似乎是 K^+ 或 Ca^{2+} 通道编码基因的错义突变或遗传多态性。因此，心室复极可通过外向 K^+ 通道功能的增加或内向 Ca^{2+} 通道功能的丧失而缩短。在任何一种情况下，APD 都会减少，这是心脏组织的有效不应期，导致心房和室性心律失常的倾向。此外，由于钙负荷受损而缩短的复极时间，超声心动图发现异常低的整体纵向应变和收缩功能障碍。SQT 的三种主要形式包括 K^+ 通道功能突变的增益。

表 11-7　短 QT 间期综合征的相关基因

SQTS 亚型	基因	蛋白质	功能	SQTS 机制
SQT-1	*KCNH2*	Kv11.1	α- 亚基 I_{Kr}	获得功能
SQT-2	*KCNQ1*	Kv7.1	α- 亚基 I_{Ks}	获得功能
SQT-3	*KCNJ1*	Kir2.1	α- 亚基 I_{K1}	获得功能
SQT-4	*CACNA1C*	Cav1.2	α- 亚基 $I_{Ca, L}$	失去功能
SQT-5	*CACNB2*	Cavβ2	β2- 亚基 $I_{Ca, L}$	失去功能
SQT-6	*CACNA2D1*	Cavδ1	δ1- 亚基 $I_{Ca, L}$	失去功能

三、获得性心律失常

获得性心律失常（acquired arrhythmia）比较多见，其病因多种多样，包括药物、电解质紊乱、缺血性心脏病、结构性心脏发育不全等。许多药物包括抗心律失常药，都有致心律失常作用，药物通过阻滞 HERG 和 SCN5A 离子通道，阻滞 I_{Kr} 和使内向钠电流 I_{Na} 降低，I_{Ks} 发生变异，致心肌细胞动作电位复极延迟，传导阻滞，诱发心律失常。其他原因所致的获得性心律失常大多也是通过改变心脏基因表型，使心肌发生重塑促使心律失常基因表型的表达而导致心律失常的发生。

小　结

心血管疾病是一类与心脏和血管（包括动脉和静脉）有关的疾病。这类疾病包括动脉硬化、冠状动脉疾病、心肌病、心律失常等。本章介绍动脉粥样硬化、肥厚型心肌病和家族性心律失常的分子机制。

动脉粥样硬化是动脉某些部位的内膜下有脂质沉积，同时有平滑肌细胞增殖和纤维基质成分蓄积，逐步发展形成动脉硬化性斑块，斑块部位的动脉壁增厚、变硬，斑块内部组织坏死后与沉积的脂质结合，形成粥样斑块。滞留于内皮下的 LDL 经过氧化修饰形成 ox-LDL 之后，ox-LDL 再通过清道夫受体介导进入细胞并大量聚积，导致泡沫细胞形成。在 As 形成过程中单核起源的巨噬细胞和 T 细胞的增殖与平滑肌细胞的增殖同样重要，这几种细胞产生细胞因子和生长因子的能力直接关系到病变形成过程中细胞的损伤和修复。

心肌肥厚是引起心血管疾病发生率和死亡率显著升高的独立危险因素，它主要表现为心肌细胞的肥大和间质成分的改变。从细胞和分子水平上看，心肌细胞肥大的分子机制主要包括三个环节：

笔记栏

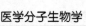

细胞外的刺激信号、细胞内的信号转导和细胞核内基因重排及活化。其中，胞内的信号转导通路是胞外刺激与核内基因活化的偶联环节，起到重要作用。

心律失常可因原发性的心肌传导异常或再极化异常引起，也可因结构性心脏病而引起。遗传性心律失常是环境因素和遗传因素共同作用的结果，包括原发性心电疾病和致心律失常性心肌病，前者指无器质性心脏病的一类以心电紊乱为主要特征的疾病，如长QT综合征、Brugada综合征、家族性房颤等，后者是心脏病伴发室性心动过速，包括致心律失常性右室心肌病、扩张型心肌病、肥厚型心肌病。

本章介绍的3类心血管疾病相互之间有着密切的联系。动脉粥样硬化导致的心脏严重缺血及严重的肥厚型心肌病均可导致继发性心律失常。本章着重介绍了这3类心血管疾病的分子与细胞机制。

参 考 文 献

洪葵，2006.遗传性室性心律失常.临床心电学杂志，15（4）：243-250

李莉，安丰双，2002.肥厚型心肌病的分子遗传学基础及致病机制.医学综述，8（10）：567-569

滕宗艳，张一娜，2001.心肌肥厚发生的细胞内分子机制.哈尔滨医科大学学报，35（4）：319-320

王洪涛，刘同库，浦介麟，2006.遗传性室性心律失常的基因、分子电生理及临床.中华内科杂志，45（4）：341-343

Ackerman MJ，2004.Molecular Basis of Congenital and Acquired Long QT Syndromes. Journal of Electrocardiology，37（Suppl）：1-5

Anwaruddin S，Askari AT，Topol EJ，2007.Redefining Risk in Acute Coronary Syndromes Using Molecular Medicine.J Am Coll Cardiol，49（3）：279-289

Bohnen MS，Peng G，Robey SH，et al，2017.Molecular Pathophysiology of Congenital Long QT Syndrome. Physiol Rev，97（1）：89-134

El-Sherif N，Turitto G，Boutjdir M，2018. Acquired long QT syndrome and torsade de pointes. Pacing Clin Electrophysiol，41（4）：414-421

Giudicessi JR，Wilde AAM，Ackerman MJ，2018.The genetic architecture of long QT syndrome：A critical reappraisal. Trends Cardiovasc Med，28（7）：453-464

Lester RM，Paglialunga S，Johnson IA，2019. QT Assessment in Early Drug Development：The Long and the Short of It. Int J Mol Sci，20（6）：E1324.

Nader A，Massumi A，Cheng J，et al，2007.Inherited Arrhythmic Disorders Long QT and Brugada Syndromes. Tex Heart Inst J，34（1）：67-75

Thiene G，Basso C，Calabrese F，et al，2005. Twenty years of progress and beckoning frontiers in cardiovascular pathology: Cardiomyopathies. Cardiovasc Pathol，14：165-169

Wang Q，2005.Molecular genetics of coronary artery disease. Curr Opin Cardiol，20（3）：182-188

思 考 题

1.动脉粥样硬化的病因及发病的分子机制是什么？高脂血症致动脉粥样硬化的分子机制是什么？

2.心肌肥厚的细胞分子病理学基础是什么？引起心肌肥厚的刺激因素和应答基因是什么？

3.炎症在动脉粥样硬化发生发展中的作用及其分子机制是什么？

（易光辉）

第十二章 内分泌代谢病的分子机制

内分泌系统（endocrine system）由内分泌腺和分布于其他器官组织中的内分泌细胞组成，能够分泌具有重要调节作用的生物活性物质，即激素。激素经血液循环到达各种组织，并与相应的靶细胞受体识别而调节代谢过程，发挥其广泛的全身性作用。内分泌系统与神经系统相协调配合，感受内外环境的刺激与变化，以分泌激素的方式向机体发出调节信号，协调机体的各种生理活动，来适应环境变化和维持机体内环境的稳定。当这种分泌作用失调，会引起机体代谢出现异常而导致疾病发生。

第一节 内分泌代谢病的临床特征

细胞的新陈代谢是机体重要的生命特征之一。新陈代谢包括物质的合成代谢和分解代谢两大类过程，机体的一切生理或病理改变都直接或间接影响细胞的新陈代谢过程，因此新陈代谢的改变反映了细胞所处的状态。临床上，新陈代谢的速率、代谢产物的种类及代谢产物的浓度水平等都是多种疾病的重要诊断指标。当机体某一代谢通路发生异常时，可造成细胞中该通路代谢产物减少或堆积，甚至导致代谢产物种类及其他代谢通路流量的改变。当这些改变损伤了细胞的正常生物学功能时，导致疾病发生。因此，无论是机体的病理变化导致细胞代谢的改变，还是代谢异常造成机体的病理变化，都可以从细胞的代谢改变来阐明其致病的机制。

一、代谢病及内分泌代谢病

代谢病（metabolic disease）是一类由物质代谢异常而导致的病理变化。引起代谢病的致病因素可以是代谢通路中某个特定蛋白质（如转运蛋白）或酶的功能出现缺陷，或者是由内分泌腺及与代谢密切相关的重要器官（如肝脏）的功能障碍引起的，大部分代谢病的发生都由激素异常而导致。当内分泌细胞或内分泌腺的任何一种功能异常导致激素分泌过多或缺乏时，通常会引起机体代谢出现异常而导致疾病发生，这类疾病称为内分泌代谢病（endocrine and metabolic disease）。上述致病因素的直接后果可导致代谢通路中某些中间产物堆积或代谢产物缺乏，或者出现分流反应产物的细胞毒性作用。此外，代谢产物或中间产物水平异常可引起反馈调节紊乱，进一步加速病理变化，产生相应的临床症状。通常情况下，每种代谢病都有多种各自不同的表现特征，而发病年龄、患病程度等又存在较大的个体差异，因而代谢病的早期临床诊断较为困难。临床上，根据家族患病史，可以有针对性地通过绒毛细胞检查或羊水细胞培养检查对多种遗传性代谢病进行筛查，而对于大多数非遗传性代谢病则不容易早期发现，只有在发病后才能做出诊断。

案例 12-1

患者，男，48岁。4～5年来无明显诱因一直有疲劳、乏力、头晕、眼花、多眠及食欲不振等症状，并发现面部皮肤逐渐变黑。多次就医，无明确诊断。近4个月明显消瘦，时有恶心、呕吐。在四肢伸侧及后背部先后出现10余处大小不等的白色斑块。1周前着凉后上述症状明显加重，昨日突发持续性腹胀、剧烈腹痛，无腹泻。体格检查：体温36.2℃，脉搏86次/分，呼吸16次/分，血压96/64mmHg（注：1mmHg＝133.322Pa），神志清楚，消瘦，慢性病容，面部皮肤暗黑，在肘部及乳头处皮肤有色素沉着。后背部及四肢皮肤可见直径2.0～9.0cm大小不等白斑10余处，白斑不突出皮肤表面，无压痛，压之无颜色变化。头发稀疏。甲状腺大小正常。两肺检查无异常。叩诊心浊音界略缩小，心音低钝，无杂音，心律规整。腹部平软，全腹有轻度压痛，无固定压痛点。肝脾未触及，双肾区无叩击痛，双下肢无凹陷性水肿。

辅助检查：①血常规：WBC 4.8×10^9/L，N 0.54，L 0.46，Hb 103g/L。②尿常规：未见蛋白与红细胞、白细胞等。③血钾5.4mmol/L，血钠113mmol/L，血氯102mmol/L。空腹血糖3.2mmol/L。血皮质醇：早8时132 mmol/L，晚4时15.6mmol/L。心电Ⅱ、Ⅲ、aVF、$V_2\sim V_5$ 导联ST段下移0.075mV。

诊断：原发性慢性肾上腺皮质功能减退症（又称 Addison 病）。

问题与思考：

　　1. 什么是 Addison 病？主要病因是什么？按照代谢病分类该患者所患疾病属于哪一类？

　　2. Addison 病的临床特征包括哪些？

<h2 style="text-align:center">二、内分泌代谢病的分类</h2>

　　代谢病的种类繁多，不同病种的病理过程相关性较小，临床表现较为复杂，因此对代谢病尚没有理想的分类方法。目前比较常见的分类方法有两种：一是根据病因将代谢病分为遗传性和获得性两类；二是根据受影响的代谢物分子大小，将代谢病分为小分子代谢病和大分子代谢病两类。

（一）遗传性和获得性代谢病

　　1. 遗传性代谢病　　遗传性代谢病（inherited metabolic disease）是由于基因突变导致蛋白质的构象或表达水平异常，从而影响相关的物质代谢而致病。遗传性代谢病的概念在 1908 年由英国医生 Sir Archibald Garrod 提出。虽然遗传性代谢病的发病率较低，但病种繁多，目前遗传性代谢病的总患病率为 1/5000 ~ 1/3000。迄今发现的遗传性代谢病有数千种，其中能检测到缺陷基因的有 500 多种，遗传性代谢病已经成为人类致死的主要疾病之一。尽管遗传代谢病种类多，但大部分遗传性代谢病的发病机制是一致的，即由遗传原因引起相应的酶、受体、载体等缺陷，导致机体正常的代谢途径阻断，引起代谢物的异常堆积或重要生理活性物质的缺乏，进而引发相应临床症状。

　　按基因突变情况不同，遗传性代谢病又可分为单基因遗传性代谢病和多基因遗传性代谢病。

　　（1）单基因遗传性代谢病：是因单个基因突变导致代谢通路中某个酶或蛋白质的缺陷或缺失，进而影响某些代谢产物或中间产物生成所致。多数单基因遗传性代谢病属于常染色体隐性遗传。例如，葡萄糖 -6- 磷酸脱氢酶缺乏症（glucose-6-phosphate dehydrogenase deficiency，G-6-PD）是一种单基因遗传性代谢病。患者携带缺陷的 6- 磷酸葡萄糖脱氢酶（glucose-6-phosphate dehydrogenase，G-6-PD）基因，因而红细胞中 G-6-PD 活性降低甚至缺乏，导致红细胞葡萄糖磷酸戊糖旁路代谢产物 NADPH 缺乏，红细胞的抗氧化能力降低。当机体受到伯氨喹型药物等氧化物损伤时，可造成红细胞膜氧化损伤而溶血。G-6-PD 缺乏症有多种 G-6-PD 基因变异型，不同变异型表达的酶活性不同，故临床表现也不尽相同。由于大多数单基因遗传性代谢病具有孟德尔遗传特点，症状典型，易于明确诊断。

　　（2）多基因遗传性代谢病：是由多个基因具有不同程度的缺陷，无显性和隐性之分。虽然多基因遗传性代谢病由多个致病基因所致，其中单个致病基因作用较小，但多个致病基因有累积效应，并与环境因素共同作用，导致以某个代谢通路障碍为主的疾病。例如，2 型糖尿病，因有关受体（如胰岛素受体）或细胞信号转导分子（如胰岛素受体底物）基因突变，使细胞对胰岛素的敏感性降低，导致机体糖代谢障碍。因此，由于某些基因的缺陷导致个体对某种疾病的易感性增加，这些基因被称为该疾病的易感基因。在某些特殊条件下，一个或几个缺陷基因是引发疾病的关键因素，也称为"触发基因"（triggering gene）。多基因遗传性代谢病不具有孟德尔遗传特点，具有显著的家族遗传性，症状不典型，通过单一的基因测序方法诊断较为困难。单基因和多基因两种遗传性代谢病的比较见表 12-1。

表 12-1　单基因遗传性代谢病与多基因遗传性代谢病的比较

单基因遗传性代谢病	多基因遗传性代谢病
符合孟德尔遗传定律	不符合孟德尔遗传定律
一个基因突变	多个基因突变
具有明确的表型	无明确的表型
可由简单的遗传学方法诊断，易检测	用复杂的遗传学方法诊，不易检测
可用突变的基因解释发病率和发病程度	发病率及程度变化大，受多种因素影响

　　根据 Cederbaum 和 Donnell 提出的分类方法，遗传性代谢病可分为七种：小分子代谢病（包括糖、氨基酸、有机酸等代谢病）、溶酶体蓄积病（包括黏多糖、黏脂、鞘脂、糖蛋白等蓄积病）、能量代谢异常（包括生物氧化异常、脂肪动员及代谢异常、糖原贮积病等）、过氧化物酶异常、转运异常、嘌呤和嘧啶代谢缺陷、受体缺陷。临床上常采用上述分类方法，以便于诊断和治疗（表 12-2）。

表 12-2　部分人类遗传性代谢病

代谢病	缺　陷
小分子代谢病	
苯丙酮尿症 (phenylketonuria)	丙酮酸羟化酶
白化病 (albinism)	酪氨酸酶
葡萄糖 -6- 磷酸脱氢酶缺乏症 (G-6-PD deficiency)	葡萄糖 -6- 磷酸脱氢酶
半乳糖血症 (galactosemia)	半乳糖 -1- 磷酸尿苷转移酶
肺气肿 (pulmonary emphysema)	α1- 抗胰蛋白酶能量代谢异常
糖尿病 (diabetes mellitus)	单基因或多基因缺陷
卡恩斯 - 塞尔综合征 (Kearns-Sayre syndrome)	线粒体 DNA 部分缺失过氧化物酶异常
溶血性贫血 (hemolytic anemia)	谷胱甘肽过氧化物酶
甲状腺激素合成缺陷 (thyroid hormone synthesis deficiency)	脱碘酶转运异常
肝豆状核变性 (hepatolenticular degeneration)	ATP7B 蛋白
耳聋性肾小管酸中毒 (kidney tubular acidosis with deafness)	碳酸酐酶嘌呤和嘧啶代谢缺陷
自毁性综合征 (Lesch-Nyhan syndrome)	次黄嘌呤鸟嘌呤磷酸核糖转移酶
痛风 (gout，primary)	次黄嘌呤磷酸核糖转移酶受体缺陷
家族性高胆固醇血症 (familial hypercholesterolemia)	LDL 受体
维生素 D 依赖性佝偻病 Ⅱ 型 (vitamin D-dependent rickets I)	维生素 D 受体

2. 获得性代谢病　获得性代谢病（acquired metabolic disease）是由后天因素而引起的物质代谢紊乱或障碍，可分为内分泌代谢病、营养性代谢病和其他获得性代谢病，其中内分泌代谢病较为常见。与遗传性代谢病相比，获得性代谢病通常同时影响更多条物质代谢通路，诊断和治疗较为容易。

（1）内分泌代谢病：是与代谢调节密切相关的内分泌腺的异常分泌作用所致。由于激素的作用范围很广，内分泌代谢病通常影响多种组织器官的代谢。例如，甲状腺病是一种比较常见的代谢病，影响全身组织器官的物质代谢。甲状腺素不仅促进细胞的能量代谢，对糖、脂类和蛋白质代谢有重要的调节作用，还与生长发育有密切关系，甲状腺素分泌异常势必造成多方面的病理变化。

（2）营养性代谢病：由于某种营养因子（如维生素等）的缺乏所导致的相关代谢通路障碍而致病称为营养性代谢病。例如，维生素 D 缺乏导致钙磷代谢障碍，受影响的器官包括肾、小肠和骨骼等。其他获得性代谢病包括由某种组织器官病变而导致代谢障碍，如慢性酒精中毒引起的脂肪肝，肝脏的脂肪代谢发生紊乱，引起三酰甘油合成增加、脂肪酸 β 氧化障碍和三酰甘油外运能力下降等。另外，也有部分内分泌疾病和营养缺乏病具有遗传性，因而被归类于遗传性代谢病。例如，1 型糖尿病与 HLA 基因有着密切关系，约 50% 的遗传危险性可归于 HLA- Ⅱ 类基因（DR、DQ、DP）。共济失调伴选择性维生素 E 缺乏症（ataxia with vitamin E deficiency，AVED）是一种常染色体隐性遗传病，又称家族性单纯维生素 E 缺乏症 [familial isolated vitamin E（FIVE）deficiency]，其临床特征为共济失调，腱反射减弱或消失，深感觉障碍及构音障碍，并伴有维生素 E 缺乏。AVED 致病基因为 α- 生育酚转运蛋白（alpha-tocopherol transfer protein，α- TTP）基因，定位于染色体 8q13.1-13.3。该基因突变导致 α-TTP 转运功能障碍，血液及组织中维生素 E 浓度降低导致过氧化产物蓄积，引起神经系统及其他组织损伤。

（二）小分子代谢病和大分子代谢病

小分子代谢病是由小分子物质代谢障碍所致。例如，氨基酸代谢病、有机酸代谢异常、糖类和脂类代谢病等，这类代谢病的特点是起病比较早。由于小分子物质通常在体液中溶解度较高，这些物质的代谢异常一般都能在血液、组织液或尿液中反映出来。大分子代谢病又称沉积症，由于分子量大及溶解度小，这些大分子主要在某些特定组织器官中沉积而影响器官的正常功能或导致病变，如糖原病、黏多糖病、糖蛋白病等，这类疾病的特点是在较大婴儿期或儿童期起病，病程具有发展较慢和进行性特点。

案例 12-1 相关提示

原发性慢性肾上腺皮质功能减退症又称 Addison 病。因双侧肾上腺皮质损伤所致肾上腺糖皮质激素（皮质醇）和盐皮质激素（醛固酮）分泌缺乏引起。主要原因是自体免疫问题和肾上腺结核所致肾上腺皮质萎缩，或其他原因如双侧肾上腺切除、真菌感染及恶性肿瘤肾上腺转移等。按照代谢病的分类属于获得性代谢病中较为常见的内分泌代谢病。

三、内分泌代谢病的临床特征

（一）慢性肾上腺皮质功能减退症的临床特征

当两侧肾上腺大部分被破坏，机体出现多种皮质激素不足的症状，称肾上腺皮质功能减退症（adrenocortical insufficiency）。肾上腺皮质功能减退症按病因可分为原发性和继发性。原发性慢性肾上腺皮质功能减退症又称 Addison 病，常因自身免疫性肾上腺炎或肾上腺结核所致，临床较为少见；继发性慢性肾上腺皮质功能减退可见于下丘脑 - 垂体功能低下患者，因 CRF 或 ACTH 分泌不足，导致肾上腺皮质萎缩，有特殊的临床特征。

1. 发病缓慢　经常在起病多年后发现，偶有部分病例，因感染、外伤、手术等应激而诱发肾上腺危象而被发现。

2. 色素沉着　皮肤黏膜色素沉着是慢性原发性肾上腺皮质减退症特征性的表现。皮肤和黏膜色素沉着多呈弥漫性，在指（趾）甲根部、瘢痕、乳晕、外生殖器、肛门周围、牙龈、口腔黏膜等暴露部位及经常摩擦部位较为明显。色素沉着的原因为糖皮质激素减少时，对黑色素细胞刺激素（MSH）和促肾上腺皮质激素（ACTH）分泌的反馈抑制减弱所致，部分患者可有片状色素脱失区。继发性肾上腺皮质功能减退症患者 MSH 和 ACTH 水平明显降低，故无色素沉着现象。

3. 乏力　乏力程度与病情轻重程度相关，轻者仅劳动耐量差，严重者卧床不起。原因系电解质紊乱、脱水、蛋白质和糖代谢紊乱。

4. 胃肠道症状　出现食欲不振、恶心、呕吐，上腹及右下腹可出现无定位腹痛，有时有腹泻或便秘。多喜高钠饮食。常伴有消瘦。消化道症状多见于病程久、病情严重者。

5. 心血管症状　由于缺钠、脱水和皮质激素不足，常出现低血压（收缩压及舒张压均下降）和直立性低血压。患者心脏较小，心率减慢，心音低钝。

6. 低血糖　由于患者体内胰岛素拮抗物质缺乏和胃肠功能紊乱，经常出现血糖偏低，但因病情发展缓慢而多能耐受，仅有饥饿感、出汗、头痛、无力、不安症状。严重者出现震颤、视物模糊、复视、精神失常、抽搐和昏迷。患者对胰岛素特别敏感，即使很小剂量注射也可以引起严重的低血糖反应。

7. 精神症状　经常出现精神不振、神情淡漠、记忆力减退、头昏、嗜睡。部分患者有失眠、烦躁、谵妄和精神失常发生。

8. 肾上腺危象　患者抵抗力低下，任何应激性负荷如感染、外伤、手术、麻醉等均可诱发急性肾上腺皮质功能减退性危象。

9. 原发病表现　常出现如结核病、各种自身免疫疾病及腺体功能衰竭综合征的相应症状。

10. 其他　该病患者对麻醉剂、镇静剂甚为敏感，小剂量即可导致昏睡或昏迷。性腺功能减退，男性常出现阳痿，女性可出现月经紊乱等。

案例 12-1 相关提示（续）

该病发病率为 4/10 万，多见于成年人。该病程进展缓慢，早期表现为易倦、乏力、记忆力减退，后期逐渐出现皮肤色素沉着、全身虚弱、消瘦、低血糖、低血压、直立性晕厥、心脏缩小、女性腋毛和阴毛稀少或脱落。应激（外伤、感染等）时易发生肾上腺危象。经血生化、肾上腺皮质储备功能试验、定位检查可明确诊断。临床上采取激素替代治疗及对因治疗。

（二）亚急性甲状腺炎的临床特征

亚急性甲状腺炎（subacute thyroiditis）又称巨细胞性甲状腺炎、肉芽肿性甲状腺炎、假性结节性甲状腺炎、De Quervain 甲状腺炎等，由 De Quervain 于 1904 年首先描述，病因尚未完全阐明，通常认为亚急性甲状腺炎与病毒感染有关，临床上较常见患者血清中流感病毒、柯萨奇病毒、腺病毒、腮腺炎病毒等病毒的抗体滴定度增高。

案例 12-2

患者，女，40 岁。咽痛 2 周就诊。体格检查：一般状况较好，心肺腹部正常；口咽部黏膜轻度充血，双侧扁桃体轻度肿大，表面未见脓性分泌物，咽后壁黏膜可见一约 1cm×1cm 溃疡。间接喉镜下见杓状突处轻度充血水肿，双侧声带、喉室带无充血水肿，活动度良好，双侧梨状窝无积液。拟诊为急性咽喉炎。经庆大霉素 8 万 U+ 糜蛋白酶 4000U+ 地塞米松 5mg 雾化吸入，每日 1 次；青霉素 480 万 U 静脉滴注，每日 2 次；维生素 B_2 100mg 静脉滴注，每天 1 次。治疗 1 周后，患者诉疼痛向右侧颌下及耳后放射，体温 37.5～38℃，颈部呈不对称性隆起，甲状腺右叶部位可触及 1.5cm×1.5cm 单个结节，质坚硬，触痛明显。

实验室检查：WBC $12×10^9$/L，T_3 2.8nmol/L，T_4 168nmol/L，TSH 6mU/L，ESR 30mm/h，甲状腺摄 ^{131}I 率 0.098。地塞米松 10mg 静脉滴注 3 天后减为 5mg 继续静脉滴注 3 天，患者精神、食欲明显好转，体温恢复正常，颈部结节显著缩小，触痛基本消失。诊断为"亚急性甲状腺炎"。患者出院后口服泼尼松片维持治疗，3 个月后随访无复发。

诊断：亚急性甲状腺炎。

问题与思考：

1. 什么是亚急性甲状腺炎？主要病因是什么？
2. 亚急性甲状腺炎的临床特征包括哪些？

亚急性甲状腺炎有如下几个临床特征。

1. 急性起病、呈发热等全身症状 患者多起病急剧，全身症状主要有发热、盗汗、疲乏无力、食欲不振，起病初期可出现轻度的心慌、怕热、多汗、震颤及神经紧张等甲亢症状。

2. 甲状腺疼痛、肿大且质硬 甲状腺肿大多呈双侧性，少数为单侧。甲状腺部位出现剧痛或隐痛，可沿颈部向颌下、耳根及枕后放射，也有呈放射状传导至前胸与肩部。甲状腺肿大，表面光滑，质地韧实，可随吞咽上下移动，与周围组织无明显黏连，压迫情况随甲状腺肿大情况而定，一般不明显。超声波检查压痛部位常呈低密度病灶。

3. ESR 显著增快 实验室检查可见白细胞计数及中性粒细胞正常或偏高，红细胞沉降率显著增快。

4. 血清甲状腺激素浓度升高与甲状腺摄碘率降低双向分离可诊断本病 血清蛋白结合碘或血清 T_3、T_4、FT_3 与 FT_4 浓度升高，甲状腺摄碘率降低，可降至 5%～10% 以下，这一特征对诊断本病有重要意义。少数患者有头痛、耳鸣、恶心与呕吐症状，女性患者可伴有月经异常，经量稀少。病程长短不一，从数周至数月不等，甚至反复复发和迁延达 1～2 年。

案例 12-2 相关提示

腮腺炎病毒与一些亚急性非化脓性甲状腺炎病例的发病有关，在某些患者的血液中发现有较高浓度的流行性腮腺炎病毒抗体，在被侵及的甲状腺组织中亦培养出流行性腮腺炎病毒。此外，柯萨奇病毒、流感病毒、埃可病毒及腺病毒等均可以是亚急性甲状腺炎的病原。

患者多见于 20～50 岁成人，女性患者比男性多 3～4 倍。多见早期受累甲状腺滤泡有淋巴细胞与多形核白细胞浸润，滤泡细胞被破坏，胶质逐渐减少或消失，并有多核巨细胞出现与肉芽组织形成，逐渐纤维化，病变逐渐恢复滤泡再生，恢复正常甲状腺结构。发病时，首先出现乏力与全身不适，并出现甲状腺部位疼痛，可放射至下颌、耳部或枕骨部，同时出现畏寒、发热、食欲下降等全身症状。体检发现：甲状腺轻度肿大，常有结节出现，有明显压痛。该疾病大多持续数周，可自行缓解，但可复发。整个病程通常持续 2～3 个月。早期：红细胞沉降率明显增快，甲状腺摄碘率明显降低，但血清 T_3、T_4 可有一过性增高，血清甲状腺球蛋白也可能增高。后期血清 T_3、T_4 降低，TSH 升高，并随病情好转逐渐恢复正常。根据其临床表现与实验室检查，患者有甲状腺肿大、结节、疼痛与压痛，伴有全身症状，红细胞沉降率明显增快，甲状腺摄碘率明显降低 >10%，即可确诊。

第二节 内分泌代谢病的分子机制

内分泌代谢病是由于与代谢调节密切相关的内分泌腺的异常分泌作用所致。由于激素的作用范围较为广泛，内分泌代谢病通常影响多种组织器官的物质代谢。例如，甲状腺病是一种比较常见的代谢病，其分泌功能异常可影响全身组织器官的物质代谢。甲状腺素促进细胞能量代谢，对糖、脂类和蛋白质代谢有重要的调节作用，还与生长发育有密切关系。因此，甲状腺功能异常，导致内分泌失调，可引起多种重要营养物质代谢障碍。单基因遗传性代谢病通常是代谢通路中某个酶缺陷造成，因而其代谢通路的中间产物变化情况和致病机制比较明确。多基因遗传性代谢病的分子机制则较为复杂，可以同时有多种关键分子出现缺陷和多条代谢通路出现障碍，导致代谢中间产物的变化多样性和病理变化的多系统性。

一、遗传性代谢病的分子机制

根据缺陷基因产物在物质代谢通路中的作用部位不同，可将遗传性代谢病的分子机制归纳为三种类型：代谢物质转运缺陷、代谢物质反应通路缺陷和代谢调节缺陷。

（一）代谢物质转运缺陷

1. 家族性高胆固醇血症 家族性高胆固醇血症（familial hypercholesterolemia，FH）是由于细胞膜上 LDL 受体缺乏影响 LDL 的分解代谢。家族性纯合子高胆固醇血症患者的血浆胆固醇水平可达 $13 \sim 26$ mmol/L，杂合子患者血浆胆固醇中度升高，通常可达 $7.8 \sim 13$ mmol/L。由于 LDL 受体基因缺陷，具有正常活性的 LDL 受体数量缺乏，阻碍了受体介导的 LDL 进入细胞，LDL 在血浆中堆积而导致血浆胆固醇代谢障碍。主要的临床症状有高胆固醇血症、特征性黄色瘤、早发心血管疾病家族史。FH 是儿童期最常见的遗传性高脂血症，可导致各种危及生命的心血管疾病并发症出现，是冠状动脉疾病的一种重要危险因素。

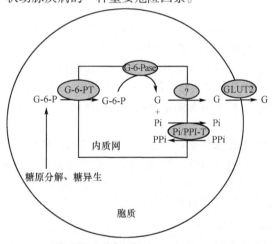

图 12-1 葡萄糖 -6- 磷酸转运和葡萄糖转运蛋白的转运作用

2. 肉毒碱脂酰转移酶Ⅰ缺乏症 肉毒碱脂酰转移酶Ⅰ（carnitine acyltransferase Ⅰ）存在于线粒体外膜外侧，该酶缺陷导致长链脂肪酸不能被转运进入线粒体内氧化，细胞的能量代谢发生障碍，患者出现肌无力等症状。与此类似，肉毒碱脂酰转移酶Ⅱ及脂酰肉毒碱转位酶（acyl carnitine translocase）缺陷都可以引起能量代谢障碍，导致肌肉、肾和心脏等器官受累，甚至造成死亡。

3. 糖原贮积症 糖原贮积症（glycogen-storage disease）是因肝脏和肌肉组织缺乏糖原代谢中某些酶而影响糖原正常分解或合成，在组织中沉积结构和数量异常糖原，是一组隐性遗传性糖原代谢紊乱疾病，又叫糖原病（glycogen disease）或糖原代谢病（glycogenosis）。如图 12-1 所示，正常情况下葡萄糖 -6- 磷酸转运蛋白（glucose-6-phosphate transporter，G-6-PT）位于内质网膜上，可将细胞质中葡萄糖 -6- 磷酸转运到内质网内，再由内质网膜内表面上的葡萄糖 -6- 磷酸酶（glucose-6-phosphatase，G-6-Pase）催化分解成葡萄糖（G）和磷酸（Pi）。当葡萄糖 -6- 磷酸转运蛋白缺乏时，糖原分解产生的葡萄糖 -6- 磷酸不能进入内质网内分解成葡萄糖，糖原分解受抑制，大量糖原在细胞内贮积而造成糖原贮积症。内质网内产生的磷酸必须由磷酸 / 焦磷酸转运蛋白（phosphate/pyrophosphate transporter，Pi/PPi-T）转运出内质网，使葡萄糖 -6- 磷酸分解反应得以继续。若该转运蛋白缺乏，将严重抑制内质网内葡萄糖 -6- 磷酸的分解，同样造成细胞内糖原的贮积。糖原贮积症主要累及肝和肾脏，出现肝大、发育受阻、严重低血糖、酮症等症状。

4. 胱氨酸病 胱氨酸病（cystinosis）是一种常染色体隐性遗传性代谢病，常以失钾、脱水、多饮、渗透性利尿为突出症状，分为婴儿型、儿童型和成人型三种，其中婴儿型占 95%，出生婴儿患病率约为 1/20 万。胱氨酸病是由溶酶体膜上胱氨酸转运蛋白缺陷所致，缺陷基因 *CTNS* 位于染色体 17p13，通常为第 10 外显子及其附近片段缺失。由于胱氨酸不能转运出溶酶体而结晶并大量蓄积在溶酶体内，致使溶酶体胀大甚至破裂，其结晶沉积在角膜、骨髓、白细胞及肾等内脏器官。肾脏是主要受累器官之一，胱氨酸结晶在肾脏沉积可损坏近曲小管对氨基酸、葡萄糖等小分子的重吸收，导致范科尼综合征（Fanconi syndrome），患儿出现进行性肾功能不全、生长迟缓；胱氨酸在眼组织中结晶，患者发生严重畏光及角膜损伤。

（二）物质代谢中的反应通路缺陷

物质代谢中的反应通路缺陷是最常见的遗传性代谢病，主要是由代谢反应通路中某种酶的缺陷造成，故又称为遗传性酶病。Garrod 提出的假说认为：在物质代谢中，一系列互为底物的反应由多种酶催化。当某种酶催化活性异常或缺乏时，可引起正常的代谢产物减少而上游的中间产物堆积或代谢途径转向，甚至生成有害的旁路代谢产物而损害细胞的功能（图 12-2）。

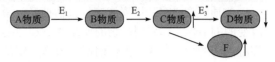

图 12-2　Garrod 假说

* 酶异常；物质代谢反应通路：E_1、E_2、E_3 分别是催化不同反应的酶

引起酶缺陷的直接原因是其编码基因发生突变，使其产物——酶的活性发生异常改变，导致代谢病发生。基因突变的可能结果包括：①结构基因突变，导致酶的活性改变（如酶与底物或调节物的亲和力改变）或酶的稳定性改变（如酶的降解速率改变）。②调节基因发生突变，导致酶的合成速率改变。对于这些突变结果，以酶的活性缺乏最为常见，通常因中间产物堆积、代谢底物堆积、代谢终产物缺乏和旁路代谢产物增多而引发代谢病。此外，酶的活性增高也可引起代谢病。

1. 代谢中间产物堆积引发代谢病　当代谢通路中某种酶缺乏时，可能导致其催化反应的上游中间产物大量堆积，造成对机体的毒性作用。例如，半乳糖血症Ⅰ型是由于半乳糖 -1- 磷酸尿苷转移酶缺乏所致，是一种比较少见的常染色体隐性遗传病。该酶与 UDP- 己糖 -4- 表构酶共同催化半乳糖 -1- 磷酸转变成葡萄糖 -1- 磷酸，是半乳糖代谢的关键酶。体内半乳糖 -1- 磷酸尿苷转移酶缺乏可导致半乳糖 -1- 磷酸在组织器官中大量堆积而发生病理变化。例如，半乳糖 -1- 磷酸在肝脏中堆积可造成肝大、肝功能损伤甚至肝硬化，在脑组织中堆积可造成运动功能及智力障碍等。同时，半乳糖还原产物——半乳糖醇浓度升高，贮积于晶状体，可造成晶状体肿胀、混浊，引起白内障。

2. 代谢底物堆积引发代谢病　当某种酶缺乏时，其催化的底物因代谢阻断而在体内堆积。若底物的溶解度高，则该底物在血和尿中的浓度增高；若溶解度低，则该底物在组织中贮积。例如，糖原贮积症是由于肝内葡萄糖 -6- 磷酸酶缺乏，导致葡萄糖 -6- 磷酸不能分解为葡萄糖，导致其逆向合成大量糖原而贮积。

3. 代谢终产物缺乏引发代谢病　代谢通路中的某一种关键酶缺乏导致代谢终产物的缺乏而引起代谢病。例如，白化病（albinism）是由于酪氨酸酶缺乏或功能减退引起的一种皮肤及附属器官黑色素缺乏或合成障碍所导致的遗传性白斑病，属于家族遗传性疾病，为常染色体隐性遗传病，常发生于近亲结婚的人群中。患者视网膜无色素，虹膜和瞳孔呈现淡粉色，怕光；皮肤、眉毛、头发及其他体毛都呈白色或黄白色。

4. 旁路代谢产物增多引发代谢病　当主要代谢途径由于酶的缺乏被阻断时，该酶的底物或其上游的中间产物发生堆积，可能通过另一旁路代谢而产生副产物，如果旁路产物或其分解产物具有毒性，即可能引起代谢病。例如，苯丙酮尿症（phenylketonuria，PKU）是由于体内缺乏苯丙氨酸羟化酶（phenylalanine hydroxylase）所致。当苯丙氨酸羟化酶活性缺失时，苯丙氨酸不能正常代谢生成酪氨酸而堆积，大量的苯丙氨酸通过氨基转移酶作用生成苯丙酮酸，后者进一步生成苯乳酸和苯乙酸等异常产物。上述具有毒性的旁路代谢产物损害脑组织发育及其功能，主要临床特征为智力低下、精神神经症状、脑电图异常等。

5. 酶活性增高引发代谢病　在某种情况下，基因突变也可导致酶的活性增高，致使其代谢产物增多而引起代谢病。例如，磷酸核糖焦磷酸合成酶（phosphoribosyl pyrophosphate synthetase，PRPS）是催化嘌呤从头合成的关键酶，PRPS 分子结构发生改变而引起其活性升高，导致体内的嘌呤合成速度加快，其代谢终产物尿酸生成过多，导致痛风发生。

6. 多种酶缺陷引发代谢病　在反应通路障碍引起的遗传性代谢病中，大多数是由于某一种酶活性改变造成，但在少数情况下不止一种酶出现缺陷。例如，先天性蔗糖不耐受症（congenital sucrose intolerance），患者同时存在异麦芽糖酶和蔗糖酶缺乏，致使不能正常消化吸收蔗糖。枫糖尿症（maple syrup urine disease）患者体内同时缺乏缬氨酸脱羧酶、亮氨酸脱羧酶和异亮氨酸脱羧酶。出现这种现象的可能解释是：①有缺陷的几种酶分子中均包含一条共用的多肽链，当编码这条多肽链的结构基因发生突变时，所有含有这条共同多肽链的酶蛋白结构改变而失活。②由于某个酶的缺乏，致使该酶催化生成的代谢物缺乏，因此由它诱导的各种酶也相应缺乏。③由一个调控基因发生突变，可以影响邻近几个结构基因表达。

（三）代谢调节缺陷

物质代谢受多种因素调节，包括神经、激素调节、代谢物及代谢产物的调节等。有些可以直接改变酶的活性，如代谢产物的反馈调节和酶的化学修饰等，也可以通过调节基因的表达水平而改变细胞内酶的含量。这一类代谢调节缺陷主要是与代谢调节有关的内分泌腺遗传病所致，又称为遗传性内分泌代谢病。

1. 受体基因突变引发代谢病 胰岛素受体底物（insulin receptor substrate，IRS）是一种接头蛋白（adaptor），包括 IRS-1 和 IRS-2，在胰岛素信号通路中起关键作用。IRS 基因突变可改变胰岛素对糖代谢的调节活性，包括葡萄糖的跨膜转运减慢和磷酸果糖激酶、丙酮酸激酶表达下降等，导致组织细胞对葡萄糖利用障碍。

中性脂质贮积症是一种由于 *CGI-58* 基因缺陷而导致的脂肪分解代谢障碍，患者全身组织发生脂肪积累。*CGI-58* 基因编码具有激活脂肪组织三酰甘油酶（adipose triglyceride lipase，ATGL）活性的蛋白质，属于酯酶家族，广泛分布于脂肪细胞中脂肪小滴的表面上。CGI-58 蛋白与 ATGL 相互作用而增加 ATGL 活性达 20 倍，以防脂肪在组织中过度储存。中性脂质贮积症患者携带突变的 *CGI-58* 基因，表达的功能缺陷 CGI-58 蛋白不能与 ATGL 结合，导致 ATGL 活性过低而造成脂肪分解代谢障碍。

2. 遗传性酶缺陷引发代谢病 在代谢反应通路中，代谢产物的反馈调节是调控物质代谢的重要方式。某些代谢产物对整个反应通路具有反馈调节作用，当某种酶的活性缺陷使其催化的代谢产物减少，则可能因反馈调节功能减弱而致病。自毁性综合征（Lesch-Nyhan syndrome）是由于遗传性次黄嘌呤鸟嘌呤磷酸核糖转移酶缺乏所致。HGPRT 催化次黄嘌呤转变为次黄苷酸（IMP）和鸟嘌呤转变为鸟苷酸（GMP），IMP 和 GMP 均可以反馈抑制磷酸核糖焦磷酸生成 1-氨基-5-磷酸核糖，从而调节 IMP 从头合成速度。当 HGPRT 缺乏时，这种反馈抑制作用减弱或消失，嘌呤合成速度加快，尿酸生成增加。由于尿酸对脑组织有毒性作用，以致患儿出现智力发育不全、舞蹈样动作及强迫性自残行为，并伴有高尿酸血症、尿酸尿、血尿、尿路结石和痛风等症状。

溶酶体贮积症（lysosomal storage disease，LSDs）是一类遗传性代谢病，是由于溶酶体内的酶（主要是酸性水解酶）、激活蛋白、转运蛋白及溶酶体蛋白加工校正酶缺乏，引起溶酶体功能缺陷，进而导致代谢物不能被有效地消化而在组织中贮积致病。迄今已确定的溶酶体贮积症有 50 多种，除少数为 X 染色体连锁隐性遗传外（如 Fabry 病），大多数属常染色体隐性遗传，是人类最常见的遗传病之一。部分溶酶体贮积症见表 12-3。

表 12-3　部分溶酶体贮积症及其基因定位

疾病名称	缺陷酶或蛋白	染色体定位
胆固醇酯累积病	酸性脂酶	10q24-q25
胱氨酸病	胱氨酸转运蛋白	17p13
Fabry 病	半乳糖苷酶 A	Xq22
岩藻糖贮积症	A-岩藻糖苷酶	1p34
半乳糖唾液酸贮积症	组织蛋白酶 A	20q13.1
糖原贮积病 I 型	α 葡萄糖苷酶	17q25.2-25.3
GM1 神经节苷脂累积病 I，II，III 型	β 半乳糖苷酶	3p21-3pter
黏脂贮积症 II，III 型	磷酸转移酶	4q21-q23
黏多糖病 I 型	α-L-艾杜糖苷酶	4p16.3

二、糖尿病的分子机制

糖尿病（diabetes mellitus）的特征是持续性高血糖和糖尿，特别是空腹血糖和糖耐量曲线高于正常范围。其主要病因是部分或完全胰岛素缺失、胰岛素抵抗所引起的以高血糖为特征的一组代谢病。持续的高血糖会引起多器官（眼、肾脏、心脑血管、神经等）损害、功能异常或衰竭。

（一）糖尿病的分型

近年来虽对糖尿病流行病学、病因学、发病机制及临床的研究不断深入，但目前的认识尚不完善。目前国际上通用 WHO 糖尿病专家委员会提出的分型标准（1999），即将糖尿病分为四种型：1型糖尿病、2 型糖尿病、其他特殊类型糖尿病和妊娠糖尿病。

1. 1 型糖尿病　1 型糖尿病（type 1 diabetes mellitus，T1DM）是因胰岛 B 细胞被破坏导致胰岛素绝对缺乏，该类型占糖尿病患者总数 5% ～ 10%。1 型糖尿病又分为自身免疫性和特发性两种亚型，分别称为 1A 型和 1B 型。1A 型可急性发病或缓慢发病，青少年通常为急性发病，而成人发病较缓慢，所以又称为"成人隐匿性自身免疫糖尿病"（latent autoimmune diabetes in adults，LADA）。LADA 具有以下特点：①多在 30 岁后发病，发病半年内不依赖胰岛素，无酮症发生。②发病时多为非肥胖型。③体内胰岛 B 细胞抗体（ICA）、谷氨酸脱羧酶抗体（GAD）和胰岛素自身抗体（IAA）等多持续阳性。④具有 1 型糖尿病的易感基因（如 *HLA-DR3*，*HLA-DR4*，*BW54* 及 *DQ-131-57-Non-Asp* 等）。⑤常伴有甲状腺和胃壁细胞等器官特异性抗体阳性。1B 型占少数，病因不明，体内缺乏胰岛 B 细胞自身免疫的证据，但具有强烈的遗传倾向。1B 型多见于非洲和亚洲人，多为长期胰岛素缺乏并容易发生酮症。

2. 2 型糖尿病　2 型糖尿病（type 2 diabetes mellitus，T2DM）从以胰岛素抵抗为主伴胰岛素进行性分泌不足，或以胰岛素进行性分泌不足为主伴胰岛素抵抗。患者胰岛素分泌量可能正常甚至偏高，但相对于高血糖水平仍然不足，发病年龄较大，但也可发生于青少年。该类型占所有糖尿病患者的 90% 以上，病因不明，一般认为由多基因遗传和环境因素共同促发，种族、家族史、肥胖（尤其是腹型肥胖）、高脂血症和糖耐量减退是其主要的危险因素。

3. 其他特殊类型糖尿病　环境因素、遗传因素或两者相互作用所致，病因学相对明确的一类或继发性糖尿病，又分为：①胰岛 B 细胞功能基因缺陷，如年轻人患成年型糖尿病（maturity-onset diabetes of the young，MODY）和线粒体基因突变糖尿病等。②胰岛素作用的基因缺陷，如 A 型胰岛素抵抗、脂肪萎缩性糖尿病等；③内分泌疾病，如皮质醇增多症、嗜铬细胞瘤、甲状腺功能亢进症等。④胰腺外分泌疾病，如胰腺炎、外伤或胰腺切除、胰腺肿瘤、胰腺囊性纤维化等。⑤药物或化学制剂所致的糖尿病，如二氮嗪、β 肾上腺素能受体激动剂、甲状腺素、苯妥英钠等。⑥感染，如先天性风疹、巨细胞病毒感染等。⑦不常见型免疫介导性糖尿病，如胰岛素自身免疫综合征、黑棘皮病 I（抗胰岛素受体抗体）、"Stiff Man"综合征等。⑧其他遗传病伴糖尿病，如 Down 综合征、Friedreich 共济失调、Turner 综合征、Wolfram 综合征等。

4. 妊娠糖尿病　妊娠糖尿病（gestational diabetes mellitus，GDM）是指妊娠期间发生的糖尿病。患者在孕前没有糖尿病，但在怀孕的中晚期，由于胎盘分泌了过多的升糖激素，本身有一定的缺陷，以致血糖升高而出现糖尿病。部分人在分娩以后血糖可恢复正常，另一部分人可能成为 1 型或 2 型糖尿病患者。

（二）糖尿病的分子机制

糖尿病的病因和发病机制极为复杂，迄今为止尚未完全阐明。不同类型糖尿病其病因也不尽相同，即使在同一类型中也存在异质性。但总体来说，遗传因素及环境因素共同作用而促进其发病。胰岛素由胰岛 B 细胞合成和分泌，经血液循环到达各组织器官的靶细胞，与特异受体结合并调节细胞代谢，在此过程中任何一个环节发生异常均可能导致糖尿病。

1. T1DM 的分子机制　绝大多数 1 型糖尿病是自身免疫性疾病，其发病机制迄今不完全清楚，但可以确定的是 T1DM 具有明显的遗传倾向，并受环境因素影响。某些诸如病毒感染、化学毒物和不健康饮食习惯等外界因素作用于有遗传易感性的个体，激活 T 淋巴细胞介导的一系列自身免疫反应，引起选择性胰岛 B 细胞损伤和功能衰减，胰岛素分泌不足进行性加重，最终发展为糖尿病。

T1DM 遗传易感性涉及 50 多个基因（表 12-4），包括 *HLA* 基因和非 *HLA* 基因，现尚未被完全识别。已知位于 6 号染色体短臂的 *HLA* 基因为主效基因，贡献了遗传易感性的 50%，其他为次效基因。HLA（human leukocyte antigen）具有多基因特性，其编码抗原位于细胞表面，与机体免疫应答、免疫调节及某些病理状态的产生均密切相关。依据 *HLA* 基因编码分子的结构、组织分布与功能差异，可分为 *HLA-* I 类、*HLA-* II 类、*HLA-* III 类基因，分别编码 *HLA-* I 类分子、*HLA-* II 类分子、*HLA-* III 类分子。其中 *HLA-* I、II 类分子参与了 CD4$^+$T 淋巴细胞及 CD8$^+$ 杀伤 T 淋巴细胞的免疫耐受和免疫损伤，从而参与了 T1DM 的发病。T1DM 的遗传易感性与 *HLA* 基因位点有明确的关联性，

其中包括 *HLA-DR*，*HLA-DQ* 和 *HLA-DP* 位点。

表 12-4　1 型糖尿病易感基因位点

基因位点	染色体定位	易感基因或微卫星
IDDM1	6p21	HLA-DQ\DR
IDDM2	11p15	INS VNTR
IDDM3	15q26	D15s107
IDDM4	*11q13	MDU1, ZFM1, RT6, FADD/MORTI, LRP5
IDDM5	6q24-27	ESR, MnSOD
IDDM6	*18q12-q21	D18s487, D18s64, JK (Kidd locus)
IDDM7	2q31	D2s152, IL-1, NEUROD, GALNT3
IDDM8	6q25-27	D6s264, D6s446, D6s281
IDDM9	*3q21-25	D3s1303
IDDM10	10p11-q11	D10s193, D10s208, D10s588
IDDM11	*14q24.3-q31	D14s67
IDDM12	2q33	CTLA-4, CD28
IDDM13	2q34	D2s137, D2s164, IGFBP2, IGFBP5
IDDM14	?	NCBI # 3413
IDDM15	6q21	D6s283, D6s434, D6s1580
IDDM16	*?	NCBI # 3415
IDDM17	* 10q25	D10s1750-D10s1773

　　T1DM 的发病机制目前归纳为环境因子启动假说（environmental triggers hypothesis）和炎症模型（inflammatory model）。

　　（1）环境因子启动假说（environmental triggers hypothesis）：环境因子（主要是病毒和食物因子）使胰岛 B 细胞破坏并释放出自身抗原（autoantigen），通过巨噬细胞处理后再刺激 CD4+Th 淋巴细胞，导致细胞因子 IL-1 产生，同时激活 CD8+ 细胞毒性 T 淋巴细胞，激活的 T 淋巴细胞和细胞因子共同作用，导致胰岛 B 细胞的大量破坏而致病。提出上述假说的前提是患者携带有易感基因，如胰岛细胞 *HLA-Ⅱ* 基因在正常情况下并不表达，但易感者胰岛细胞 *HLA-Ⅱ* 基因可被激活，导致细胞因子生成和 T 淋巴细胞的激活。

　　（2）炎症模型（inflammatory model）：Bergholdt 等提出了炎症模型解释 T1DM 发病机制。该模型认为，新生胰岛 B 细胞在进行凋亡重建过程中释放出 B 细胞自身抗原，或环境因子（主要是病毒）诱导 B 细胞 *HLA-Ⅰ* 型基因表达，使 B 细胞抗原暴露给 CD8+T 淋巴细胞，激活的 CD8+T 淋巴细胞可能通过打孔素（perforin）、IFN-β 或 TNF-β 等机制破坏 B 细胞，释放出 B 细胞自身抗原。这些释放的 B 细胞自身抗原可能包括未成熟的胰岛素或改变的 GAD，这些因子可被树突细胞或巨噬细胞摄入。巨噬细胞被激活并处理 B 细胞自身抗原，树突细胞则进入胰腺淋巴结后处理 B 细胞自身抗原，然后将抗原暴露给 CD4+Th 淋巴细胞，后者经孵化扩增后再进入胰岛接受激活的巨噬细胞暴露的抗原刺激，通过 Fas-FasL 途径或释放干扰素 IFN-γ 引起 B 细胞凋亡。同时，激活的巨噬细胞产生毒性细胞因子 IL-1 和 TNF-α 也促进 B 细胞凋亡（图 12-3）。

　　2. T2DM 的分子机制　与 T1DM 相比发病机制更为复杂，同样由基因和环境因素共同作用而引起的多基因遗传性复杂病，是一组异质性疾病，对其病因和发病机制认识尚不足。目前认为 T2DM 是由于胰岛素抵抗造成胰岛素相对不足，伴随着胰岛细胞的代偿功能下降引起，如图 12-4 所示。胰岛素抵抗是指胰岛素所作用的靶器官（主要包括肝脏、肌肉、脂肪组织）对胰岛素作用的敏感性降低，使机体对葡萄糖摄取和利用效率下降。关于胰岛素分泌相对不足和胰岛素抵抗的分子机制有多种假说，包括节俭基因型假说、胰岛素受体学说、葡萄糖受体学说、加速器假说等。

　　（1）节俭基因型假说（thrifty genotype hypothesi）：首先由 Neel 于 1962 年提出，他认为节俭基因能提高物质代谢效率和利用最低的能耗以脂肪的形式储存能量，有利于机体在缺乏食物的情况下生存。但节俭基因是什么及它的真实效应还不清楚，且不能解释营养以外的环境因素与 T2DM 的关系。

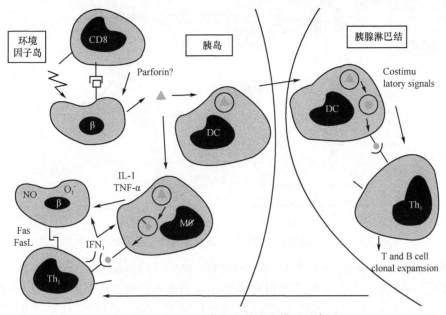

图 12-3 Bergholdt 等提出的炎症模型示意图

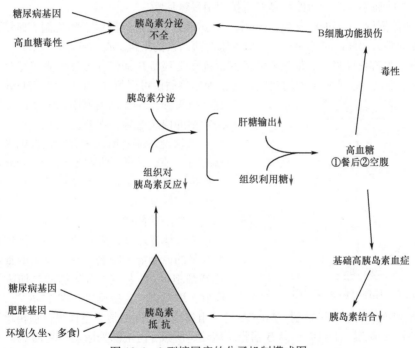

图 12-4 2 型糖尿病的分子机制模式图

（2）胰岛素受体学说：该学说认为在胰岛素信号调节过程中出现缺陷，导致胰岛素不能有效调节血糖而致病。胰岛素调节的环节包括胰岛素的产生、激素与受体结合、细胞内信号转导通路、基因表达及葡萄糖转运等过程（图 12-5）。由于遗传基因缺陷，患者细胞膜上胰岛素受体数量减少或结构异常，导致受体与胰岛素结合约为正常人的 40%，胰岛素不能充分发挥其正常的生理效应。肥胖型糖尿病患者由于脂肪增多而体内胰岛素受体数目显著减少，产生胰岛素抵抗，影响胰岛素的生物效应。此外，饮食过多可造成高胰岛素血症，加重胰岛细胞负荷，亦可导致胰岛素相对不足。

胰岛素受体是一种跨膜糖蛋白，由两个 α 亚基和两个 β 亚基组成。胰岛素与细胞 α 亚基特异性结合后引起受体构型改变，导致 β 亚基胞内部分的酪氨酸激酶活化，然后活化下游信号分子而发挥胰岛素效应。胰岛素受体基因突变可导致胰岛素的抵抗，继而引起胰岛 B 细胞的分泌能力下降，胰岛素水平相对不足。

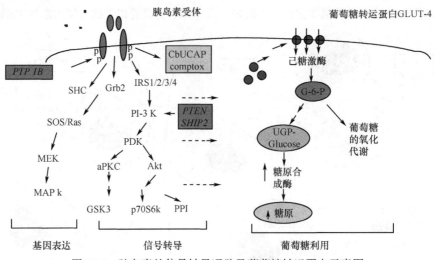

图 12-5　胰岛素的信号转导通路及葡萄糖转运蛋白示意图

　　属于胰岛素调节中的信号分子的胰岛素受体底物（IRS）与 T2DM 密切相关，是胰岛素 / 类胰岛素生长因子信号系统的关键介导者，在维持细胞生长、分裂和代谢中起着重要作用。目前已经鉴定出 IRS 四个成员，包括 IRS-1、IRS-2、IRS-3 和 IRS-4，其中 IRS-1 和 IRS-2 在很多组织细胞中起着重要的信号转导作用。由于 IRS 介导的胰岛素信号通路与很多其他多种信号通路有交叉，这些信号通路都可能干扰胰岛素效应，导致胰岛素抵抗而引发糖尿病。

　　（3）加速器假说（accelerator hypothesis）：是最近提出的糖尿病发病机制。血糖浓度失调可以是因为胰岛 B 细胞分泌胰岛素不足，或组织细胞对胰岛素的抵抗，或二者皆存在，这些情况在 T1DM 和 T2DM 两种类型都可能发生，都具有胰岛素抵抗和使胰岛 B 细胞分泌过度而加速 B 细胞衰退的特点，B 细胞分泌不足是这两种类型的共同特征。加速器假说可以解释 T1DM 和 T2DM 的界线模糊问题，也解释了在发达国家中糖尿病的高发及在发展中国家中的快速上升的现象。

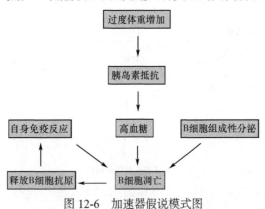

图 12-6　加速器假说模式图

　　该假说以体重增加为关键诱发因素，并提出加速器的三个基本元素，即组成性（constitution）分泌、胰岛素抵抗（insulin resistance）和自身免疫（autoimmunity），其中组成性分泌是 B 细胞的基本功能，具有异质性。上述三种因素都能不同程度地加速 B 细胞凋亡。该假说认为，体重增加能够加重胰岛素抵抗程度，导致血糖水平的控制能力减弱，而高血糖的毒性作用可以引起 B 细胞凋亡。同时，B 细胞凋亡加速了 B 细胞抗原释放，诱发自身免疫反应（图 12-6）。

　　3. MODY 型糖尿病的分子机制　MODY 是一组高度异质性的常染色体显性遗传单基因遗传病，已确定至少有 13 个亚型，主要由胰岛 B 细胞功能障碍所致，占全部糖尿病患者的 2% ～ 5%。MODY 型的主要特征是一般发病年龄小于 25 岁，有三代或以上家族发病史，症状出现缓慢，不肥胖，无酮症，亦无 B 细胞的自身免疫反应，无酮症倾向，至少 5 年内不需用胰岛素治疗。所有 MODY 基因均在胰岛 B 细胞中表达，并在 B 细胞生长发育、葡萄糖转运和代谢、胰岛素生成和分泌等细胞活动中发挥重要作用。

三、代谢综合征

　　代谢综合征是指人体的蛋白质、脂肪、碳水化合物等物质发生代谢紊乱的病理状态，是一组复杂的代谢紊乱症候群，是导致糖尿病、心脑血管疾病的危险因素。随着社会经济的发展和人们生活方式的改变，以肥胖、糖脂代谢紊乱和高血压聚集为一体的代谢综合征（metabolic syndrome，MS）发病率急剧升高，MS 的临床表现即它所包含的各个疾病及其并发症、伴发病的临床表现（如肥胖症、血脂异常、糖尿病、高血压、冠心病和脑卒中等）可同时或先后出现。MS 是糖尿病、心脑血管疾病的危险因素，心血管事件的发生率及死亡风险是正常人群的 2 ～ 3 倍，无糖尿病的 MS 患者发生 T2DM 的风险是正常人群的 5 倍，MS 已成为一种新的慢性病和公共卫生问题。

（一）代谢综合征的定义和诊断标准

国际上对代谢综合征的定义和诊断标准尚未统一。Reaven 在提出代谢综合征（X 综合征）之前，即有死亡四重奏的名称，即肥胖、高血压、高血糖与高血脂构成对心血管系统的威胁，在 DeFronzo 提出胰岛素抵抗综合征后的一段时间，人们将代谢综合征与胰岛素抵抗综合征两者等同起来。近年，Reaven 等认为代谢综合征的基础是胰岛素抵抗与高胰岛素血症，胰岛素抵抗综合征，还包括脂肪肝、睡眠呼吸暂停、多囊卵巢综合征及某些恶性肿瘤等更广泛内容，所以两种综合征不完全相同，而代谢综合征的提出更切合实际。

WHO 的诊断标准将胰岛素抵抗作为基本要求并列入微量白蛋白尿测定，这显然不适用于群体筛查和流行病学调查工作。美国国家胆固醇教育计划（ATP Ⅱ）则规定，腹型肥胖、高血压、血三酰甘油升高、高密度脂蛋白胆固醇降低和空腹血糖受损这 5 项指标中只要≥ 3 项达到标准即可诊断为代谢综合征，不要求测定胰岛素水平和微量白蛋白尿指标，这个标准更适合于群体筛查和临床实践。

（二）MS 的发病机制

MS 的发病机制研究主要集中在以下几方面：

1. 腹型肥胖和脂毒性的作用　腹型肥胖和血脂代谢异常是 MS 最重要的病理生理基础，也是导致胰岛素抵抗（insulin resistance，IR）的重要原因，腹内脂肪堆积释放非酯化脂肪酸增多，造成三酰甘油在肌肉和肝脏异位沉积，产生 IR。但也有学者认为仅用脂毒性作用解释 MS 的病理生理特征并不全面，炎症反应、氧化应激、PPARS、AMPK、瘦素和皮质醇等也在 MS 发病中起重要作用。

2. IR　通常认为胰岛素抵抗是 MS 的中心环节，胰岛素抵抗的发生与肥胖及 MS 的病理变化密切相关，许多学者认为 IR 在 MS 发病过程中的作用要高于肥胖。在病程早期，机体为了克服胰岛素抵抗，代偿性分泌过多胰岛素，引起高胰岛素血症，胰岛素抵抗和高胰岛素血症是 MS 的重要致病机制。IR 通过多种机制参与了 MS 相关疾病的发生。例如，胰岛素抵抗状态下，胰岛 B 细胞通过代偿性分泌胰岛素维持血糖正常，对胰岛素抵抗失代偿时，则发生 T2DM；高胰岛素血症刺激交感神经，增加心排血量，引起血管收缩和平滑肌增殖，肾脏对钠的重吸收增加，引起高血压。

3. 其他　代谢综合征代表着一系列心血管疾病危险因子的集聚状态，它还包括糖尿病前期的糖调节受损和糖耐量减退。对于 MS 患者，超重、肥胖、血脂异常症状出现频率较高，而高血压发生又高于肥胖，因此出现动脉粥样硬化等血管病变较为突出，进而引发心脑血管疾病。

小　　结

内分泌与代谢病的发生有着密切的联系，内分泌代谢病中的物质转运、代谢反应通路及其调节等环节是各种代谢病发生的关键。单基因或多基因的表达异常与内分泌代谢疾病有关。代谢物质转运缺陷中，葡萄糖 -6- 磷酸转运蛋白缺乏导致糖原代谢异常，半乳糖 -1- 磷酸尿苷转移酶缺乏导致半乳糖 -1- 磷酸在组织器官中大量堆积而发生病理变化。造成酶缺陷的基因突变分为以下两类：①结构基因突变，导致酶的活性改变或酶的稳定性改变；②调节基因突变，导致酶的合成速率改变。物质代谢中酶活性调节而导致的溶酶体贮积症。遗传性代谢病溶酶体蓄积症对能量代谢、物质代谢转运异常的关系。溶酶体在胞内将生物大分子水解成小分子而被细胞代谢再利用。糖尿病的临床特征与 T1DM 易感基因的关系。自身免疫作用是胰岛 B 细胞损伤的主要原因，包括抗胰岛细胞抗体、抗胰岛素抗体、抗谷氨酸脱羧酶抗体等。T2DM 中胰岛素受体信号转导途径。代谢综合征是指人体的蛋白质、脂肪、碳水化合物等物质发生代谢紊乱的病理状态，是一组复杂的代谢紊乱症候群，是导致糖尿病、心脑血管疾病的危险因素。腹型肥胖和血脂代谢异常是 MS 最重要的病理生理基础，也是导致胰岛素抵抗（IR）的重要原因，腹内脂肪堆积，释放非酯化脂肪酸增多，造成三酰甘油在肌肉和肝脏异位沉积。

参 考 文 献

葛均波，徐永健，王辰，等，2018. 内科学 .9 版 . 北京：人民卫生出版社：725-748

施秉银，陈露露，童南伟，等，2015. 内分泌与代谢系统疾病 . 北京：人民卫生出版社：175-181

Aula P，Autio S，Raivio K O，et al，1979.Salla disease：a new lysosomal storage disorder. Arch. Neurol，36：88-94

Hales C N，Barker D J，1992.Type 2（non-insulin-dependent）diabetes mellitus：the thrifty phenotype hypothesis，Diabetologia，35：595-601

Meikle P J，Hopwood JJ，Clague AE，et al，1999.Prevalence of Lysosomal Storage Disorders.JAMA，281：249-254

思 考 题

1. 根据病因可将内分泌代谢疾病分哪几类？
2. 简述糖尿病酮症酸中毒发病机制。
3. 举例阐明遗传性代谢疾病的发病分子机制。

（潘洪明）

第十三章 免疫性疾病的分子机制

免疫（immunity）是机体接触"抗原性异物"或"异己成分"的一种特异性生理反应（免疫应答），其作用是识别和排除抗原性异物以维持机体的内环境稳定。免疫应答（immune response）即机体受抗原刺激后，免疫系统抗原特异性淋巴细胞对抗原分子的识别、活化、增殖、分化、免疫分子形成和失去活化潜能，并表现出生物学效应的过程。健康个体的免疫系统能对各种外来抗原产生免疫应答，正常的免疫应答有赖于免疫系统各成分和免疫机制的正常，正常的免疫应答可以保护机体免受细菌、病毒等病原微生物的侵袭，同时，正常成熟的免疫系统能辨别"自我"（self）与"非我"（non-self），不对自身组织产生免疫应答。正常情况下机体通过复杂细微的免疫系统调控使免疫应答处于适当的强度。免疫系统因原发或继发的各种因素导致免疫系统功能紊乱或者功能不全而发生机体对外来抗原不应答或过度应答或对自身组织应答都会导致免疫性疾病的病理过程，发生免疫性疾病。随着自发免疫性肝病，特别是自发免疫性肝炎的发现，人们对免疫性疾病给予特别关注，深刻认识到免疫应答不一定都由病原因子引起，免疫功能也不仅限于抗感染，免疫应答也不总是对机体产生有利后果。

第一节 免疫的分子基础

免疫识别是免疫应答的基础和前提，需要许多分子十分精准、复杂的选择性结合，也依赖有关的细胞间复杂的相互作用。

一、细胞因子及受体

细胞因子（cytokine，CK）是由细胞分泌的、具有介导和调节免疫、炎症和造血过程的小分子蛋白质，具有多种名称，如单核因子（monokine），是由单核巨噬细胞产生的细胞因子；淋巴因子（lymphokine），是由淋巴细胞产生的细胞因子；趋化性细胞因子（chemokine），是具有趋化作用的细胞因子；集落刺激因子（colony stimulating factor，CSF），是可刺激骨髓干细胞或祖细胞分化成熟的细胞因子；白细胞介素（interleukin，IL）是主要由白细胞产生又作用于白细胞的细胞因子。此外，干扰素、肿瘤坏死因子和生长因子也都是细胞因子。在固有免疫反应及适应性免疫反应应答过程中，细胞因子是在细胞间传递激活、诱导、抑制信息的生物活性分子。

（一）细胞因子的特性及效应

1. 细胞因子的特性 CK具有许多共同的特性：①CK均为低分子质量（60kDa）的多肽或糖蛋白，多以单体形式存在，少数以聚合体形式存在，如IL-5、IL-12和M-CSF等为二聚体，TNF-α为三聚体。②CK大多在细胞接受抗原或丝裂原等刺激活化后，在固有免疫和获得性免疫的活化和效应阶段产生。③CK的分泌是一短暂的和自身限制的过程，可以自分泌、旁分泌或内分泌的方式发挥作用。④一种细胞可以产生多种CK，一种CK也可由多种细胞产生。⑤需通过与靶细胞表面相应受体结合后发挥其生物学效应。⑥CK具有高效性、多效性和网络性：细胞因子相互诱生、相互调节、相互间的叠加、协同或拮抗作用，构成交集的CK网络。

2. 细胞因子的效应 细胞因子的效应包括①抗细菌作用：细菌可刺激感染部位的巨噬细胞释放IL-1、TNF-α、IL-6、IL-8和IL-12等多种细胞因子，启动对细菌的攻击。IL-1激活血管内皮细胞，促进免疫系统的效应细胞进入感染部位并激活淋巴细胞。TNF-α增加血管的通透性，促进IgG、补体和效应细胞进入感染部位。IL-6激活淋巴细胞，促进抗体的生成。IL-8趋化中性粒细胞和T淋巴细胞进入感染部位。IL-12激活自然杀伤细胞，诱导CD4⁺T细胞分化成Th1细胞。IL-1、TNF-α和IL-6引起发热反应。上述错综复杂的细胞因子的复合作用构成一种重要的抗细菌防卫体系。②抗病毒作用：病毒刺激机体细胞产生IFN-α和IFN-β，IFN-α/β刺激病毒感染的细胞表达主要组织相容性复合体（major histocompatibility complex，MHC）Ⅰ类分子，提高其抗原提呈能力，使其更易被细胞毒性T淋巴细胞（cytotoxic T lymphocyte，CTL）识别并杀伤。IFN-α和IFN-β激活自然杀伤细胞，使其在病毒感染早期有效地杀伤病毒感染细胞。被病毒感染细胞激活的 CTL 分泌高水平的 IFN-γ，IFN-γ 刺激病毒感染细胞表达 MHC Ⅰ类分子，促进 CTL 杀伤病毒感染细胞。IFN-γ 也增强自然杀伤细胞的杀伤病毒感染细胞活性。趋化性细胞因子 MIP-1α、MIP-1β 可与 HIV-1 竞争性结合巨噬细胞趋化因子受体而表现抗 HIV 感染的活性。③调节特异性的免疫反应：多种 CK 可刺激免疫活性细胞的增殖，如 IL-2 和 IL-15 刺激 T 淋巴细胞的增生，IL-4、IL-6 和 IL-13 刺激 B 淋巴细胞增殖等。也有多种 CK 刺激免疫活性细胞的分化，如 IL-12 促进未致敏的 CD4$^+$T 淋巴细胞分化成 Th1 细胞，而 IL-4 促进未致敏的 CD4$^+$T 细胞分化成 Th2 细胞。但有些细胞因子在一定条件下也可以表现免疫抑制活性。④刺激造血：免疫应答和炎症反应中白细胞、红细胞和血小板不断消耗，需要不断地从骨髓造血干细胞补充这些血细胞。由骨髓基质细胞和 T 细胞等产生刺激造血的 CK 调控着血细胞的生成和补充。粒细胞 - 巨噬细胞集落刺激因子（GM-CSF）、巨噬细胞集落刺激因子（M-CSF）和粒细胞集落刺激因子（G-CSF）刺激骨髓生成各类髓样细胞。GM-CSF 是树突状细胞的分化因子。IL-7 刺激未成熟 T 细胞前体细胞的生长与分化。红细胞生成素（EPO）刺激红细胞的生成。IL-11 和血小板生成素（TPO）均可刺激骨髓巨核细胞的分化、成熟和血小板产生。⑤促进血管的生成：包括 IL-8 在内的多种趋化性细胞因子和成纤维细胞生长因子可促进血管的新生。

■（二）细胞因子受体

CK 通过结合细胞表面相应的细胞因子受体（cytokine receptors）而发挥生物学作用。CK 与其受体结合后启动复杂的细胞内分子间的相互作用，最终引起细胞基因转录的变化。细胞因子和其受体的结合是细胞因子介导的细胞信号转导的启动刺激。已知的细胞因子受体绝大多数是跨膜蛋白，分为Ⅰ型细胞因子受体、Ⅱ型细胞因子受体、肿瘤坏死因子受体和趋化性细胞因子受体四个蛋白质家族，各种细胞因子受体的结构有所不同，如图 13-1 所示。

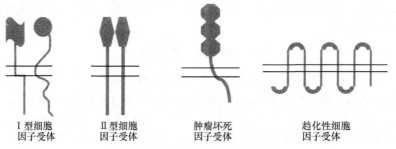

| Ⅰ型细胞
因子受体 | Ⅱ型细胞
因子受体 | 肿瘤坏死
因子受体 | 趋化性细胞
因子受体 |

图 13-1　细胞因子受体模式图

1. Ⅰ型细胞因子受体　Ⅰ型细胞因子受体（class Ⅰ cytokine receptor），也称造血因子家族受体（hematopoietin family receptors）。此类受体的细胞外段有保守的半胱氨酸和 Trp-Ser-X-Trp-Ser 序列，包括 IL-2、IL-3、IL-4、IL-5、IL-7、IL-9、IL-13、IL-15、GM-CSF 和促红细胞生成素等细胞因子的受体。

> **案例 13-1**
>
> 　　患者在出生头几个月即经常发生腹泻、肺炎、耳炎、脓毒血症、皮肤感染等。继而发生机会性感染如白色念珠菌、卡氏肺囊虫、水痘、麻疹等感染导致死亡。血常规检查示淋巴细胞减少。免疫学检查示 T 细胞缺乏或显著减少；B 细胞数量减少或正常，但功能异常，免疫球蛋白减少。经基因检测诊断该患者为 X- 性连锁重症联合免疫缺陷病。
> **问题与思考**：X- 性连锁重症联合免疫缺陷病的免疫学机制是什么？

　　Ⅰ型细胞因子受体家族的多数成员属多亚单位受体，其中一种亚单位是结合亚单位，另一种是信号转导亚单位。多种Ⅰ型细胞因子受体有共用的信号传递亚单位。例如，人 IL-3、IL-5 和 GM-CSF 受体均由 α 和 β 亚单位组成，其中 α 亚单位是结合亚单位，结构各异；β 亚单位是这 3 种细胞因子共用的 150kDa 的信号转导亚单位。因此，IL-3、IL-5 和 GM-CSF 在功能上有很大的重叠性。IL-2、IL-4、IL-7、IL-9 和 IL-15 受体都有相同的信号转导亚单位（γ 链）。

案例 13-1 相关提示

IL-2、IL-4、IL-7、IL-9 和 IL-15 受体都有相同的信号转导亚单位位于 X- 染色体上，该基因缺陷是 X 连锁重症联合免疫缺陷病（X-linked severe combined immunodeficiency，X-SCID）的一种病因，这类患者由于 IL-2、IL-4、IL-7、IL-9 和 IL-15 受体介导的细胞信号转导发生严重的障碍，造成细胞免疫和体液免疫的严重缺陷。

IL-2 受体蛋白是由 α、β 和 γ 链组成的三聚体，其中 β 和 γ 链为 IL-2 和 IL-15 的共用链。静息的 T 细胞表面表达 IL-2 受体的 β 和 γ 链，此时的受体对 IL-2 亲和力低。T 细胞活化后，IL-2Rα 链快速表达，与 β 和 γ 链共同形成完整的复合物，这种完整的三聚体受体具有对 IL-2 的高亲和力。在抗原的刺激下，活化的 T 细胞分泌 IL-2 作用于自身的 IL-2 受体，通过自分泌作用促进活化细胞的增殖。

2. Ⅱ型细胞因子受体　Ⅱ型细胞因子受体（class Ⅱ cytokine receptor）家族也称干扰素家族受体（interferon family receptors），包括 IFN-α、IFN-β、IFN-γ 和 IL-10 的受体，此类受体的细胞外段有保守的半胱氨酸，但无 Trp-Ser-X-Trp-Ser 序列。

3. 肿瘤坏死因子受体（tumor necrosis factor receptor，TNFR）　肿瘤坏死因子受体超家族（TNF receptor superfamily，TNRSF）的成员都有 4 个细胞外功能区，包括 TNF 受体、神经生长因子受体、CD40 分子（为激活 B 细胞和巨噬细胞的重要膜分子）和 Fas 分子（介导细胞发生凋亡）。TNRSF 家族的 CD40 和 Fas 蛋白具有重要的免疫调节功能。CD40 表达在 B 细胞和巨噬细胞的表面。效应性 T 细胞表达 CD40L 和 FasL。T 细胞 CD40L 与 B 细胞的 CD40 结合可刺激 B 细胞增生并发生免疫球蛋白的类别转换。T 细胞 CD40L 结合巨噬细胞 CD40 可刺激巨噬细胞分泌 TNF。Fas 蛋白和 FasL 结合后启动表达 Fas 的细胞凋亡，表达 FasL 的 CTL 可清除表达 Fas 的淋巴细胞，这是一种重要的免疫应答的负反馈调节机制。

4. 趋化性细胞因子受体　趋化性细胞因子受体家族（chemokine receptor family）是 G 蛋白偶联受体，IL-8、MIP-1 和 RANTES 的受体均属此类受体。CCR5 和 CXCR4 是 HIV 在巨噬细胞和 T 淋巴细胞上的辅助受体，HIV 借助它进入细胞造成原发性感染。在体外 CCR5 的小分子拮抗剂可抑制 HIV 感染巨噬细胞。某些个体的 CCR5 编码基因由于缺失了 32 个碱基而发生了移码突变，仅表达无功能的 CCR5，这种个体可在一定程度上抵抗 HIV 的感染。

5. 细胞因子受体的可溶性形式　许多 CK 受体有游离的形式，即可溶性 CK 受体，如 IL-1、IL-2、IL-4、IL-5、IL-6、IL-7、IL-8、G-CSF、GM-CSF、IFN-γ 和 TNF 等，这些受体可作为相应 CK 的运载体，也可与相应的膜型受体竞争配体而起到抑制作用。此外，检测某些可溶性细胞因子受体的水平有助于某些疾病的诊断及病程发展和转归的监测。

6. 细胞因子受体的天然拮抗剂　一些细胞因子的受体存在天然拮抗剂，如 IL-1 受体拮抗剂（IL-1Rα）是一种由单核巨噬细胞产生的 170kDa 的多肽，它可以结合 IL-1 受体，从而抑制 IL-1α 和 IL-1β 的生物学活性。有些病毒产生细胞因子结合蛋白也是细胞因子的拮抗剂，如痘病毒产生的 TNF 和 IL-1 结合蛋白可抑制或消除 TNF 和 IL-1 的致炎症作用。

二、免疫球蛋白家族

世界卫生组织和国际免疫学会决定，将具有抗体活性或化学结构与抗体相似的球蛋白统一命名为免疫球蛋白（immunoglobulin，Ig）。Ig 单体是由两条重链和两条轻链组成的四链结构。重链和轻链均有可变区和恒定区，可变区一端用来特异地识别抗原，恒定区一端用来募集数量有限的效应分子和细胞，并由此激活下游的免疫效应机制，最终消除或消灭外来抗原。Ig 分子以分泌型和跨膜型两种形式存在，跨膜型 Ig 是 B 细胞的抗原受体。编码抗体分子轻、重链及 TCR 多肽链的基因与其他基因在基因结构上和表达程序上完全不同。

（一）Ig 基因

编码人 Ig 分子重链、κ 链和 λ 链的基因簇分别位于第 14、2 和 22 号染色体上，其在染色体上的总长度可达（80 ～ 200）万 bp。Ig 基因簇中包括 V（variable）、D（diversity，限于重链基因）、J（joining）和 C（constant）四种基因片段（gene segments），人 *IGH*、*IGK* 和 *IGL* 基因组成见表 13-1。

笔记栏

表 13-1　人 *Ig* 基因片段

Ig 基因	基因片段			
	V	D	J	C
IGH	95(50)	23	9(6)	11(9)
IGK	90(60)	0	5	1
IGL	60(30)	0	7	7(4)

表中数值显示各基因片段的总数，括号中为除假基因及无效基因之外的功能基因片段数

（二）*Ig* 基因重排及其机制

胚系基因中 V、D 和 J 片段的两端为重排信号序列（rearrangement signal sequence，RSS），即一个具有回文特征的 7 核苷酸序列（CACAGTG）与一个富含 A 的核苷酸序列（ACAAAAACC），加上两者之间的 12bp 或者 23bp 间隔序列。V 基因片段的下游为 12bp 间隔序列 RSS，J 基因片段上游为 23bp 间隔序列 RSS（图 13-2）。基因重排时遵守"12 ～ 23"原则：即带有 12bp-RSS 的基因片段只能与带有 23bp-RSS 的基因片段相结合（图 13-2），从而保证基因片段之间的正确重排和连接。来自不同种属的基因重排信号序列具有高度保守性。

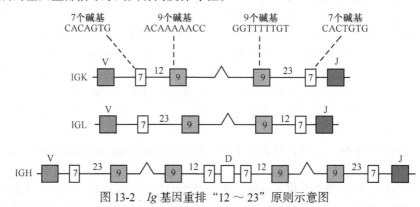

图 13-2　*Ig* 基因重排"12 ～ 23"原则示意图

Ig 基因重排是抗体分子多样性的分子基础。每个 B 细胞所携带的 *Ig* 基因 V、D、J 片段的重排具有随机性和独立性，因此每个 B 细胞克隆所表达的 BCR 均有独特的抗原特异性。B 细胞表达抗体分子之所以具有如此显著的多样性是由以下三个原因决定的（表 13-2）：① *IGH* 基因 V、D、J 之间的随机组合达 6000 余种（$50 \times 23 \times 6$）。虽然 D 片段只编码 2 ～ 6 个氨基酸，但其增加了 IgH 链的多样性。*IGL* 基因 V、J 片段的随机组合共有 200 余种（30×7）。②在 V-D、D-J 及 V-J 的连接过程中，常发生接头处核苷酸丢失，使所得到的重链 VDJ 多样性至少增加 100 倍，轻链 VJ 多样性至少增加 30 倍。③在 V-D、D-J 和 V-J 的连接过程中，常有接头处核苷酸插入的现象，使所得到的重链 VDJ 多样性增加至少 100 倍，轻链 VJ 多样性至少增加 30 倍。总之，基因重排过程中的"配件组合"及"不准连接"等特点使得 B 细胞用大约 300 个基因片段组合产生多于 10^{12} 种具有独特抗原特异性的抗体分子。

表 13-2　抗体分子多样性

	IGH	*IGK*	*IGL*
VDJ 基因片段的组合			
V	50	60	30
D	23		
J	6	5	7
V×D×J	6900	300	210
IgH/IgK(IgL) 链的组合	$6900 \times (300+210) \approx 3.5 \times 10^6$		
不准确连接	多样性至少增加 3000 倍		
核苷酸插入	多样性增加 100 倍		
可能的组合	$10^{11} \sim 10^{12}$		
Ig 重排基因	Ig 基因的突变频率是其他基因的百万倍以上		
高频突变	使抗体对抗原的亲和力增加 100 ～ 1000 倍		

三、免疫细胞表面分子

免疫细胞之间相互识别是通过细胞表面功能分子，包括细胞表面的多种抗原、受体和其他分子。有些细胞表面功能分子通常也称为细胞表面标志（cell surface marker）。按其执行的功能，主要免疫细胞表面分子可分为白细胞分化抗原、受体、MHC 分子、协同刺激分子及黏附分子等，其中受体可包

括特异性识别抗原受体、模式识别受体、细胞因子受体、补体受体、NK 细胞受体，以及免疫球蛋白 Fc 受体等。有关免疫细胞表面功能分子的分类、分布及主要功能见表 13-3。

表 13-3 免疫细胞表面功能分子举例

表面功能分子种类	主要分布细胞	主要功能
受体		
T 细胞受体（TCR）	T 细胞	特异性识别抗原（抗原肽 -MHC）
B 细胞受体（BCR）	B 细胞	特异性识别抗原
NK 细胞受体	NK 细胞	激活或抑制杀伤活性
模式识别受体（PRR）	吞噬细胞、树突状细胞	抗感染，感应危险信号
IgFc 受体（FcR）	吞噬细胞、树突状细胞，NK 细胞，B 细胞，肥大细胞	吞噬，杀伤，免疫调节
补体受体（CR）	吞噬细胞	免疫调节，抗感染
细胞因子受体	广泛	造血，细胞生长、分化、趋化
死亡受体 (DR)	广泛	诱导细胞凋亡
主要组织相容性复合体编码分子		
MHC Ⅰ类分子	广泛	识别抗原肽，提呈抗原
MHC Ⅱ类分子	APC，活化 T 细胞	识别抗原肽，提呈抗原
非经典 HLA- Ⅰ类分子	滋养层细胞，其他细胞	调节杀伤细胞功能
协同刺激分子	T 细胞，B 细胞，APC	调节 T 细胞、B 细胞活化和信号转导
细胞黏附分子（CAM）	广泛	细胞生长、分化和迁移，炎症，凝血，创伤愈合

（一）白细胞分化抗原

白细胞分化抗原（leukocyte differentiation antigen）是指血细胞在分化成熟为不同谱系（lineage）、分化不同阶段及细胞活化过程中出现或消失的细胞表面标记分子。显然，白细胞分化抗原除表达在白细胞上以外，还表达在红系和巨核细胞 / 血小板谱系。此外，白细胞分化抗原还广泛分布于非造血细胞的血管内皮细胞、成纤维细胞、上皮细胞、神经内分泌细胞等。白细胞分化抗原大都是跨膜蛋白或糖蛋白，含胞膜外区、跨膜区和胞质区；有些白细胞分化抗原是以糖基磷脂酰肌醇（glycosyl-phosphatidy linositol，GPI）连接方式锚定在细胞膜上；少数白细胞分化抗原是碳水化合物；也有极少数白细胞分化抗原是分泌型蛋白。

应用单克隆抗体鉴定法，将来自不同实验室的单克隆抗体所识别的同一分化群（cluster of differentiation）称为 CD。随着人们对 CD 分子的不断发现与认识，到目前为止，人的 CD 编号已从 CD1 命名至 CD363，可大致划分为 14 个组：T 细胞 CD、B 细胞 CD、髓样细胞 CD、血小板 CD、NK 细胞 CD、非谱系 CD、黏附分子 CD、细胞因子 / 趋化性细胞因子受体 CD、内皮细胞 CD、碳水化合物结构 CD、树突状细胞 CD、干细胞 / 祖细胞 CD、基质细胞 CD 和红细胞 CD。CD 分子 14 个组划分的特异性是相对的，实际上，许多 CD 抗原组织细胞分布较为广泛。此外，有的 CD 抗原可从不同分类角度而归入不同组。

（二）T 细胞抗原受体

每个 T 细胞分子表面约有 T 细胞抗原受体（T cell receptor，TCR）3000 ～ 30 000 个，TCR 分子是 α 链和 β 链借二硫键连接而成的异二聚体。抗原与 TCR 结合时，TCR 通过 CD3 分子向 T 细胞胞内传递活化信号。CD3 分子的所有肽链胞内区都有 17 个氨基酸残基组成的免疫受体酪氨酸激活模体（immunoreceptor tyrosine-based activation motif，ITAM），该结构中酪氨酸残基被 T 细胞内的酪氨酸蛋白激酶 $P56^{Lck}$ 磷酸化后，就能与其他具有 SH2 结构域的酪氨酸蛋白激酶（如 ZAP-70 等）结合，并通过这些蛋白激酶产生活化级联反应。

人 *TCR* 基因的组成情况列于表 13-4，基因结构见图 13-3。编码 TCR-α、TCR-β、TCR-γ、TCR-δ 链的基因座分别被命名为 *TCRA*、*TCRB*、*TCRG*、*TCRD*（斜体大写）。每个基因座上含有 *V*、*D*（限于 *TCRB* 和 *TCRD* 基因座）、*J* 和 *C* 基因片段，分别在基因座名之后缀以 *V*、*D*、*J* 或 *C* 表示。人 *TCRA* 和 *TCRD* 位于 14 号染色体长臂的 14q11 ~ q12 区内，两组基因片段交叉分布。

表 13-4　人 *TCR* 基因片段 *

TCR 基因	基因片段			
	V	D	J	C
TCRα	46	0	50 ~ 70	1
TCRβ	64	2	13	2
TCRγ	8	0	2	2
TCRδ	4	3	3	1

* 表示表中显示各基因片段的总数

TCRA和TCRD基因结构示意图：

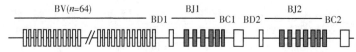

TCRB基因结构示意图：

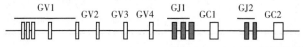

TCRG基因结构示意图：

图 13-3　人 *TCR* 基因结构示意图

TCR 基因重排发生于 T 细胞发育的早期。一个 *TCRBD* 基因片段首先与一个 *TCRBJ* 片段重排，所产生的 *DJ* 片段再与一个 *BV* 片段连接，形成一个完整的编码 TCR-Vβ 区 *VDJ* 外显子。同理，一个 *TCRAV* 与一个 *TCRAJ* 基因片段重排形成编码 TCR Vα 区的 *VJ* 外显子。上述基因重排过程所使用的重排信号序列与 Ig 基因相同，而且重排过程遵守"12 ~ 23"原则。*VDJ* 和 *VJ* 外显子分别与 C_β 和 C_α 基因片段共同编码 TCR-β 和 α 链。*TCRG* 和 *TCRD* 基因重排过程与此类似。

体内的 T 细胞实际表达的不同抗原特异性 TCR 的总和称作 T 细胞受体库（T cell receptor repertoire）。根据 *TCR* 基因重排的原理，人的 T 细胞可能产生的 *TCRBV-D-J* 基因片段组合近 1600 种，*TCRA V-J* 组合 3000 余种。即使不同克隆的 T 细胞选用完全相同的 *V*（*D*）*J* 基因片段，*V-D*、*D-J* 和 *V-J* 之间的连接常有接头处核苷酸删减或者插入的现象，使 TCR 多样性增加。与 Ig 基因不同之处在于，*TCR* 基因不发生体细胞高频突变（somatic hypermutation）。

（三）B 细胞抗原受体

B 细胞抗原受体（B cell receptor，BCR）以复合物的形式存在于 B 细胞表面。BCR 复合物是 B 细胞表面主要的膜分子，由识别抗原的 mIg 和传递信号的 Igα（CD79α）及 Igβ（CD79β）组成。在早期祖 B 细胞（表型为 B220low 和 CD43+）Ig 重链可变区基因开始发生 *DJ* 基因重排，随后晚期祖 B 细胞发生 *V-DJ* 重排，到大前 B 细胞阶段由于 V-DJ 重排的完成，可表达完整的 μ 链，与 λ5/VpreB 替代轻链共同组成 pre-B 受体，丢失 CD43。虽然 pre-B 受体识别的配体尚不清楚，但此阶段是 B 细胞发育中一个重要的检查点（checkpoint）。分化到小前 B 细胞阶段，μ 链在胞质和胞膜均有表达，而且轻链的 *VJ* 基因发生重排，进而发育为 mIgM+ 的未成熟 B 细胞（immature B cell），再经阴性选择后发育为 mIgM+ mIgD+ 的成熟 B 细胞（mature B cell），进入外周免疫器官，成熟 B 细胞接受抗原刺激后一般发生免疫正应答，使 B 细胞活化增殖，进一步分化为分泌 Ig 的浆细胞，部分活化 B 细胞停止增殖，成为记忆 B 细胞，在再次免疫应答中发挥重要作用。

四、人类白细胞抗原

案例13-2

　　患者,男,24岁。腰骶部疼痛、晨僵。静止和休息时疼痛严重,活动后缓解。疼痛常常影响睡眠,表现为睡眠中疼醒。有家族史。X线检查,可见双侧骶髂关节改变,脊柱椎体方形改变,脊柱可见骨赘,脊柱呈竹节样改变等。实验室检查:类风湿因子阴性,抗"O"阴性,HLA-B27阳性。

问题与思考:

　　1. 该患者的临床诊断是什么?

　　2.HLA-B27是强直性脊柱炎的直接致病因素还是关联因素? 疾病的关联因素意义是什么?

　　人类白细胞抗原(human lymphocyte antigen,HLA)基因位于人第6号染色体短臂 q21.31 和 32 之间,有 HLA Ⅰ 类、HLA Ⅱ 类和 HLA Ⅲ 类三个区。HLA Ⅰ 类区位于端粒侧,HLA Ⅱ 类区位于着丝粒侧,介于 HLA Ⅰ 类区和 HLA Ⅱ 类区之间的是 HLA Ⅲ 类区(图 13-4)。

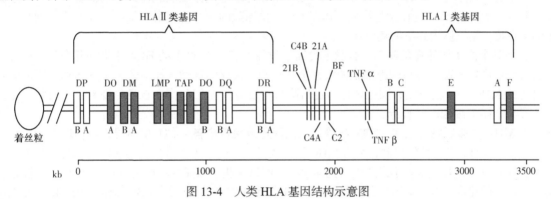

图 13-4　人类 HLA 基因结构示意图

(一) HLA 基因结构

　　HLA Ⅰ 类区约包含 20 个基因,其中有 HLA-A、HLA-B 和 HLA-C 三个经典的 HLA Ⅰ 类基因,分别编码 HLA-A、HLA-B 和 HLA-C 分子的 α 链。Ⅰ 类区内还存在 HLA-E、HLA-F、HLA-G 和 MIC 等基因(图 13-4),其编码产物的结构与经典 HLA Ⅰ 类基因编码产物相似,但是功能不同,称为 HLA Ⅰ 类样基因(class Ⅰ -like gene),又称为 HLA Ⅰ b 基因。其中 HLA-G 和 HLA-E 分子可被 NK 细胞识别。

　　HLA Ⅱ 类区包含的基因可分为以下三类。①经典的 HLA Ⅱ 类基因:位于 HLA Ⅱ 类区的 D 区内,D 区又分 DR、DP 和 DQ 三个亚区。DP 亚区和 DQ 亚区中的 A1 基因和 B1 基因分别为 HLA-DP 和 HLA-DQ 分子的 α 链和 β 链编码。而 DR 亚区内的 A 基因和 B 基因分别编码 DR 分子的 α 链和 β 链。②抗原处理相关基因:包括 HLA-DMA、HLA-DOA、HLA-DOB、TAP1、TAP2、LMP2 和 LMP7。除了 LMP2 和 LMP7 是多重蛋白酶体亚单位外,其余基因产物均为异二聚体。与经典 Ⅱ 类分子不同的是,这些二聚体位于细胞内质网或内体膜上,参与内源性抗原或外源性抗原的加工,故称为抗原处理相关基因(genes associated with antigen processing),这些基因是 HLA Ⅰ 类和 HLA Ⅱ 类分子在细胞表面表达并提呈抗原不可或缺的,如 TAP1 或 TAP2 基因缺陷可导致细胞表面 HLA Ⅰ 类分子表达缺陷。③假基因:DP 亚区和 DQ 亚区内的 DPA2、DPB2、DQA2、DQB2 和 DQB3 等均为假基因。

　　HLA Ⅲ 类区是 HLA Ⅰ 和 Ⅱ 类区间有一段长约 1000kb 的序列,包含一群与 HLA 无关的、为分泌型蛋白编码的基因,其中大多数基因的功能不明。有一小部分基因的编码产物属于可溶性免疫分子,如补体(C2、C4A 等)、细胞因子(TNF-α,TNF-β)、Hsp70 等,在不同环节上参与免疫应答,故称为免疫应答相关基因(genes associated with immune response,或 immune response-related genes)。

　　由于 HLA Ⅲ 类区内的基因及其编码产物无论在结构还是在功能上都与经典的 HLA Ⅰ 类和 HLA Ⅱ 类基因及其产物完全不同,平时使用"HLA 基因"或"HLA 分子"这两个术语时,一般不把 Ⅲ 类区的基因及其编码分子包括在内,同样也不包括 HLA Ⅰ 类区和 HLA Ⅱ 类区内的非经典基因或其产物。所以，应避免将 HLA Ⅲ类基因与经典的 Ⅰ类和Ⅱ类基因混淆。

（二）HLA 分子的分布

HLA Ⅰ类分子几乎存在于所有有核细胞的表面，但不同细胞表面的表达量存在差别，以白细胞为最高，而成纤维细胞、肌细胞、肝细胞、神经细胞和角膜细胞等表达较低。Ⅱ类分子的表达范围极窄，正常情况下主要在专职抗原提呈细胞表达，如 B 细胞、巨噬细胞和树突状细胞等。HLA 分子的表达主要受 CK 基因转录水平的调节。IFN 和 TNF 能够促进 HLA 分子的表达。在许多 Th1 细胞介导的自身免疫病中，各种免疫细胞产生的 IFN-γ 能诱导原本不表达Ⅱ类分子的细胞异常表达Ⅱ类分子，有可能使这些异常表达Ⅱ类分子的细胞提呈自身抗原，使得疾病继续发展。

（三）HLA 的作用机制

1. 抗原提呈作用 HLA 向 T 细胞提呈蛋白质抗原。抗原进入机体后，抗原提呈细胞（APC）先摄取抗原，然后在细胞内降解抗原并将其加工处理成抗原肽片段，再以抗原肽 -HLA 复合物的形式表达于细胞表面。APC 与 T 细胞接触时，抗原肽 -HLA 复合物被 TCR 识别，从而将抗原信息传递给 T 细胞，引起 T 细胞活化。HLA Ⅱ类分子和 HLA Ⅰ类分子是抗原肽的载体，分别提呈外源性抗原肽和内源性抗原肽。HLA 的作用是将病原体以 HLA- 抗原肽的形式传递给 T 细胞，以激活 T 细胞，产生细胞免疫，消灭胞内感染的病原体。

2. 参与个体 T 细胞库的塑造 胸腺上皮细胞和各种其他 APC 上的 HLA Ⅰ类和Ⅱ类分子通过提呈自身蛋白质抗原肽，参与胸腺细胞的阳性选择和阴性选择，这种选择决定了 T 细胞对抗原的识别受自身的 MHC 分子的限制，阴性选择通过清除自身反应性 T 细胞产生自身免疫耐受。因此，HLA 分子参与个体 T 细胞库的塑造。

3. MHC 的多态性控制 T 细胞对抗原的识别而影响免疫应答 CTL 的特异性不但取决于抗原，而且还受到 MHC 多肽性的限制，称为 MHC 限制现象。对同一人工合成蛋白质的抗原有的品系小鼠产生强抗体应答，有的品系小鼠产生弱抗体应答，而另一些小鼠完全不产生应答，MHC 多态性控制动物对抗原的免疫应答。MHC 限制现象还说明 T 细胞在识别抗原的同时必须识别自身 MHC 分子，即识别自身 MHC- 抗原肽的复合物。此外，MHC 分子还与维持外周淋巴细胞的生存及抑制 NK 细胞对自身细胞的杀伤有关。

4. HLA 与器官排斥反应 如果移植物表达受者所不具有的 HLA 抗原，受者将会对移植物产生急性排斥反应，甚至导致移植失败。移植物的存活率和存活时间与供者和受者之间的 HLA 匹配程度密切相关，即受者与供者之间错配的等位基因数越多，移植效果越差；反之，则效果好。因此，HLA 是决定移植手术是否成功的主要因素。HLA 基因是高多态性的，除了 HLA-DRA1 外，每个基因均具有大量的等位基因，连锁不平衡现象的存在一定程度上减少了特定人群中 HLA 等位基因组合的总数。但在无关人群中找到 HLA 相同的供体仍十分困难。

5. HLA 多态性与人体对某些疾病的易感性有关 如果某种 HLA 基因在一种疾病患者中的频率和它在正常人群中的频率有显著差别，就称该 HLA 基因与这种疾病关联。目前已发现各种类型的疾病与某种特定的 HLA 基因关联，其中大多数疾病与 HLA Ⅱ类基因关联，一些关节疾病和代谢病多与 HLA Ⅰ类基因关联（表 13-5）。某种 HLA 基因在患者和正常人之间的频率差异越大，表明该疾病与该 HLA 的关联越强。关联的强度可以用相对风险比（relative risk，RR）来表示。

表 13-5 HLA 与某些疾病的关联

关联的疾病	HLA 抗原	RR	关联的疾病	HLA 抗原	RR
强直性脊柱炎	B27	90	胰岛素依赖性糖尿病	DR4/DR3	215
血色素沉着症	A3	9.3	类风湿关节炎	DR4	4.2
发作性睡眠	B14	2.3	多发性硬化症	DR2	4.8
肾小球性肾炎咯血综合征	DR2	15.9	系统性红斑狼疮	DR3	5.8
寻常型天疱疮	DR4	14	重症肌无力	DR3	5
Graves 病	DR3	4	慢性活动性肝炎	DR3	13.9

HLA 基因在患者中的频率高于正常人为正关联，这种 *HLA* 基因称为疾病易感基因（susceptible genes）；反之，为负关联，这些 *HLA* 基因则被称为疾病抵抗基因（resistant genes）。

　　关于 HLA 与疾病关联的确切机制至今不明，即便在同卵双生子发病情况也不一致，说明环境因素对疾病的影响不容忽视。

　　6. HLA 的高度多态性可协助亲子鉴定和罪犯鉴定　*HLA* 基因以单元型为单位遗传，所以子女从父亲和母亲各得到一个单元型，这为亲子鉴定提供了高分辨的鉴别手段。同样，由于 HLA 的高度多态性，无血缘关系的人之间，HLA 全相同的概率极低，据此可协助鉴别罪犯。

第二节　免疫性疾病的分子机制

　　免疫性疾病的发病机制大多涉及个体主要组织相容性复合体（major histocompatibility complex，MHC）、基因突变和缺陷、基因表达异常。发病原因主要是机体对免疫应答调控失效；或维持自身耐受的功能障碍不能辨别"自我"与"非我"；或是免疫系统发育、分化、成熟障碍或淋巴细胞的激活、抗原处理与递呈等过程异常。

一、免疫性疾病的分类

　　各种免疫性疾病共同的临床特征是一般都有免疫系统异常的表现，根据免疫性疾病所导致的临床病变和发病机制不同，可将免疫性疾病分为不同的类别，根据病因、发病机制和临床特征或细胞表面标志又可细分为更多的类别（图 13-5）。

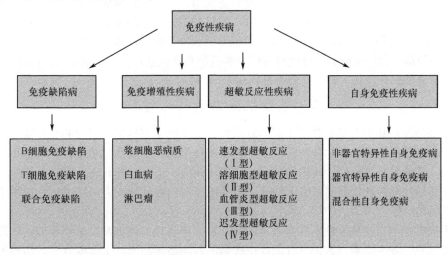

图 13-5　免疫性疾病的分类

笔记栏

（一）免疫缺陷病

对侵入机体的致病微生物产生免疫应答，抗感染免疫是免疫系统最重要、最基本的功能，任何原因导致免疫器官或免疫细胞发育不全，以及重要免疫分子基因的突变或者表达障碍均可导致免疫功能缺陷，机体免疫应答和免疫功能低下，即免疫缺陷病（immunodeficiency disease，IDD）。先天性免疫缺陷病可由遗传基因突变或是免疫器官发育过程障碍导致。继发性免疫缺陷病的病因多为严重感染，尤其是直接侵犯免疫系统的感染如艾滋病病毒（HIV）感染、恶性肿瘤或应用免疫抑制剂等。

（二）免疫增殖性疾病

免疫细胞受到特异性抗原刺激增殖、分化，正常情况下增殖、分化扩增的免疫细胞克隆受机体一系列反馈机制调控，增生的免疫细胞被控制在适度数量，若免疫细胞在增殖、分化、发育成熟的过程中发生失控性增生和恶性病，即为免疫增生病（immunoproliferative disease）。临床特征为淋巴细胞数量增加和（或）免疫球蛋白水平增高，而免疫功能低下。多种血液细胞增殖性疾病属于血液病学的范畴，与分子免疫学关系密切的是 B 细胞异常增殖、免疫球蛋白异常的免疫增殖性疾病。例如，多发性骨髓瘤（multiple myeloma），系骨髓浆细胞恶性增生，患者血和尿中出现特征性的 M 蛋白，相应类别的血清免疫球蛋白升高，可比正常高出很多倍，其他类别的免疫球蛋白水平明显降低。

（三）超敏反应性疾病

超敏反应（hypersensitivity）是机体受相同抗原物质再次刺激后一种异常或病理性的免疫应答。免疫应答正常生理功能的执行还包括炎性细胞激活、趋化、聚集、释放炎症介质、溶酶体酶、细胞介导的细胞毒性作用、抗原抗体反应激活补体系统等过程，因此常常伴有局部组织的炎症，如炎症控制在适度的范围内，不致造成严重的组织损伤，如果免疫应答过强，多种炎症介质失控性释放，将引起严重的炎症反应，造成机体生理功能紊乱，组织细胞破坏等病理性损伤，即为超敏反应。

（四）自身免疫性疾病

正常情况下免疫系统对自身组织处于免疫耐受状态，免疫耐受是免疫系统对抗原的生理性不反应状态，是免疫系统在不同层次上对部分 T 和 B 淋巴细胞进行删除或者调控的结果。但在某些遗传背景下，机体受到自身抗原结构改变，微生物感染引入交叉抗原，非特异性 T、B 细胞多克隆激活剂，超抗原等外部因素的影响时，可使自身耐受的机制和调控破坏，从而对自身组织产生免疫应答，造成组织和器官的病理损伤，即自身免疫性疾病。

二、免疫性疾病的临床特征

不同的免疫性疾病类型具有各自不同的临床特征。不论是何种原因引起的免疫缺陷病，都有一个最重要的临床特征就是患者对各种病原微生物易感性增加，反复发生感染，并常常是死亡的主要原因；另外，常伴发自身免疫性疾病和肿瘤、有遗传倾向、临床表现和病理损伤多样化、原发性免疫缺陷多在婴幼儿期即开始发病等临床特征。而超敏反应的临床特征为局部炎症和过敏毒素反应，如发热、气喘和湿疹。

虽然不同类型的自身免疫性疾病有各自的特征性临床表现，但也常可见到相似的临床表现和病理变化，发病原因多不明确，这是自身免疫性疾病的共同临床特征。①体内有多种高滴度的自身抗体及致敏淋巴细胞。②病变部位有淋巴细胞和浆细胞浸润，免疫炎症，损伤范围与相应抗原分布相对应。③血清免疫球蛋白高于正常水平，多数患者血清中可查到抗核抗体（ANA）。④可以在实验动物中复制出相同的疾病模型。⑤呈现遗传倾向，多数疾病与 HLA 相关联。⑥有性别倾向，多为女性发病；有年龄趋势，发病率随年龄而升高。⑦应用肾上腺皮质激素治疗或免疫抑制剂治疗可有一定疗效。⑧血清自身抗体有重叠和差异现象，即不同的自身免疫性疾病可检测到相同的自身抗体，相同的自身免疫性疾病自身抗体不一定完全相同。⑨病程长，往往迁延反复，难以彻底痊愈。⑩易伴发于免疫缺陷病或恶性肿瘤。

案例 13-3 相关提示

原发性免疫缺陷病多由于先天性的原因导致免疫系统发育不良,免疫功能的某一方面缺陷。T、B 细胞功能缺陷的分子机制不同,表现出来的临床特征也不一样,B 细胞免疫缺陷常表现为 Ig 减少和缺如。免疫缺陷病常发生反复感染,并常伴过敏性疾病,这些在本案例都有表现。

三、免疫缺陷病的分子机制

由于免疫性疾病发病原因多不明确，但是对免疫缺陷病的认识进展较快，本教材主要介绍免疫缺陷病的分子机制。免疫器官或者免疫细胞的发育不良及重要免疫分子基因的突变或者表达障碍，均可导致 T、B 淋巴细胞、吞噬细胞及补体缺陷等免疫系统重要成分的功能缺陷，导致机体免疫应答和免疫功能低下，由此引起 IDD。由遗传因素或先天性免疫系统发育不全而引起的免疫缺陷称为先天性或原发性免疫缺陷（congenital or primary immunodeficiency），由后天因素所造成的免疫缺陷称为获得性或继发性免疫缺陷（acquired or secondary immunodeficiency），应用免疫抑制剂、糖尿病、癌症放射治疗和化疗等原因都可能继发免疫缺陷，HIV 感染是最重要的继发性免疫缺陷病。也可根据免疫缺陷所涉及的成分分为天然免疫缺陷（吞噬细胞和补体成分缺陷）和特异性免疫缺陷（T、B 细胞发育、活化功能障碍）。

（一）B 细胞免疫缺陷

原发性 B 细胞免疫缺陷是先天性或遗传性原因造成 B 细胞发育缺陷或对 T 细胞传递的信号不能产生有效应答，而致抗体生成障碍。其缺陷可源于其成熟阶段即前 B 细胞发育至 B 细胞阶段发生障碍，或在 B 细胞应答抗原时抗体重链种型转换阶段发生障碍，此缺陷可致 IgG 和 IgA 缺乏，IgM 血清水平增加。此外，Th 细胞识别外来抗原和分泌细胞因子异常也会对 B 细胞的抗体生成产生不利影响。抗体生成障碍使得患者容易发生感染，尤其是反复发生化脓性感染。不同的免疫缺陷病由不同的分子机制造成免疫功能障碍（表 13-6）。

表 13-6　常见原发性 B 细胞免疫缺陷分子机制

疾病	致病机制	遗传规律	Ig 及 B 细胞改变
X- 连锁无丙种球蛋白血症	Btk 编码基因突变缺陷，B 细胞胞内信息传递障碍，前 B 细胞向 B 细胞分化障碍	XL(Xg21.3-22)	各类 Ig 降低，B 细胞减少
选择性 IgA 缺陷	产生 IgA 的 B 细胞终末分化缺陷	AR 或 DR	IgA1、2 减少。IgG 和 IgM 正常或升高，B 细胞数正常
婴儿暂时性低丙种球蛋白血症	分化障碍，Th 细胞成熟延迟	不详	IgG、IgA 减少，B 细胞数正常
性联伴 IgM 增多的 Ig 缺陷	CD40L 基因突变，重链同型转换缺陷 (heavy chain class-switching defect)，B 细胞分化停留在表达 IgM 水平	XL(Xg26-27)	IgG 及其亚类，IgA 及其亚类和 IgE 减少，IgM 增多，IgD 正常或增多
选择性 IgM 缺陷	Th 功能不足或 B 细胞对 Th 细胞反应无能 (inactive)，B 细胞终末分化缺陷	家族性	IgM 减少，IgG、IgA 正常。B 细胞数正常
选择性 IgG 亚类缺陷	B 细胞终末分化缺陷，Ig 亚型转换受阻	不详	一种或多种 IgG 亚类减少，Ig 总量正常
抗体缺陷但 Ig 正常	抗原特异性抗体产生缺陷	家族性	Ig 血清水平正常
Ig 重链缺失	Ig 重链基因缺陷	AR(14q32.33)	IgG1、IgG2 或 IgG4 缺如，有时伴有 IgA 或 IgE 的消失，B 细胞正常
R 链缺失	2p11 点突变，Ig 轻链 k 缺陷，Ig 不能合成	AR(2p11)	IgK 缺乏
λ 链缺陷	λ5 替代轻链缺陷，B 细胞分化障碍	AR(22q11.2)	Igλ 链缺乏
μ 链缺陷	Ig 重链 μ 缺陷，B 细胞分化障碍	RA(14q32.3)	不祥
伴胸腺瘤的免疫缺陷	不明，可能为抗体应答障碍	不祥	各类 Ig 血清水平降低，B 细胞减少
变异型免疫缺陷	B 细胞原发性分化障碍。B 细胞成熟功能缺陷，淋巴因子产生缺陷，信号转导障碍，B 细胞产生 Ig 缺陷，部分患者可见抗 T、B 细胞自身抗体	AR 或 AD	多种 Ig 不同程度减少，B 细胞正常或减少

　　AR（autosomal recessive）：常染色体隐性遗传；AD（autosomal dominant）：常染色体显性遗传、XL（X-linkage）；X 连锁遗传（性连锁遗传）；Btk（B cell tyrosine kinase）：B 细胞酪氨酸激酶

1. X 连锁无丙种球蛋白血症　X 连锁无丙种球蛋白血症（X-linked agammaglobulinemia，XLA）又称 Bruton 丙球蛋白缺乏症，是常见的 B 细胞免疫缺陷病，是一种遗传方式为 X- 连锁隐性遗传的

疾病，定位于 X 染色体长臂 Xq22。男性发病。患者骨髓中前 B 细胞数量正常，但由于 X 染色体上与 B 细胞分化所必需的酪氨酸磷酸化酶（PTK）中的 *ptk* 基因缺陷或突变，使前 B 细胞向膜 Ig 阳性 B 细胞的成熟过程受阻，外周血和淋巴组织中 B 细胞减少和缺如，淋巴器官缺乏生发中心，sIg⁺B 细胞显著下降，几乎检不到浆细胞，血清中各型免疫球蛋白均处于极低水平或检测不到。T 细胞数量和功能正常。

案例 13-3 相关提示续

　　患儿在出生后半年至一年内，因胚胎期母体的 IgG 可穿过胎盘进入胎儿血液，因而起到保护患儿免受细菌感染的作用，随着母体的 IgG 逐渐被代谢和消耗。患儿容易发生细菌感染，对肺炎球菌、链球菌、葡萄球菌等致病菌普遍易感，因而反复出现细菌感染。

　　2. 选择性免疫球蛋白（Ig）缺陷病　选择性 Ig 缺陷（selective immunoglobulin deficiency）通常指一类或几类 Ig 减少或缺如，其他类免疫球蛋白正常或增多。

　　（1）选择性 IgA 缺陷（selective IgA deficiency）：是最常见的原发性免疫缺陷，为常染色体显性或隐性遗传。胚胎期风疹病毒感染或接触药物也可能是某些患者的致病原因。该病的发病机制可能与 B 细胞分化异常有关。患者 α 重链基因和膜 IgA 表达正常，但表达膜 IgA 的 B 细胞向浆细胞分化受阻。可伴有 IgM 和（或）IgG 升高，IgG2 和 IgG4 缺乏，IgG1 和 IgG3 升高，IgG2 和 IgG4 两个亚类在总 IgG 中只占很小的比例，常规检测 IgG 总量时可以无明显异常，IgG1 和 IgG3 升高会使 IgG 总量升高。约半数患者伴 IgE 缺乏。

　　该病的临床表现多样化且半数以上患者可以完全无症状，患者 IgA 水平通常低于 0.05g/L，T 细胞数量和功能正常。分泌性 IgA 缺陷使肠道较易吸收膳食中的大分子物质，可增加过敏原自肠黏膜吸收，因此常伴有高水平的抗体和循环免疫复合物。血清 IgA 缺陷几乎总伴有分泌性 IgA 缺陷，同时因为 IgG 亚类的缺乏，患者对病原微生物的易感性增高，表现为反复呼吸道感染。但反复严重的呼吸道感染少见，呼吸道感染也可并发于自身免疫性疾病、腹部疾病、过敏性疾病等其他疾病。

　　（2）IgG 亚型缺陷症：IgG 亚型缺陷常伴有选择性 IgA 缺陷，如为 IgG2 和 IgG4 缺陷，因这两个亚类在总 IgG 中所占比例较小，常规检测不容易发现。当有抗体缺陷综合征的临床表现而血清 Ig 水平正常时，应注意是否存在 IgG 亚型缺陷。我国儿童 IgG 亚类缺陷以 IgG3 为主，可无症状或表现为反复呼吸道感染。IgG 亚型缺陷特别是 IgG2 和 IgG4 联合缺陷时，患者对多糖抗原的抗体反应性降低，容易遭受多糖夹膜菌的侵袭，对流感嗜血杆菌、肺炎双球菌等易感。

　　（3）伴 IgM 增多的 Ig 缺陷：为 X- 连锁隐性遗传，绝大多数见于男性患病，近年有少数女性患者的报道，提示常染色体隐性遗传也有可能致病。发病机制可能是：T 细胞 CD40 配体（CD40L）发生框架转移等遗传性缺陷，不能激活 B 细胞表面的 CD40，因而 IgM/IgD⁺B 细胞转换为同种型免疫球蛋白的过程受阻，B 细胞分化停留在表达 IgM 水平，患者血中仅发现 μ⁺α⁻γ⁻ 的 B 细胞，个别患者也可检出 α⁺γ⁺，但不能分化成产生 Ig 的浆细胞。该病的特征是血清中无或仅有少量 IgG、IgGA 和 IgE，同时伴有多克隆 IgM 增高。外周血 T、B 细胞数正常，无生发中心，细胞免疫功能可正常。患者对细菌和多种条件致病菌易感，反复发生化脓性感染如扁桃体炎、中耳炎、副鼻窦炎等。用免疫球蛋白替代治疗是其主要治疗方法。

　　选择性 IgG、IgM 缺陷及 IgA 分泌片缺陷三种类型均少见。IgA 分泌片缺陷的患者，局部产生的 IgA 不能分泌到黏膜表面，血清 IgA 正常，但 sIgA（分泌型 IgA）缺乏和减少，其临床表现与选择性 IgA 缺陷相似，患者极易发生败血症和脑膜炎双球菌性脑膜炎。选择性 IgG、IgM 缺陷常常是反复化脓性感染的主要原因。

（二）T 细胞免疫缺陷

　　原发性 T 细胞免疫缺陷病主要是由于 T 细胞发生、分化、成熟和功能障碍的先天性缺陷，胚胎期胸腺发育不全致 T 细胞数目减少或功能障碍占 T 细胞原发性免疫缺陷病的 5%～10%。T 细胞免疫缺陷主要影响细胞介导的免疫应答功能，但真正单一的 T 细胞免疫缺陷病少见，T 细胞免疫缺陷也影响单核巨噬细胞和 B 细胞。因为 CD4⁺ 的减少，体液免疫应答功能也遭到损害，血清免疫球蛋白可处于正常水平，但对于外来的侵入性抗原不能产生特异性抗体，表现出体液免疫功能缺陷。T 细胞免疫缺陷病实验室检查可发现 T 淋巴细胞总数减少，尤其当其缺陷是由于 T 淋巴细胞在胸腺发育阶段异常或发育不全所致时，血液中 T 细胞减少或缺如是其特征。T 细胞免疫缺陷病患者在受到抗原刺激时 T 淋巴细胞数量的增加比正常人群少得多，体外组织细胞培养用促有丝分裂原（PHA）刺激可观察到 T 淋巴细胞增殖反应低下或无反应。T 细胞发育缺陷共同的临床表现是容易发生移植物抗宿主病（GVHD），容易感染病毒和真菌，易合并恶性肿瘤和自身免疫性疾病。DiGeorge 综合征或先天性胸腺发育不全是这类免疫缺陷病的典型例子，T 细胞表面受体缺陷、细胞因子产生缺陷和细胞之间的信号转导受阻是免疫应答异常的分子基础。

1. DiGeorge 综合征　胚胎期咽囊发育不全而致胸腺发育异常，使 T 细胞成熟障碍。患者常并发与之相关联的其他器官发育不良，如先天性心脏病等。患儿面部特征表现为眼间距宽，耳朵位置偏低和鱼状唇，遗传方式可能是 22q11.2 片段缺失或转位。该病缺陷特征是血液中 T 细胞减少或缺如，B 细胞及抗体水平通常正常，但由于 $CD4^+$ 数量减少或缺如，使细胞介导的免疫应答障碍，患者体液免疫应答缺陷，尤其是 IgG 抗体应答障碍。患儿对病毒、真菌和原虫都十分易感，接种卡介苗、麻疹等可引致全身感染甚至死亡。该病的严重程度取决于胸腺发育的缺陷程度。

2. TCR 信号转导缺陷　T 细胞对抗原和 PHA 刺激无反应或反应低下，表现出激活功能缺陷，主要原因是 TCR 信号转导缺陷。其机制可能为：

（1）TCR 通过 CD3 复合分子（$r\gamma^-$、δ^-、ε^- 和 ζ^- 链）和胞质蛋白 ZAP-70 等向胞内转导活化信号：编码 CD3γ 和（或）CD3ε 链及 *ZAP-70* 的基因突变、缺失和表达异常均可导致 TCR-CD3 复合物表达缺陷或 TCR-CD3 复合物信号传递异常。

（2）IL-2、IFN-γ 等细胞因子产生不足。

（3）IL-1 和 IL-2 受体表达缺陷。*ZAP-70* 基因突变患者 $CD4^+$T 细胞计数虽然正常，但对 PHA 反应低下，且几乎不能产生 IL-2。

（三）联合免疫缺陷

联合免疫缺陷病（combined immunodeficiency disease，CID）同时涉及 T 细胞和 B 细胞的免疫功能异常，体液免疫和细胞免疫联合缺陷。可因原发性淋巴细胞发育不良或伴随其他先天性疾病而发生。其发病机制复杂多样，可能的发病机制有：T 细胞和 B 细胞成熟缺陷使得 T 细胞和 B 细胞数量减少，血清免疫球蛋白水平降低；T 细胞和 B 细胞代谢的相关酶缺陷导致毒性产物堆积；骨髓干细胞成熟异常导致 T 细胞、B 细胞和其他免疫相关细胞数量减少，血清免疫球蛋白水平降低。

（四）吞噬细胞功能缺陷

吞噬细胞功能缺陷可以是吞噬细胞遗传性的代谢途径缺陷或是一些相关成分如抗体、补体成分或是黏附分子、细胞因子等其他因素的缺陷而导致。遗传性的吞噬细胞功能缺陷由于不能有效破坏病原微生物，患者免疫功能低下，对感染性疾病的易感性增加，如年幼时发生细菌和真菌感染为特征的代谢紊乱性疾病——慢性肉芽肿等。

1. 慢性肉芽肿病（chronic granulomatous disease，CGD）　目前发现的病例中约 2/3 为 X 连锁隐性遗传，发病原因是位于 X 染色体 p21 区内的 $cytb_{558}$ 基因突变或缺失，其余病例为常染色体隐性遗传。本病主要由于中性粒细胞缺乏 NADH 或 NADPH 氧化酶造成氧代谢过程中不能生成足量的活性氧（如超氧阴离子等），使氧依赖性杀菌功能低下。NADPH 氧化酶（吞噬细胞氧化酶，phox，phagocyteoxidase）由 gp22^{phox}、gp47^{phox}、gp67^{phox}、gp91^{phox} 4 个亚单位组成。其中任何一个亚单位基因突变和缺失都可导致本病的发生。gp47^{phox} 基因 NCF1 突变约占本病的 25%，gp22^{phox} 基因 CYBA 突变和 gp67^{phox} 基因 NCF2 突变各占 5%。遗传方式为常染色体隐性遗传。gp91^{phox} 基因 CYBB 突变约占 65%，CYBB 突变的基因定位于 X 染色体 p21.1，遗传方式为 X 连锁隐性遗传。X 连锁遗传的患者致病原因主要是细胞色素氧化酶缺陷。

呼吸爆发（respiratory burst）是指吞噬细胞在吞噬异物之后出现有氧代谢活跃，氧耗激增、细胞内过氧化氢、超氧阴离子（$\cdot O_2^-$）、次氯酸水平增高的现象。NADPH 氧化酶是呼吸爆发过程中的关键酶，组成的 4 条多肽链中任何一条缺失或者突变均可导致酶复合体功能缺陷，使呼吸爆发过程中的电子传输链障碍。正常情况下，NADPH 诱发的呼吸爆发使 O_2 还原为 $\cdot O_2^-$，$\cdot O_2^-$ 经超氧化物歧化酶作用转变为 H_2O_2，$\cdot O_2^-$、H_2O_2 对于杀伤吞噬细胞所吞噬的病原微生物十分重要。当呼吸链代谢障碍时，细菌、真菌等病原微生物不能被吞噬细胞杀死反而形成细胞内保护，躲避了抗体、补体和抗生素等的杀伤作用，使病原微生物在细胞内繁殖，巨噬细胞不断释放细胞趋化因子，趋化其他细胞进入炎症局部，大量吞噬细胞浸润、聚集形成肉芽肿。在吞噬细胞内繁殖的病原微生物还可能随吞噬细胞游走而引起感染播散，形成反复发作的化脓性感染。反复感染、皮肤脓肿、慢性肺炎、脓毒血症是本病特征性的临床表现。患者多于出生后数月内发病，甚至早至新生儿期，多在幼年期死亡。

2. 白细胞黏附缺陷（leukocyte adherence deficiency，LAD）　本病的遗传方式为常染色体隐性遗传，目前发现的病例有两种类型，LAD Ⅰ和 LAD Ⅱ，二者的分子基础不一样。LAD Ⅰ是由于编码 CD18β 链的基因突变使 CD18 分子表达障碍。LAD Ⅱ是岩藻糖代谢紊乱导致 E 选择素受体 Sialyl-Lewis X（sleX，CD15S）缺陷。CD18 是重要的整合素 β 链之一，分别与 CD Ⅱ a、CD Ⅱ b 和 CD Ⅱ c 组成 LFA-1、补体受体 CR3 和 CR4。CD18 基因突变使这三种黏附分子的表达发生缺陷，导致白细胞黏附功能异常。患者的临床表现特点为皮肤黏膜反复发生细菌性感染，外周血中性粒细胞数增多，但炎症部位或组织损伤部位缺少白细胞浸润。中性粒细胞 CD18 表达缺陷的严重程度与病情的严重程度密切相关，若 CD18 表达率 < 1%，患儿常在婴儿期即死亡。CD18 表达率为 2.5% ～ 30% 的患者病情轻、预后好，常可存活至成年。LAD Ⅱ患者的感染症状较 LAD Ⅰ轻，临床表现主要有智力发育障碍、短臂和特殊面容等。

3. 中性粒细胞移动和趋化功能异常　原发性中性粒细胞移动功能缺陷较少见，可发生于 Chediak-Higashi 综合征、肌动蛋白无能症（actin dysfunction）和懒白细胞综合征（lazy leukocyte syndrome），因此白细胞趋化缺陷又称懒白细胞综合征，发病原因是趋化因子受体基因突变或缺失，中性粒细胞对趋化介质 C3a、C5a 等无反应，不能及时移动浸润到炎症部位，患者表现为反复发作的齿龈炎、胃炎、中耳炎等化脓性细菌感染。

4. Chediak-Higashi 综合征（CHS）　本病的遗传方式为常染色体隐性遗传，双亲多为近亲婚配。导致 CHS 的突变基因 *CHS1* 定位于 1q42-43，CHS1 蛋白的功能主要与蛋白质在细胞间的转运有关，其异常造成防御素等分子的分泌和免疫细胞内抗原提呈出现缺陷。患者中性粒细胞质内存在巨大溶酶体颗粒，妨碍细胞通过狭小间隙。中性粒细胞中 cAMP 浓度是正常人的 7 ～ 8 倍，但 cGMP 仅为正常人的 1/3 左右，白细胞趋化性仅为正常人的 40%，杀菌功能明显下降，自然杀伤细胞活性低下。临床表现为反复化脓性细菌感染，眼和皮肤白化病、畏光等，本病预后不良，仅 15% 的病例可活到成年，多数患儿因感染或出血在幼年期即死亡。治疗一般采取抗感染等对症治疗，用维生素 C 降低 cAMP 水平有一定的治疗效果，目前已有骨髓移植治疗成功的报道。

第三节　自身免疫性疾病及其分子机制

一、自身免疫性疾病的分类

自身免疫反应和自身免疫性疾病是两个不同的概念。正常人血清中可以存在多种针对自身成分的自身抗体或自身反应性效应 T 细胞，但不损伤机体的组织和器官，它们对于机体清除衰老蜕变的细胞、维持机体内环境稳定还起着良好作用，因此称为自身免疫反应。当自身免疫反应达到一定强度对自身组织和器官造成病理性损伤并引起相应的临床症状时，即为自身免疫性疾病。

正常免疫应答通过可溶性物质如抗体、细胞因子及细胞之间的相互作用、相互制约的反馈机制来调节，这种调节通过增加或减少对于入侵微生物的免疫应答使其处于一个适中的、必要的范围内，同时，此机制还允许免疫应答在适当的时间关闭而回到自身稳定的正常状态。在某些情况下这种调节机制可能失效，变为失去控制的过度的免疫应答，发生超敏反应或自身免疫，使调节机制失效。促使自身免疫应答发生的主要包括淋巴细胞的改变与自身免疫应答潜能细胞的激活、免疫应答调节机制失效与自身免疫、隐蔽抗原释放、自身细胞或组织改变和遗传与环境的作用等局部和系统因素。

自身免疫性疾病根据自身抗体所针对的自身抗原的分布和病变组织的范围，可分为器官特异性免疫性疾病和器官非特异性免疫性疾病，但这并不是十分严格的划分，两者之间常有交叉和重叠。血清学检查时常常会发现某一器官特异性免疫性疾病还可检出其他抗体，如自身免疫性甲状腺炎属于器官特异性免疫性疾病，但患者血清中除检出抗甲状腺抗体外还可检出类风湿因子、胃黏膜抗体等其他抗体，又如原发性胆汁性肝硬化（primary biliary cirrhosis）炎性细胞浸润的主要靶组织是肝脏的胆小管，但血清中的主要自身抗体却是抗线粒体抗体。还有一类自身免疫性疾病是混合了器官特异性和非器官特异性的自身免疫性疾病。

（一）器官特异性自身免疫病

器官特异性自身免疫病（organ specific autoimmune disease）器官特异性自身抗体所产生的免疫

笔记栏

反应针对的抗原首先直接定位在特定器官（表 13-7），甲状腺、肾上腺、胰腺和胃等器官常常是免疫反应的靶器官，病变也常局限于该靶器官，如 HT、自身抗体就是特异性地针对甲状腺的甲状腺球蛋白等成分。甲状腺发生滤泡细胞破坏、生发中心形成，淋巴细胞、组织细胞和浆细胞等单个核细胞浸润等病理变化。器官特异性自身免疫性疾病一般预后较好。

表 13-7　器官特异性自身免疫疾病

疾　病	病变涉及器官	特异性自身抗体	临床表现
Addison 病	肾上腺	肾上腺皮质素	肾上腺功能衰退
甲状腺毒症	甲状腺	TSH 受体	甲状腺功能亢进
重症肌无力	骨骼肌或心肌	乙酰胆碱受体（神经肌接头处）	肌无力
Goodpasture 综合征	肾	肾小球基底膜	肾小球肾炎
1 型糖尿病	胰腺	朗格汉斯多核巨细胞岛	胰岛素依赖性高血糖症

自身免疫性甲状腺疾病最常见的是毒性弥漫性甲状腺肿（toxic diffuse goiter，Graves disease，GD）和慢性淋巴细胞性甲状腺炎（桥本甲状腺炎，Hashimoto thyroiditis，HT）。GD 表现为甲状腺功能亢进，而 HT 表现为甲状腺功能低下，这两种疾病都有甲状腺间质的淋巴细胞浸润；甲状腺组织中都有免疫球蛋白存在，患者血清中多数可以检测到甲状腺自身抗体。GD 约占甲状腺疾病的 80%，是一种伴甲状腺激素分泌增多的器官特异性自身免疫性疾病，其发生与遗传密切相关，在此基础上感染、精神创伤等应激因素作用于免疫系统，可引起 Ts 细胞功能和数量的降低，加重器官损伤，但具体分子机制尚不明确。

案例 13-4

患者，女，34 岁。3 年来常感疲乏无力、怕热多汗、多食、体重逐渐减轻，大便稀，次数增多。近日因感觉焦虑失眠、烦躁、手部震颤而来院就诊。体格检查：颈部肿大，心率 118 次 / 分，可听到早搏。肺部听诊正常。肝脾触诊不大。手指末端增大。实验室检查：血清 TT_3、FT_3、FT_4 增高，甲状腺刺激性抗体 TSAb 检测阳性。

诊断：毒性弥漫性甲状腺肿（Graves 病）。

问题与思考：

1. 自身免疫性疾病发生的分子机制是什么？

2. Graves 病发生的分子机制及临床特征是什么？

案例 13-4 相关提示

器官特异性自身免疫性疾病的特点是所产生的自身抗体是针对特定器官和组织的，该病例患者血清中甲状腺特异性抗体 TSAb 阳性，有助于 Graves 病诊断。

1 型糖尿病（type 1 DM 或 1- DM）又称为胰岛素依赖型糖尿病（insulin-dependent diabetes mellitus，IDDM），是由多种病因引起的、以血糖升高为特征的一组代谢紊乱综合征。多在青少年时期发病。1 型糖尿病病因复杂，目前普遍认为 1 型糖尿病的发生是具有遗传易感基因基础的个体，在感染、中毒等环境因素的作用下，引发自身免疫反应，破坏胰岛 B 细胞，胰岛素分泌绝对缺乏使糖代谢紊乱和血糖浓度升高，糖耐量异常所致。1 型糖尿病有家族发病聚集性，1 型糖尿病后代的患病概率高达 25%，同卵双生子的同患病率为 50% 左右。1 型糖尿病与 HLA 紧密相关（详见第十二章第二节），其关联性有以下特点：①具有明显的遗传异质性，不同人种、民族和地区关联性有差异。② 1 型糖尿病 II 类基因的关联性强于 I 类基因。③虽然存在遗传异质性，但仍有共同点可寻。

中国人 1 型糖尿病与 DR9 正相关，1 型糖尿病患者中约 95% 为 HLA-DQ8 和（或）DR3 阳性；70% 携带 HLA-DQB1 基因。在美国白种人中的研究还发现，DQβ 基因的第二外显子 57 位编码的氨基酸若为 Asp，对患 1 型糖尿病有保护作用，若为 Asp 阴性纯合子则完全易感。但日本人和中国人 1 型糖尿病患者中 Asp 阳性纯合子却不少见。研究说明 HLA 的易感性存在民族、地域差异，各易感基因位点间的相互作用也不尽相同。

（二）非器官特异性自身免疫性疾病

非器官特异性自身免疫性疾病（non-organ specific autoimmune disease）又称全身性或系统性自身

免疫性疾病，自身抗体所产生的免疫应答可能针对机体多个器官和组织的共有抗原成分（细胞核成分、线粒体等），而不显示器官特异性，如 SLE。虽然主要靶器官是肾脏，但血清中的抗体是针对细胞核的抗核抗体（antinuclear antibody，ANA），95% 以上的 SLE 病例都可检测到，同时这种 ANA 也可以出现于其他自身免疫性疾病，可以与多种器官和组织的细胞核反应，见表 13-8。非器官特异性自身免疫性疾病病变广泛，大多预后不良。

表 13-8　与特异性自身免疫疾病相关的自身抗体

特异性自身抗体	疾病	作用机制	临床表现
ANA，抗 dsDNA 抗体，抗 Sm 抗体	系统性红斑狼疮	免疫复合物介导的组织损伤（Ⅱ型超敏反应）	多器官受累
抗 IF 抗体	恶性贫血（维生素 B_{12} 吸收不良）	IF 阻断受体	非正常红细胞生成
抗 TSH 受体抗体	甲状腺功能亢进症（Graves 病）	TSH 受体受阻	甲状腺激素增加
红细胞膜抗体	自身免疫性溶血性贫血	补体介导的细胞溶解	红细胞溶解（溶血）
抗基底膜抗体	肾小球肾炎		肾衰竭

二、自身免疫性疾病组织损伤的机制

自身免疫反应与自身免疫性疾病的本质区别是后者对自身组织和器官造成了程度不等的病理性损伤，其机制主要有自身抗体造成的组织损伤、免疫复合物沉积、细胞介导的免疫应答或抗原特异性 T 淋巴细胞介质毒性和细胞介导的免疫应答或抗原特异性 T 淋巴细胞介质毒性作用。

（一）自身抗体造成的组织损伤

1. 抗体介导的细胞毒性　如Ⅱ型超敏反应引起的链球菌感染后肾小球肾炎，肾小球基底膜的抗原结构可因链球菌感染而改变，由此诱导产生自身抗体，抗体与肾小球基底膜的抗原结合激活补体，形成 C3a、C4a 和 C5a 等有中性粒细胞趋化作用的活性介质，吸引中性粒细胞聚集，释放溶酶体酶，造成周围组织的损伤。

2. 抗原特异性自身抗体作用　在自身免疫应答过程中产生的抗原特异性自身抗体即自身抗体，这些自身抗体（IgG 和 IgM 类）直接作用于特定的组织和细胞而引起组织损伤，如发生细胞溶解等细胞毒性超敏反应，见图 13-6。

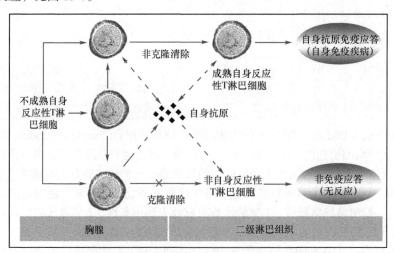

图 13-6　对自身抗原产生免疫应答的机制

（二）免疫复合物沉积（Ⅲ型超敏反应）

当抗体与相应的特异性抗原相遇即可形成免疫复合物，正常情况下这些免疫复合物可被吞噬细胞从血液循环中清除。发生自身免疫性疾病时，免疫复合物不能被有效地清除而沉积于各种组织和器官，引起组织损伤，其机制见图 13-7。

（三）细胞介导的免疫应答或抗原特异性 T 淋巴细胞介质毒性作用

自身免疫反应中的 T 淋巴细胞丧失了对自身抗原的识别和耐受能力，与自身组织发生免疫反应，损伤机体组织。例如，细胞毒性 T 细胞（cytotoxic T cell，Tc）可直接攻击相应的靶组织造成损伤。当特异性的外来蛋白抗原定位于机体组织的细胞表面时，T 细胞与其发生自身免疫应答进而损伤机体的组织细胞。在执行其功能，如介导细胞间的免疫应答时，所分泌的 CK 产生细胞毒性作用损伤组织。自身免疫性个体患有一种以上的自身免疫性疾病，在不同的疾病之间存在重叠，引起多种组织和器官损伤如 SLE 的临床表现就是如此。

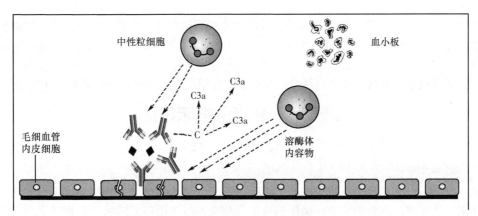

图 13-7 组织损伤图示（Ⅲ型超敏反应）

小 结

细胞因子通过与细胞表面上的相应受体结合，启动复杂的细胞内分子间的相互作用，最终引起细胞基因转录的变化，通过这样的细胞信号转导而发挥生物学作用。免疫球蛋白基因重排是抗体分子多样性产生的分子生物学基础。通过免疫球蛋白基因重排，使有限的基因表达出无限的抗体分子，以应对众多的抗原物质。免疫细胞表面存在众多的承担各种功能的表面分子。细胞间的相互作用是通过细胞表面分子而实现的。其中，T 细胞抗原受体（TCR）是 T 细胞上的重要表面分子，通过 TCR 识别抗原提呈细胞（APC）提呈的抗原肽，活化 T 细胞而发挥相应的免疫功能。TCR 基因重排是 T 淋巴细胞识别众多抗原多样性的分子基础，并形成了针对不同抗原的 TCR 库。人类白细胞抗原（HLA）在细胞上分布广泛，以 HLA- 抗原肽复合物的形式发挥抗原提呈作用。HLA 分子是组织相容性的物质基础，是器官移植排斥反应的重要因素，同时 HLA 与众多疾病相关联。

免疫系统因原发或各种因素继发的免疫系统功能紊乱或过度应答都会导致免疫性疾病的病理过程。免疫性疾病所导致的临床病变和发病机制不同，可将其分为超敏反应性疾病、自身免疫性疾病、免疫缺陷病、免疫增殖性疾病。免疫性疾病的主要机制是：机体对免疫应答调控失效、细胞因子与细胞之间的相互作用和制约的调节机制失效，过度免疫应答、发生超敏反应或自身免疫。任何原因导致免疫器官或免疫细胞发育不全，以及重要的免疫分子基因突变或表达障碍均可导致免疫功能缺陷。

参 考 文 献

高小明，2001.医学免疫学基础.北京：北京医科大学出版社：218-230，246-263

马东来，张少静，文夫瑞德·斯特克.2000.自身抗体及其免疫荧光模式.北京：北京科学技术出版社：6-19

万学红，卢雪峰，2018.诊断学.9 版.北京：人民卫生出版社：423-439

药立波，2005.医学分子生物学.北京：人民卫生出版社：229-244

思 考 题

1. 自身免疫性疾病的分子基础是什么？

2. 自身免疫性疾病如何分类？具有哪些共同的临床特征？

3.Graves 病发生的分子机制及临床特征是什么？

（杨红英 王迪迪）

笔记栏

第十四章 衰老的分子机制

衰老是生命的一种现象，是生物发展的普遍规律和必然进程，一切生物个体都不能避免衰老，都会逐渐老化、衰老直到死亡。随着老龄化人口的日益增多，抵抗衰老、延长寿命、提高生存质量已成为全世界共同面临的热点问题，我国自古代的炼丹术、养生术到今天的老年医学、衰老分子生物学，都在为实现健康长寿这一梦想而努力，本章主要介绍衰老及与衰老发生关系密切的分子机制。

第一节 衰老的临床特征

一、概　述

（一）衰老的概念

衰老（senescence）是生命发展的一个阶段，是一个渐进的过程，是在生物体发育成熟之后，随着增龄逐渐发生的难以逆转的全身性循序渐进的、复杂的退化过程。国际上对衰老至今尚没有统一的定义，从生物学的角度来看，随着时间的推移，衰老表现为形态结构及生理功能的衰退、机体适应性和抵抗力降低。而从病理学上分析，衰老是应激、劳损、感染、免疫功能衰退、代谢障碍及废物积累的结果。衰老的表现不仅出现在整体水平，也体现在细胞水平及分子水平，也有人认为衰老是在分子水平上出现微小变化的综合表现，细胞和分子水平的这些改变使机体抵抗外界刺激和内在干扰的能力降低、脏器萎缩等，进一步引起多种器官生理功能的逐步减退。正由于衰老概念的复杂性，一种通俗而又比较贴切的说法是：衰老是指随年龄的增长及环境相互作用而引起的分子、细胞和机体结构与功能的随机改变，这种改变是各器官功能普遍降低和紊乱的退行性、渐进性过程。

（二）衰老的界定

机体自出生经历童年、青年、壮年和老年，到一定年龄出现一系列的衰老征象。至于何时为老年，目前尚没有统一规定，一般在统计和研究中采纳世界卫生组织的规定，并将老年时期分为初老期、老年期和长寿。有人提出了衰老可根据衰老征象划分为四个时期，即40～59岁为渐衰期，60～74岁为近老期，75～89岁为老年期，90岁以上就是长寿。西方国家与我国对衰老的分期有所不同（表14-1）。

表 14-1　西方发达国家和我国对衰老的分期

老年分期	西方发达国家	我国
初老期（岁）	45～64	45～59
老年期（岁）	65～85	60～79
长寿（岁）	>90	>80

但是，由于人的体质情况、平均寿命等不同，单纯地凭年龄划分也不够科学，还应该结合衰老的特征区分衰老的分期，故人们对年龄的划分也有了不同的方式。

1. 历法年龄　亦称日历年龄、年代年龄、时序年龄、自然年龄，是按照出生年月的日历计算的年龄，或者说是从时间的推移来计算的年龄。

2. 生理年龄　是指一个人生理学上的年龄，代表着个人的生命活力。生理年龄的大小，主要取决于人的生活方式和健康状况。可通过机体各项生理功能反映生理年龄的大小，包括瞳孔大小、眼角膜环、大脑活性、肺活量、视觉、嗅觉、肢体位置感、周围神经传导和反应时间等生理指标。我国部分学者采用视敏度等9项指标检测生理年龄，但美国衰老研究所采用12项指标，目前，统一的生物学年龄计算方法尚待确定。

3. 心理年龄　是指人的整体心理特征所表露的年龄特征，与实际年龄并不完全一致。大部分人的心理年龄与历法年龄是比较一致的，是按照记忆、理解、反应、对新鲜事物的敏感程度等计算的年龄。

二、衰老的速度

衰老最早的生物学定义是基于死亡率，将死亡率作为时间函数，代表衰老的最终阶段。衰老是一个逐渐发生的过程，不仅存在不同的个体衰老开始的年龄不同，还存在同一个体器官结构和功能发生退化的年龄也不一致。也就是说，衰老可能提前，也可能延后，会因人而异，并且会受多种因素的影响。对个体而言，衰老速度存在着显著的差别，大多数人的行为和认知能力随衰老发生渐进性退化，但也有一些人在耄耋之年仍能保持机体各项指标良好。因此，个体衰老速度差异与遗传因素、生活环境和生活习惯等密切相关。

（一）遗传因素与衰老速度

物种之间极大的寿命差异是由于某些衰老基因的调控在起作用，基因的表达调控是其发挥生物功能、调节机体生命过程的基础。经过多年的探索，基因调控在衰老中的作用已备受关注，许多衰老相关基因相继被发现和分离，有些学者倾向从相关的基因转录调控机制来研究衰老的机制。

（二）生活环境影响衰老的速度

衰老速率在一个物种内的变化依然存在，即使是采用复杂的基因工程技术制造遗传上完全相同的动物，也很难控制衰老的速率。从某种程度上来说，衰老的速率是高度个体化的，在很大程度上是个体一生中与环境之间相互作用的结果。例如，生活在经济发达国家的人们的平均预期寿命是70～80岁，有的人能活到120岁。

案例 14-1

中国广西壮族自治区西北部巴马瑶族自治县被誉为"世界长寿之乡·中国人瑞圣地"，清嘉庆帝曾为142岁蓝祥老人题"烟霞养性同彭祖，花甲再周衍无极"；光绪帝钦命广西提督赠邓诚才"惟仁者寿"匾牌，1960年秋，武汉医学院长寿科学研究所首次到巴马做长寿考察，第五次全国人口普查时，巴马有80～99岁老人3160位，百岁以上寿星74位，其中年龄最大的116岁，百岁老人数达到3.1/10 000。1991年国际自然医学会第13次年会上正式宣布巴马为世界第五个长寿之乡。目前，巴马已经成为世界著名旅游胜地。

问题与思考：

1.巴马为何被世界旅游者所喜爱？

2.巴马人长寿的秘密说明什么？

案例 14-1 相关提示

迄今研究揭示，巴马长寿秘密在于富含负离子的空气、富含硒的水、无污染食物和良好的饮食习惯，这充分说明了居住的自然环境（如在乡村和城市等）和生活方式等均可影响个体的衰老速度。

（三）生活习惯影响衰老的速度

随着现代化生活方式和工作压力增大，生活习惯对衰老速度的影响方面的研究受到了广泛的重视，越来越多的人开始注意培养良好的生活习惯、健康饮食习惯，参加适当的运动，如健走、跑步和风靡世界的广场舞等；而不良习惯，如吸烟、喝浓茶和生活节律紊乱等的危害也同等程度受到了重视。尤其是生物节律紊乱对寿命的影响，目前正受到众多研究者的关注。

此外，比较生物学研究揭示，物种的体型与最大寿命有关，大型的哺乳动物寿命长于小型动物，而这种体型-寿命关系很可能反映包括智力、对外在危险的易受性和高度的组织社会化等因素，因此，影响寿命的因素很复杂，基于生理功能的衰老也难以确定，如人类大约14岁时胸腺开始萎缩，但骨骼组织却正在以最大速度生长。

三、衰老的临床特征

（一）衰老的特点

衰老本身具有普遍性，一切生物体都会发生衰老；同时衰老还具有内在性，即使生活在最适宜环境中的生物体内也会自发地逐渐衰老；当衰老发生后，会随着时间的推移而不断发展，因此衰老具有进行性的特点。衰老使生物体的生理功能降低，增加了个体发生疾病和死亡的机会，使衰老具有了有害性。不管是人类还是非人类生物，不同个体间衰老的进程是不同的，尤其在生命的后期，这种差异性更为明显，这使得衰老具有了个体差异性，那些衰老较慢的个体最可能是长寿的。虽然衰老是内在的自发过程，但外界条件可以加速或延缓这种过程的进行，如环境温度可以改变动物的寿命；热量限制能够延长果蝇和啮齿类动物的寿命，因此衰老是可干预的。

（二）衰老的临床特征

1. 外貌及体型的衰老　皮肤是人体最大的组织，皱纹是衰老最直观的表现之一。人类约在 40 岁后皮肤逐渐出现皱纹，首先在眼周，耳前、前额、眉间和口周等部位相继出现。皱纹的形成源于衰老致皮肤细胞数量减少，皮肤变薄，随之出现胶原蛋白和弹性蛋白产生减少，使皮肤失去弹性。在 60 岁左右，皮下脂肪过多地堆积在腰部、髋部和臀部，但随着年龄的继续增加，脸部、手臂和腿部皮下脂肪逐渐减少。皮肤由于长期的累积性损伤，出现老年色斑、老年疣等，常分布在手背、脸面和上臂等处（图 14-1）。由于毛囊中合成黑色素所需要的多巴过氧化酶及酪氨酸酶的含量随增龄而减少，毛发由两翼开始斑白直至白发苍苍。80 岁以后，面貌的改变停止，容貌固定，因此有人称之为"定型面貌"。老年人由于全身骨质疏松，体内水分减少，椎间盘和脊柱缩短，逐渐出现脊柱弯曲（图 14-2），身高下降。

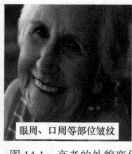
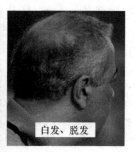

老年斑　　　眼周、口周等部位皱纹　　　白发、脱发

图 14-1　衰老的外貌变化

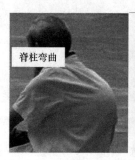
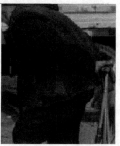

脊柱弯曲

图 14-2　衰老的体型变化

2. 器官及组织的衰老　老年人器官及组织实质细胞数量均减少，细胞间质增加，脂肪组织增加，结缔组织的胶原及弹力蛋白受损，胶原蛋白纤维内的非酶依赖性糖基化和晚期糖基化终末产物形成，强韧度增加而弹性下降，蛋白质失活致使细胞及器官生理功能异常。

（1）感觉器官的变化：与年龄相关的听觉减退又称老年耳聋（presbycusis），主要原因可能是内耳毛细胞和柯蒂氏器静纤毛的丢失降低了神经递质释放的速率，导致听觉系统对声音探测能力减弱。此外还可能与鼓膜和内耳骨运动能力的减退有关。听力障碍出现早期为高音耳聋，60 岁以后听力渐进性减退。老视（presbyopia）是衰老时由于胶原蛋白受损和睫状体平滑肌数量减少，晶状体回弹和形成球形能力减退，影响看近物体时的聚焦能力而产生的视觉减退，多在 45 岁以后出现。约有近 4% 的 60 岁以上老年人存在低视力或失明的视力障碍，其中以年龄相关的晶状体混浊引起的白内障最为常见。此外，还可出现玻璃体混浊、视野缩小、嗅觉减退和味觉与痛觉敏感性的下降。

（2）消化系统的变化：衰老时唾液腺分泌功能降低，唾液量减少，但 α- 淀粉酶和溶菌酶浓度没有改变，这种变化并不影响消化功能，只有在一些神经系统疾病时会显著影响消化能力。小肠绒毛数量和高度所形成的表面积指数、维持吸收功能的上皮细胞的复制能力并不随年龄的增长而改变，但肠道的平滑肌收缩力随增龄而降低、节律性运动能力减退，导致食糜在小肠停留时间有所增加，甚至出现便秘，而后者常与年龄有关。而对肠道吸收功能的研究发现女性对钙的吸收表现随年龄增长而减少。但一般来说，消化系统功能的变化在衰老时并不十分明显。

（3）肌肉和骨骼运动系统的变化：肌肉组织随增龄出现包括肌肉细胞数量和大小的缩减，这种减少不受体育活动等增加肌肉量因素的影响。衰老时，主要表现为随年龄增长而发生的肌纤

笔记栏

维变细、弹性降低、收缩力减弱，在男性这种改变常常重于女性，并且Ⅱ型纤维（又称快肌纤维）比Ⅰ型纤维（有时也称为慢肌纤维）减少明显，近年有人发现只有衰老时出现的第三种肌纤维。在骨骼中出现随增龄的骨基质成分减少，无机盐增多，致使骨的弹性和韧性降低，易发生骨折等。

（4）泌尿系统的变化：在衰老时肾可失重20%～30%，肾血流量和功能表现出随着年龄的增长而衰退，70岁老人肾血流速度下降约53%，衰老时肾动脉硬化和动脉内膜纤维增生，同时由于血浆蛋白质在血管壁的蓄积致使血管较其他器官更为狭窄，血供减少，肾小球滤过率（glomerular filtration rate，GFP）下降，清除非蛋白氮、肾小管分泌和重吸收功能也下降。而肾小球随龄增加的退行性硬化，也是GFP下降的另一重要原因。65岁以上老年人可不同程度地出现夜尿、尿急、尿频甚至尿失禁现象。

（5）呼吸系统的变化：虽然很难估计衰老对呼吸系统的影响，但随着年龄的增长呼吸系统结构与功能逐渐发生衰老，出现呼吸器官的老化，使老年人在发生呼吸系统疾病和全身疾病时比年轻人更易受到伤害。衰老时呼吸功能明显减退主要表现为：肺活量、时间肺活量、最大通气量降低；残气量和功能余气量增加；换气功能下降，氧分压降低；肺的代偿能力降低，肺动脉高压等。

（6）免疫系统的变化：与年龄相关的外周初始T细胞数量减少、记忆性T细胞克隆扩增为辅助T细胞的能力下降，使记忆性T细胞不能发挥最大作用刺激B细胞释放抗体，人体对病原体的入侵发病危险性增加。外周成熟B细胞的数量同样出现随增龄而减少的变化，降低机体对新型抗原作出免疫反应的能力。抗体的功能也会出现随年龄增加而退化，高亲和力的抗体数量降低，导致免疫反应的弱化。

（7）生殖系统的变化：人类生殖系统的衰老由于女性绝经、绝经后雌激素分泌大幅度减少和卵子遗传质量随增龄下降等重要变化而与女性的衰老联系在一起。绝经的标志是雌激素和孕激素分泌的停止，卵母细胞的发育也因此停止。此外，引起机体其他明显变化，如激素的周期性变化消失、子宫萎缩、骨质大量流失等。而男性衰老时，产生性激素能力下降，精子支持细胞会逐渐被纤维组织代替，精子质量降低、数量减少，增加后代出现遗传问题的风险性。

3. 脑的衰老　从中年期开始，脑组织逐渐萎缩，脑重量逐渐减轻，脑室和蛛网膜下腔扩大。脑动脉硬化，脑血流量减少，脑代谢水平降低，脑细胞中的脂褐素发生增龄性的增加，严重影响脑细胞的正常功能。由于各种感受器、效应器的衰老退变，神经纤维传导速度减慢及中枢神经调控功能降低，机体的自稳态和适应环境的能力减弱，甚至引起各种疾病。

4. 细胞及分子的改变　任何一种组织或器官的生理功能都是通过细胞和组织的物质代谢来实现的，在正常生理条件下，人体各种细胞、组织不断进行新陈代谢。细胞一方面逐渐衰老、死亡，另一方面又不断再生更新，从而维持人体各系统、组织的正常生命活动。在人体全部生命活动过程中，不同器官的细胞寿命不同，有的细胞更新较快，如小肠绒毛上皮细胞的分裂象很常见，生命期为2天；而第二性征器官的细胞只有进入青春期才开始进入核分裂活动期；中枢神经系统的神经细胞在出生后是不分裂的，就是说高等哺乳动物的神经细胞缺乏再生能力。

一般认为，细胞的衰老与其生命寿限的长短是相关的。生命期短、容易再生的细胞是容易衰老的，生命周期长、不容易再生的细胞是不易衰老的。人体各细胞再生、更新能力与其分化程度相反，分化程度越高、功能越专门化的细胞再生能力越高。

（三）衰老的分类

案例14-2

患者1，男，4岁。虽然还是儿童，但已经出现了脱发、头发斑秃、皮肤出现了明显的褶皱，而且出现了皮肤松弛和牙齿的脱落。男孩的鼻子外观扁缩，脸与下巴变得很小，看起来与他的脑袋大小非常不相称，眼睛明显凹陷，在面颊和手臂的皮肤上可以看到一些老年斑，还患有动脉硬化和高血压等疾病。

患者2，女，出生时与正常婴儿一样，没有异常。但几个月之后，母亲发现孩子身高和体重都没有增加，因此到医院就诊，被确诊孩子是因为患了一种罕见的疾病导致不能正常生长。随着年龄的增加，这个女孩智力正常，但逐渐出现了衰老的一些症状，头发脱落、皮肤皱褶、老年斑、

笔记栏

关节也变得僵硬，还出现了动脉硬化等疾病。女孩在十几岁的花季就已经是疾病缠身。在她才刚刚 17 岁时就因为疾病而卒。

问题与思考：

    1. 上面的病例中的两个患者为何出现脱发、皮肤皱褶和老年斑等衰老的一些特征？为什么患有一些高血压和动脉硬化等与衰老相关的疾病？

    2. 上面的 2 个病例可以帮助我们更好的理解不同的衰老类型。其中，儿童早老症的特征是什么？目前对其可能的分子机制研究中的主要发现是什么？我们是否有可能利用现代生物学手段在胚胎期对这些疾病进行诊断？

    1. 生理性衰老   生理性衰老是指生物随着时间的推移而形成不可避免的自然衰退、老化、消亡的过程。而生理性衰老在个体之间存在有很大的差异，有的人 40 岁开始衰老，而有的人 60 岁还没有开始衰老。

    2. 病理性衰老   病理性衰老是由疾病所引起的，较生理性衰老出现要早得多，临床衰老表现也较生理性衰老更为突出。早老症（progeria）就是典型的病理性衰老，由于出现衰老年龄较早而易于识别。早老症包括两种，郝秦生 - 吉福德综合征（Hutchinson-Gilford progeria syndrome，HGPS）和沃纳综合征（Werner's syndrome，WS）。HGPS 是一种少见的代谢异常、发育障碍和侏儒状态，患者多数在出生后生长缓慢，1 岁左右出现皮肤变硬，3 岁左右出现脱发、秃顶，皮肤色素沉着和衰老面容等明显的衰老表型，伴有骨骼、牙齿、指（趾）甲、毛发及脂肪等发育不全，以童年表现老人面貌和动脉硬化为其特征，故常称为儿童早老症。在 HGPS 儿童，编码核纤层蛋白的 *lamin A* 基因发生突变，导致结合到端粒上的核纤层蛋白量增加，使端粒的定位发生变化，致使 *lamin A* 基因编码的 LMNA 蛋白异常，造成细胞核不稳定状态。将小鼠 *lamin A* 基因中 LMNA 的编码序列敲除，成纤维细胞端粒定位及功能会发生紊乱。因此认为，缺少核纤层蛋白或者存在错误的核纤层蛋白都可能破坏正常核纤层蛋白 - 端粒的相互作用。*lamin A* 表达产物加工为成熟蛋白需要一种重要的酶——Zmpste24 参与，金属蛋白酶的基因突变后，*lamin A* 表达产物无法正常加工，使法尼基化的前体蛋白堆积在细胞核边缘，核的稳定性受损，引起细胞核的畸形和基因表达的改变。

    沃纳综合征发病年龄较晚，一般出现在发育中的青春后期，因而身材并不矮小，仅在成熟期前出现白发、秃发、皮肤皱纹及色素沉着，且伴有白内障、骨质疏松、动脉粥样硬化、大脑萎缩与视网膜变性等，这与早老症有所不同。

第二节　衰老的分子机制

    衰老机制是探索衰老本质的核心问题。随着现代医学技术的发展，研究者从不同的角度来阐述衰老的机制并提出了多种具有价值的衰老机制学说，包括遗传程序学说、自由基学说、DNA 损伤学说、衰老的端粒学说、交联学说、线粒体学说及免疫学说等。从细胞水平和分子水平进行衰老机制基本原理的探讨，不同学说各执一词，但各学说间的取长补短渐成主要倾向。

案例 14-3

    某科研小组选择了抗氧化剂对小鼠衰老影响的科研方向，现拟制订研究方案，首先选取了比较热门的番茄红素作为干预药物，以不同月龄小鼠为研究对象，拟选择心肌、脑组织和肝脏作为药物延缓衰老研究的靶器官。

问题与思考：

    1. 选择抗氧化剂研究延缓衰老与衰老的发生有什么联系？（知识点提示：衰老的分子机制—衰老的自由基学说；自由基的清除）。

    2. 帮助该小组选择比较适宜的生物学标志来判定衰老发生和番茄红素的作用效果。（知识点提示：衰老的生物学标志）。

一、程序性衰老学说

程序性衰老学说（programmed senescence theory）认为生物的生长、发育、衰老和死亡都是由基因程序控制的，衰老是机体固有的、随时间演进的退化过程。大量的研究资料证明，物种的平均寿命和最高寿命是相当恒定的（表14-2），物种的寿命显然是在一定程度上受遗传基因的控制。

表14-2　不同生物的寿命有显著的差别

物种	寿命（年）	物种	寿命（年）	物种	寿命（年）
秀丽隐杆线虫	20天	山羊	15～20	印度象	60～80
果蝇	50～60天	马	20～35	雌虎鲸	80～90
实验小鼠	4～5	蛇	25～35	蜥蜴	100～200
青蛙	5～13	犀牛	30～50	弓头鲸	150～200
狐狸	8～10	鸵鸟	40～45	巨型龟	150～250
犬	10～20	大型鹦鹉	50～90	南极洲海绵	1000～1550
猫	13～20	锦鲤	60～70	灯塔水母	永生

对物种寿命研究发现有60种基因与人的衰老有关，如蛋白质生物合成的延长因子基因、$p16^{INK4a}$基因等。根据这些基因对衰老的控制而区分为衰老相关基因和长寿基因（longevity genes）。

（一）线虫寿命的基因控制

秀丽隐杆线虫基因组约10Mb（兆碱基对），编码约2万个蛋白质。线虫中细胞的排列情况和功能已知，且有1/3是神经细胞，这为研究线虫的细胞信号通路提供了方便，是研究寿限衰老基因的理想模型。线虫的衰老始于发育完成之后，当生殖能力减退后线虫的衰老日趋严重。age基因、clk-1基因和daf-2基因均与线虫的寿命有关。

1. dauer形成调控寿命　从卵到成年发展过程中如果环境状态不适合繁殖，线虫会停留在幼虫的第三个阶段，这一阶段的线虫称为dauer。在dauer阶段，线虫的新陈代谢处于活跃状态，但生殖沉默，当生存环境适宜生殖时，dauer重新回到幼虫状态完成线虫的发育。而dauer的形成是受daf-2、age-1等基因表达产物控制的，这些蛋白质形成信号通路。daf-2基因表达产物DAF-2是一种跨膜受体蛋白质，与其他生物的胰岛素样生长因子受体（insulin/insulin-like growth factor，IGF-1）具有同源结构，线虫正常生长和繁殖需要DAF-2的表达，表达后与其配体结合促使磷脂酰肌醇-3-激酶家族成员之一的AGE-1蛋白表达，AGE-1激活后最终将信号传递至细胞内以抑制dauer的形成（图14-3）。而当线虫处于环境适宜的状态时，刺激胰岛素样配体与DAF-2受体结合，吸引细胞内AGE-1蛋白结合到细胞膜上，启动这些蛋白质的级联磷酸化反应，而级联反应的最后步骤是调控繁殖的DAF-16蛋白的磷酸化，daf-16基因编码转录调控因子中叉头家族/肝细胞核心因子-3（HNF-3）的成员，磷酸化的DAF-16不能进入细胞核，从而不能发挥对AGE-1表达的促进作用，不能调控与线虫繁殖相关的基因表达。

2. 时钟基因调控衰老　时钟基因（clock gene，clk）是由不同的基因组成的多效性基因家族，参与构成能量代谢和寿命延长之间的基因调控通路。该通路包括clk-1、clk-2和clk-3等，由于clk-1基因表达的产物Clk-1蛋白具有多效性，其信号通路与寿命延长的关系尚未确定。目前认为Clk-1蛋白是一种泛醌单加氧酶，参与黄素蛋白和细胞色素b之间的电子传递。当clk-1基因突变时，代谢过程减慢，能量储备降低，减慢线虫的发育，延长细胞分裂的周期，并且调节线虫的成虫行为和活动，从而发挥延长线虫寿命的作用。

3. spe-26基因　spe-26基因是一类比较特殊的等位基因，编码的蛋白质是精子发生所必需的。spe-26基因的突变能显著延长线虫的寿命，并且对寿命的影响有基因特异性作用。

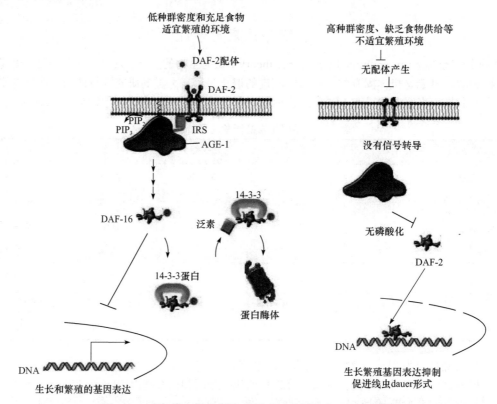

图 14-3　成年线虫繁殖期内基因表达的调控和 dauer 的形成

■ （二）果蝇寿命的基因调控

　　果蝇基因组 16.5Mb，其中约 20% 的碱基包含在四个二倍染色体、三个常染色体和一个性染色体中，构成 1.4 万个基因。果蝇基因中延长寿命的基因大部分都有抗压力（也叫做抗逆性）功能，随着 *mth*（玛士撒拉基因，mathusela，mth）基因的发现和克隆，揭示了抗逆性基因和寿命之间的联系。而在果蝇寿命的研究中发现了很多基因的突变可延长寿命（表 14-3）。例如，转入突变 *mth* 基因果蝇寿命明显长于野生型果蝇，且抵抗饥饿和高温的能力显著提高。而胰岛素受体失活后，寿命明显缩短，对与胰岛素相关的 *chico* 基因（胰岛素受体底物 *chico* 基因）敲除的果蝇，*chico* 基因表达水平的降低可延长果蝇的平均寿命，说明 *chico* 基因在延缓衰老速率上的作用比直接延长寿命发挥的作用更明显，这可能与其和线虫 *daf-2* 基因同源，能通过与 DAF-2 类似的信号转导通路发挥作用有关。

表 14-3　使果蝇寿命延长的某些基因突变

突变基因名称	编码产物蛋白的功能	突变类型	增加的果蝇寿命（%）
inr	胰岛素 /IGF-1 受体	功能丧失	85
dsir-2	组蛋白去乙酰化酶	过表达	57
dFOCXO	转录因子	过表达	56
chico	胰岛素受体底物同源蛋白	功能丧失	48
mth	G 蛋白偶联受体	基因突变	35
Mnsod	超氧化物歧化酶	过表达	33
dts3	激素受体	基因敲除	29
mei-41	DNA 修复蛋白	过表达	22

■ （三）小鼠寿命的基因调控

　　小鼠是常见的实验室研究对象，转基因小鼠的使用极大地促进了人们对影响寿命的基因及其通路的理解。已经报道的影响小鼠寿命的基因达到近 40 个，许多研究显示动物体内某一基因的过度表达或基因消除可以延长寿命（表 14-4）。

表 14-4　某些基因突变对小鼠寿命的增加

突变基因名称	表达产物及功能	突变类型	寿命增加量（%）
Ames 侏儒（df/df）	缺乏生长素、催乳素和甲状腺激素		40
papp-A	妊娠相关的离子蛋白体 A；抑制 IGF-1 结合	基因敲除	30 ~ 40
ghr/gp	生长激素结合蛋白与生长激素受体	基因敲除	25 ~ 30
Snell dwarf（*pit-1*）	生长激素相关转录因子	基因敲除	23
firko	脂肪特异性胰岛素受体	基因敲除	18
S6k1	核糖体蛋白激酶	基因敲除	17（雌）

1. 胰岛素信号降低延长小鼠寿命　胰岛素受体底物 1（insulin receptor substrate，ins1）基因敲除，观察到在雌性出现寿命的延长，但是在雄性小鼠未出现差别，这种性别差异很常见，但原因尚无定论。而在 *firko* 基因敲除小鼠，由于缺乏脂肪细胞特异性的胰岛素受体基因，小鼠只含有限的脂肪组织，胰岛素信号受阻，说明随胰岛素信号抑制可延长小鼠寿命。

2. 生长激素信号降低延长寿命　在哺乳动物中胰岛素和胰岛素样信号转导通路对生长发育的控制有很大的影响，包括促进脑垂体分泌生长激素。对 Ames 侏儒鼠、Snell 侏儒鼠和 GHR/GP 突变鼠这三个侏儒突变体小鼠的研究发现，由于它们的生长激素受体基因被敲除，细胞内生长激素信号中断。

3. *p66shc* 基因缺失延长小鼠寿命　P66shc 基因编码的蛋白质是胞质中酪氨酸激酶的底物，参与细胞信号从酪氨酸激酶到 Ras 蛋白的传递，当 *p66shc* 基因缺失，可降低体内细胞和组织的氧化反应，减少凋亡，促使小鼠寿命延长。

4. *sir1* 基因　是酵母菌 *sir2*（silent information regulator-2）基因在哺乳动物中的同源体，编码 Sir1 蛋白，具有和 Sir2 相同的酶活性。此外，Sir1 蛋白还可去除细胞核和细胞质中蛋白质的乙酰基活性，许多由 Sir1 蛋白去乙酰基的蛋白质都控制着细胞的重要生理活动，包括细胞凋亡、细胞防卫及新陈代谢。因此，延缓细胞死亡或许就是 *sir* 基因促进健康和长寿的一种途径。

此外，还有研究发现，*klotho* 基因表达可抑制小鼠的衰老表型。当 *klotho* 基因突变时，小鼠寿命明显缩短，仅有 8 ~ 9 周，且不育，易患动脉粥样硬化。

（四）人类寿命的基因调控

在人类细胞衰老研究中发现，至少有 4 套基因或基因通路与衰老有关，将永生化细胞与正常细胞进行重组实验表明，永生化是衰老相关基因隐性遗传缺陷所致，而人第 4 号染色体可使永生化的 HeLa 细胞发生衰老。目前与衰老有关的基因存在于 1、4、6、7、11、18 与 X 染色体上。衰老基因并不是指某个基因，而是泛指可以引起衰老的基因。人类细胞衰老主导基因 *p16* 是人类细胞衰老遗传控制程序中的主要环节。人类衰老相关基因大多数是抑癌基因、原癌基因或静止期细胞表达的基因，如 *p16*、*p53*、*p33*、*PTEN*、*Rb*、*ras*、*c-jun*、*c-fos*、*c-myc*、*bcl-2* 和 *cyclinD1* 等。

1. 衰老相关基因　Wistrom 等从二倍体成纤维细胞中筛选出来一种衰老相关基因（senescence-associated gene，*SAG*），该基因的表达与细胞的生长能力呈负相关。*SAG* 基因在多种组织中存在，在衰老细胞中表达比年轻细胞高 3 倍，而且其增高的程度与细胞生长能力的降低密切相关，在永生化细胞表达则很低。对 *SAG* 基因编码产物的分析发现，在其 C 端含有 DNA 的结构域，有可能是通过作为负性调节蛋白引起细胞生长停滞。

2. DNA 合成抑制蛋白　DNA 合成抑制蛋白（senescent cell-derived inhibitor of DNA synthesis，SDI）是 *sdi* 基因编码的分子质量为 21kDa 的蛋白质，在人类衰老成纤维细胞中的表达比青年细胞显著升高，具有抑制 DNA 复制的作用，因而促进衰老的发生。P16 蛋白是一种细胞周期负调控因子，是机体细胞衰老遗传控制程序的重要一环。*p16* 编码的蛋白质与 cyclin D 共同作用于细胞周期依赖蛋白激酶 4（cyclin-dependent kinase-4，CDK-4），对细胞起调节作用。P21 是抑制 cyclin-CDK 复合物的调控因子，P16 蛋白能增加 P21 蛋白的稳定性，转录因子 SP1 经 p21 蛋白作用激活 *p16* 基因表达，进而抑制细胞周期。

3. 生长停滞蛋白　生长停滞蛋白（statin）存在于衰老细胞的细胞核中，但并非衰老细胞特有的，该蛋白可阻止 DNA 合成及细胞由 G_1 期进入 S 期。

4. *wrn* 基因　某些与疾病有关的基因亦可看成衰老基因。*wrn* 基因定位于第 8 号染色体短臂，表达产物是 1432 个氨基酸残基组成的一种 DNA 解螺旋酶。*wrn* 基因是在隐性遗传性疾病 Werner 综合征研究中定位并分离获得的，患者 DNA 损伤修复、转录等都有异常，但有关 *wrn* 基因突变引起

Werner 综合征的原因不明确，有学者认为该基因可能与抑癌基因 *p53* 类似。

此外，*apoE₄* 基因也是与衰老相关性疾病有关的基因，该基因高表达时增加发生冠状动脉粥样硬化性心脏病和阿茨海默病的可能性，从而影响寿命。

对长寿相关基因的研究至今尚未见肯定的报告。对 90 岁以上老人的研究发现，T 细胞增殖能力强，B 细胞数量显著增多，CD8 细胞与 CD4 细胞比值小的人，寿命更长。而相关的研究发现，位于第 9 号染色体的人类白细胞抗原（human leukocyte antigen，HLA）基因某些位点（如 HLA-A₉）在长寿人群的频率明显高于普通人，而 HLA-A₃₀ 却低于普通人，说明 HLA-A₉ 等位基因可能是人类长寿有关的基因。沉默信息调节因子（silent information regulator，*sirt*）基因家族是一类能调控寿限的重要基因，可从遗传和限制热量代谢两个角度调节细胞寿命，Sirt2 相关酶类是一种 NAD⁺ 依赖性去乙酰化酶（sirtuins），通过蛋白质分子中氨基酸残基的去乙酰化而改变蛋白质活性，调控衰老过程。哺乳动物去乙酰化酶包含 7 个家族成员（Sirt1 ～ 7），其中 Sirt1、Sirt3 和 Sirt6 被证实与衰老有关。Sirt1 可通过抑制细胞凋亡、热量消耗等新陈代谢调控及抑制炎症等延缓细胞衰老；Sirt6 通过调节与新陈代谢和应激胁迫相关的基因，促进 DNA 损伤修复而提高染色体的稳定性，因此，Sirt1 和 Sirt6 成为了衰老机制与干预的研究热点。

二、自由基衰老学说

（一）自由基的产生

自由基（free radical，FR）是指外层轨道含有未配对电子的原子、原子团或特殊状态的分子，包括超氧阴离子自由基（·O₂⁻）、羟自由基（·OH）、过氧化羟基自由基（·HO₂）、烷氧自由基（RO·）、氢自由基（·H）、一氧化氮自由基（NO·）和过氧化脂质自由基（LOO·）等。这些自由基可来自体内酶促反应和非酶促反应。自由基中以活性氧类（reactive oxygen species，ROS）最重要，阳光辐射、空气污染、农药和吸烟等都可增加人体产生更多的活性氧自由基。机体在代谢过程中，约 90% 的 O₂ 被线粒体消耗，其中约 98% 接受呼吸链传递的电子还原为水，产生能量，而仅有一小部分，1% ～ 2% 的 O₂ 却转化为 ·O₂⁻，因此线粒体是反应活性氧的重要来源。在生理条件下自由基通过使入侵者细胞结构瓦解参与细胞免疫、杀死入侵微生物等作用。机体可通过有效的抗氧化防御系统及时清除自由基，避免其引起的诸如生物膜变性、染色体移位、DNA 断裂和组织破坏等生物结构的广泛损伤。空气污染和环境变化可通过上皮细胞内衬液诱导氧化应激和不良健康影响（图 14-4）。大气臭氧和活泼分子与细胞表面的分子反应，并与抗氧化剂（维生素 C、谷胱甘肽、维生素 E）形成二次氧化。氧化还原活性组分，包括醌类、铁离子和铜离子，产生活性氧和氧化应激。

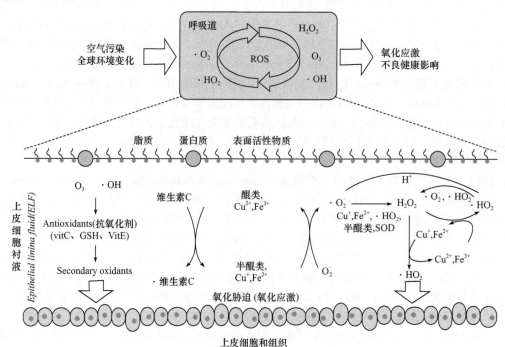

图 14-4 空气污染和环境变化可诱导氧化应激

（二）自由基的清除

人体主要通过以下几种途径清除自由基，有效地防御自由基的损害。

1. 酶促自由基清除 超氧化物歧化酶（superoxide dismutase，SOD）、硫氧还蛋白过氧化物酶（thioredoxin peroxidase，TPx）、谷胱甘肽过氧化物酶（glutathione peroxidase，GSH-Px）和过氧化氢酶（catalase，CAT）等能够催化自由基转换为毒害较低或无害的物质，故将这类酶统称为抗氧化酶（antioxidant enzyme）。SOD 被视为人体的"清道夫"，与 $\cdot O_2^-$ 有很强的亲和力，可直接将 $\cdot O_2^-$ 还原为 H_2O_2，后者再由 CAT 还原为水。此外，细胞质中的 H_2O_2 还可在 GSH-Px 的催化下生成水。但是在 Fe^{2+} 或 Cu^{2+} 及 H_2O_2 共同存在的特定条件下，可发生芬顿反应（Fenton reaction）产生 $\cdot OH$；或者在 Fe^{2+}、H_2O_2 和 $\cdot O_2^-$ 共同存在下，发生哈勃 - 韦斯反应（Harber-Weiss reaction）产生 $\cdot OH$（图 14-4）。TPx 的作用与 GSH-Px 类似，主要还原 H_2O_2 和某些氢过氧化物发挥抗氧化作用，调节由 H_2O_2 介导的信号转导和免疫反应，参与细胞增殖、分化、凋亡及肿瘤发生。

2. 抗氧化剂 维生素 C、维生素 E、番茄红素、β- 胡萝卜素、花青素和虾青素等，是广为人知的自由基清除剂，其中番茄红素是迄今为止发现的最强的抗氧化剂之一。自由基清除剂能借助键的断裂释放出体积小、亲和性强的氢自由基，被自由基所俘获形成分子态化合物而中断自由基的链式反应传递。例如，细胞产生脂氧化自由基（$LOO\cdot$）时，维生素 E 因为与 $\cdot OH$ 和 $LOO\cdot$ 亲和力高，可受其作用转变为维生素 E 自由基，后者再由维生素 C、GSH 和 $NADP^+$ 共同参与的多步反应氧化为维生素 E，而 $LOO\cdot$ 被氧化为多不饱和脂肪酸（LH），终止脂过氧化的链式反应（图 14-5）。

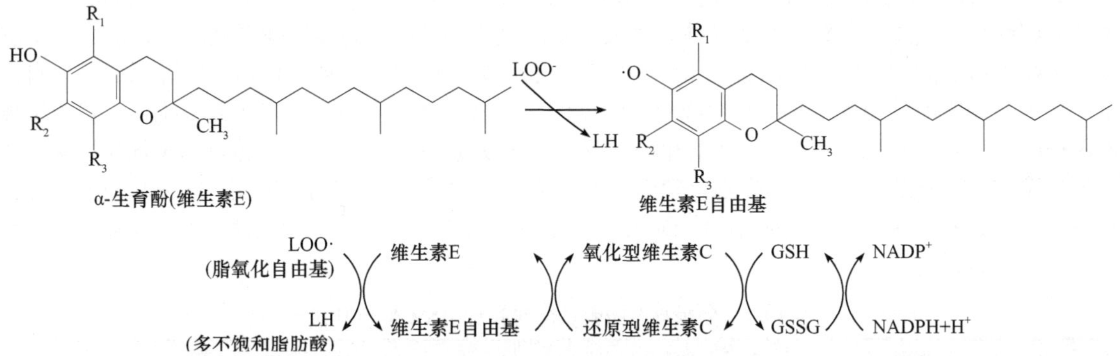

$$\alpha\text{-生育酚（维生素E）} \xrightarrow{LOO\cdot, \; LH} \text{维生素E自由基}$$

α-生育酚(维生素E)　　　　　　　　　　维生素E自由基

$$LOO\cdot（脂氧化自由基） / LH（多不饱和脂肪酸） \quad\rightleftharpoons\quad 维生素E / 维生素E自由基 \quad\rightleftharpoons\quad 氧化型维生素C / 还原型维生素C \quad\rightleftharpoons\quad GSH / GSSG \quad\rightleftharpoons\quad NADP^+ / NADPH+H^+$$

图 14-5 维生素 E 清除脂氧化自由基

3. DNA 损伤修复系统 自由基的高度反应活性使 DNA 等多种生物分子发生改变，同时 ROS 亦可以损伤 DNA 修复的蛋白质，使错误的配对及其他损伤无法修复，产生 DNA 的损伤。当 DNA 损伤发生后，DNA 修复系统对自由基引起的 DNA 氧化损伤的修复决定了细胞的结局。

（三）衰老的自由基学说

衰老的自由基学说（free radical theory）首先是由美国学者 Denham Harman 提出的。该学说认为衰老过程中所发生的退行性变化是由于自由基破坏了细胞，并导致组织细胞再生减少，进而引起机体细胞的老化，产生衰老。自由基高度的反应活性使核酸、脂类、蛋白质等生物大分子的结构发生重要改变，生物活性降低，并且在实验中亦观察到了相应的变化，如膜磷脂上的过氧化物累积，致使生物膜维持内外稳定的屏障作用减弱，表现出对化学反应的敏感性而自身受到影响。DNA 受到氧化损伤导致转录和翻译的产物序列错误，如羟自由基对 DNA 的作用（图 14-6），由于 ROS 影响 DNA 修复机制中的重要蛋白质，使这些错误无法修复。此外，ROS 也影响损伤蛋白质的清除，使细胞内损伤的蛋白质不断积累。

磷脂是给予细胞膜特定黏度的物质基础，磷脂中饱和脂肪酸和不饱和脂肪酸的混合使膜保持良好的流动性。膜磷脂中的多不饱和脂肪酸极容易受羟自由基的攻击而引起自由基链式反应，使多不饱和脂肪酸形成脂过氧化物。大量的研究数据表明，过量自由基的堆积可诱导细胞凋亡，这可能是衰老产生退行性改变的主要机制之一。

总之，自由基可通过与生物大分子反应，或直接损伤这些大分子，或启动一系列的链式反应，使自由基从一个分子传递给另一个分子而导致细胞结构的损伤，这些损伤表现为蛋白质氧化、DNA 突变、脂质氧化，甚至 DNA 双链断裂，介导细胞凋亡等，加快人体细胞的衰老。

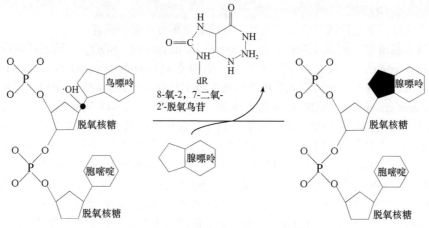

图 14-6　羟自由基对 DNA 损伤作用

三、衰老的线粒体学说

氧化磷酸化是机体产生能量的最主要方式，线粒体是氧化磷酸化的场所，呼吸链复合体在电子传递过程中产生的 H^+ 化学梯度和 ATP 合酶激活是氧化磷酸化偶联的机制。衰老的线粒体学说认为线粒体 DNA 的损伤是细胞衰老和死亡的分子基础，近年来它的研究成为国际上研究衰老机制的热点。衰老时因线粒体膜蛋白的氧化及线粒体各类大分子的衰变，呼吸链各复合体活性降低，能量产生减少，影响细胞的能量供给，使细胞、组织、器官功能衰退。同时，线粒体传递功能降低，导致自由基产生进一步增加，加重了自由基对线粒体的损伤。当衰老时，可出现线粒体数量减少、基质密度泡沫样改变、平均体积增大、排列紊乱和畸形等形态学改变（图 14-7）；线粒体 DNA 损伤、磷氧比降低、线粒体质子漏和电子漏等生物化学变化。线粒体 DNA 的损伤包括点突变、缺失和插入突变，其中以片段缺失最多见，常见的线粒体 DNA 片段缺失见表 14-5。线粒体的变性、渗漏和破裂都是细胞衰老的重要原因。

表 14-5　细胞衰老时常见的线粒体 DNA 缺失片段

缺失片段（kb）	区域	受累编码产物
5	8 468 ~ 13 447	ATPase、CO Ⅲ（COX3）、ND3、ND4 和 ND5
7.4	8 627 ~ 16 073	ATPase、CO Ⅲ、ND3、ND4、ND5、ND6、cyt、部分 tRNA
10.4	4 389 ~ 14 812	只表达 rRNA、ND1 和部分 cytb 和 tRNA

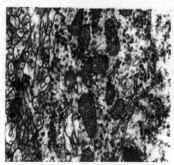
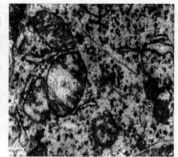

年轻细胞的线粒体（电镜）　　　衰老细胞的线粒体（电镜）

图 14-7　衰老细胞的线粒体形态学变化

四、衰老的端粒学说

衰老的端粒学说即端粒缩短理论（telomere-shortening theory）是由美国专家 Calvin B. Harley 提出的。真核生物在有丝分裂过程中，通过端粒（telomere）来解决末端的复制问题。人和其他高等动物端粒 DNA 长度为 5 ~ 20kb，细胞每进行一次复制端粒就缩短 50 ~ 200bp，当其缩短到 2 ~ 4kb 时，则向细胞发出信号以停止细胞的分裂，导致不可逆地退出细胞周期而走向衰老和死亡（图 14-

8）。端粒结合蛋白具有保护端粒 DNA 免受损伤和激活的作用。

端粒的长度还与端粒酶（telomerase）的活性密切相关，大多数长寿细胞内端粒酶活性较高，早衰细胞内端粒酶活性低，而且染色体完整性和稳定性比长寿细胞差。由此可见，体细胞端粒酶活性的缺失及衰老时端粒的缩短都认证了一个理论——有丝分裂的时钟理论（mitosis clock theory），其中心就是衰老细胞端粒缩短，并引起细胞周期阻滞。但是，同一细胞不同染色体具有不同的端粒长度，有些细胞中端粒的长度并不随细胞分裂而缩短，因而端粒酶及端粒与衰老的关系还需要进一步研究和证实。

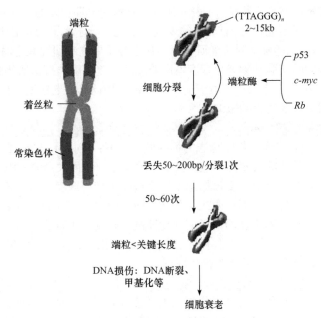

图 14-8　端粒随细胞分裂次数增加而变短

五、衰老的免疫学说

胸腺、骨髓、脾脏和淋巴结等在机体免疫功能维系中具有重要的作用。T 淋巴细胞是最重要的免疫细胞，主要介导细胞免疫。虽然机体的细胞与体液免疫均随增龄发生改变，但老年机体的免疫反应性降低主要与 T 细胞的变化有关，其中 T 细胞亚群、T 细胞功能及 T 细胞活化途径等均发生了显著改变。随着增龄，大多数老年个体的主要 T 细胞亚群百分数保持不变，但 CD3+、CD4+、CD8+T 细胞的绝对数量随增龄下降，T 细胞的数量下降除与胸腺的退化和萎缩有关外，还可能与自身免疫所致的细胞死亡有关。衰老个体 T 细胞功能障碍的一个原因可能是产生 IL-2 的 CD4+、CD45+T 细胞数量减少，产生 IL-2 细胞的频率下降及 IL-2R 表达降低，从而致使 T 细胞增殖周期发生缺陷。此外，还可能与 T 细胞受体信号转导缺陷和（或）共刺激分子受体表达水平的下降有关。对衰老大鼠的 T 细胞研究中发现，由于钙流动下降和磷酸化作用缺陷导致 T 细胞活化途径变化，并且还涉及细胞内蛋白磷酸化作用模式的不同。

B 淋巴细胞主要介导体液免疫，同时是重要的抗原递呈细胞，并能分泌 IL-2、IL-5 和 IFN 等多种细胞因子，调节免疫应答。机体的体液免疫应答与抗体介导的防御功能均随增龄发生明显减退。尽管研究发现衰老小鼠外周 B 细胞的数量及反应保持相对不变，但 B 细胞形成却发生了显著变化，包括 B 细胞亚群能力下降、抗体产生的改变。随增龄，机体产生的抗体由针对外来抗原变为针对自身抗原，抗体种型由 IgG 变为 IgM，抗体亲和力由高到低，Song 等认为来自衰老 T 细胞的信号不能提供给 B 细胞以足够有效的帮助，导致产生低亲和力抗体的 B 细胞增加。许多研究显示，随增龄 T 细胞辅助 B 细胞活化和抗体生成的能力下降。其他免疫细胞包括 NK 细胞、粒细胞、单核 / 吞噬细胞等，这些细胞参与天然免疫，并在特异性免疫应答中发挥协同作用，辅助 T、B 细胞对抗原的识别和发挥效应功能。

此外，复制性衰老理论、代谢废物积累学说、交联学说、羰基毒害理论等在衰老中也占有重要的地位，但每一种理论都有一定的局限性，衰老机制本身的复杂性与不确定性致使衰老现象不能用单一机制进行阐释，人体的衰老是内因和外因相互作用、相互影响的过程，只有综合各学说中的积极因素，多方面、多层次地深入探索才能更好地认识衰老。

第三节　衰老的生物学标志

一、衰老生物学标志的标准

同龄个体衰老程度因人而异，除日历年龄外反映个体实际衰老程度尚有生物学年龄。而生物学年龄可根据个体的生理和解剖状态进行估算，表示其组织结构和生理功能的实际衰老程度。准确地判断动物与细胞的生物学年龄或衰老程度，首先必须要确定细胞与分子水平的衰老生物学标志（biomarker of aging）。衰老生物学标志的确立对衰老研究标准化十分重要。在研究衰老时，使用衰老生物学标志进行分组，可避免因同龄实验动物老化程度不同造成的误差，解决按日历年龄无法解决的"未老先衰"和"老而不衰"问题。不仅可由衰老的生物学标志物计算衰老速度，且可研究药物、限食、锻炼和心理等各种因素对衰老进程的影响。

（一）衰老生物学标志的标准

1990 年 Mooradian 等将衰老生物学标志的标准概括如下：①该标志与年龄有定量关系，相关性越强，灵敏度越高；如果是质的改变，则只发生于年龄超过种群最大寿命 90% 的个体中，这一标准也是衰老生物学标准的最基本要求。②该标志不因疾病而改变，或者在发生疾病的改变与衰老时的改变有不同的方向性。③该标志不因代谢或营养变化而发生改变。④影响衰老进程的因素也能够影响该标志。例如，在不导致营养不良的情况下饮食控制（限食）可延缓衰老，这种限食也同样影响该生物学标志的变化。⑤无限增殖的细胞不存在该标志的变化。假如某参数存在于无限增殖细胞中，则说明尽管此参数与衰老有关，但并无直接的联系。

（二）辅助标准

除了上述标准，选择某生物的衰老生物学标志时还可使用一些辅助标准，包括：①这种标志应适用于具有同等增殖能力的各种组织。②这种标志应适用于不同的种族。③这种标志应适用于检测未老先衰症候群。

衰老的生物学标志检测时不会导致动物死亡；而且随年龄变化的速度应远远大于由于实验误差和实验方法不同引起的偏差，只有这样才能在与寿命相比较的较短时间内检测到可靠的变化。但目前已知的衰老生物学标志尚不能完全满足上述列出的所有标准。

二、衰老生物学细胞水平和分子水平的标志

随着分子生物学的迅猛发展，衰老研究亦发展至分子水平并取得突破性进展。目前已发现大量的细胞水平及分子水平衰老生物学标志，但均不能完全满足上述标准。

（一）成纤维细胞的体外增殖能力

1965 年 Hayflick 发现人二倍体成纤维细胞在体外培养的寿命是有限的，细胞增殖能力随着培养时间增加而逐渐丧失，即成纤维细胞体外增殖能力与供体的最长寿命相关。目前，成纤维细胞体外增殖能力已作为衰老生物学标志广泛应用于衰老研究中，二倍体成纤维细胞的年龄是以细胞增殖的代数表示，成为衰老研究的重要工具。

（二）端粒长度

人体细胞端粒的长度随增龄而缩短，而小鼠成纤维细胞端粒比人类细胞端粒长 5～20 倍，与人不同，其端粒不因年龄增加而缩短，故端粒长度可能是人类种族特异性的衰老生物学标志。有关衰老时端粒长度的研究已经发现：人胚肺成纤维细胞每增龄一代端粒长度缩短约 50bp；中国人每增加一岁，外周血淋巴细胞端粒长度约缩短 35bp。生殖细胞与肿瘤细胞无端粒缩短现象。因而，端粒缩短现象仅在人的正常体细胞中存在，有可能作为衰老的生物学指征。

（三）DNA 损伤及 DNA 解链速度

机体大多数细胞能通过各种修复机制修复损伤的 DNA，以维持 DNA 分子的完整性。DNA 损伤的修复能力随增龄而下降，未经修复的损伤 DNA 可影响 DNA 复制和转录，DNA 损伤修复能力与各种动物的最长寿命呈正相关。DNA 解链速度是 DNA 修复过程中的一个环节，采用碱诱导 DNA 解链的实验说明，细胞 DNA 解链速度随增龄而下降。在无糖尿病时，DNA 解链速度与血糖和血红蛋白

糖基化水平呈显著的负相关。DNA 解链速度可能是很好的衰老生物学标志。

（四）DNA 甲基化

真核细胞基因表达多层次调控机制之一是 DNA 的甲基化，主要发生在 CpG 序列中的 C 上。当 DNA 分子中的 CpG 序列甲基化水平降低时，可通过改变染色体的结构而影响 DNA 与蛋白质之间的相互作用，抑制基因的表达。DNA 的甲基化随增龄下降，并且下降速度与各种动物的最长寿命呈负相关。用 DNA 甲基化酶抑制剂 5- 氮杂胞苷干扰 DNA 甲基化的实验中，发现 DNA 甲基化水平降低，细胞增殖能力和培养寿限缩短。但人结肠组织雌激素受体基因的启动子，有年龄相关的 CpG 岛甲基化水平升高。此外，胰岛素样生长因子 -2 和肌原调节蛋白等的甲基化程度也表现为随增龄而升高，说明不同基因的甲基化改变并不相同。而 *c-myc* 基因，在肝组织中表现为甲基化水平随增龄而升高，但是在脾组织中甲基化程度则随增龄而下降，说明不同组织甲基化改变亦不相同。因此，某些特定基因的甲基化程度有可能是更好的生物学标志。

（五）衰老相关的 β 半乳糖苷酶活性

β 半乳糖苷酶活性作为衰老的生物学标志首先在体外培养的人成纤维细胞衰老研究中被发现，而在永生化细胞检测不到 β 半乳糖苷酶，由于血清饥饿所引起的生长抑制的细胞中也不能诱导 β 半乳糖苷酶活性的改变。在沃纳综合征患者细胞则表现为 β 半乳糖苷酶活性显著增高，并且随着增龄而增加，之后的转基因实验发现，诱导衰老的同时也诱导了 β 半乳糖苷酶活性。能量控制延缓衰老的研究，在延缓衰老的同时也降低了 β 半乳糖苷酶活性。上述的结果均说明，β 半乳糖苷酶活性是个体衰老的生物学标志，也是目前最广泛应用的衰老生物学标志之一。

（六）线粒体 DNA 片段缺失

线粒体携带着自己的 DNA——mtDNA，其是裸露的 DNA 双链分子，主要呈环状，但也有线性的分子。一般动物细胞中的线粒体基因组较小，为 10kb ～ 39kb，酵母为 8kb ～ 80kb，都是环状双链 DNA。而四膜虫属和草履虫等原生动物的 50kb mtDNA 为线性分子。人类 mtDNA 全长 16 569bp，编码复合体的 13 个亚基、22 个 tRNA 和 2 个 rRNA（图 14-9）。

由于 mtDNA 缺乏保护，而且损伤修复活性弱，又是自由基攻击的主要分子，自由基损伤是核 DNA 的 3 ～ 15 倍，极易导致突变，其突变主要有三类：①错义突变，在编码序列或 tRNA、rRNA 基因中发生点突变。② mtDNA 大片段的缺失，即丢失了一个或一个以上的基因，如编码序列、tRNA 序列的缺失。③拷贝数突变，即 mtDNA 片段重复突变，在人类 mtDNA 突变与疾病和衰老研究中这种突变报道甚少。而 mtDNA 缺失不仅发生在线粒体肌病，还发生在正常的衰老，主要有两种类型：一种缺失是单一片段的缺失，缺失的分子数量约占 mtDNA 总量的 20% ～ 80%，如在慢性进行性外眼肌麻痹、卡恩斯 - 塞尔综合征（Kearns-Sayre syndrome，KSS）和骨髓 - 胰腺综合征（又称皮尔森综合征，Pearson syndrome）等，在衰老的 mtDNA 缺失突变研究中发现，有 13.1kb、5kb 和 7.4kb 的缺失等与衰老有关。另外一种 mtDNA 的缺失是多重缺失突变，常见于骨骼肌、心肌及脑等组织的正常衰老过程，以 mtDNA 的 4977 缺失最常见，该缺失发生在 8470 ～ 8482，13 447 ～ 13 459 两个 13bp 直接重复序列之间，其中一个重复序列被保留下来。这一缺失的结果导致复合体Ⅳ的一个亚基、复合体Ⅴ的两个亚基、复合体Ⅰ的四个亚基和五个 tRNA 缺失。在多种组织中，这种缺失随着年龄的增加不断积累，因此被作为 mtDNA 损伤的一个标志，其不仅与衰老有关，而且与多种疾病有关，也叫作共有突变。其中以神经和肌肉组织中缺失水平最高。mtDNA 的 7436 缺失也是衰老时常见的一种缺失，mtDNA 的多种突变随着增龄呈指数增加，是目前常用的衰老生物学标志之一。

（七）晚期糖基化终产物

生物体内非酶促的糖基化反应是葡萄糖等具有还原性的糖与蛋白质、核酸和脂类等生物大分子上的氨基发生加成反应产生的不稳定的氨基酮糖类，经重排形成的果糖氨类蛋白质产物，称为晚期糖基化终产物（advanced glycosylation end product，AGE）。由于 AGE 的形成是不可逆的，随机体衰老而累积性增加，影响蛋白质、脂类和核酸的结构与生物学功能，尤其是对半衰期长的蛋白质影响更大。戊糖素和羟甲基赖氨酸形成的 AGE 是目前研究最多的一种，也常用于表示代谢机体 AGE 的水平。在动物细胞衰老和能量限制延缓衰老研究中，AGE 获得了符合衰老生物学标志选择标准的证据，其生成率与物种的最大寿命呈显著的负相关，因而常作为研究衰老的生物学标志。

（八）脂褐素

脂褐素是溶酶体对细胞内结构或功能不健全的亚细胞成分进行自噬后形成的残余物质。脂褐素多聚体无法被溶酶体的水解酶降解，并可能导致优先分配溶酶体酶到含脂褐素的溶酶体内，从而占用了自身有效的溶酶体酶，使自噬的降解能力下降。随着年龄的增长，细胞内被损坏的细胞器或衰老的细胞器及变性蛋白质等进行性积聚，最终形成脂褐素堆积。

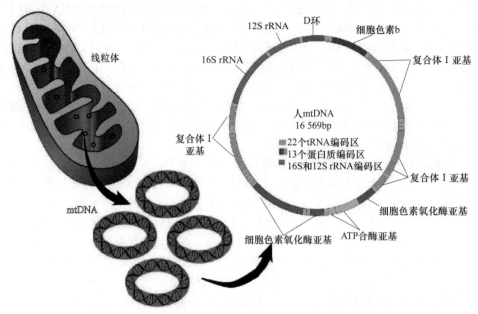

图 14-9　人类线粒体 DNA

第四节　衰老相关疾病

案例 14-4

　　患者，男，76岁。嗜烟酒。2年前家人发现老人出现记忆减退，如说过的话转眼就忘记了，去市场买菜经常丢菜篮子；老人经常坐立不安，好像非常忙碌，脾气大、易发火，说话也变得反复。1年前，患者出现行动迟缓、面无表情、说话不清楚，看上去有些呆傻，而且经常走丢。现瘫痪在床，面部无表情，完全丧失语言能力，不能做吞咽动作，身边的人也不认识，神志不清，四肢不能动。

　　辅助检查：脑CT检查显示脑萎缩。

　　诊断：阿尔茨海默病。

问题与思考：

　　1. 根据该患者临床表现判定属于阿尔茨海默病的哪个阶段（相关知识点提示：阿尔茨海默病及其临床特征）。

　　2. 阿尔茨海默病的分子生物学特征（相关知识点提示：阿尔茨海默病与APP基因突变；apoE与阿尔茨海默病）。

一、阿尔茨海默病

　　阿尔茨海默病（Alzheimer's disease，AD）曾称老年性痴呆，是一种进行性发展的中枢神经系统退行性疾病，主要临床表现为痴呆综合征。迄今为止，病因尚不明确。本病的临床特征是隐袭起病，由内嗅皮层逐渐进展到皮层，持续进行性的智能衰退而无法恢复。典型的临床特征可分为三个阶段：第一阶段出现记忆障碍与减退；第二阶段出现失语、失用及失认，视空间技能损害，社会生活能力和执行功能障碍，以及出现人格和行为的改变；第三个阶段出现智能严重衰退，呈现完全性缄默，四肢强直、尿便失禁，常因继发感染而死亡。

（一）病理学改变

　　AD的病理学改变可能在出现明显症状的10～15年以前出现，其特点是病理学改变出现在多个脑区，在神经元细胞外有大量的炎性神经空斑，即老年斑（senile plaque），而在神经细胞内由于神经纤维增粗扭曲出现神经元纤维缠结（neurofibrillary tangles，NET）。病理学改变首先出现在海马底部的内嗅皮层，随病程的进展逐渐扩展到海马旁回，之后到额叶、颞叶和枕叶等皮层，并逐渐出现脑组织萎缩，当疾病进展到痴呆阶段，脑明显萎缩，脑回窄、脑沟宽（图 14-10）。多在海马、杏仁核、颞叶内层和额叶皮层等椎体细胞，可在显微镜下观察到神经细胞内的 NET，退变的神经轴突围绕老年斑。神经细胞颗粒空泡变性，在胞质中出现小泡，内含嗜银颗粒，神经元丢失。受累神经元进行性变性，蛋白质合成活性降低，神经细胞传递受损，神经元功能、细胞连接性和突触的关系被破坏，出现持续性的智能损害。

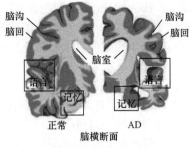

图 14-10　AD 的脑改变

（二）分子生物学机制

目前认为阿尔茨海默病的发生是多种因素相互作用的结果，其中包括遗传因素、胆碱能神经异常、兴奋性氨基酸毒性、免疫紊乱、职业因素和铝中毒等因素。随着分子生物学技术的发展，人们对 AD 的认识也进入了一个新的阶段。

1. β 淀粉样多肽是大脑老年斑的主要成分　定位于 21 号染色体上的 *APP* 基因所编码的淀粉样前体蛋白（amyloid beta precursor protein，APP）可被 β 分泌酶和 γ 分泌酶水解，产生不同的 β 淀粉样多肽（β-amyloid peptide，Aβ），而 α 分泌酶和 γ 分泌酶水解产生的是可溶性分泌产物（图 14-11）。Aβ 一般含有 39～43 个氨基酸残基，正常情况下脑组织产生的 Aβ 中 80%～90% 是 $Aβ_{40}$，而长链的 $Aβ_{42}$ 占 10%～20%，$Aβ_{42}$ 较短链的 Aβ 更易聚集而沉积。由于 γ 分泌酶是一个多蛋白复合体，跨膜糖蛋白 nicastrin（Net）、Aph-1、Pen-2 与早老素（presenilin，PS）共同形成稳定的 PS 复合蛋白，可提高 γ 分泌酶的活性，参与 PS 对 APP 及 Notch 信号的加工；同时它也是决定 $Aβ_{40}$ 与 $Aβ_{42}$ 比例的关键酶。在一些特定的条件下，由于 APP 和早老素基因等发生突变，导致所形成的 PS 复合蛋白对 γ- 分泌酶的活性调节作用减弱，$Aβ_{42}$ 大量产生并聚集，引起 AD 的一系列病变反应。Goat 等首先报道了早发型 AD 家族中 APP 第 17 外显子的 717 位上的点突变，致使 Ile 被 Val 替换。之后，其他学者还发现了 APP 外显子其他位点的突变，如 670 和 671 位点，Lys 与 Met 分别被 Asn 与 Leu 取代。转基因研究结果说明，不同点突变的 APP 转基因小鼠的共同特点是 Aβ 表达速度增加，主要是 Aβ 增加，引起 Aβ 沉积，加速神经元退变和死亡。

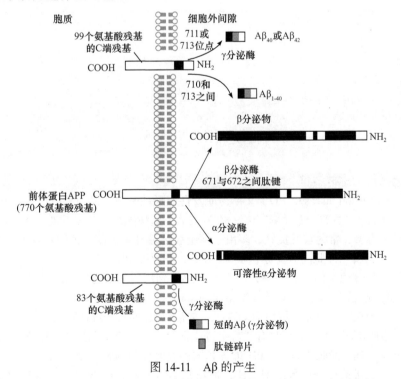

图 14-11　Aβ 的产生

2. *PS* 基因与 AD 的关系　早老素 -1（presenilin-1，*PS-1*）和早老素 -2（presenilin-2，*PS-2*）基

因表达产物 PS-1 和 PS-2 蛋白都是跨膜蛋白质，可在细胞中与 APP 形成复合物，参与 APP 的转运及合成加工。PS-1 由 476 个氨基酸残基组成，基因定位于 14 号染色体上。采用定位克隆技术研究证实，*APP* 基因突变的 AD 患者仅占 1%～3%，而 *PS-1* 基因突变可高达 40%～50%；遗传连锁研究发现，家族性早发 AD 病例约 75% 有 *PS-1* 基因的异常。因此认为，*PS-1* 基因突变是早发型 AD 最主要的遗传病因。Wragg 和马群等学者先后发现 *PS-1* 基因多态性与散发型和晚发型 AD 也有关。

3. *ApoE* 基因与 AD　*ApoE* 基因上的一个遗传突变在迟发性 AD 人群中的分布频率明显高于正常人群，是目前唯一得到广泛认同的家族性 AD 的相关基因。*ApoE* 基因具有多态性，有 *Apoε₂*、*Apoε₃* 和 *Apoε₄* 三种主要的等位基因，其中正常人群存在的 *Apoε₄* 基因是常见 AD 的主要易感基因（major susceptibility gene）。与 AD 的发生有"剂量效应"，即含有 *Apoε₄* 纯合子比杂合子或不含 *Apoε₄* 基因的人发病早、危险性大。*Apoε₄* 基因与约 50% 的晚发 AD 有关，是主要的风险因子，且与散发性和家族性 AD 均有关，因此也称为阿尔茨海默病风险型 AopE。*Apoε₂* 和 *Apoε₃* 基因型 AD 的发病率显著降低，发病年龄延迟，根据研究，有学者将 *Apoε₂* 称为阿尔茨海默病保护型 ApoE；*Apoε₃* 为白种人中常见的基因型。

4. Tau 蛋白与 AD　Tau 蛋白是分布在神经细胞及其轴突微管中的磷蛋白，紧紧贴在神经微管的两侧交叉聚合微管蛋白，但在 AD 时，由于某种蛋白激酶 / 蛋白磷酸酶活性的改变，Tau 蛋白磷酸化水平显著增高，成为 NFT 的主要物质。

> **案例 14-4 相关提示**
> 　　患者具有典型的痴呆阶段的临床特征，出现明显的脑萎缩和相应的临床症状。根据老年痴呆发生的分子基础可能有 *APP*、*PS-1* 和 *ApoE* 基因的突变，致使 Aβ 沉积，同时，Tau 蛋白的过磷酸化影响微管蛋白的稳定，很可能已经形成 AD 病理学典型的特征神经元纤维缠绕。

5. 线粒体 DNA 突变与 AD　AD 与 mtDNA 突变有关。随增龄人脑有编码细胞色素氧化酶的 mtDNA 片段丢失，使线粒体中氧自由基产生增加，细胞膜受损，APP 增多，脑细胞破坏。这一现象在 AD 患者中较为常见，甚至有学者将有关基因称为线粒体的 AD 相关基因。研究发现，AD 患者细胞色素氧化酶基因的突变率比同龄老人高 32%，大约有 20% 的 AD 患者有细胞色素氧化酶基因的缺陷。

二、帕 金 森 病

> **案例 14-5**
> 　　患者，男，63 岁。2 年前出现左侧肢体不自主抖动，近 1 年右上肢亦出现明显震颤，动作缓慢，肢体灵活性差，穿衣、系扣、系鞋带均受到不同程度的影响，且伴有行走困难，身体前倾，步距小，拖步，面具脸。
> 　　辅助检查：头 MRI 显示老年性脑改变，局部脑沟增宽。
> 　　诊断：帕金森病。
> **问题与思考：**帕金森病的分子生物学特征是什么？

（一）帕金森病的临床特征

帕金森病（Parkinson disease，PD）又称为原发性震颤性麻痹，以一种以纹状体和黑质损害为主的缓慢性、进行性疾病。大部分患者在 50～80 岁发病，起病隐袭，缓慢发展，逐渐加剧。主要症状包括①静止性震颤麻痹：常为首发症状，多由一侧上肢远端开始，逐渐扩展到同侧下肢及对侧肢体。②肌强直：表现为屈肌和伸肌同时受累，被动运动关节时始终保持高阻力，类似弯曲软铅管，故称为"铅管强直"。部分患者因伴有震颤，检查时可感觉到均匀的阻力中出现断续停顿，如转动齿轮感，称为"齿轮样强直"。③运动迟缓（bradykinesia）：表现为随意动作减少，包括起动困难和运动迟缓的特征性运动症状，面部表情肌活动减少，常常双眼凝视，瞬目减少，呈"面具脸"（masked face）。手指做精细运动困难，书写时有"写字过小征"。④姿势步态异常：站立时呈屈曲体姿，步态障碍甚为突出，出现"慌张步态"。PD 患者脑内神经元细胞的胞质中，尤其是黑质和蓝斑中，有受损蛋白积累形成的难溶性纤维蛋白聚集体，称路易小体（lewy body），作为 PD 的最主要病理学标志。

（二）帕金森病的病因及分子机制

本病的病因尚不清楚，可能主要是脑基底神经节黑质区多巴胺型神经元的退行性变性所致。目前发现，PD 发生是遗传和环境多因素作用的结果，一些基因的突变、神经毒素和氧化损伤等会增加患病风险。

1. 多个基因与帕金森病有关 α- 共核蛋白基因，也称 *PARK1* 基因，该基因编码产物是一种天然不折叠并可溶的蛋白质，但在家族性 PD 中有 *Ala53/Thr* 突变，打破了其原来的 α 螺旋结构，并使 β 折叠延长，易发生自身异常沉积，当沉积过度超过了细胞自身蛋白酶的抗凝聚能力，异常的蛋白聚集成丝状结构并最终形成路易小体。*Parkin* 基因也称为 *PARK2* 基因，该基因编码含 465 个氨基酸残基的 Parkin 蛋白，正常人大脑中，特别是黑质区表达丰富。50% 的常染色体隐性遗传的青春型帕金森病患者有 *Parkin* 基因的突变，其突变可表现为外显子缺失或点突变。*Parkin* 基因的突变导致 Parkin 蛋白缺失，使其参与的异常蛋白降解活性减弱或消失，细胞内异常蛋白堆积，最终导致多巴胺能神经元细胞死亡。而对具有家族性常染色体显性遗传规律的、类似散发性 PD 特征的患者研究发现，*PARK3* 基因可能也是一个致病基因。此外，也有研究发现 *DJ-1* 和 *UCH-L1* 等基因的突变也与 PD 的异常蛋白聚集和神经元变性有关。

2. 线粒体 DNA 突变 尽管 PD 患者 mtDNA 突变与正常人之间没有统计学差异，但也有研究发现 PD 患者 mtDNA 突变频率高于正常人，如 tRNA 基因的 4336bp 位点、*ND1* 基因的 3397bp 和 5460bp 位点突变。mtDNA 异常导致线粒体功能障碍可能参与 PD 的发病机制，但目前尚未发现与 PD 发生相关的 mtDNA 特异性突变。

> **案例 14-5 相关提示**
>
> 　　根据目前对 PD 的研究，*PARK1*、*PARK2* 基因的突变，可通过破坏 α- 共核蛋白空间构象、正常 Parkin 蛋白缺失或活性减弱，细胞内异常蛋白增加导致多巴胺神经元细胞功能障碍或细胞死亡。此外，mtDNA 突变和环境毒素等因素，也与 PD 的发生有关。

3. 其他因素 环境因素对 PD 发生的影响最早是在吸毒者中发现的。在合成吗啡类药物时意外获得了一种神经毒素 1- 甲基 -4- 苯基 -1,2,3,6- 四氢嘧啶（1-methyl-4-phenyl-1,2,3,6-tetrahydro-pyridine，MPTP），其可以选择性地破坏黑质及脑干内的多巴胺能神经元，同时也能抑制线粒体中保护神经元不受氧化损伤的通路，出现不可逆的类帕金森病症状。此外，环境毒素、饮食等也可增加个体对 PD 的易感性。

三、2 型糖尿病

2 型糖尿病是与年龄相关的内分泌系统疾病之一，多在 40 岁以后发病，而且多与环境因素有关。目前已经确定，肥胖、年龄、缺乏体力活动和遗传等因素都在 2-DM 发病中起着重要作用，并且这些因素常常同时出现，其中肥胖是新发病例中起重要作用的因素，约 80% 的新发病例都是由肥胖引起的。在不涉及肥胖的情况下，2-DM 发病与家族史有关，这一点在亚洲或非洲血统的人群表现尤为明显。胰岛素抵抗（insulin resistance，IR）是 2-DM 的前体病变，胰岛素分泌正常的情况下，肝脏、肌肉和脂肪组织及胰岛素的摄取葡萄糖不能有效地进行，这种变化可能与细胞膜上葡萄糖转运蛋白的数量减少有关。肾脏、视网膜和神经元不依赖胰岛素的作用摄取葡萄糖，当血糖浓度增高时进入细胞的葡萄糖高于细胞的需要量，过多的葡萄糖导致一些替代途径被激活，产生不易代谢的化合物，堆积在体内。例如，多元醇途径激活产生的山梨醇不能穿过质膜扩散，在细胞内堆积，产生渗透压而破坏膜电位；葡萄糖还原为山梨醇降低了 NADH 的浓度，GSH 还原型维持能力降低，清除自由基能力下降；葡萄糖转化为果糖增加，形成晚期糖基化终末产物，引起肾脏、视网膜和脑组织病变。

小　　结

衰老是生物发展的普遍规律，是随年龄增长及环境相互作用而引起的分子、细胞和机体结构与功能的随机改变，这种改变是各器官功能普遍降低和紊乱的退行性、渐进性过程。个体衰老速度差异与遗传因素、生活环境、生活习惯等密切相关。

遗传程序学说认为生物的生长、发育、衰老和死亡都是由基因程序控制的，物种的寿命显然是在一定程度上受遗传基因的控制。对物种寿命研究后发现有 60 种基因与人的衰老有关，根据它们对衰老的控制作用而分为衰老相关基因和长寿基因。衰老的自由基理论认为衰老过程中所发生的退行性变化是由于自由基破坏了细胞，并导致组织细胞再生减少，进而引起机体细胞的老化。衰老的线粒体学说认为，衰老时因线粒体膜蛋白的氧化及线粒体各类大分子的衰变，呼吸链各复合体活性降低，能量产生减少，影响细胞的能量供给致细胞、组织、器官功能的衰退。同时，线粒体传递功能降低，导致自由基产生进一步增加，加重了自由基对线粒体的损伤。衰老的端粒学说认为衰老时细胞端粒缩短，引起细胞周期阻滞。

在细胞水平及分子水平研究衰老，常常以成纤维细胞的体外增殖能力、端粒长度、DNA 损伤及 DNA 解链速度、DNA 甲基化程度、衰老相关的 β 半乳糖苷酶活性、晚期糖基化终产物和脂褐素等作为生物学标志。

AD 是一种以记忆力及认知能力进行性减退为主要临床表现的中枢神经系统疾病，与 AD 发病有关的基因已经确定的有四种：*APP*、*PS-1* 和 *PS-2* 及 *ApoE* 基因。PD 是与年龄相关的进行性运动迟缓、肌强直、震颤及姿势反射障碍。*PARK1*、*PARK3*、*DJ-I* 和 *UCH-L1* 基因突变增加 PD 发病危险。mtDNA 异常导致线粒体功能障碍可能与 PD 发生有关，此外，环境因素和饮食习惯等也与 PD 有关。2-DM 是一种与年龄相关的内分泌系统疾病，肥胖、年龄、缺乏体力活动和遗传等因素都在 2-DM 发病中起着重要作用。

参考文献

张鹏霞，李春江，2017.医学分子生物学.2 版.北京：北京大学医学出版社：261-285

周春燕，药立波，2018.生物化学与分子生物学.9 版.北京：人民卫生出版社：129-138

Roger B，McDonald，2016.衰老生物学.王钊，张果主译.北京：科学出版社：5-280

思 考 题

1. 为什么生物的衰老不同于老年病？

2. 采用动物或细胞模型研究衰老时，常常以哪些指标判定衰老是否发生？

3. 患者，男，78 岁。出现睡眠障碍，就诊。追问病史，一年前出现明显的性情变化，经常发火，语言不连贯，时常忘记存折密码和手机号。近来经常忘事，语言表达意思不完整，夜间起床、吃东西，与家人交谈明显变少。试问该患者最可能患有哪种疾病？若进一步确诊进行检查可能出现哪些改变？

4. 请根据本章学习内容制定一份有关科学防治帕金森病的宣传材料，用于 4 月 11 日世界帕金森病宣传日公益咨询活动。

（欧　芹）

第三篇　医学分子生物学常用技术及应用

　　本篇涉及与医学相关的常用分子生物学技术及其应用，包括基因的检测与克隆、基因诊断、基因治疗和基因工程药物与疫苗共四章内容。

　　绝大多数疾病的发生、发展都与患者遗传物质结构和功能改变有关，基因诊断就是用分子生物学方法检测患者体内遗传物质结构或表达水平的变化而做出的或辅助临床诊断的技术，其检测的基因包括 DNA 和 RNA，前者分析基因的结构，后者分析基因的功能。主要介绍异常基因的直接检测和间接检测及基因诊断的应用。

　　对 DNA 进行序列分析可了解基因的组成；利用 PCR 技术可在体外获取大量目的 DNA；Southern 印迹杂交可检测某一基因在基因组上的拷贝数；Northern 印迹杂交和实时 PCR 可对 mRNA、微小 RNA 及其他非编码 RNA 进行定量分析；而基因芯片技术可从全基因组水平对基因表达进行分析。也可将某一感兴趣基因插入特定载体中，导入受体细胞内进行复制、扩增，实现基因克隆，对其功能进行研究；或者将功能基因进行克隆，实现基因表达，制备具有疾病治疗或预防作用的基因或基因产物，如重组蛋白、抗体、各种细胞因子、疫苗及功能性 DNA、RNA 等。基因工程药物与疫苗具有特异性强、毒性小、作用机制清楚和活性高等特点。

　　基因治疗是指通过一定方式将人正常/野生型基因或有治疗作用的基因导入人体靶细胞，以矫正或置换致病基因的治疗方法。随着基因检测与克隆技术的广泛应用及基因组编辑技术的出现，特别是病毒载体的发展，基因治疗的范围和所针对的病种正在不断拓展。

　　对于本篇的学习，重点是掌握各种常用分子生物学技术的有关概念、基本原理及其应用，针对各种不同技术的操作过程有初步了解即可，其具体的实验步骤可在后续课程学习或者在科学研究中进一步熟悉掌握。

（张志珍）

第十五章　基因的检测与克隆

随着人类基因组计划（human genome project，HGP）的完成，对基因结构与功能的研究进入到后基因组时代，开启了功能基因组学、转录物组学、蛋白质组学及代谢组学的研究。基因的检测与克隆是基因功能研究和组学研究的基础，有助于认识疾病发生和发展的分子机制，为寻找和开发新的诊断技术与治疗方法奠定基础。

第一节　基因检测的方法

要研究一个已知或未知基因，往往需要了解该基因的组成，这就需要进行基因的 DNA 序列测定；如果要检测某个基因在基因组上的拷贝数，可选用 Southern 印迹杂交；如果要分析某个基因的 mRNA 表达水平，Northern 印迹杂交是常用方法，逆转录实时 PCR 是最精确的方法。实时 PCR 也可对微小 RNA 及其他非编码 RNA 进行准确定量分析；如果要进行全基因组分析或同时对大量基因的表达进行分析，则可使用 DNA 芯片或 cDNA 芯片技术。总之，根据研究目的不同可采用不同的技术方法，实现对基因的定性和（或）定量分析。

一、DNA 的定性和定量分析

大多数生物的基因和基因组都是 DNA 分子，因此通过对 DNA 的定性和（或）定量分析，可了解基因的含量、结构及遗传变异，有助于阐明基因的功能及表达调控的机制，为从分子水平进行疾病的预测与预防、诊断与治疗及精准医学、转化医学研究等提供基础。

（一）基因组 DNA 的提取

DNA 的提取是分子生物学研究的基础技术，提取纯度高、结构完整的 DNA 是进行基因各项研究的必需条件。提取的 DNA 可广泛应用于基因检测、基因克隆、基因功能研究、亲子鉴定、法医学鉴定、疾病检测等。例如，在基因克隆研究中，常常需要分离提取基因组 DNA，用于构建基因组文库、Southern 印迹杂交及 PCR 等。

真核细胞中的染色体 DNA 通过与组蛋白结合以核蛋白的形式存在于细胞核中。依据基因组 DNA 较长的特点，可以将其与细胞器或质粒等小分子 DNA 分离。核蛋白可溶于水和浓盐溶液，而不溶于生理盐水。苯酚是很强的蛋白质变性剂，组织细胞的匀浆液或裂解液经过用水饱和的苯酚/氯仿等处理后，DNA 溶于上层水相，不溶性的和变性的蛋白质残留物位于中间界面及酚相，冷冻离心取上层水相。加入一定量的无水乙醇或异丙醇，基因组 DNA 分子即沉淀形成纤维絮状而得以析出。提取基因组 DNA 应遵循两个基本原则：一是要将 DNA 与蛋白质、脂类、糖类和 RNA 等组分充分分离；二是在操作过程中尽量避免 DNA 断裂，以保持其分子的完整性。不同动植物、微生物的基因组 DNA 提取方法有所不同，甚至不同种类或同一种类的不同组织因其细胞结构及所含成分不同，其提取方法也有差异。在具体工作中，应根据需要建立相应的提取方法。

1. 组织细胞 DNA 的提取　在各种组织细胞 DNA 提取方法中，最常用的经典方法是酚/氯仿抽提法。在组织匀浆液中加入离子型表面活性剂——十二烷基硫酸钠（sodium dodecylsulphate，SDS），通过作用于生物膜中的磷脂双分子层而破坏细胞膜、核膜，并使组织蛋白与 DNA 分子分离；加入乙二胺四乙酸（ethylenediamine tetraacetic acid，EDTA）可抑制 DNA 酶（DNase）活性，减少其对 DNA 分子的降解。释放出来的 DNA 用酚/氯仿抽提，除去蛋白质，然后用氯仿抽提以除去 DNA 溶液中微量酚的污染，最后用无水乙醇使 DNA 沉淀析出。DNA 制品中的少量 RNA 可用 RNA 酶（RNase）分解去除。

除了酚/氯仿抽提法，异丙醇沉淀法和甲酰胺裂解法也是提取 DNA 最为经典的方法，目前很多方法都是在这些方法的基础上改进的。这 3 种方法均利用蛋白酶 K 和 SDS 消化破碎细胞，不同之处在于：前两种方法是先用酚/氯仿去除蛋白质，再分别用无水乙醇或异丙醇沉淀 DNA；而甲酰胺法是利用高浓度的甲酰胺解聚蛋白质与 DNA 的结合，然后利用透析来处理 DNA 样品。基因组 DNA 经典的提取方法无须昂贵仪器和药品，提取的 DNA 纯度能够满足一般分子生物学的需要，但这些方法操作步骤复杂、耗时长、易交叉污染，并且在 DNA 溶液中可能残留有机物质。

近年来出现了螯合树脂、特异性 DNA 吸附膜、离子交换纯化柱及磁珠或玻璃粉吸附等提取方法，可用于提取动物体液、血液、病毒、微生物、人和动物细胞、包埋组织样品、古生物标本及土壤环境样品等。目前国内外已开发出多种商品化的基因组 DNA 提取纯化试剂盒。

2.DNA 的检测 获得基因组 DNA 后，需检测其含量和纯度。DNA 的特征吸收峰位于 260nm 处，测定光吸收值（A_{260nm}），利用经验公式可推算出不同形式 DNA 样品的含量。DNA 含量计算的经验数值：当测定样品的 A_{260nm}=1.0 时，其中所含的 DNA 相当于 50μg/ml 双链 DNA 或 40μg/ml 单链 DNA。因此，所提取的 DNA 含量计算公式：DNA 浓度（μg/ml）=50×A_{260nm}× 稀释倍数。

分离提取 DNA 时，蛋白质是主要的污染物之一，蛋白质的特征吸收峰位于 280nm 处，可通过测定 DNA 样品的 A_{280nm}，计算 A_{260nm}/A_{280nm}，初步判断提取的 DNA 样品纯度。DNA 纯度判断参考值：DNA 纯品为 A_{260nm}/A_{280nm}=1.8。

由于核酸分子带有大量磷酸基团，通常显电负性。不同 DNA 分子量大小不同，构象也有差异，故可采用凝胶电泳（gel electrophoresis）技术进行检测。常用的电泳介质有琼脂糖凝胶和聚丙烯酰胺凝胶，可在水平电泳槽或垂直电泳槽中进行电泳。通常情况下，琼脂糖凝胶采用水平电泳，聚丙烯酰胺凝胶采用垂直电泳。提取的基因组 DNA 采用琼脂糖凝胶电泳进行检测时，理想状态下，基因组 DNA 电泳显示应为单一条带。

（二）DNA 的体外扩增——聚合酶链反应

1983 年，美国 PE-Cetus 公司人类遗传研究室的 Kary B. Mullis 建立了聚合酶链反应（polymerase chain reaction，PCR）技术，通过试管内数小时反应可将待研究的目的基因或某一特定的 DNA 片段扩增数百万倍。Mullis 也因此贡献与 M. Smith 共享了 1993 年度诺贝尔化学奖。PCR 技术具有特异性强、灵敏度高、简便快速、重复性好、易自动化等优点，已在分子生物学研究领域得到广泛应用。

1.PCR 技术的基本原理 PCR 技术是一种在试管内特异性扩增目的 DNA 的方法，其基本原理与细胞内 DNA 的复制过程相似，通过对温度的控制，实现 DNA 模板解链、引物与模板结合、DNA 聚合酶催化新生 DNA 的合成（引物延伸）。PCR 反应体系包括模板、寡核苷酸引物、*Taq* DNA 聚合酶、dNTPs 及 Mg^{2+}、缓冲液等。PCR 反应过程由变性、退火和延伸三个基本反应步骤构成。①模板 DNA 变性：将 PCR 反应体系升高至 95℃左右一定时间后，模板 DNA 或经 PCR 扩增形成的双链 DNA 解链成为单链。同时，变性时引物自身及引物之间存在的局部双链也得以消除。②模板 DNA 单链与引物退火（复性）：将反应体系降至合适的温度，使引物与模板 DNA 单链互补序列配对结合。③引物延伸：将反应体系升温至 72℃，DNA 模板 - 引物结合物在 *Taq* DNA 聚合酶作用下，以靶序列为模板、dNTPs 为原料，按照碱基配对和半保留复制原理，合成新的 DNA 分子。上述三个步骤为一个循环，每一循环新合成的 DNA 分子可作为下一个循环的模板，经过 25 ～ 30 次循环，可使 DNA 扩增量呈指数上升，在短时间内获得大量目的 DNA 分子（图 15-1）。

2. PCR 技术的主要用途 PCR 技术的主要用途包括以下几个方面：①若已知目的基因的全序列或其两侧的部分 DNA 序列，则以基因组 DNA 或 cDNA 为模板，通过特异性引物扩增获得目的基因片段。②在 PCR 引物中引入突变核苷酸，通过设计特定的突变引物和 PCR 扩增，可在体外对目的基因进行定点突变或部分核苷酸序列的插入、缺失改造。③将 PCR 技术和其他相关技术结合，可以大大简化基因突变分析的过程，提高检测的速度和灵敏度。例如，PCR- 限制性片段长度多态性分析、PCR- 单链构象多态性分析、基因芯片等。④可对病原体（如细菌、病毒、寄生虫等）的 DNA 或 RNA 进行检测，或者对组织细胞内基因的表达水平进行检测。⑤将 PCR 技术与双脱氧链终止法结合，是 DNA 自动化测序的重要基础。

3. 逆转录 PCR 逆转录 PCR（reverse transcription PCR，RT-PCR）是将逆转录反应与 PCR 反应联合应用的一种技术，是以 RNA 为模板进行的 PCR 反应。其原理是以 RNA 为模板，以一个与 RNA 3′ 端互补的寡核苷酸为引物，在逆转录酶催化下合成互补 DNA（complementary DNA，cDNA），再以 cDNA 为模板进 PCR 扩增，获得大量双链 DNA。将扩增产物进行凝胶电泳，通过分析电泳图谱可鉴定 cDNA 或 RNA 的长度，进而推断是否存在基因缺失或插入，以及 RNA 加工过程是否存在异常。对电泳图谱进行光密度扫描，还可分析 RNA 的相对含量。

RT-PCR 具有灵敏度高、特异性强、省时等优点，是获取目的基因 cDNA 和构建 cDNA 文库的常用方法之一。

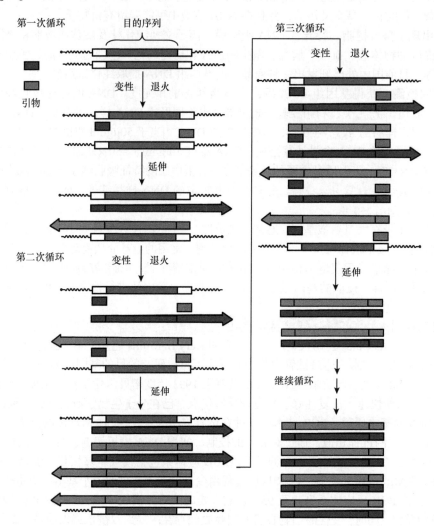

图 15-1　PCR 的基本原理

4. 实时 PCR 技术　传统的 PCR 不适宜做基因拷贝数分析，只能作为一种半定量的方法。实时 PCR（real time PCR）技术是一种对 PCR 起始模板拷贝数进行定量的分析技术，其基本原理是在 PCR 反应体系中加入非特异性的荧光染料如 SYBR Green 或特异性的荧光探针如 *Taq* Man 探针、分子信标（molecular beacons）探针、荧光共振能量转移（fluorescence resonance energy transfer，FRET）探针等，PCR 反应中产生的荧光信号与产物的生成量成正比。利用荧光信号积累实时监测整个 PCR 进程，获得不同样品达到一定的荧光信号（阈值）时所需的循环次数即 CT（cycle threshold）值，通过将已知浓度标准品的 CT 值与其浓度的对数绘制标准曲线，就可以对未知模板进行准确定量。实时 PCR 也称为实时定量 PCR（quantitative real-time PCR）、实时荧光定量 PCR 或荧光定量 PCR。实时 PCR 技术具有简便、快捷的优点，能够有效扩增低拷贝的靶片段 DNA，可对每克样品中 20pg 至 10ng 的转基因成分进行有效检测。

非探针类实时 PCR 在反应体系中不加入探针，而是加入能与双链 DNA 结合的荧光染料 SYBR Green，该染料能结合到 DNA 双螺旋的小沟区域。当 SYBR Green 处于游离状态时，荧光信号强度较低；当 SYBR Green 与双链 DNA 结合后，其荧光信号强度大幅增强，达到游离状态的 1 000 000 倍，这就保证了 PCR 扩增产物量的增加与荧光信号的增加完全同步。因此，可根据 SYBR Green 的荧光信号强弱来实时检测 PCR 反应扩增的产物量。目前，已发展出多种荧光染料，非探针实时 PCR 技术得到快速发展。

（三）Southern 印迹杂交

在 PCR 技术出现之前，对 DNA 定性分析或对基因的拷贝数进行定量检测，常采用 Southern 印迹杂交（Southern blotting）。1975 年，E. Southern 首次将核酸分子杂交（molecular hybridization of nucleic acid）与印迹技术（blotting）相结合，建立了分析 DNA 的技术，故将其命名为 Southern 印迹杂交。由于该方法是对 DNA 进行定性定量分析，因此也称为 DNA 印迹（Southern blotting）。

1. Southern 印迹杂交的基本过程　Southern 印迹杂交是分子生物学的经典实验方法，其基本原理是将待检测的 DNA 样品固定在固相载体上，与标记的核酸探针进行杂交，在与探针有同源序列的固相 DNA 的位置上显示出杂交信号。通过 Southern 印迹杂交就可以判断被检测的 DNA 样品中是否有与探针同源的片段及该片段的长度、拷贝数等。

Southern 印迹杂交的基本过程见图 15-2。①提取 DNA：采用合适的方法从相应的组织细胞样本中提取基因组 DNA，选用限制性内切核酸酶将其消化成不同大小的 DNA 片段。②琼脂糖凝胶电泳：将样品加在 0.8%～1.0% 的琼脂糖凝胶上进行电泳，DNA 片段混合物将按大小分离，分子量越小，移动速度则越快。③转膜：将电泳分离后的琼脂糖凝胶置于碱性溶液中，使凝胶中的双链 DNA 变性为单链，以便于转印操作和与探针杂交。用中性缓冲液中和后，采用毛细管虹吸法、电转移法或真空转移等方法将单链 DNA 转移到硝酸纤维素（cellulose nitrate，NC）膜、尼龙膜、化学活化膜等固相支持物上。固相支持物对 DNA 分子有非常强的结合能力，其中常用的是 NC 膜和尼龙膜。④杂交：Southern 印迹杂交需要探针分子。探针（probe）是经过特殊标记的已知序列的核苷酸片段，可以用来检测某一特定核苷酸序列或基因序列。探针可以是人工合成的寡核苷酸片段，也可以是克隆的基因组 DNA、cDNA 片段或 RNA 片段。为了使杂交后能观察探针与其同源核酸发生杂交的位置、被测 DNA 片段的大小、杂交信号的强弱，探针分子需要带上可识别的标志。常用放射性同位素、生物素或荧光染料对探针进行标记。在杂交之前必须用含鲑鱼精子 DNA、聚蔗糖 400、聚乙烯吡咯烷酮和牛血清白蛋白等分子的预杂交液，将膜上所有能与 DNA 非特异性结合的位点封闭。转印后的膜在预杂交液中孵育 4～6 小时后，即可加入标记的探针，在适当的离子强度和温度下将膜与探针进行杂交反应。⑤显影或显色：如果探针序列与膜上的 DNA 片段存在碱基序列互补，就可以结合到膜上相应的 DNA 区带，经放射自显影（采用同位素或发光剂标记探针）或显色反应（用非同位素标记探针），可直接在膜上显示出杂交区带。在杂交后，如果膜上不同位置出现杂交信号，说明该基因拷贝数不止一个。

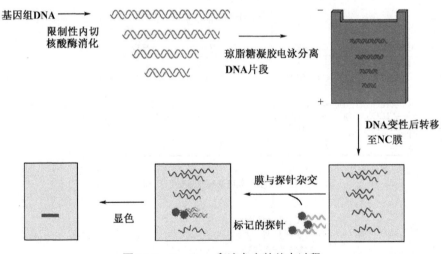

图 15-2　Southern 印迹杂交的基本过程

2. Southern 印迹杂交的主要用途　Southern 印迹杂交是定性或定量检测 DNA 的有效方法。用克隆的 DNA 片段作为探针与基因组 DNA 进行杂交，可以确定基因组 DNA 上特定区域的核苷酸同源序列；对已知基因或某一已知 DNA 序列，可以通过原位核酸杂交进行染色体定位或基因拷贝数检测；用标记的寡核苷酸或 cDNA 探针与菌落原位杂交，可以从基因组文库或 cDNA 文库中筛选出阳性菌落，获得特定的重组体。另外，该项技术也广泛应用在遗传病检测、DNA 指纹分析、基因突变、PCR 产物判断和 DNA 多态性分析等研究中。

（四）DNA 序列测定

对获取的基因组 DNA 或者经 PCR 扩增得到的感兴趣基因，可进一步进行 DNA 序列测序（DNA sequencing）。20 世纪 70 年代，英国科学家 F. Sanger 等创建了双脱氧链末端终止法，与此同时，美国科学家 A. M. Maxam 和 W. Gilbert 创立了化学降解法测定 DNA 序列。Gilbert 和 Sanger 也因此贡献，与美国科学家 P. Berg 分享了 1980 年度的诺贝尔化学奖。双脱氧链末端终止法和化学降解法是目前所称的第一代测序技术，基本原理都是根据核苷酸在某一固定的点开始，随机在某一个特定的碱基处终止，产生 A、T、C、G 四组不同长度的一系列核苷酸，然后在变性的聚丙烯酰胺凝胶上进行电泳检测，从而获得 DNA 序列。两种测序方法开始都很受欢迎，但由于双脱氧末端终止法容易实现自动化及引入噬菌体 M13 DNA 作为克隆载体使单链 DNA 制备更容易，因此逐渐成为 DNA 测序的主要方法。

1. 双脱氧链末端终止法 简称为 Sanger 法或末端终止法，其原理是在 DNA 合成反应体系中，除含有 4 种脱氧核苷三磷酸（dNTPs）底物外，还加入少量的双脱氧核苷三磷酸（2′,3′-ddNTPs）底物。与普通 dNTPs 不同的是，2′,3′-ddNTPs 在脱氧核糖的 3′ 位置缺少一个羟基，所以在反应过程中，虽然它可以在 DNA 聚合酶作用下通过其 5′- 三磷酸基团掺入到正在延长的 DNA 链中，但由于缺乏 3′-羟基，2′,3′-ddNTPs 无法同后续的 dNTPs 形成 3′,5′- 磷酸二酯键，导致了 DNA 链的延伸提前终止，而掺入的 ddNTPs 则位于 DNA 延伸链的最末端，最终形成以四种碱基为末端的 DNA 片段。在 4 组独立的 DNA 合成体系中，每个管中都含有模板、引物、DNA 聚合酶、4 种 dNTPs 底物和任意一种 ddNTP 底物，并且每一种 ddNTP 的浓度均为同管中 dNTPs 浓度的 1%。在每个反应管中，DNA 聚合酶以待测序的单链 DNA 作为模板，在引物的 3′ 羟基末端延伸 DNA 子链，产生以一种特异性的 ddNTP 为末端的不同长度的核苷酸链。将每个反应管中的产物进行变性聚丙烯酰胺凝胶电泳，分离不同长度的 DNA 片段，电泳完成后经放射自显影或显色反应，即可直接读出被测定的 DNA 序列（图 15-3）。

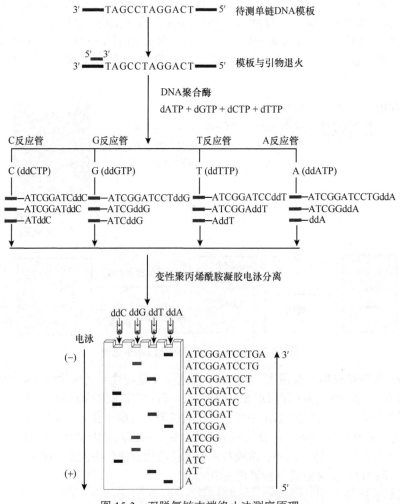

图 15-3 双脱氧链末端终止法测序原理

2. 化学降解法 1977 年，A.M. Maxam 和 W. Gilbert 首先建立了 DNA 片段的序列测定方法，其原理是将一个 DNA 片段的 5′ 端磷酸基作放射性标记，再分别采用不同的化学方法修饰和裂解特定碱基，从而产生一系列长度不一而 5′ 端被标记的 DNA 片段。这些以特定碱基结尾的片段通过凝胶电泳分离，再经放射自显影，确定各片段末端碱基，从而得出目的 DNA 的碱基序列。

放射性标记一般在待测 DNA 的 5′ 端，常采用 ^{32}P、^{35}S 和 ^{33}P 进行标记或非放射性 dioxetane（Lumigen）等进行标记。另外，也可以在待测 DNA 片段的 3′ 端进行标记。如果从同一条 DNA 链的 5′ 端和 3′ 端分别测定其核苷酸序列，通过相互参照测定结果，可以得到准确的 DNA 链序列。

3. DNA 测序技术的发展 第二代测序技术的核心思想是边合成边测序（sequencing by synthesis），工作原理主要是先将片段化的 DNA 两侧连上接头，随后用固着芯片的引物进行 Bridge PCR，得到上百万条相同的 DNA 簇，再加入 4 种不同荧光标记的 ddNTPs，每掺入一个 ddNTP 反应即终止。洗去未参加的 ddNTPs 后，读取荧光数据，得到一个位点的串行，切去终止 ddNTP 上的阻断基团后进入下一轮测序。多次循环（约 50 次）后，可同时对上百万个 DNA 簇进行边合成边测序，经计算机分析得到 DNA 簇的串行，最后拼成全基因组串行。然而，前两代测序技术都是通过读取 DNA 聚合酶或 DNA 连接酶将碱基连接到 DNA 链上过程中释放出的荧光或者化学信号而间接确定的，需要昂贵的光学监测系统，还需要记录、存储并分析大量的光学图像，使仪器的复杂性和成本增加，而且也增加了试剂和耗材的使用。因此，要获得更加迅速、高精度的检验，就需要开发超高速、低成本的 DNA 测序方法。

第三代测序技术是以单分子为目标的边合成边测序，该技术不需要经过 PCR 扩增，实现了对每一条 DNA 的单独测序。关键技术是荧光标记核苷酸、纳米微孔和激光共聚焦显微镜实时记录微孔荧光，它能够产生远长于第二代测序技术的串行读长。第三代测序技术在基因组测序、DNA 甲基化研究、突变鉴定、单核苷酸多态性（single nucleotide polymorphism，SNP）检测等方面有着巨大潜力。

纳米孔测序技术（nanopore sequencing）又称第四代测序技术，采用电泳技术，借助电泳驱动单个核酸分子逐一通过纳米孔，由于组成核酸的四种碱基的带电性质不一样，通过电信号的差异就能检测出通过的碱基类别而实现测序。目前市场上广泛接受的纳米孔测序平台是 MinION 纳米孔测序仪，其主要特点是单分子测序，测序速度快，测序读长超过 150kb，而且能实时监控测序数据。

DNA 序列测定是分析基因结构的最重要方法，也是了解基因功能、基因突变及基因表达调控的基础，并为在分子水平进行疾病预防监测、基因诊断和治疗等提供支持。同时，DNA 测序在法医学鉴定、个人医疗、罪犯搜查、病毒监测等领域也起着巨大作用。

案例 15-1

法医物证学亲权关系鉴定，被鉴定人概况如下：

被鉴定人	性别	称谓	检材类型	检材编号
王 ×	男	假设父亲	血样	1F
覃 ×	女	母亲	血样	2M
覃 ×× （孩子 1）	女	女儿	血样	3C1
覃 ×× （孩子 2）	女	女儿	血样	4C2

问题与思考：

1. 亲权关系鉴定的 DNA 遗传标记是什么？实验室如何进行鉴定？
2. 如何判断王 ×、覃 × 与覃 ××（孩子 1）、覃 ××（孩子 2）之间存在亲权关系？

短串联重复（short tandem repeat，STR）序列又称微卫星 DNA（microsatellite DNA），是一类广泛存在于人类基因组中的 DNA 多态性基因座。它由 2 ~ 6 对碱基构成核心序列，呈串联重复排列。STR 基因位点长度一般在 100 ~ 300bp，因个体间 DNA 片段长度或 DNA 序列差异而呈高度多态性，在基因传递过程中遵循孟德尔共显性方式遗传。因其具有基因片段短、扩增效率高、判型准确等特点，成为目前最具吸引力的遗传标记，可用来进行亲权鉴定及个人识别。

案例 15-1 相关提示

1. 检材处理和检验方法　按照《法庭科学 DNA 实验室检验规范》（GA/T 383—2014）附录 A.2.2.1 的规定，取 1F、2M、3C1、4C2 的 0.5cm×0.5cm 血痕，用 Chelex 法提取各检材的 DNA 模板（体积为 200μl），取各检材 0.5μl DNA 模板用人类 STRtyper-21G 扩增荧光检测试剂盒（Plus）复合扩增各检材 DNA 模板的人类遗传标记：*D3S1358*、*TH01*、*D21S11*、*D18S51*、*PentaE*、*D5S818*、*D13S317*、*D7S820*、*D16S539*、*CSF1PO*、*PentaD*、*vWA*、*D8S1179*、*TPOX*、*FGA*、*D19S433*、*D12S391*、*D6S1043*、*D2S1338*、*D1S1656*、*AMEL* 基因座，扩增产物用 ABI310 测序仪电泳分型。

2. 检验结果

STR 基因座	1F	2M	3C1	4C2
D3S1358	15, 16	16, 17	15, 16	15, 17
TH01	9, 9	6, 9	9, 9	6, 9
D21S11	31, 31.2	30, 33.2	28, 30	30, 31
D18S51	13, 16	15, 19	13, 16	16, 19
PentaE	11, 20	16, 23	15, 23	20, 23
D5S818	9, 12	12, 12	9, 12	12, 12
D13S317	8, 11	8, 9	8, 9	8, 8
D7S820	8, 12	11, 13	10, 11	8, 13
D16S539	9, 12	9, 12	9, 11	9, 9
CSF1PO	12, 12	9, 10	9, 12	10, 12
PentaD	9, 12	9, 12	9, 12	12, 12
vWA	17, 17	16, 17	17, 17	17, 17
D8S1179	11, 13	14, 16	16, 18	13, 14
TPOX	11, 11	8, 11	8, 11	11, 11
FGA	22, 24	22, 22	13, 22	22, 24
D19S433	14, 15.2	13, 14	14, 15.2	13, 15.2
D12S391	17, 21	19, 20	19, 19	17, 19
D6S1043	12, 19	12, 19	12, 19	12, 19
D2S1338	17, 23	18, 22	18, 22	17, 22
D1S1656	12, 16	14, 16	14, 15	14, 16
AMEL	X, Y	X, X	X, X	X, X

3. 结果分析　本次鉴定所使用遗传标记的累积非父排除率大于 0.9999。根据上述 20 个 STR 基因座的分型结果，2M 能够提供给 3C1 必需的等位基因，符合孟德尔遗传规律；在 9 个 STR 基因座上，1F 不能提供给 3C1 必需的等位基因，不符合孟德尔遗传规律。在 20 个 STR 基因座上，1F 和 2M 均能提供给 4C2 必需的等位基因，符合孟德尔遗传规律。经统计学计算，2M 对 3C1、4C2 的累积亲权指数分别为 29 356 044.84、168 195 445.31，1F 对 4C2 的累积亲权指数为 5 817 427 305.52，均大于 10 000。

4. 鉴定意见　根据所检测遗传标记的累积非父排除率、STR 分型结果和累积亲权指数，支持覃×是覃××（孩子 1）、覃××（孩子 2）的生物学母亲，支持王×是覃××（孩子 2）的生物学父亲，排除王×是覃××（孩子 1）的生物学父亲。

案例 15-2

法医物证学个人识别鉴定。某地发生一起强奸杀人案，女性受害人死亡。在侦察过程中，警方在受害人现场床单上发现可疑精斑。警方提取嫌疑人血样与现场床单上的可疑精斑后，对检材进行个体识别鉴定。检材信息如下：

检材	检材类型	检材编号
送检标记为 CNAS Z0134 A 的嫌疑人血样	FTA 卡	CNAS Z0134-A
送检标记为 CNAS Z0134B 现场床单上的可疑精斑	浅灰色布块	CNAS Z0134-B

问题与思考：

1. 现场床单上的可疑斑迹是否为人精斑？
2. 如果是人精斑，那是否为嫌疑人所留？

案例 15-2 相关提示

1. 检验情况 取 CNAS Z0134B 少许，按照《人精液 PSA 检测金标试剂条法（GA 766—2008）》及金标抗人精 PSA 检测试剂条的操作说明，用 PSA 检测试剂条对 CNAS Z0134B 进行检验，检验结果呈阳性。

按照《法庭科学 DNA 实验室检验规范》（GA/T383—2014）A.2.2.1 及 A.2.2.2 的规定，取 CNAS Z0134A、CNAS Z0134B 检材 0.5cm×0.5cm 面积的斑痕，用 Chelex 法提取各检材的 DNA 模板体（体积为 200μl），取 0.5μl 各样本的 DNA 模板用 Promega 公司的 PowerPlex-21-v1.0 试剂盒复合扩增各检材 DNA 模板的人类遗传标记：D3S1358、D1S1656、D6S1043、D13S317、PentaE、D16S539、D18S51、D2S1338、CSF1PO、PentaD、TH01、vWA、D21S11、D7S820、D5S818、TPOX、D8S1179、D12S391、D19S433、FGA、AMEL 基因座，扩增产物用 ABI310 测序仪电泳分型。

2. 检验结果

STR 基因座	CNAS Z0134A	CNAS Z0134B	STR 基因座	CNAS Z0134A	CNAS Z0134B
D3S1358	15, 18	14, 16	vWA	14, 17	14, 17
D1S1656	15, 15	13, 16	D21S11	32, 33.2	29, 30
D6S1043	14, 17.3	11, 14	D7S820	9, 11	11, 12
D13S317	8, 12	8, 11	D5S818	9, 13	10, 11
PentaE	12, 16	16, 20	TPOX	8, 8	8, 11
D16S539	10, 11	9, 9	D8S1179	12, 14	16, 16
D18S51	16, 16	15, 18	D12S391	20, 22	19, 19
D2S1338	18, 20	16, 18	D19S433	14, 15	13, 14
CSF1PO	12, 12	11, 15	FGA	22, 25	23, 25
PentaD	12, 13	10, 12	AMEL	X, Y	X, Y
TH01	6, 7	7, 9			

3. 结果分析 根据 PSA 检测试剂条的检验结果，说明 CNAS Z0134B 是人精斑。本次鉴定所使用遗传标记的累积个人识别能力为 0.999 999 999 999 999 999 999 944 062 883，大于 0.9999。根据 20 个常染色体 STR 的分型结果，CNAS Z0134A 检材与 CNAS Z0134B 检材有 19 个基因座的基因型不一致，说明 CNAS Z0134A、CNAS Z0134B 两检材不是来源于同一个体。

4. 鉴定意见 送检的现场床单上的可疑精斑是人精斑，该精斑不是嫌疑人所留。

二、RNA 的定性和定量分析

对 RNA 进行定性和（或）定量分析可从转录水平揭示基因的一级结构变化、基因的转录活性和基因的表达情况等。Northern 印迹杂交可以对 RNA 进行定性定量分析，RT-PCR 是常用的定性或定量分析 RNA 的方法，近年来发展起来的实时 RT-PCR 是最常用的定量分析 RNA 的方法。

（一）RNA 的提取

RNA 不如 DNA 稳定，而且 RNase 又无处不在，因此 RNA 的提取更为困难。RNA 制备的关键是获得全长的 RNA，要避免提取过程中的降解，最主要的影响因素是 RNase 的污染。RNase 不需要辅助因子，是一类生物活性极其稳定的酶类，能耐高温、耐酸碱，高压灭菌也不能使其完全失活。内源性的 RNase 存在于各种组织和细胞内，外源性的 RNase 存在于操作者的手汗、唾液、水、甚至空气灰尘当中，这些外源性 RNase 污染提取过程中的试剂、耗材及器材等。因此，制备 RNA 通常需要：①所有用于制备 RNA 的玻璃器皿都要经过高温烘烤，塑料器皿要高压灭菌，不能高压灭菌的要用 0.1% 焦碳酸二乙酯（diethylpyrocarbonate，DEPC）处理。②在破碎细胞的同时加入强变性剂使 RNase 失活。③在 RNA 的反应体系内加入 RNase 抑制剂。

1. 组织细胞总 RNA 的提取 组织细胞内大部分 RNA 以核蛋白复合体形式存在，故在提取 RNA 时，要利用高浓度的蛋白变性剂破坏细胞结构，使核蛋白与 RNA 分离，释放出 RNA。再通过酚、氯仿等有机溶剂处理，使 RNA 与其他细胞组分分离，得到纯化的总 RNA。目前普遍使用的 RNA 提取方法有两种，基于苯酚/异硫氰酸胍混合试剂的液相提取法（Trizol 试剂法）和基于硅胶膜特异性吸附的离心柱提取法。

Trizol 是一种总 RNA 抽提试剂，组织匀浆液或细胞裂解液中加入 Trizol 试剂作用一定的时间后，经过氯仿等有机溶剂抽提，样品分为水相和有机相，RNA 存在于上层水相中。收集水相后，用异丙醇或无水乙醇沉淀 RNA，经过洗涤、晾干，最后溶解得到相对较纯的 RNA。本方法提取的 RNA 可直接用于 RT-PCR、定量 PCR、Northern 印迹杂交、斑点杂交、体外翻译、RNase 保护分析和其他分子克隆操作，是目前实验室中提取 RNA 的主要方法。Trizol 试剂中含有苯酚、异硫氰酸胍、8-羟基喹啉、β 巯基乙醇等物质，苯酚能裂解细胞，使细胞中的核蛋白解聚；异硫氰酸胍是一类强的蛋白质变性剂，可破坏蛋白质二级结构，使核蛋白与核酸分离；β 巯基乙醇主要破坏蛋白质中的二硫键，抑制 RNase 活性；8- 羟基喹啉与氯仿联合使用可增强对 RNase 的抑制。Trizol 试剂能快速破碎细胞并抑制细胞释放出的 RNase，能较好地保持 RNA 的完整性，适用于从人类、动物、植物、微生物的组织或培养细胞中快速分离 RNA。

除 Trizol 试剂法外，常用的 RNA 提取方法还有硫氰酸胍 / 酚法、酚 /SDS 法、盐酸胍法、硫氰酸胍法等。与其他方法相比，Trizol 试剂法操作步骤少、简单、快速、分离效果好。此外，该方法还有个显著特点：有多组分分离作用，可同时分离一个样品的 RNA、DNA 和蛋白质。Trizol 使样品匀浆化、细胞裂解、溶解细胞内含物，加入氯仿离心后，溶液分为水相和有机相。取出水相用异丙醇沉淀可提取 RNA，用乙醇沉淀中间层可回收 DNA，用异丙醇沉淀有机相可回收蛋白质。

2. 总 RNA 的检测 RNA 在 260nm 波长处有特征吸收峰，通过测定 RNA 样品在 260nm 的 A_{260nm}，利用经验公式计算出样品的含量。RNA 含量计算的经验数值：当测定样品的 $A_{260nm}=1.0$ 时，其中所含的 RNA 相当于 40μg/ml。提取的总 RNA 含量计算公式：RNA 浓度（μg/ml）= $40 \times A_{260nm} \times$ 稀释倍数。

测定 RNA 样品的 A_{280nm}，计算 A_{260nm}/A_{280nm}，可初步判断提取的 RNA 纯度。RNA 纯度判断参考值：RNA 纯品为 $A_{260nm}/A_{280nm}=2.0$，大于 2.0 提示可能存在 RNA 降解，低于 2.0 说明有蛋白质残留。

可采用琼脂糖凝胶电泳对提取的 RNA 分子的完整性及分子量大小进行检测。RNA 分子以单链

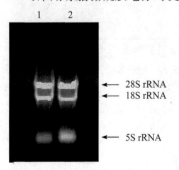

图 15-4 总 RNA 的琼脂糖凝胶电泳

形式存在，但局部会有双链结构形成，因此需要在琼脂糖凝胶中加入甲醛、乙二醛 - 二甲基亚砜、氢氧化甲基汞等变性剂对 RNA 进行处理，使局部双链变为单链再进行电泳。在琼脂糖变性胶上，RNA 的泳动距离与其片段大小的对数值具有良好的线性关系，因而可对其分子大小及完整性进行分析。完整的总 RNA 样品在理想状态下，应呈现 3 条带，即 28S rRNA、18S rRNA 和 5S rRNA（图 15-4）。其中，28S rRNA 条带的亮度应为 18S rRNA 条带亮度的 2 倍，反之，说明 28S rRNA 有降解。如果没有清晰条带，说明提取的 RNA 已发生严重降解；如果加样孔附近有条带，则提示可能有 DNA 的污染。

（二）Northern 印迹杂交

1977 年，J.Alwine 等提出一种与 Southern 印迹杂交相类似的、用于分析细胞 RNA 分子大小和丰度的分子杂交技术，为了与 Southern 印迹杂交相对应，则将这种方法称为 Northern 印迹杂交（Northern blotting）。因该方法是对 RNA 进行定性定量分析，故也称为 RNA 印迹（Northern blotting）。Northern

印迹杂交可用于定性或定量分析组织细胞内的总 RNA 或某一特异 RNA，特别是用来对组织或细胞中的 mRNA 和 miRNA 进行定性或定量，分析是否有不同剪接体等。尽管 Northern 印迹杂交的敏感性较 RT-PCR 法低，但由于其特异性强、假阳性率低，仍然被认为是可靠的 mRNA 定量分析方法之一。其基本原理和过程与 Southern 印迹杂交基本相同，只是在以下几点有所不同。

1. 靶核酸　Northern 印迹杂交检测的是 RNA。RNA 很容易被环境中 RNase 降解为核苷酸，因此制备样品时，需要特别注意防止 RNA 的降解。从 RNA 制备到分析都要绝对消除外源 RNase 的污染，并尽量抑制内源性 RNase。

2. 电泳　①由于 RNA 分子量小，故在电泳前无须进行限制性内切核酸酶消化。②Northern 印迹分析需要在琼脂糖凝胶中加入变性剂（乙二醛、甲醛、二甲基亚砜等），防止 RNA 分子形成局部二级结构，维持其单链状态。③Southern 印迹是先电泳后变性、转移，而 Northern 印迹是先变性后电泳、转移。

3. 转膜　电泳结束后，Northern 印迹分析不需要再进行变性和中和，直接采用毛细管虹吸法将 RNA 转移到膜上，也可以采用电转移或真空转移法。

（三）实时 RT-PCR 技术

实时 RT-PCR 技术是将逆转录反应与实时 PCR 技术联合应用的一种技术，可用于对已知序列基因的 mRNA、miRNA 及其他非编码 RNA 进行定量分析。相比于 Northern 印迹杂交，该法具有操作简便、灵敏、准确等优点，可用来分析低表达活性基因的 mRNA 水平。只要在反应体系中同时加入内参照基因的引物，使已知基因和内参照基因在同一反应体系中扩增，以内参照基因的 PCR 产物为对照，就可以准确计算已知基因的表达水平。

（四）基因芯片

生物芯片（biochip）技术是在基因组学和后基因组学的基础上产生的一种高通量、规模化生物信息分析技术，在基因突变检测、基因诊断、基因表达检测、功能基因组学、药物筛选、个体化治疗、杂交测序及新基因发现等方面得到广泛应用，已成为医学和生命科学领域一种非常重要的研究手段。根据检测分子的不同，可分为基因芯片、蛋白质芯片、细胞和组织芯片及其他类型生物芯片等。

基因芯片（gene chip）也称 DNA 芯片（DNA chip）是最主要且发展最早、最快的生物芯片，它借用了计算机芯片的集成化特点，将大量特定的 DNA 片段或 cDNA 片段有规律地排列固定在某种固相载体表面形成微型检测器件，固相载体通常选用硅片、玻片、聚丙烯或尼龙膜等，其中玻片最常用。利用核酸杂交的特性，将待测样本标记后与芯片进行杂交，通过由激光共聚焦显微镜和电脑组成的检测器及处理器检测杂交的荧光信号和强度，从而获取样本分子的数量和序列信息等。样本标记主要利用 FITC、Cy-3、ALEAX488、Cy-5 等。最典型的基因芯片是在固相载体表面有序地排列 DNA 分子点阵，因此狭义的基因芯片又称 DNA 微阵列（DNA microarray），主要包括 cDNA 微阵列（cDNA microarray）和寡核苷酸微阵列（oligonucleotide array）。

基因芯片技术的基本操作包括芯片制备、样品制备、分子杂交和检测分析等步骤，其基本特点是检测通量大、敏感度高，能够在同一时间内对大量样本进行快速定性定量分析，适用于大规模筛查由基因突变引起的疾病、分析不同组织细胞或同一细胞不同状态下的基因差异表达及大规模筛查基因组单核苷酸多态性。例如，利用 cDNA 芯片检测肿瘤细胞发生、发展过程中基因的表达状态，可以获取肿瘤细胞生长各个时期与肿瘤生长相关基因的表达模式。检测过程如下：①收集特定基因的 DNA 片段，PCR 扩增后，借助专门的仪器将其规律性地固定于玻片上制备基因芯片。②提取正常组织和肿瘤组织的 mRNA，通过 RT-PCR 合成 cDNA，分别用红色荧光（Cy3）和绿色荧光（Cy5）进行标记。③将两种标记的 cDNA 等量混合后，在一定条件下与基因芯片进行杂交。④在两组不同的激发光下，通过芯片扫描仪扫描芯片获得杂交图像，利用相应的软件进行数据分析，获得正常组织和肿瘤组织在芯片上的全部杂交信号及其强度。呈现红色荧光的位点代表该基因只在正常组织中表达，呈现绿色荧光的位点代表该基因只在肿瘤组织中表达，呈现黄色荧光代表该基因在正常组织和肿瘤组织中均表达，而且从荧光信号的强弱可以判断基因表达的水平。

第二节　基因克隆

在对感兴趣的基因进行一般的定性和（或）定量分析后，往往可根据基因的不同特性和实验目

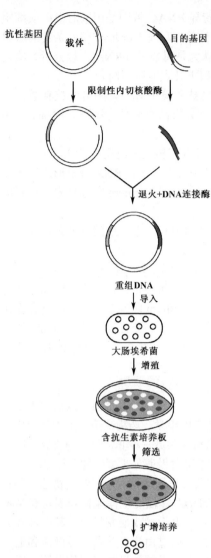

图 15-5　基因克隆的基本步骤

的将其插入某种类型载体中，通过载体将其导入受体细胞，在受体细胞中复制、扩增，进行基因克隆，便于进行其功能研究。1972 年，美国斯坦福大学的 P. Berg 等首次成功构建了重组 DNA 分子。1973 年，美国斯坦福大学的 S. N. Cohen 等成功进行了基因工程史上首个基因克隆实验，由此建立了基因克隆的基本模式。

一、基因克隆的基本过程

克隆（clone）是指经无性繁殖过程来源于同一祖先的在遗传上完全相同的 DNA 分子、细胞或个体所组成的群体。克隆化（cloning）是指获取这类相同的 DNA 分子群体、细胞群体或个体群体的过程。基因克隆（gene cloning）是在体外将不同来源的特异基因或 DNA 片段插入载体，构建重组 DNA（recombinant DNA）分子，并将重组 DNA 导入合适的受体细胞，使其在细胞中扩增和繁殖，以获取大量相同 DNA 分子的过程，也称重组 DNA 技术（recombinant DNA technology）或基因工程（genetic engineering）。

基因克隆主要包括以下步骤（图 15-5）：①用限制性内切核酸酶切割外源 DNA，获取目的基因。②选择合适的载体分子，并用限制性内切核酸酶切割。③将酶切载体和目的基因片段退火，在 DNA 连接酶的作用下，目的基因插入载体中形成重组 DNA。④将重组 DNA 分子导入细菌细胞（即受体细胞），其中最常用的是大肠埃希菌。⑤将大肠埃希菌铺在含有抗生素的琼脂板上，进行增殖培养。⑥从细胞繁殖群体中，筛选出含重组 DNA 分子的受体细胞进行克隆。进一步扩增培养，纯化重组 DNA。

二、目的基因的获取

目的基因（target DNA 或 interest DNA）是指待研究或应用的特定基因，亦即待克隆或表达的基因，又称为外源基因（foreign DNA）。根据研究目的和基因来源的不同，可选用不同的方法获取目的基因。

（一）化学合成法

如果已明确目的基因的核苷酸序列，或根据基因产物的氨基酸序列能推导出其核苷酸序列，则可利用全自动 DNA 合成仪化学合成该目的基因。化学合成基因具有快速、有效、不需收集基因来源的优点。

对于核苷酸较少的短片段基因，化学合成效率极高；对于较长的基因，可先将其划分为较短的片段分段合成，然后再拼接成一个完整基因。化学合成法可以改变原始的基因序列，在合成过程中可根据需要改变核苷酸密码子，如果将真核基因中不易在大肠埃希菌中利用的稀有密码子改变为大肠埃希菌偏爱的密码子，则可实现真核基因在原核细胞中的高效表达。采用化学合成方法已得到多种基因，如生长抑素基因、胰岛素基因、生长激素基因和干扰素基因等。

（二）PCR 或 RT-PCR 法

若已知目的基因的全序列或目的基因片段两侧的 DNA 序列，可采用 PCR 或 RT-PCR 方法从组织或细胞中获取目的基因。对于和已知基因序列相似的未知基因，也可利用此法进行扩增。PCR 或 RT-PCR 是目前实验室最常用的获取目的基因的方法，它具有简便、快速、特异等优点。此法能在很短时间内，用特异性的引物将仅有几个拷贝的基因扩增至数百万个拷贝，而且还可以根据实验需要在引物序列上设计适当的酶切位点、起始密码子或终止密码子等，或通过错配改变某些碱基序列对基因片段进行有限的修饰。

（三）从基因文库中筛选

基因文库（gene library）是指包含了某一生物体全部 DNA 序列的克隆群体。根据 DNA 的来源不同可分为基因组 DNA 文库（genomic DNA library）和 cDNA 文库（cDNA library）。大部分未知基因的获得，需要先构建基因组 DNA 文库或 cDNA 文库。

基因组 DNA 文库是指包含有某一生物体全部基因组片段的重组 DNA 克隆群体，储存着一个细胞或生物体的全部基因组的编码区和非编码区的 DNA 片段，含有基因组的全部遗传信息。构建基因组文库时，先从组织细胞中分离纯化基因组 DNA，用适当的限制性内切核酸酶将基因组 DNA 切割成一定大小的片段，将这些片段与适当的克隆载体连接，获得一群含有不同 DNA 片段的重组体，继而将重组体转入受体菌中，使每个受体菌内携带一种重组体。在一群受体菌中，每个细菌所包含的重组体内可能存在不同的基因组 DNA 片段，这些细菌中所携带的各种大小不同的 DNA 片段的集合就代表了一个细胞或生物体的基因组。

cDNA 文库是指某一组织或细胞在一定条件下所表达的全部 mRNA 经逆转录而合成的全部 cDNA 的克隆群体，它将细胞的基因表达信息以 cDNA 的形式储存于受体菌中。不同种类和不同状态的细胞可有不同的 cDNA 文库，其构建过程除了逆转录外，其他步骤基本与基因组 DNA 文库的构建相同。

基因文库构建成功后，可采用适当的方法（如核酸杂交、PCR 等）从中筛选出含有目的基因的克隆，再进行扩增、分离、回收，最后获取目的基因。

三、载体的选择与改造

载体（vector）是指能携带外源 DNA 分子进入受体细胞进行扩增和表达的运载工具。作为基因克隆的载体应具备以下条件：①具有自主复制能力。②有多个单一限制性内切核酸酶位点，即多克隆位点（multiple cloning site，MCS）。③具有一个以上的选择性遗传标记。④分子质量相对较小。⑤拷贝数较多。⑥具有较高的遗传稳定性。

目前可满足上述要求的多种载体均为人工所构建，主要有质粒载体（如 pBR322、pUC19）、噬菌体载体（如 λ 噬菌体、黏粒、M13 噬菌体）、人工染色体载体（如酵母人工染色体 YAC、细菌人工染色体 BAC、噬菌体 P1 衍生的人工染色体 PAC）和病毒载体（如逆转录病毒、腺病毒和腺相关病毒）等多种类型，见表 15-1。根据用途不同可分为克隆载体（cloning vector）和表达载体（expression vector）两类，有的载体兼具克隆和表达两种功能。根据所对应的受体细胞不同，可分为原核细胞载体和真核细胞载体。

表 15-1 基因克隆载体的种类和主要用途

载体类型	插入的 DNA 片段（kb）	受体细胞	用途
质粒载体			
pBR322	6	细菌、酵母	克隆目的基因
pUC19	0.01 ~ 10	细菌、酵母	克隆目的基因
噬菌体载体			
λ EMBL3/4	9 ~ 23	细菌	构建基因组 DNA 文库
λ gt10/11	< 7	细菌	构建 cDNA 文库
黏粒	35 ~ 50	细菌	克隆目的基因
M13 噬菌体	< 1.5	细菌	分析 DNA 序列
人工染色体载体			
YAC	100 ~ 3 000	酵母	绘制人类基因组物理图
BAC，PAC	50 ~ 250	细菌	分析人类基因组序列
病毒载体			
逆转录病毒	< 9	真核细胞	基因治疗、基因表达
腺病毒	2 ~ 7	真核细胞	基因治疗、基因表达
腺相关病毒	< 3.5	真核细胞	基因治疗、基因表达

笔记栏

克隆载体是能够容纳外源 DNA 且具有自主复制能力的 DNA 分子，主要用于扩增或保存插入的外源 DNA 片段。下面介绍两种常用的克隆载体。

（一）pBR322 质粒载体

质粒（plasmid）是存在于宿主染色体之外具有自主复制能力的双链环状 DNA。天然存在的细菌质粒其分子质量小的约 5kb，大的可达 400kb。质粒自身含有复制起始点（origin，ori），能利用细菌的酶系统独立进行复制，并在细胞分裂时恒定地传给子代细胞。根据细菌染色体对质粒复制的控制程度，可将其分为严紧型质粒（stringent plasmid）和松弛型质粒（relaxed plasmid）。质粒带有某些特殊的不同于宿主细胞的遗传信息，所以质粒在细菌内的存在会赋予细胞一些新的遗传性状，如对某些抗生素的抗性、显色表型反应等。根据宿主细胞的表型即可识别质粒的存在，这一性质被用于筛选和鉴定重组质粒。

质粒载体大多是在天然松弛型质粒的基础上经人工改造构建而成。pBR322 质粒载体由 3 种天然质粒 pSC101、ColE1 和 pSF2124 构建而成，全长 4363bp。pBR322 质粒的结构见图 15-6：①带有复制起始点 ori，保证质粒在大肠埃希菌中高拷贝自我复制。②含有氨苄西林抗性（ampicillin resistance，Amp^r）和四环素抗性（tetracycline resistance，Tet^r）基因标记，便于筛选阳性克隆。缺失抗药性基因的大肠埃希菌不能在含有该抗生素的培养基中生长，而一旦被 pBR322 质粒所转化，即从中获得对抗生素的抗性。③含有数个单一限制性内切核酸酶位点，用于插入外源 DNA 片段。④具有较小的分子质量，不仅易于纯化自身 DNA，而且能有效克隆外源目的基因。⑤具有较高的拷贝数，易于制备重组 DNA。

图 15-6 pBR322 质粒载体图谱

（二）pUC 质粒载体系列

pUC 系列载体是在 pBR322 质粒载体的基础上，插入了一个来自 M13 噬菌体并带有一段 MCS 的 LacZ' 基因，形成具有双重检测特性的质粒载体。以 pUC19 质粒载体为例（图 15-7），典型的 pUC 系列载体结构如下：①复制起始点 ori，来自 pBR322 质粒。②Amp^r 基因，来自 pBR322 质粒，但已不再含有原来的限制性内切核酸酶位点。③LacZ' 基因，来自大肠埃希菌 β 半乳糖苷酶（β-galactosidase，β-gal）基因（LacZ）的启动子及其编码肽链的 DNA 序列。④MCS 区段，来自 M13 噬菌体，位于 LacZ' 基因中靠近 5' 端，但并不破坏该基因的功能。

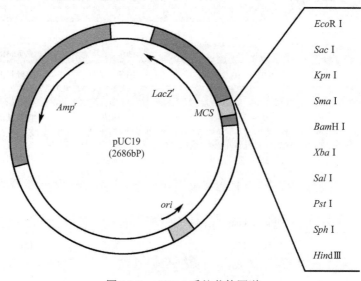

图 15-7 pUC19 质粒载体图谱

pUC 载体系列大多是成对的，如 pUC18/19、pUC12/13、pUC8/9 等，成对载体的其他特性完全相同，只是 MCS 限制性内切核酸酶的排列顺序相反。pUC 载体系列是基因克隆中应用较普遍的质粒载体，其优点是：①具有更小的分子质量和更高的拷贝数。②携带有 *LacZ'* 基因，可通过蓝白斑标记筛选重组体。③ pUC 载体系列的 MCS 与 M13mp 系列对应，克隆的外源 DNA 片段可以在两类载体之间穿梭，便于进行序列测定。

四、目的基因的体外重组

DNA 体外重组本质上是一个酶促反应过程，首先选择合适的限制性内切核酸酶对外源 DNA 分子和载体进行切割，再在 DNA 连接酶的催化下，将目的基因与载体连接成一个重组 DNA 分子的过程。

（一）限制性内切核酸酶

限制性内切核酸酶（restriction endonuclease）是一类能识别双链 DNA 分子中的某些特定核苷酸序列，并由此切割 DNA 双链的内切核酸酶，又称为限制酶（restriction enzyme），主要是从细菌中分离纯化出来的。限制性内切核酸酶根据其来源的细菌种属而命名，通常用缩略字母表示，其中第 1 个字母来自产生该酶的细菌属名，用斜体大写；第 2、3 个字母来自该细菌的种名，用斜体小写；第 4 个字母（有时无）来自该细菌的菌株，用正体。对同一细菌来源的不同酶，则根据其发现和分离的先后顺序用罗马数字表示。例如，从大肠埃希菌（*Escherichia coli*）RY 13 菌株中分离的第 1 种酶用 *Eco*R Ⅰ 表示。

限制性内切核酸酶有 3 种不同类型，即Ⅰ型酶、Ⅱ型酶和Ⅲ型酶，各自具有不同的特性。由于Ⅱ型酶只具有核酸内切酶活性，而且核酸内切作用又具有序列特异性，可对靶 DNA 进行精确切割，故在基因克隆中有广泛用途，被誉为基因工程的"手术刀"。目前已在不同种属的细菌中发现数千种限制酶，在基因克隆中所说的限制酶，通常指Ⅱ型限制酶。

大部分Ⅱ型限制酶能够识别由 4～6 个核苷酸组成的特定序列，这些核苷酸序列具有特殊的回文结构（palindrome）。回文结构是指具有双重旋转对称的双链核苷酸序列，即两条核苷酸链的碱基序列反向重复。例如，*Eco*R Ⅰ 识别由 6 个核苷酸序列（--GAATTC--）组成的回文结构，其每一条核苷酸链 5′→3′ 序列完全相同。Ⅱ型限制酶从其识别序列内切割 DNA 分子中的磷酸二酯键，产生含 5′-P 和 3′-OH 末端的 DNA 片段。大多数限制酶可以在两条 DNA 链上交错切割，形成带有 2～4 个未配对核苷酸的单链突出末端，称为黏性末端（sticky end 或 cohesive end）。有些限制酶（如 *Pst* Ⅰ）切割 DNA 分子后产生具有 3′-OH 单链突出的黏性末端（图 15-8 A）；有些限制酶（如 *Eco*R Ⅰ）切割 DNA 分子后则形成具有 5′-P 单链突出的黏性末端（图 15-8 B）；还有一些酶（如 *Sma* Ⅰ）切割 DNA 分子形成的是没有单链突出的末端，称为平末端或钝末端（blunt end）（图 15-8 C）。

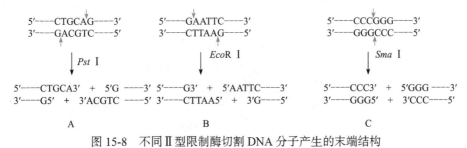

图 15-8　不同Ⅱ型限制酶切割 DNA 分子产生的末端结构

限制酶切割 DNA 链后所产生的片段大小，取决于限制酶特异性切割位点在 DNA 链中出现的频率。如果 DNA 的碱基组成均一，且限制酶位点在 DNA 链上随机分布，那么限制酶（如 *Bam*H Ⅰ、*Hind* Ⅲ 等）识别的六核苷酸序列将每隔 4^6（4096）bp 出现一次，而限制酶（如 *Hae* Ⅲ、*Mbo* Ⅰ 等）所识别的四核苷酸序列将每隔 4^4（256）bp 出现一次，这样识别四核苷酸序列的限制酶切割 DNA 链后就会产生较小的 DNA 片段。

例如，*Bam*H Ⅰ、*Bcl* Ⅰ、*Bgl* Ⅱ 和 *Mbo* Ⅰ，它们来源的细菌及识别序列各不相同，但切割 DNA 链后均形成 5′-GATC-3′ 突出的黏性末端，这样的一组酶称为同尾酶（isocaudarner）。同尾酶切割所产生的 DNA 片段，由于具有相同的黏性末端，可通过其黏性末端之间的互补作用由 DNA 连接酶催化而彼此连接起来，因此在基因克隆实验中很有用处。

（二）DNA 连接酶

DNA 连接酶（DNA ligase）是一种能够催化在两条 DNA 链之间形成磷酸二酯键的酶。连接酶发挥催化作用时，需要一条 DNA 链的 3′ 端具有游离的羟基、另一条链的 5′ 端具有磷酸基团，而且催化过程需要消耗能量。DNA 连接酶只能封闭 DNA 链上的缺口（nick），而不能封闭裂口（gap）。缺口是指 DNA 某一条链上相邻两个核苷酸之间的磷酸二酯键被破坏所形成的单链断裂；而裂口是指 DNA 某一条链上失去一个或数个核苷酸所形成的单链断裂。连接酶可以将不同来源的 DNA 片段连接在一起，形成新的重组 DNA 分子，是基因克隆的基本工具酶之一，被誉为基因工程的"缝纫针"。DNA 连接酶主要有 T4 DNA 连接酶和大肠埃希菌 DNA 连接酶，在基因克隆中应用广泛的是 T4 DNA 连接酶。

（三）目的基因与载体的连接

不同性质、来源的外源目的基因与载体之间的连接方式各不相同，主要有以下几种方式。

1. 黏性末端连接　目的基因与载体分子用同一种限制性内切核酸酶或一组同尾酶切割成具有相同黏性末端的 DNA 片段后，在 DNA 连接酶的作用下形成重组 DNA 分子，这是 DNA 体外重组最普遍的一种连接方式。例如，外源 DNA 和载体被 *Eco*R Ⅰ 酶切后，产生相同的黏性末端 5′-AATT-3′（图 15-9A），二者可通过 AATT 碱基互补配对，仅在双链 DNA 上留下缺口，DNA 连接酶可催化缺口上游离的 5′-P 与相邻的 3′-OH 之间生成磷酸二酯键而封闭缺口。

用同一种限制性内切核酸酶或一组同尾酶切割载体或外源 DNA 后，由于分子两端带有相同的黏性末端，载体分子则可通过黏性末端的互补自身连接环化，目的基因也可借助黏性末端的互补连接形成多聚体，而且目的基因可能会以两个方向插入载体中。为解决这些问题，可选用两种不同的限制性内切核酸酶切割外源 DNA 和载体，在其两端形成不同的黏性末端或一端是黏性末端、另一端是平末端。如图 15-9 所示，用 *Eco*R Ⅰ 和 *Sma* Ⅰ 分别酶切外源 DNA 和载体，产生的末端不能自身互补配对，这样目的基因只能与载体连接，而且只能以一个方向插入载体分子中，这种克隆方案即为定向克隆。

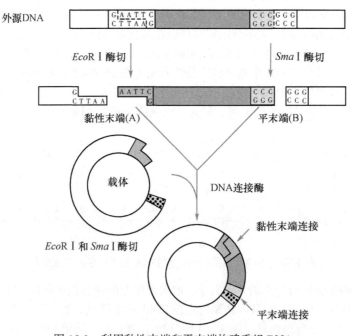

图 15-9　利用黏性末端和平末端构建重组 DNA

2. 平末端连接　有些限制性内切核酸酶对外源 DNA 和载体切出平齐的末端，可利用 DNA 连接酶催化游离的 5′-P 与相邻的 3′-OH 之间生成磷酸二酯键，这种连接方式就是平末端连接。例如，外源 DNA 和载体被限制性内切核酸酶 *Sma* Ⅰ 切割后产生平末端（图 15-9 B），在 DNA 连接酶的作用下二者连接形成重组 DNA 分子。

平末端连接要求 DNA 的浓度较高，而且连接酶的用量也比黏性末端连接大 20 ～ 100 倍，因此其连接效率比黏性末端连接低很多。平末端连接时，载体自连的概率较高，而且往往在重组体中有目的基因的多聚体及双向插入等。

3. 人工接头连接　该法是在待连接的载体或目的基因两端，接上一段人工合成的含有不同限制性内切核酸酶识别序列的 DNA 片段（即多聚物接头 Polylinker）。借此可用限制酶将其切开，产生黏性末端，然后再将载体与目的基因连接构建重组 DNA 分子。

4. 同聚物加尾连接　如果待连接的载体和目的基因两端均为平末端，或其两端不是互补的黏性末端，则可通过同聚物加尾法在其末端引入互补黏性末端。利用末端转移酶将互补的多聚核苷酸（poly A 与 poly T 或 poly G 与 poly C）分别连接到目的基因与载体的两端，再用 DNA 连接酶将其连接成重组 DNA 分子。

5.T-A 克隆　T-A 克隆策略是一种直接将 PCR 产物插入到载体中的方法。T-A 克隆载体两侧的 3'-OH 端带有突出的 T 碱基，而 PCR 扩增后产物两侧的 3'-OH 端会加上突出的 A 碱基，这样载体与产物之间通过 T-A 互补配对，在 DNA 连接酶的作用下形成重组分子。

五、重组 DNA 分子的导入

重组 DNA 分子需导入合适的受体细胞才能进行复制、扩增或表达。选定的受体细胞应具备以下特性：①易于接受外源重组 DNA 分子的导入。②不存在特异性降解外源 DNA 的酶系统。③不能对外源 DNA 进行修饰。④对重组载体的复制、扩增或表达无严格限制。⑤能表达导入的重组体分子所提供的某种表型特征。受体细胞包括原核细胞和真核细胞，不同的重组 DNA 分子需要在适当的受体细胞中扩增、表达，因此应选择不同的导入方法。

（一）转化

转化（transformation）是指将质粒 DNA 或重组质粒 DNA 分子导入处于感受态的原核细胞（细菌），并使其获得新的遗传表型的过程。常用的细菌是大肠埃希菌的突变体菌株，这些菌株由于丧失了限制修饰系统（restriction-modification system），故不会降解导入细胞内未经修饰的外源 DNA。转化前需要用一定的方法处理细菌细胞，使之处于容易接受外源 DNA 分子的状态，此时的细胞称为感受态细胞（competent cell）。

最常用的转化方法是 $CaCl_2$ 法。用低渗 $CaCl_2$ 溶液在 0 ～ 4℃条件下处理快速生长期的细菌，使细菌细胞壁和膜的通透性增加，处于感受态。在感受态细胞悬液中加入质粒 DNA 或重组 DNA，42℃热激 90 秒，促使质粒 DNA 进入细胞内。在不含抗生素的培养基中培养 30 ～ 60 分钟，使质粒 DNA 得到复制，并使抗生素的抗性基因得以表达。随后，再将转化的细菌接种在含有抗生素的琼脂平板上，在合适条件下细菌大约每 20 分钟分裂一次，一般只需十几个小时，琼脂平板上便出现肉眼可见的菌落。每个细菌菌落都是单一细菌的后代，因此，在一个菌落中，所有细菌都具有相同的遗传组成，称为细菌的克隆。在一个克隆中，所有的细菌含有相同的外源 DNA 插入片段。转化的关键是感受态细菌的制备，用预冷的 $CaCl_2$ 处理制备的感受态细菌，其转化效率可达 10^6 ～ 10^7 个转化子 /μg DNA。

另外，也可采用电穿孔法进行转化。将外源 DNA 与大肠埃希菌混合于电穿孔杯中，在高频电流的作用下，细胞壁出现许多小孔，将外源 DNA 导入大肠埃希菌细胞内。该法比 $CaCl_2$ 法操作简单，除需特殊仪器外，无须制备感受态细胞，适用于任何菌株，转化效率较高，可达 10^9 ～ 10^{10} 个转化子 /μg DNA。

（二）转染

转染（transfection）是指将质粒载体、噬菌体载体、病毒载体或重组 DNA 载体导入真核细胞的过程。已接受外源 DNA 分子的细胞称为转染细胞（transfectant）。导入细胞内的 DNA 分子可以被整合至真核细胞染色体，经筛选而获得稳定转染（stable transfection），转染后细胞内 DNA 分子的表达即为稳定表达（stable expression）。导入细胞内的 DNA 分子也可以游离在宿主细胞染色体外短暂地复制表达，不加选择压力而进行瞬时转染（transient transfection），转染后细胞内 DNA 分子的表达即为瞬时表达（transient expression）。常用的转染方法有以下几种。

1. 磷酸钙转染法　将待转染的外源 DNA 分子和磷酸钙混合形成磷酸钙 -DNA 共沉淀物后，使其附着在培养细胞的表面，通过内吞作用被受体细胞捕获。该法不需要昂贵的仪器和试剂，是将外源 DNA 导入哺乳动物细胞中进行瞬时或稳定转染的常规方法。

2. 二乙氨乙基（DEAE）- 葡聚糖介导转染法　DEAE- 葡聚糖是一种高分子阳离子多聚物，可与 DNA 结合形成复合物，通过内吞作用能促进哺乳动物细胞捕获外源 DNA。此法比磷酸钙转染法重复性好，但最适宜于瞬时转染。

3. 电穿孔转染法　对于磷酸钙转染法等不能将外源 DNA 导入受体细胞的，可利用很短促的高压电脉冲，在受体细胞的质膜上形成暂时性微孔，促使外源 DNA 通过这些微孔进入细胞。该法操作简单、转染效率高，可瞬时或稳定转染任何细胞，但该法需要专门仪器，而且导入前必须进行预实验。

4.脂质体转染法 用阳离子脂质体（liposome）包裹DNA，通过与细胞膜融合将外源DNA导入受体细胞。该法可用于瞬时或稳定转染，操作简单、转染效率高，且毒性低、包装容量大，是近年来广泛使用的转染方法，但试剂相对昂贵。

5.显微注射法 通过显微注射装置将外源DNA直接注入细胞核中进行表达。该法主要用于稳定转染，转染效率高，但需要特殊的仪器和操作技巧。

（三）感染

感染（infection）是指以人工改造的噬菌体或真核细胞病毒为载体构建的重组DNA，在体外包装成具有感染性的噬菌体颗粒或病毒颗粒后，借助噬菌体或病毒的外壳蛋白将重组DNA注入细菌或真核细胞，使目的基因得以复制繁殖的过程。感染的效率很高，但重组DNA分子需经过较为复杂的体外包装过程。

六、重组DNA分子的筛选与鉴定

重组DNA分子转化、转染或感染受体细胞，经培养得到转化子、转染细胞或噬菌斑后，需采用特殊的方法从中筛选出含目的基因的重组体克隆，并确定这些克隆中带有外源目的基因。根据不同的载体系统、相应的宿主细胞特性及外源DNA的性质，选用不同的筛选和鉴定方法。

（一）根据重组载体的遗传表型进行筛选

1.抗药性标记筛选 大多数载体都带有抗生素抗性基因，如Amp^r、Tet^r等。培养基中含有抗生素时，普通受体细胞是不能生长的，当载体转化受体细胞后，细胞即获得耐药性，能在含相应抗生素的琼脂培养板上生长成单菌落，而未被转化的细胞则不能生长。但是在培养板上生长的菌落，除含有重组DNA分子外，可能也含有自身环化的载体、未酶切完全的载体及非目的基因插入的载体等，因此还需要进一步筛选鉴定。

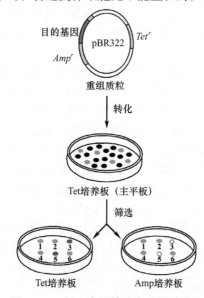

图15-10 插入失活筛选含重组质粒的阳性菌落

2.插入失活筛选 在含有两个抗药性基因的载体中，外源目的片段插入其中一个基因，并导致其失活，可用两个含不同抗生素的平板互相对照筛选含重组体的阳性菌落。例如，当质粒pBR322转化大肠埃希菌后，携带空质粒的细菌能在含Amp和Tet的培养基中生长；若通过 *Pst* I 位点在质粒的 Amp^r 基因区内插入外源目的基因，则导致抗性基因失活，细胞失去对Amp的抗性，只能在含Tet的培养板上生长。在后续的筛选过程中，从含有Tet的主平板上挑取单菌落，分别涂布在含Tet和Amp培养板的对应位置上，这样只能在Tet培养板上生长、而不能在Amp培养板上生长的菌落即为含重组质粒的阳性菌落，见图15-10中的3号和5号菌落。

3.蓝白斑筛选 pUC系列载体及其他一些载体中含有 *LacZ′* 基因，可编码β半乳糖苷酶氨基端146个氨基酸残基形成的α肽链，该α肽链与宿主细胞中F′因子上的 *LacZ′* △ *M15* 基因（α肽链缺陷型）的产物互补，产生完整的有活性的β半乳糖苷酶（即α互补），此酶可分解生色底物X-gal（5-溴-4-氯-3-吲哚-β-D-半乳糖苷）形成蓝色菌落。没有外源目的基因插入 *LacZ′* 基因的空载体转化的细菌，在含有X-gal/IPTG（异丙基-β-D-硫代半乳糖苷）的琼脂培养板上呈蓝色；当外源基因插入MCS后，*LacZ′*α-肽链基因的读码框被破坏，不能合成完整的β半乳糖苷酶分解底物X-gal，菌落呈白色。用这种方法可筛选阳性重组体，称为蓝白斑筛选或α互补筛选。

（二）限制性内切核酸酶酶切鉴定

对于初步筛选确定含有重组体的菌落，扩增培养后提取重组DNA分子，用适当的限制性内切核酸酶酶切后电泳分析，即可判断目的基因是否存在。若目的基因已成功插入载体分子中，那么电泳结果应显示出预期大小的插入片段。

（三）PCR 法

如果已知目的基因的全序列或其两端的序列与全长，可设计合成一对引物，以转化菌中提取的重组载体为模板进行 PCR 扩增。若 PCR 产物与目的基因的预期长度一致，即可初步筛选出含重组体的阳性菌落。也可以利用质粒 MCS 两侧的通用引物进行插入片段的扩增，若扩增片段长度与预期片段长度相符，即可筛选出阳性菌落。利用通用引物扩增的优点是通用性强，不需设计特异性引物，而且还可防止假阴性。通用引物本身可扩增出几十个 bp 的片段，当 PCR 扩增没有产物时，可认为反应无效；当 PCR 产物只有几十 bp 时，可认为没有目的基因插入；当 PCR 产物长度为预期长度加几十 bp 时，则可筛选出阳性克隆。

（四）DNA 序列测定

DNA 序列测定是鉴定插入目的片段的最准确方法。可检测重组体中插入的目的基因的序列正确性，或测定插入的未知 DNA 片段的序列以供进一步研究。

（五）核酸分子杂交法

利用标记的核酸探针进行分子杂交，常用的方法有菌落或噬菌斑原位杂交。将转化菌直接铺在琼脂板上，并覆盖硝酸纤维素膜，经过碱裂解、中和、固定后从菌落释放的 DNA 原位吸附在膜上，然后用标记的特异性探针进行分子杂交，通过显色挑选含重组质粒的阳性菌落。该法适用于大规模操作，是从基因文库中筛选含目的基因的阳性克隆的常用方法。

（六）免疫化学检测法

此法是针对目的基因表达产物的直接筛选，要求表达载体携带的目的基因导入宿主细胞后能表达蛋白质产物。利用标记的特异性抗体与目的基因表达产物相互作用来筛选含重组 DNA 的转化菌，可通过化学发光、显色反应或免疫共沉淀等方法进行筛选。

七、克隆基因的表达

外源基因的表达是基因克隆的重要内容，涉及目的基因的克隆、复制、转录、翻译、蛋白质产物的加工及分离纯化等，这些过程需要在适当的表达体系中完成。根据受体细胞的不同，表达体系可分为原核表达系统和真核表达系统。表达体系的建立包括表达载体的构建、受体细胞的选择及表达产物的分离纯化等步骤。

（一）外源基因在原核系统中的表达

要实现外源基因在原核系统中的高效表达，需考虑外源基因的性质、表达载体的特点及宿主菌调控系统等因素。原核表达系统主要有大肠埃希菌表达系统、芽孢杆菌表达系统及链霉菌表达系统等。大肠埃希菌系统是最常用的表达系统，其优点是培养方法简单、迅速、经济而又适合大规模生产。人胰岛素、生长激素、干扰素等基因已在大肠埃希菌系统中成功实现表达。

1. 原核表达载体　大肠埃希菌表达载体除带有类似于克隆载体的复制起始点 ori、筛选标记 *Amp*[r] 和 *Tet*[r] 等序列外，还携带以下调控元件：①强启动子（strong promoter）及其两侧的调控序列，能调控克隆的外源基因转录，产生大量 mRNA。②含有 S-D 序列（Shine-Dalgarno sequence），提供了能被核糖体 30S 小亚基中 16S rRNA 的 3′ 端部分序列识别与结合的位点，并与起始密码子 AUG 之间保持合适的距离，以启动正确、高效的翻译过程。③转录终止序列，可保证外源基因在原核细胞中高效、稳定表达。④克隆位点，可保证外源基因按正确的方向插入表达载体中，且阅读框架保持不变。

2. 原核表达系统对外源目的基因的要求　克隆基因要在原核细胞中获得有效表达需满足以下条件：①必须是 cDNA 或化学合成基因，不能带有 5′ 端非编码区和内含子序列。②必须置于强启动子和 S-D 序列等元件控制下，以调控其基因表达。③与表达载体重组后，必须形成正确的开放阅读框架。④转录生成的 mRNA 必须相对稳定并能被有效翻译，所表达的蛋白质产物不能对宿主菌有毒害作用，且不易被宿主的蛋白酶水解。

3. 外源基因在原核细胞中的表达　外源基因导入宿主细胞后，在细胞调节元件控制下即可产生融合型、非融合型或分泌型重组蛋白质。在实际工作中，可根据目的蛋白的性质与用途及所用表达载体的特点，选择不同的表达方式。

融合型表达是指将外源目的基因与另一基因（可以是原核 DNA 或其他 DNA 序列）相拼接，构建成融合基因进行表达。例如，将人胰岛素 A 链或 B 链的基因与大肠埃希菌 β 半乳糖苷酶基因

（β-gal）相融合，构建成 β-Gal-A 或 β-Gal-B 融合基因。这种由外源目的蛋白和原核生物多肽或具有其他功能的多肽结合在一起的蛋白，称为融合蛋白（fusion protein）。可进一步通过化学降解或酶解（如溴化氰裂解或蛋白酶水解），切除融合蛋白中的其他多肽成分而获得外源目的蛋白（在第三节的"重组人胰岛素制备"中介绍）。采用融合型方式表达时，需选用融合表达载体，如 pET 系列载体、pGEX 系列载体等。融合表达的特点是：表达效率高；融合蛋白较稳定，可抵抗细菌蛋白酶的水解；融合蛋白能形成良好构象，且大多具有水溶性；融合蛋白带有特殊标记，易于进行亲和纯化。

非融合型表达是指外源目的基因不与其他基因融合，直接从起始密码子 AUG 开始在原核调控元件控制下表达蛋白质。非融合型表达的蛋白质具有类似天然蛋白质的结构，其生物学功能与天然蛋白更为接近，但其缺点是容易被细菌蛋白酶水解，而且水溶性较差。

分泌型表达是利用分泌型表达载体将表达的蛋白质由细胞质跨膜分泌到细胞周质中或细胞外，需要在信号肽的帮助下进行。分泌型表达载体除含有原核表达载体的基本调控元件外，必须在 S-D 序列下游携带一段信号肽序列。分泌型蛋白可以是融合蛋白，也可以是非融合型蛋白。分泌型表达可防止宿主蛋白酶对外源蛋白的水解，减轻大肠埃希菌代谢负荷，便于蛋白质在细胞外正确折叠和提纯。但分泌型蛋白的表达量往往较低，而且有时信号肽不能被切除或在错误的位置上被切除。

当大肠埃希菌高效表达外源基因时，所表达的蛋白质往往会致密地集聚在细胞内，或被膜包裹或形成无膜裸露结构，这种不溶性的结构称为包含体（inclusion body）。包含体的形成有利于表达产物的分离纯化，一定程度上保持表达产物的稳定性，也能使宿主细胞表达对其有毒或有致死效应的目的蛋白。但以包含体形式表达的重组蛋白丧失了原有的生物学活性，因此必须通过变复性操作以恢复其生物活性。

4. 原核表达系统的不足　主要存在以下不足：①不适宜表达真核基因组 DNA；②表达的真核蛋白不能形成正确的折叠和进行糖基化、磷酸化、乙酰化等修饰；③表达的真核蛋白常以包含体形式存在；④难以大量表达分泌型蛋白；⑤原核细胞基质中常含有多种内毒素，易污染表达产物。

（二）外源基因在真核系统中的表达

相对于原核表达系统，真核表达系统具有更多优势：①具有转录后加工系统，可表达克隆的 cDNA 或真核基因组 DNA。②具有翻译后加工系统，可进行糖基化、磷酸化、乙酰化等修饰。③可将表达产物直接分泌至细胞培养基中，简化了分离纯化步骤。常用的真核表达系统主要有酵母、哺乳动物、昆虫细胞系统和高等植物系统等，这些表达系统在重组 DNA 药物、疫苗生产及其他生物制剂生产上都获得了成功，而且在研究蛋白质功能、了解真核基因表达调控机制等方面也有广泛应用。

1. 真核表达载体　真核表达载体既含有原核克隆载体的 ori、抗性基因和 MCS 等序列，又含有真核细胞的启动子、增强子、剪接信号、转录终止信号和 PolyA 化信号及遗传选择标记等组件，便于在真核细胞中高效、正确表达目的基因。哺乳动物细胞表达载体通常包含以下元件：①启动子，位于目的基因上游，决定转录的起始及速度。②增强子（enhancer），能提高基因转录效率的短 DNA 序列，发挥作用时与所处的位置或方向无关。③剪接信号，能使初级转录产物剪接去除内含子而成为成熟的 mRNA。④终止信号和 PolyA 化信号，能使转录生成的 mRNA 有效进行切割和 PolyA 化。⑤荧光标签，可对载体的转染效率、目的蛋白的表达等进行"标识"。⑥遗传选择标记，便于筛选含重组体的转染细胞。常用的标记基因有胸苷激酶基因（*tk*）、二氢叶酸还原酶基因（*dhfr*）、氯霉素乙酰转移酶基因（*cat*）和新霉素抗性基因（*neo*^{r}）等。

2. 外源基因的导入　将外源基因导入真核细胞的方法有两大类：载体转染和病毒感染。转染是利用化学或物理方法将外源基因导入真核细胞的方法，而病毒感染则是将外源基因导入细胞的天然方法。

3. 外源基因在真核细胞中的表达　由于所用载体、转染方法及选用的宿主细胞不同，外源基因在真核细胞中的表达方式也不相同，主要有瞬时表达和稳定表达两大类。在实际工作中，应根据实验目的选用不同的表达方式。瞬时表达相对简单，无须筛选，耗时短，各种转染方法都可使用。稳定表达耗费时间长，要用药物进行筛选，而且有些外源基因的表达产物对宿主细胞有毒性，因此不易获得成功。常用的筛选系统有胸苷激酶基因 -HAT 选择系统、二氢叶酸还原酶基因选择系统及新霉素抗性选择系统等。

第三节　基因检测与克隆在医学上的应用

自基因检测与基因克隆技术诞生以来，已使整个生命科学研究、医学研究发生了深刻变化，为药物研发与筛选、疾病诊断与治疗、模式动物建立与修饰、法医学鉴定及微生物检测等提供了新的研究途径。主要应用包括：①克隆目的基因，表达具有生物学活性的蛋白质。②利用定点突变技术，研究蛋白质功能或对蛋白质进行结构改造。③开发基因工程药物与疫苗，用于疾病治疗。④利用转基因技术和基因剔除／敲入技术，研究基因功能。⑤建立基因诊断与基因治疗技术，对疾病早期诊断、预防和治疗。

利用基因克隆技术生产有药用价值的蛋白质、多肽、疫苗、抗原产品已成为当今世界一项重大产业。1982 年，经 FDA 批准美国礼来（Eli Lilly and Company）公司将由基因工程菌生产的重组人胰岛素投放市场，标志着世界上第一个基因工程药物的诞生。重组人胰岛素一经问世就显示出巨大的市场前景，并带动了其他基因工程药物的研究与开发。迄今为止，已有上百种基因工程药物和疫苗产品获准上市。

下面以治疗糖尿病的胰岛素为例，介绍利用基因克隆技术生产重组药物的过程。胰岛素原是胰岛素在体内加工成熟过程中的前体多肽，含有一段 C 肽（又称连接肽）。C 肽两端通过碱性氨基酸 Arg、Lys 与 A 链和 B 链连接，可通过胰蛋白酶的水解而切除。成熟的人胰岛素由 A 和 B 两条多肽链组成，A 链有 21 个氨基酸残基，B 链有 30 个氨基酸残基。A 链和 B 链通过 A7-B7 和 A20-B19 两对链间二硫键共价连接，同时 A 链还存在一对链内的二硫键（A6-A11）。重组人胰岛素的制备方法主要有：基于大肠埃希菌系统制备重组人胰岛素，如胰岛素 AB 链表达法（此法目前已很少使用）、胰岛素原表达法；基于酵母系统制备重组人胰岛素。不同的制备方法各有其优缺点，下面简单介绍胰岛素 AB 链表达法和胰岛素原表达法的制备过程。

一、胰岛素 AB 链表达法

1. A 链和 B 链分别表达法　①化学合成胰岛素 A 链和 B 链的编码序列，并在其 N 端添加甲硫氨酸（M）密码子，以提供溴化氰（CNBr）的裂解位点。分别将 A 链和 B 链基因插入载体的 β 半乳糖苷酶基因（β-Gal）下游，构建融合表达载体。②表达载体分别转化大肠埃希菌，进行融合表达。③培养增殖后，分离纯化融合蛋白 β-Gal-A 和 β-Gal-B。④在体外用 CNBr 裂解融合蛋白，获取 A 链和 B 链。⑤纯化的 A 链和 B 链经半胱氨酸体外氧化和重折叠，形成有活性的胰岛素（图 15-11）。

2. A 链和 B 链同时表达法　化学合成 AB 链的编码序列，并在 B 链的 N 端添加甲硫氨酸密码子。将化学合成基因与 β-Gal 基因融合，构建融合表达载体，转化大肠埃希菌，构建基因工程菌株。后续融合蛋白 β-Gal-B-A 的分离纯化、CNBr 裂解及体外氧化折叠等操作，与 A 链和 B 链分别表达法基本相似。

二、胰岛素原表达法

①采用 RT-PCR 方法，获取人胰岛素原 cDNA 序列，并在其 N 端添加甲硫氨酸密码子。将 cDNA 序列插入载体的 β-Gal 基因下游，构建融合表达载体。②表达载体转化大肠埃希菌，进行融合表达。③培养增殖后，分离纯化融合蛋白 β-Gal-B-C-A。④由于 C 肽的存在，融合蛋白能够适当折叠。用 CNBr 裂解融合蛋白，获取胰岛素原 B-C-A。⑤用胰蛋白酶和羧基肽酶 B 处理，形成有活性的胰岛素（图 15-12）。

以上方法构建的工程菌所产生的融合型重组蛋白不能分泌。由于大肠埃希菌能将 β 内酰胺酶（β-lactamase）分泌到细胞外，因此可将胰岛素或胰岛素原编码序列与 β 内酰胺酶基因拼接，构建融合表达载体，转化大肠埃希菌培养增殖后，可获得分泌型融合蛋白，为后续分离纯化提供便利。

利用基因克隆技术生产的重组人胰岛素具有与天然胰岛素相同的生物学活性和药代动力学特性，而且无免疫原性、易吸收。目前，重组人胰岛素及重组胰岛素类似物是国内外市场规模最大、增长速度最快的一类糖尿病治疗药物。

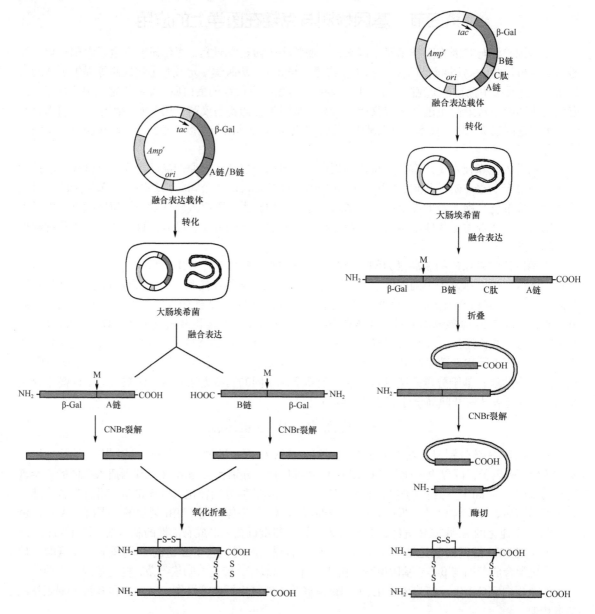

图 15-11　A 链和 B 链分别表达法制备重组人胰岛素　　图 15-12　胰岛素原表达法制备重组人胰岛素

小　结

　　要研究一个已知或未知基因，往往首先要获取该基因。酚 / 氯仿抽提法是最常采用的获取组织细胞基因组 DNA 的方法，也可采用 PCR 或 RT-PCR 从组织细胞中获取基因。对获取的基因组 DNA 或者经 PCR 扩增得到的感兴趣基因，可进一步进行序列分析，以了解基因的结构、功能、突变及表达调控等。DNA 序列测定在法医学鉴定、个体识别等方面有重要应用。若要对 DNA 定性分析或对基因的拷贝数进行定量检测，可选用 Southern 印迹杂交。如果要分析某个基因的 mRNA 表达水平，Northern 印迹杂交是常用方法，实时 PCR 是最准确方法。实时 PCR 也可对微小 RNA 及其他非编码 RNA 进行准确定量分析。如果要进行全基因组分析或同时对大量基因的表达进行分析，则可使用 DNA 芯片或 cDNA 芯片技术。

　　基因克隆的基本过程包括：目的基因的获得、载体分子的选择与改造、目的基因与载体的连接、重组 DNA 分子的导入和筛选与鉴定。可采用化学合成法、PCR 或 RT-PCR 法及基因文库筛选法获取外源目的基因。目的基因要在宿主细胞中扩增、表达，必须选择适当的载体，常用的质粒载体有 pBR322 和 pUC19 等。利用限制性内切核酸酶、DNA 连接酶及逆转录酶等工具酶，将目的基因与载体连接，构建重组 DNA 分子。常用的连接方法有黏性末端连接、平末端连接、人工接头连接、同聚物加尾连接和 T-A 克隆等。采用转化、转染和感染等方法将重组 DNA 导入受体细胞经适当培养后，必须进行筛选。基因克隆的另一目标是进行目的基因的表达,获取蛋白质产物。要实现原核表达需选择原核表达载体,表达蛋白产物可以融合型、非融合型或分泌型形式存在。基因克隆技术首次成功应用于蛋白质、多肽药物生产的实例是重组人胰岛素的开发生产。

参 考 文 献

德伟,欧芹,2008. 医学分子生物学(案例版).北京:科学出版社:208-209

吴乃虎,2001. 基因工程原理.2 版.北京:科学出版社:176-229

周克元,罗德生,2010. 生物化学(案例版).2 版.北京:科学出版社:356-372

David L. Nelson,Michael M. Cox,2017. Lehninger Principles of Biochemistry. 7th ed. New York:W. H. Freeman & Company:874-898

Reginald H. Garrett,Charles M. Grisham,2017. Biochemistry. 6th ed. Cengage Learning:345-348

Victor W. Rodwell,David A. Bender,Kathleen M. Botham,et al,2018. Harper's Illustrated Biochemistry. 31th ed. Mc Graw Hill Education:1060-1065

思 考 题

1. 常用的 DNA 和 RNA 定性/定量分析方法有哪些?
2. 简述基因克隆的基本过程。
3. DNA 序列测定如何应用于法医学鉴定或个人识别?

(张志珍)

第十六章　基因诊断

人类绝大多数疾病的发生、发展都与基因的结构或功能异常有关。随着医学分子生物学和分子遗传学的快速发展，人类认识疾病的能力和手段不断取得新突破。1978 年，美国华裔科学家简悦威（Yuet-Wai Kan）首次采用 DNA 片段多态性分析技术成功进行镰状细胞贫血的产前基因诊断，标志着临床基因诊断的诞生，从此疾病的诊断从传统的表型诊断步入了基因型诊断的新阶段。利用基因诊断技术检测分析疾病相关基因的结构或表达水平的变化，对临床疾病诊断及制定相应医疗决策具有重要参考价值甚至是决定性作用。目前，基因诊断技术已广泛应用于疾病诊断及筛查、患病风险预警、个体化药物治疗、法医鉴定等多个领域。

第一节　基因诊断的概念和特点

一、基因诊断的概念

传统的临床疾病诊断方法，如病理学诊断、免疫学诊断、物理学诊断、生物化学诊断等，都是以疾病的表型改变为依据。然而，表型的改变在很多情况下不是特异的，出现的时间往往较晚，因此常不能及时明确诊断，甚至会导致治疗延误。现已知基因是决定生物性状的分子基础，各种表型的改变是由基因异常造成的。因此，可以通过直接探查基因结构及功能来诊断疾病状态。

基因诊断（gene diagnosis）是运用现代分子生物学和分子遗传学的技术方法检测特定基因结构及功能变化而对人体状态和疾病作出诊断的方法。基因诊断以特定的 DNA 和 RNA 为靶分子，通过检测 DNA 或 RNA 的结构变化、含量多少及表达情况等，以确定受检者是否存在某个基因结构或功能的异常，是否有外源性病原体基因侵入人体，以此作为疾病确诊或其他医疗决策的依据。

随着蛋白质组学研究的进展，疾病相关基因的蛋白质表达产物更多被揭示，检测疾病相关基因的蛋白质产物也具有相应诊断价值，这样对基因结构及功能的检测就由基因诊断扩展到了较广义的分子诊断（molecular diagnosis）。分子诊断就是应用分子生物学技术检测人体内相关基因结构或表达产物的变化，从而对机体状态或疾病作出诊断。分子诊断的对象包括 DNA、RNA 和蛋白质，基因诊断可以认为是针对 DNA、RNA 的分子诊断。

二、基因诊断的特点

与表型诊断相对比基因诊断具有以下特点：

1. 特异性强　基因诊断直接以致病基因及其产物为诊断对象，属于病因诊断，具有高度特异性。每个基因的碱基序列都是特异的，不同基因的序列特征不同。利用分子生物学技术能检测出待测基因是否存在及其碱基序列是否存在突变，从而作出特异性诊断。

2. 灵敏度高　常用的基因诊断技术手段如 PCR、核酸杂交等，都具有极高的灵敏度。PCR 技术可将 DNA 高效扩增达百万倍，一根毛发、一滴血、几个细胞等即可扩增出足量的 DNA。用于核酸杂交的探针，如放射性核素探针、化学发光探针等都具有极高的灵敏度。待测标本往往只需微量，目的基因只需皮克（pg）水平就已足够。

3. 早期诊断性　基因诊断不依赖表型变化，可以揭示尚未出现症状时与疾病相关的基因状态，从而可以对表型正常的携带者及某种疾病的易感者作出早期诊断和预测，特别对确定有遗传疾病家族史的个体或产前的胎儿是否携带致病基因的检测具有指导意义。

4. 广泛适用性　基因诊断既能对患者进行诊断，也能判断致病基因的携带者，确定个体对疾病（肿瘤、心血管疾病、精神疾病、高血压等多基因病）的易感性和患病风险。针对感染性疾病，不仅可检出正在生长的病原体，也能检出潜伏的病原体，还能检测病原体是否具有抗药性等。一些难以用传统培养方法和血清学技术检测的病原体，用基因检测方法则相对简便快捷。

综上所述，基因诊断的优势显而可见。但是，基因诊断实施的前提是要对致病基因结构、功能

268

及其表达产物有较深入的了解，因此，基因诊断受分子医学整体发展水平制约，同时也受基因检测技术发展水平限制。

第二节　基因诊断常用技术方法

基因诊断方法可分为间接诊断和直接诊断两大类。

间接诊断是指当致病基因本身尚属未知或致病基因虽然已知但其突变尚属未知时，可以通过对受检者及其家系成员进行连锁分析，从而推断受检者是否带有致病基因的一种诊断方法。连锁分析是基于紧密连锁的基因或遗传标记通常会一起传递给子代，因而考察相邻 DNA 是否传递给了子代，即可间接地判断致病基因是否传递给子代。连锁分析多使用基因组中广泛存在的各种 DNA 多态性位点，特别是基因突变部位或紧邻的多态性位点作为遗传标记。限制性片段长度多态性（RFLP）、短串联重复序列（STR）、单核苷酸多态性（SNP）等均可用于连锁分析。间接诊断检测的是连锁遗传标记，而不是直接检测致病基因的 DNA。

对于致病基因序列、结构、功能、突变类型都已清楚的疾病，可采用直接诊断的方法。直接诊断是指直接检查目的基因本身有无异常，是利用分子生物学技术对目的基因进行基因序列分析、基因突变检测、基因拷贝数测定、基因表达产物分析、外源基因检测等。

本节主要介绍基因诊断相关技术。目前，用于基因诊断的技术主要有核酸分子杂交技术、PCR 扩增技术、DNA 序列测定等。

一、核酸分子杂交技术

核酸分子杂交（nucleic acid hybridization）技术是现代基因诊断的最基本的方法之一，其基本原理是不同来源的 DNA 或 RNA 在一定条件下（适当的温度和离子强度等）通过变性和复性可形成杂化双链。因此，通过合成一段 DNA 探针（已知序列的核酸片段），对其进行放射性核素、生物素或荧光染料标记，然后与靶 DNA 进行杂交反应，通过检测标记信号就可以对靶 DNA 进行定性或定量分析。核酸分子杂交可以通过与 PCR 或荧光显微镜等技术结合，以提高检测灵敏度或实现细胞内定位。从基因诊断发展历程来看，基于核酸分子杂交的技术主要有 Southern 印迹、Northern 印迹、斑点杂交、荧光原位杂交和基因芯片技术等。

1. Southern 印迹　是最经典的基因分析方法，用于特异 DNA 的定性定量分析、基因的限制性内切核酸酶图谱分析及基因插入或缺失突变分析等。Southern 印迹一般可以显示 50 ～ 20 000bp 的 DNA 片段，片段大小的信息是该技术诊断基因缺陷的重要依据。DNA 印迹实验结果可靠，但操作烦琐，费时费力，限制了其在临床诊断中的广泛开展。

2. Northern 印迹　是待测 RNA 经变性电泳分离后，再与标记的 DNA 或 RNA 探针进行杂交，用于组织或细胞总 RNA 或 mRNA 的定性或定量分析。Northern 印迹杂交对样品 RNA 纯度要求非常高，限制了该技术在临床诊断中的应用。

3. 斑点杂交（dot blot hybridization）　是将待测样品 DNA 或 RNA 变性后点加在支持物上，用核酸探针进行杂交，以检测样品中是否存在特异的基因或表达产物，主要用于特定基因及其表达产物的定性与定量分析。斑点杂交方法具有简便、快速、灵敏和样品用量少的优点，适合大批样品的检测，不足之处在于无法测定目的基因分子量、特异性较低及存在假阳性。若将不同探针按序点加在支持物上，用带标记的待测 DNA 或 RNA 变性后与之杂交，会与有同源序列的探针结合，这就是反向斑点（reverse dot blot）杂交，使基因诊断效率大大提高，广泛用于基因分型、病原体检测、突变检测等。

4. 荧光原位杂交（fluorescence in situ hybridization，FISH）　是采用荧光素标记的寡聚核苷酸探针与变性后的染色体、细胞或组织中的核酸进行杂交，然后在荧光显微镜下显影，对待测 DNA 进行定性、定量或相对定位分析。FISH 具有安全、快速、稳定、检测信号强、特异性高和可以多重染色等特点，广泛应用于基因定位、染色体畸变、基因扩增或缺失、病原体鉴定等方面。多色 FISH 技术发展迅速，已成为基因定位和遗传病诊断的重要手段。

5. 基因芯片（gene chip）技术　是基于核酸杂交原理通过待测样品与芯片中已知序列的核酸探针互补杂交，从而确定样品核酸序列和性质的分析技术。具体来说，首先将大量核酸探针高密度有序地排列在固相载体上，称之为基因芯片。其次将待检样品 DNA 或 cDNA 经荧光标记后与芯片中的

笔记栏

探针进行杂交，杂交信号通过基因芯片扫描仪收集，由特定的分析软件进行分析，从而对基因序列及其功能进行大规模高通量的研究。基因芯片技术具备快速、高效、高通量和自动化等特点，能够同时检测多个基因及其多个位点，在多态性分析、突变分析、基因表达谱测定及杂交测序等多领域具有广泛应用价值。

临床诊断应用基因芯片技术，可快速鉴定病原体，检测遗传突变及基因表达，更早更方便地检测肿瘤基因标志，检测药物反应和代谢相关基因多态性来指导临床个体化治疗，但是由于基因芯片技术应用成本高，目前普及推广还有一定难度。

二、PCR 扩增技术

聚合酶链反应（polymerase chain reaction，PCR）技术是一种在体外快速、特异性扩增靶 DNA 序列的技术（PCR 原理见第十五章），可以使特定的基因或 DNA 片段在 1.5 ~ 3h 内扩增数十万至百万倍。PCR 技术特异性强，灵敏度高，极微量的 DNA 即可作为模板得到大量的扩增片段。毛发、血痕、甚至单个细胞的 DNA 即可供 PCR 扩增之用。在 PCR 技术应用以前，利用 Southern 印迹检测基因突变，可以检出基因的缺失、插入、重组等突变形式，而点突变、微缺失、微插入则很难检出。随着以 PCR 为基础的检测技术迅速发展，目前几乎所有的基因突变检测技术都是建立在 PCR 基础之上。除基因突变分析外，PCR 技术还在各类病毒、细菌等病原微生物的鉴定、基因定量检测、基因多态性分型、基因表达水平监控等多种临床实践中得到大量应用。

1. 常用 PCR 技术　通过对 PCR 体系或过程的某些因素进行改造，可以产生多种 PCR 扩增模式，实现不同的扩增目的，如实时荧光定量 PCR（见第十五章）、逆转录 PCR（见第十五章）、套式 PCR（又称巢式 PCR）、多重 PCR（又称复合 PCR）、跨越断裂点 PCR（又称裂口 PCR）、等位基因特异性 PCR 等。

套式 PCR 是先后用两套引物（第二套引物扩增片段位于第一套引物扩增的片段内）进行扩增以提高 PCR 的特异性和灵敏度，在病原体检测及分型中应用较多。多重 PCR 是在一次 PCR 反应体系中加入多对引物，每对引物扩增的产物长度不一，根据电泳图谱上不同长度产物片段存在与否，判断是否存在某些基因或基因是否发生缺失或插入。多重 PCR 主要用于多种病原微生物的同时检测及某些病原微生物、某些遗传病及癌基因的分型鉴定。

跨越断裂点 PCR 是设计跨越突变（缺失或插入）断裂点的引物，扩增后通过产物片段的大小直接判断基因是否存在缺失或插入突变。

等位基因特异性 PCR（allele specific PCR，AS-PCR），又称扩增受阻突变系统（ARMS），常用于点突变检测和基因分型，其原理是设计引物时使引物的 3' 端定位在等位基因的突变位点，3' 端碱基存在错配的引物时，其延伸效率会远远低于完全匹配的引物，通过产物的区别来判断是否存在突变。

2. PCR 与其他技术的联合应用

（1）PCR- 等位基因特异性寡核苷酸分子杂交（PCR-ASO）：是将靶 DNA 扩增产物与特异的等位基因特异的寡核苷酸（allele specific oligonucleotide，ASO）探针（正常探针和突变探针）进行杂交，在严格控制杂交和洗脱条件情况下，只有与靶 DNA 序列完全互补的探针才能形成稳定的杂交分子，而不能完全匹配的探针则被洗脱。采用 PCR-ASO 杂交技术，可有效检测基因上已知的点突变、微小的缺失或插入，还可以判断基因突变是杂合子还是纯合子。

本方法可与反向斑点（RDB）杂交结合，称为 PCR-ASO 探针反向斑点杂交技术。把针对各种突变和正常序列的 ASO 探针固定在杂交膜上，然后与待测 PCR 产物杂交，一次检测可以同时筛查多种突变，大大提高了检测效率。

（2）PCR 限制性片段长度多态性（PCR-RFLP）分析：是将 PCR 扩增后的 DNA 产物用特异限制性内切核酸酶水解，通过分析电泳图谱中条带数量、位置情况得到 DNA 序列突变的信息。该方法只能对已知突变进行检测，适用于检测靶 DNA 限制位点序列发生点突变或在限制位点附近发生大片段的丢失或插入。例如，镰状细胞贫血是珠蛋白 β 链基因点突变引起，正常 β 链基因的第 6 位密码子由 GAG 突变为 GTG，可采用 PCR-RFLP 对镰状细胞贫血进行早期诊断或产前诊断（图 16-1）。

（3）PCR 单链构象多态性（PCR-single-strand conformation polymorphism，PCR-SSCP）分析：是基于单链 DNA 构象的差别来检测基因点突变的方法。长度相同的单链 DNA，因其碱基组成或排列顺序不同而形成各异的构象类型称为单链构象多态性。空间构象有差异的单链 DNA 分子在聚丙烯酰胺凝胶中受排阻程度不同，通过电泳可以非常敏锐地将构象上有差异的分子分离开。PCR-SSCP 分析是先 PCR 扩增特定靶序列，然后将扩增产物变性为单链后进行非变性聚丙烯酰胺凝胶电泳，通过迁移率分析检测基因突变。在此基础上出现的不对称 PCR-SSCP 分析技术进一步提高了稳定性和准确性。

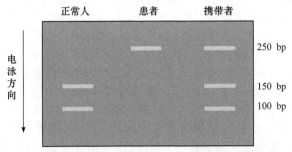

正常人的PCR产物经 *Mst* Ⅱ 消化可生成150 bp和100 bp两个片段，而镰状红细胞贫血患者的PCR产物不被酶切，仍为250 bp，杂合子携带者可见三条带。正常人基因位点：CCTG<u>A</u>GGAG；患者基因位点：CCTG<u>T</u>GGAG；*Mst* Ⅱ酶切位点：CCTNAGG，*N*=A/C/G/T

图 16-1　镰状细胞贫血 PCR-RFLP 分析

（4）高分辨熔解曲线分析（high resolution melting analysis，HRMA）：是利用特定荧光染料可以插入 DNA 双链小沟中的特性，在 PCR 基础上通过测定 DNA 双链熔解曲线变化来检测突变的方法。通过实时监测升温过程中双链 DNA 解链时荧光染料脱落、信号减弱或消失的过程，通过荧光强度和曲线的变化判断是否存在突变。HRMA 无须使用特异性标记探针，不受突变种类和突变位点的限制，具有高灵敏度和特异性、高通量、操作简单灵活、成本低等优点。HRMA 可应用于核酸突变扫描、基因分型、甲基化检测、短串联重复序列分析、序列匹配等多个方面。

（5）多重连接依赖式探针扩增技术（multiplex ligation- dependent probe amplification，MLPA）：是以 DNA 杂交和 PCR 为基础的 DNA 定性定量技术，主要用于检测基因的点突变、缺失或扩增，具有灵敏度高、特异性强和高通量优势。MLPA 的过程主要包括 DNA 变性、杂交、探针连接、PCR 扩增、电泳检测。MLPA 的最大特点在于探针的设计，针对待测的多个不同目标序列可设计出 40 ~ 50 个探针，每个探针含有两个荧光标记的特异性寡核苷酸片段、一对通用引物结合序列和一段长度不同的填充片段（图 16-2）。在 MLPA 反应中，当两个寡核苷酸片段与目标序列充分杂交后，在连接酶作用下将两个寡核苷酸片段连接形成一条完整的探针，然后用一对通用引物扩增连接好的探针，40 ~ 50 个探针的扩增产物长度各不相同，范围在 130 ~ 480bp。连接反应高度特异，若寡核苷酸序列与目标序列不完全互补，甚至只有一个碱基不互补，也会导致连接反应无法进行。最后，将扩增产物进行毛细管电泳分离、信号分析，通过探针峰信号的缺失或增高、降低来判断目标序列是否存在拷贝数的异常或点突变。

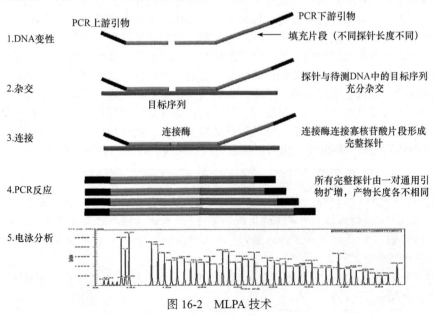

图 16-2　MLPA 技术

三、DNA 序列测定

DNA 测序（DNA sequencing）是最直接、最准确的基因诊断技术，被称作基因诊断的金标准。DNA 序列测定可以检测限定范围内的、功能清楚的基因已知位点，也可以检测全部遗传信息。主要用于检测单核苷酸变异、插入和缺失突变、拷贝数变异等，目前已经广泛应用于患病风险预警、围产期遗传病筛查、人工授精胚胎筛选、临床诊断、法医学身份确认及寻找疾病易感基因等多个方面。

目前应用于临床诊断的主要是第一、第二代测序技术。第一代测序技术（又称 Sanger 双脱氧链终止法测序）是最为经典的一代测序技术，人类基因组计划的测序就是基于这种技术完成的。其优点是测序准确度高，由于通量低、自动化程度低、成本高，该法适用于单基因病的基因诊断和产前诊断，仍是目前获取核酸序列最为常用的方法。第二代测序技术（又称高通量测序或下一代测序或深度测序）以高通量、低成本、自动化程度高为显著特征，能同时测定上百万甚至数亿条 DNA 分子的序列，一次性可以实现从数个基因到数百个基因乃至全外显子组、全转录组或全基因组的序列测定。第一代测序完成 1 个人类基因组测序需要 3 年时间，而第二代测序技术仅需 1 周。目前第二代测序技术主要应用于致病基因或疾病候选基因的测序，可用于单基因病、肿瘤及其他复杂疾病（如糖尿病、肥胖症等）致病基因或易感基因的寻找。

第三节　基因诊断的临床应用

基因诊断技术的快速发展，给临床医学实践带来了深刻的影响。如今基因诊断技术已广泛应用于遗传性疾病、感染性疾病、复杂疾病等的辅助临床诊断、患病风险预警、婚育指导、个体化治疗及法医鉴定等多个领域。基因诊断技术不仅有效弥补了传统方法的不足，更为疾病预防、早期诊断、治疗监测及预后评估提供了重要证据。

一、基因诊断在遗传性疾病中的应用

目前许多遗传性疾病的致病基因及其突变类型已经清楚，应用基因诊断技术可进行直接诊断；即使致病基因的结构不清楚，也有许多已知遗传标志可用于基因连锁分析。例如，α 地中海贫血的分子缺陷主要是 α 珠蛋白基因缺失（缺失型）和点突变（非缺失型）。目前用于缺失型 α 地中海贫血诊断的主要方法有 Southern 印迹、gap-PCR、实时 PCR、多重连接探针扩增技术和变性高效液相色谱等；非缺失型 α 地中海贫血的诊断可采用反向点杂交技术、高分辨熔解曲线分析及 DNA 测序等。基因芯片技术也已经用于缺失型和非缺失型地中海贫血的诊断。迄今已有数百种人类遗传性疾病可以通过基因诊断而确诊，在我国主要包括 α 或 β 地中海贫血、A 或 B 型血友病、杜氏肌营养不良、苯丙酮尿症、白化病、肝豆状核变性、遗传性耳聋、脊髓性肌萎缩症、成人型多囊肾病、黏多糖贮积症 II 型、半乳糖血症、先天性肾上腺皮质增生症、瓜氨酸血症、戈谢病等多种常见遗传病。

基因诊断在遗传性疾病的诊断、防治方面具有至关重要的作用，尤其是单基因遗传病的基因诊断已在临床应用多年，为指导优生优育、提高人口素质作出了重要贡献。基因诊断不仅用于遗传病患者的临床确诊，还常用于遗传病家族中或高发病群体中的产前诊断、症状前诊断、新生儿筛查、携带者筛查等方面。对有高风险的妊娠进行产前诊断，检测胎儿的基因状态，通过终止妊娠可阻止 90% 的严重致愚、致残、致死性遗传病患儿出生。目前已经可以做到在胚胎植入着床之前，对早期胚胎进行基因检测，挑选正常胚胎植入子宫，以期获得正常妊娠。通过症状前诊断、新生儿筛查、携带者筛查等，可实现某些遗传病的早发现、早防治，如肝豆状核变性患者，如果早期发现并及时进行驱铜治疗可以避免发病；对携带药物性致聋基因的儿童，做好早期预防，避免应用损害听力药物，可有效避免药物性耳聋的发生，也可对携带者进行疾病风险评估和婚育指导。

> **案例 16-1**
>
> 患者，女，23 岁，广西人，自幼贫血，到医院进行婚前咨询。血液学参数为：Hb（血红蛋白）104g/L，MCV（平均红细胞体积）64.1 fl，MCH（平均红细胞血红蛋白含量）21.4pg，SF（血清铁蛋白）139μg/L。医生建议其进行地中海贫血基因检测，检测结果为 αα/αα，β41-42/βN，即 β 地中海贫血基因携带者。
>
> **问题与思考**：医生为什么建议患者进行地中海贫血基因检测？根据检测结果，针对婚前咨询医生会给出什么建议？

案例 16-1 相关提示

根据血液学参数及患者既往有贫血病史，排除缺铁性贫血；地中海贫血是遗传性疾病，广西是其高发地区之一，故应进行地中海贫血基因检测。

检测结果显示患者为β地中海贫血基因携带者。医生应告知患者β地中海贫血是遗传性疾病，并对其进行婚育指导。β地中海贫血基因携带者与正常基因型者结婚，后代中健康孩子占1/2，携带者占1/2。虽然β地中海贫血基因携带者只是轻度贫血，但若在不知情的情况下与另一位携带者结婚，后代中重型地中海贫血的孩子占1/4，健康孩子占1/4，携带者占1/2。重型地中海贫血的胎儿后果很严重，有可能发生心脏发育不良、畸形、死胎，或出生后要靠输血维持生命，不能存活。故婚育时，其丈夫应进行地中海贫血基因检测，若为同类型的携带者，需在怀孕时进行产前诊断，防止重型地中海贫血患儿出生。

二、基因诊断在感染性疾病中的应用

目前许多病原微生物的基因组结构已经明确，这为感染性疾病的基因诊断提供了基础。与传统的血清学或免疫学检测相比，基因诊断能更准确、快速地检出并鉴定那些极少量的、没有合适抗体的、培养困难及处于感染窗口期的病原体，还能检测病原体是否具有耐药基因等。感染性疾病的早期诊断及选择合理的抗菌药物将会大大提高治疗效果及减少疾病蔓延。

感染性疾病的基因诊断主要是针对病原体 DNA 或 RNA 进行定性和定量检测，如病原体基因型检测、耐药基因检测和病原体核酸定量检测等。另外宿主基因多态性也可能对病原体的清除和治疗产生影响，因此感染性疾病基因诊断还会检测疗效相关宿主基因，如人 IL-28B 基因的单核苷酸多态性与慢性丙型肝炎疗效密切相关。

核酸杂交、PCR 扩增、DNA 序列分析等技术均已应用于病原体的基因诊断。应用荧光原位杂交技术，可以在几小时内快速鉴定出金黄色葡萄球菌。实时荧光 PCR 已经广泛应用于血液中乙型肝炎病毒、丙型肝炎病毒、人类免疫缺陷病毒等的检测。PCR 扩增与 DNA 测序的联合使用在临床细菌分类和鉴定中得到应用。商品化的基因芯片可在数小时内鉴定出几十种病原菌，具有极大的应用前景。

三、基因诊断在常见复杂疾病中的应用

人类多种常见疾病都属于复杂疾病，如肿瘤、2 型糖尿病、心血管疾病、阿尔茨海默病、精神类疾病等，它们的发生受多个基因和环境因素的共同影响。

随着高通量基因分型技术的发展，从全基因组范围内筛选疾病易感基因成为现实，目前已发现一些基因与复杂疾病有着密切的关系，因此可以通过基因诊断进行患病风险预测与防控。例如，在欧美，遗传性携带 BRCA1/2 突变基因的女性罹患乳腺癌的累计风险高达 55% ~ 85%，为预防乳腺癌发生，BRCA1/2 突变基因携带者可以在医生指导下采取早期干预措施，如选择预防性手术或其他预防性治疗措施。又例如，携带载脂蛋白 E4（APOE4）基因的人患迟发型阿尔茨海默病的风险比未携带者高出数倍，通过基因检测及早发现潜在疾病风险，可以提前做好预防，改变自己的生活方式和饮食习惯以降低患病的风险。

四、基因诊断在个体化药物治疗中的应用

个体间的遗传差异不仅影响疾病的发生风险，也会影响药物的有效性和安全性。随着药物基因组学的快速发展，与个体间药物反应差异有关的多种重要基因变异被发现，主要为药物代谢酶与转运体基因及药物作用靶点基因。

对药物反应相关基因及其表达产物进行检测，可指导临床针对特定的患者选择合适的药物和给药剂量，实现个体化药物治疗，从而提高药物治疗的有效性和安全性，防止严重药物不良反应的发生。例如，氯吡格雷是疗效很好的抗血小板药物，但一些患者应用效果差或无效，甚至导致血栓风险。因为氯吡格雷血中活性代谢产物浓度受 CYP2C19 基因型影响，具有 CYP2C19*2 及 CYP2C19*3 基因型个体不能将氯吡格雷转变成活性产物，故应用该药效果差。中国大约 14% 的人属于 CYP2C19*2 或 CYP2C19*3 基因型，因此在应用该药前建议检测 CYP2C19 基因型。又例如，吉非替尼是一种能有效治疗非小细胞肺癌的靶向药物，但并不是对所有患者有效。该药选择性作用于表皮生长因子受体

笔记栏

（EGFR）基因突变的患者，尤其是外显子 19 缺失和外显子 21 突变（L858R），对吉非替尼敏感。基因检测不仅在选择有效药物方面发挥重要作用，还可用于防止药物不良反应。例如，线粒体 12S rRNA 基因 A1555G、C1494T 突变与儿童氨基糖苷类抗生素致聋高度相关，检测此基因位点也可以筛查儿童药物性致聋风险，从而避免使用氨基糖苷类抗生素，防止儿童药物中毒性耳聋的发生。

目前，基因导向的个体化药物治疗已经被广泛接受并开始进入临床。已有多种个体化用药基因诊断试剂盒上市，如肿瘤个体化治疗相关基因突变检测试剂、耐药基因突变检测试剂、耳毒性药物敏感基因突变检测试剂等，常用技术方法有荧光定量 PCR、基因芯片和 DNA 测序等。

案例 16-2

患者，女，60 岁，因心慌、气短一周入院，入院诊断：冠心病、心绞痛、冠状动脉搭桥术后、心功能三级、房颤。给予华法林抗凝治疗，周一、周二、周三、周五、周六给予华法林 1.5mg 口服，周四、日给予华法林 3mg 口服。第四天测定凝血国际标准化比值（INR）为 1.67（注：INR 是反映凝血时间的指标，INR 越高，血液凝固所需时间越长，有利于防止血栓形成。但 INR 值非常高时，就会有出血风险。健康人 INR 约为 1，房颤患者 INR 应保持在 2.0～3.0），建议患者做华法林相关代谢酶基因型分析。第 7 天，基因型结果为 CYP2C9 基因为野生型、VKORC1 基因为突变杂合子型。根据基因型及国际华法林药物基因组学联合会（IWPC）剂量公式，将华法林使用剂量调整为每周 22mg（平均日计量 3.1mg），第 14 天复查 INR 为 1.97，第 25 天复查 INR 为 2.16。

问题与思考： 为什么患者需要做基因型分析？依据基因型指导华法林用药剂量的依据是什么？

案例 16-2 相关提示

华法林是口服抗凝药，常用于人工瓣膜置换、血栓栓塞性疾病及房颤的抗凝治疗。华法林的剂量很难掌握，因为不同患者的所需用量可以相差 10 倍以上，如果服用过量则可出现致命性出血，但剂量过低则有血栓风险，因此选择适宜的起始剂量十分重要。研究表明，个体间华法林剂量差异与 CYP2C9 和 VKORC1 基因的变异有密切关系，CYP2C9 基因产物参与华法林的代谢灭活，VKORC1 基因产物是华法林作用的靶点。CYP2C9 突变型（AC 杂合子、CC 纯合子）代谢灭活华法林的速度较 CYP2C9 野生型（AA 纯合子）要慢 30%。华法林敏感患者 VKORC1 基因为野生型（AA 纯合子），华法林耐受患者 VKORC1 基因为突变型（AG 杂合子或 GG 纯合子）。本案例中患者为 CYP2C9 基因野生型、VKORC1 基因突变型杂合子，故应增大用药剂量，使 INR 保持在适当范围。

五、基因诊断在法医学中的应用

利用 DNA 多态性标记可进行法医学中的个体识别和亲子鉴定，小卫星 DNA 多态性、微卫星 DNA 多态性、线粒体 DNA 多态性及单核苷酸多态性都在个体识别中有所应用。

目前已有多种基因检测技术应用到法医学领域，包括 DNA 杂交、PCR 扩增、DNA 测序等。DNA 指纹图谱技术是较早应用的技术，是利用小卫星 DNA 探针与核 DNA 酶切片段 Southern 杂交，得到不同大小的 DNA 区带图谱，这种图谱具有高度个体特异性，除同卵双生外不同个体间不会完全相同，故称为 "DNA 指纹"。通过图谱特征的匹配度对个体进行确认及亲子关系的确定。DNA 指纹图技术由于操作复杂、检测周期长等局限性，现已不多用。

目前最常用的是基于短串联重复序列（short tandem repeat，STR）的 STR-PCR 技术，也被称为第二代 DNA 指纹技术。STR 又称微卫星 DNA，由 2～6 个核苷酸的核心序列串联重复 10～60 次，因重复次数不同因而具有高度多态性，长度小于 400bp，广泛分布在全基因组中，且两端序列具有保守性。STR-PCR 技术是根据 STR 两端序列的保守性设计特异引物，通过 PCR 扩增和电泳检测，根据 DNA 片段大小进行分析鉴定。该技术具有检材需求量少、操作简单、灵敏度高、非放射性、易于推广等特点，因而被广泛应用。

小 结

基因诊断是运用现代分子生物学技术和分子遗传学方法检测特定基因结构及功能的变化而对人体状态和疾病作出诊断。基因诊断的靶分子是特定的 DNA 和 RNA。基因诊断的特点：特异性强、灵敏度高、早期诊断性、广泛适用性。

　　基因诊断方法分为间接诊断和直接诊断两大类。间接诊断检测的是连锁遗传标记，直接诊断检测的是目的基因本身的变化。基因诊断技术主要有：①核酸分子杂交技术，用于特定核酸的定性、定量及定位检测，基因突变及染色体畸变检测等；②PCR扩增技术，用于基因突变检测、基因定量及表达检测、基因多态性分型、病原微生物鉴定等；③DNA测序技术，可准确检测单核苷酸变异、插入和缺失突变、拷贝数变异等。

　　基因诊断技术广泛应用于遗传性疾病、感染性疾病、复杂疾病等的辅助临床诊断、患病风险预警、生育指导、个体化治疗及法医鉴定等多个领域。

参 考 文 献

德伟，欧芹，2008.医学分子生物学（案例版）.北京：科学出版社：210-215

国家卫生计划生育委员会，2015，肿瘤个体化治疗检测技术指南（试行）.国卫医医护便函〔2015〕240号

周春燕，药立波，2018.生物化学与分子生物学.北京：人民卫生出版社：457-491

思 考 题

1.简述基因诊断技术的主要类型及应用。

2.如何利用基因诊断提高人类健康质量？

3.思考DNA多态性在医学领域中的应用价值。

（石如玲　杨　赟）

第十七章 基因治疗

随着分子生物学的发展和基因定位及功能的鉴定，遗传病的病因逐渐被确定——由于某个或某些基因缺陷而导致。这使人们认识到：如果用正常基因去修补缺陷基因就可治疗遗传病，于是就产生了基因治疗的理论和实践研究。基因治疗属于病因治疗，是从疾病源头上解决问题。由于人类基因组计划的完成和基因功能定位的迅速发展，科学家对基因治疗研究给予了更大的热情。因此，基因治疗的范围正在扩展，从过去的单基因遗传病扩展到多基因遗传病。在病种上也从遗传病扩大到恶性肿瘤、心脑血管病、感染性疾病、神经系统疾病、代谢性疾病、自身免疫性疾病等。

第一节 基因治疗概述

一、基因治疗的概念

早期的基因治疗（gene therapy）是指将人的正常基因通过一定方式导入人体靶细胞以纠正基因的缺陷，从而达到治疗疾病目的的生物医学技术。

目前，基因治疗的定义已经扩大。凡是采用分子生物学技术和原理，在核酸水平上展开的疾病治疗都可纳入基因治疗范围。因此广义的基因治疗为：是将人的正常基因或有治疗作用的基因通过一定方式导入人体靶细胞，以纠正缺陷的基因或者发挥治疗作用，从而达到治疗疾病目的的技术方法。导入的基因可以是与缺陷基因相对应的正常基因，也可以是有治疗作用的其他基因。

二、基因治疗的策略

发病机制的深入研究，使人们对致病基因有了详细的了解。新的分子生物学方法的不断出现，也引起基因治疗所采用的方法和策略在不断地发展。目前开展的基因治疗方案中主要采取了以下策略。

1. 基因置换（gene replacement）或基因矫正（gene correction） 指用正常的基因序列原位置换 DNA 上的突变（或错误）序列，或者对致病基因上的突变碱基加以纠正，而保留正确的碱基。对于某一单个基因突变引起的遗传病，采取这种方法进行突变基因的原位修复，既不破坏整个基因组的结构，又达到了治疗疾病的目的，这是最理想的基因治疗策略。能实现这一策略的技术就是基因编辑（gene editing）技术，如早期的同源重组（homologous recombination）技术，还有近年兴起的锌指核酸酶技术（ZFN）、转录激活样效应因子核酸酶技术（TALEN）、成簇规律性间隔的短回文重复序列技术（CRISPR）等。但基因编辑技术的有效性和安全性尚需进一步评估。

2. 基因添加（gene addition）或基因增补（gene augmentation） 指不删除突变的致病基因，而在基因组中添加相应的正常基因，表达出功能正常的蛋白质，弥补致病基因功能的缺陷，从而达到治疗疾病的目的。或者是在基因组中添加一个其他基因或本来不表达的基因，利用其表达产物治疗疾病。这是目前大多采用的基因治疗策略。

3. 基因沉默（gene silencing）或基因失活（gene inactivation） 有些疾病是由于某一个或某些致病基因的过度表达引起的，采用基因沉默或基因失活抑制这些基因的表达就可以治疗这类疾病。因此向患者体内导入有抑制作用的核酸，如反义 RNA（antisense RNA）、核酶（ribozyme）、小干扰 RNA（small interference RNA，siRNA）、肽核酸（peptide nucleic acid）等，抑制过度表达的基因或降解对应的 mRNA，从而达到治疗疾病的目的。例如，某些肿瘤就是细胞内一些癌基因的过度表达所引起。通过该方法抑制癌基因的表达，可以抑制肿瘤细胞过度增殖。

4. 免疫基因治疗（immunogene therapy） 患有肿瘤的患者，其机体免疫系统常不能识别或杀死肿瘤细胞。因此将肿瘤抗原的抗体、细胞因子（如肿瘤坏死因子、干扰素 α 或 β 和白细胞介素 -2）等的基因导入体内的免疫细胞，以激活免疫细胞的活力，作为抗肿瘤治疗中的辅助治疗而达到治疗肿瘤的目的。不论是直接还是间接提高患者机体的免疫力，都会对抗病带来积极作用。免疫基因治疗也可用于自身免疫性疾病的治疗。

5. 自杀基因治疗（suicide gene therapy） 通过导入基因诱发肿瘤细胞"自杀"死亡也是一种治疗策略。其原理是将编码某些特殊酶类的基因导入肿瘤细胞，其编码的酶能够使无毒或低毒的药物前体转化为细胞毒性代谢物诱导细胞产生"自杀"效应，从而达到清除肿瘤细胞的目的。例如，单纯疱疹病毒胸苷激酶基因（herpes simplex virus- thymidine kinase，HSV-TK）编码的胸苷激酶能特异性地将无毒的核苷类似物丙氧鸟苷转变成毒性核苷酸，后者能抑制 DNA 聚合酶活性，导致细胞死亡。

三、基因治疗的方式

在人类基因治疗实施中，根据目的基因导入靶细胞的途径不同，把基因治疗分为有两种方式（图 17-1）：一种是体内基因导入（*in vivo*），又称直接体内疗法，是将含有目的基因的载体注入体内某一组织器官后，利用载体将目的基因导入相应靶细胞。此方式操作简便，容易实施推广。另一种方式是体外基因导入（*ex vivo*），又称间接体内疗法，是先将靶细胞从体内有关组织中取出进行体外培养，在体外利用载体将目的基因导入靶细胞，筛选出转染的靶细胞，繁殖扩大后再将这种基因修饰过的靶细胞回输至体内有关组织。这种方式比较经典、安全，效果较易控制，但是步骤多、技术复杂、难度大，不容易推广。

上述两种方式应用的载体既可以是病毒载体，也可以是非病毒性载体。*in vivo* 方式中将含有目的基因的载体注入体内的方法及 *ex vivo* 方式中将转染靶细胞回输至体内的方法，需要根据不同病情选择合适的途径，可以采用静脉注射、肌内注射、皮下注射、滴鼻、病变组织直接注射或经导管注入病变部位等。

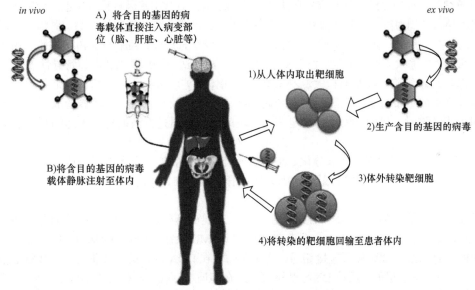

图 17-1　基因治疗的两种方式（以病毒载体为例）
左侧：直接体内疗法（*in vivo*）；右侧：间接体内疗法（*ex vivo*）

第二节　基因治疗的基本过程

基因治疗是在基因工程基础上发展起来的分子生物学技术，它相对于现有的其他治疗方法较为复杂。基因治疗的基本过程主要包括 4 个方面：①目的基因的选择；②靶细胞的选择；③利用基因转移载体将目的基因导入靶细胞；④目的基因表达的检测。

一、目的基因的选择

根据疾病的发病和治疗机制来选择目的基因。对于致病基因和发病机制都已经清楚的单基因缺陷遗传病，其相应的正常基因即可被选作目的基因。例如，用腺苷脱氨酶（ADA）基因治疗 ADA 缺陷导致的重症联合免疫缺陷综合征，用苯丙氨酸羟化酶基因治疗苯丙酮尿症。肿瘤的发病机制比较复杂，可以选择抑癌基因如 *p53*、*Rb* 等作为目的基因，也可以选择免疫因子作为目的基因。目的基因可以来自基因组 DNA 文库，也可以来自 cDNA 文库，可以通过基因克隆获得，也可以采用 PCR 扩增或人工合成。目的基因本身一般不含有启动子、增强子等调控序列，需要与表达载体重组才能表达出细胞需要的蛋白质，发挥治疗作用。

二、基因治疗的靶细胞

靶细胞是患者体内接受外源基因的细胞。基因治疗的靶细胞主要分为两大类：体细胞和生殖细胞，如今开展的基因治疗只限于体细胞。针对体细胞的基因治疗其效果只局限于患者本人，所改变的基因并不会遗传给后代，在遗传学、伦理学风险上具有一定的可控性。生殖细胞基因治疗以精子、卵子和早期胚胎细胞作为治疗对象。从理论上说生殖细胞基因治疗是治疗先天性遗传病的理想途径，但受到现有知识和技术水平的限制，生殖细胞基因治疗对人类后代可能造成的影响存在各种不确定性。考虑到技术的成熟度及伦理学问题，许多国家都立法严格禁止将生殖细胞基因治疗用于临床，我国也不例外。

人类的体细胞有 200 多种，目前还不能对大多数体细胞进行体外培养，因此能用于基因治疗的体细胞十分有限。目前能成功用于基因治疗的靶细胞主要有：

1. 造血干细胞 造血干细胞（hematopoietic stem cell，HSC）是骨髓中具有高度自我更新能力的、能永久重建造血的细胞，同时它能进一步分化为其他血细胞，并能保持基因组 DNA 的稳定，在体外经过增殖后已成为基因治疗最有前途的靶细胞之一。但由于造血干细胞在骨髓中含量很低，难以获得足够的量用于基因治疗。人脐带血细胞是造血干细胞的丰富来源，它在体外增殖能力强，移植后抗宿主反应发生率低，是替代骨髓造血干细胞的理想靶细胞。目前已有脐带血基因治疗的成功病例。

2. 淋巴细胞 外周血淋巴细胞容易在体外培养和增殖，对常用基因转移方法也比较敏感。将细胞因子等基因导入外周血淋巴细胞并能获得稳定高效表达，已成为免疫缺陷性疾病、肿瘤、血液系统单基因遗传病基因治疗的一条重要途径。人类首例基因治疗所选用的靶细胞就是淋巴细胞。由于淋巴细胞生命周期短暂，输入人体后不能定位至特定的器官，故不适于治疗基因长期、特异性表达。

3. 皮肤成纤维细胞 皮肤面积大、易采集，可在体外扩增培养、易于移植，是基因治疗有发展前途的靶细胞来源，带有目的基因的逆转录病毒载体能够高效地感染原代培养的成纤维细胞，将它再移植回受体动物时，目的基因可以稳定表达一段时间，并通过血液循环将表达的蛋白质送到其他组织。

4. 肝细胞 正常肝细胞是终末分化的细胞，不能再分裂。许多严重的肝病或源于肝的遗传性疾病，只有通过肝移植才能达到治疗效果。因为供体肝来源困难，使这种有生存希望的手术难以进行。因此，科学家们一直致力于肝细胞基因治疗的研究。

5. 肌细胞 将裸露的质粒 DNA 注射入肌组织，发现重组在质粒 DNA 上的基因可实现长达几个月甚至一年的表达，这对于 Duchenne 肌营养不良症（DMD）是一个理想的基因治疗方案。由于肌细胞有特殊的 T 管系统与细胞外可直接相通，使注射的质粒 DNA 内吞进入细胞内，而且肌细胞内的溶酶体和 DNA 酶含量也很低，质粒 DNA 以环状形式在胞质中存在，不整合入基因组 DNA，能在肌细胞内较长时间保留，因此骨骼肌细胞是基因治疗的一个很好的靶细胞。

可用于基因治疗实验研究的靶细胞还有血管内皮细胞、中枢神经系统细胞、上皮细胞及肿瘤细胞等。

三、利用基因转移载体将目的基因导入靶细胞

目的基因进入靶细胞表达需要表达载体的协助，因为目的基因本身一般不含有启动子、增强子等调控序列，导入细胞后很难得到表达。所以需要将目的基因重组于表达载体的合适位置，再导入细胞，在特定调控序列（启动子和增强子）指导下进行表达。表达载体有质粒载体和病毒载体两大类。构建的重组质粒或病毒载体含有哺乳动物细胞的表达调控元件，使其在哺乳动物细胞中能稳定复制和存在。

含有目的基因的重组载体不会主动进入靶细胞，进入细胞必须借助一定的技术方法。基因治疗中将目的基因导入靶细胞内的运载工具称作基因转移载体或基因转移系统。常用于基因治疗的基因转移载体主要有两大类：病毒载体和非病毒载体（或称为病毒介导的基因转移系统和非病毒介导的基因转移系统）。选择基因转移载体要考虑转移效率、安全性、靶向性、外源基因表达时间等条件。

目前最常使用的是病毒载体，约占所有载体的70%。图17-2显示了全球基因治疗临床试验中各种基因转移载体的使用情况（截至2017年底）。

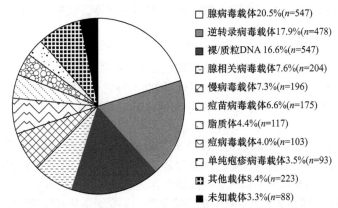

图中图例：
- 腺病毒载体20.5%（*n*=547）
- 逆转录病毒载体17.9%（*n*=478）
- 裸/质粒DNA 16.6%（*n*=547）
- 腺相关病毒载体7.6%（*n*=204）
- 慢病毒载体7.3%（*n*=196）
- 痘苗病毒载体6.6%（*n*=175）
- 脂质体4.4%（*n*=117）
- 痘病毒载体4.0%（*n*=103）
- 单纯疱疹病毒载体3.5%（*n*=93）
- 其他载体8.4%（*n*=223）
- 未知载体3.3%（*n*=88）

图17-2 全球基因治疗临床试验中基因转移载体的使用情况（截至2017年底）

目的基因导入靶细胞的方法与选用的基因转移载体密切相关。病毒载体通过病毒感染靶细胞实现目的基因的导入。非病毒载体主要利用物理手段及载体材料特性来介导目的基因的转移，其导入方法包括物理方法、化学方法及受体介导的基因导入等。

（一）病毒载体

病毒载体是以病毒颗粒的方式感染靶细胞，通过病毒包膜蛋白与靶细胞膜的相互作用使外源基因进入细胞内。DNA病毒和RNA病毒均可作为基因转移载体。野生型病毒必须经过改造，以确保其在人体内的安全性。改造的方法是切除病毒复制所必需的结构基因和致病基因，保留其调控序列及包装信号，再通过DNA重组技术组装上目的基因和筛选标记，形成含有目的基因的重组体。另有包装细胞（packaging cell）或辅助病毒可提供病毒包装所需的结构蛋白。用重组体转染包装细胞，可包装成含有目的基因的具有一次性感染能力的假病毒颗粒，即可用于基因治疗。通常病毒携带外源基因的容量不超过自身基因组大小的105%～110%。

目前用作基因治疗的病毒载体主要有逆转录病毒、慢病毒、腺病毒、腺相关病毒、痘苗病毒、单纯疱疹病毒等。不同类型的病毒载体在治疗应用中具有不同的优势和特点，可依据基因转移和表达的不同要求加以选择。由于人体自身具有抗病毒的免疫系统，使用病毒载体介导基因导入时宿主会产生一定的免疫反应。

1.逆转录病毒载体 逆转录病毒（retrovirus，RV）是正链RNA病毒，基因组约10 kb，含有编码逆转录酶和整合酶的基因。在这些酶的作用下病毒基因组RNA被逆转录成双链DNA，然后随机插入并稳定整合在宿主细胞的染色体DNA上，并长期存在于宿主细胞基因组中，这是逆转录病毒作为载体区别于其他病毒载体的最主要优势。科学家们利用这一特性，将RV复制所需要的基因除去，代之以治疗性基因，构建成重组的RV载体。目前应用的RV载体，绝大多数来源于莫罗尼鼠白血病病毒，属于γ-逆转录病毒，能感染鼠、人和其他动物细胞。该病毒通过其外膜蛋白与靶细胞表面的磷酸转运载体结合而感染进入细胞。RV载体已经广泛应用于临床基因治疗研究，近年被批准上市的基因药物Strimvelis（用于治疗儿童ADA-SCID）和Yescarta（用于治疗大B细胞淋巴瘤）均为RV载体。

RV只感染分裂期细胞，它只有在核膜破碎期间才能整合到宿主基因组中，因此RV介导的基因转移具有一定的肿瘤特异性，可以专门抑制或杀伤增殖期的肿瘤细胞而不影响终末分化细胞。RV载体具有基因转移效率高、DNA整合效率高等优点，但同时也存在着安全性问题。一是患者体内有重组产生感染性病毒的可能性，二是RV在靶细胞基因组上的整合是随机的，有可能插入细胞正常生长的必需基因、抑癌基因或原癌基因中，导致这些基因突变而诱发肿瘤。2002年使用RV载体治疗的10例X连锁重度复合型免疫缺陷病（X-SCID）患者中，有4例因载体整合在原癌基因LMO2等的附近，激活下游基因的表达而罹患白血病。由于RV病毒存在插入突变的潜在致瘤性，近年来该病毒载体在基因治疗临床试验中的使用比例有所下降，2004年为28%，2016年降至18.3%。

2.慢病毒载体 慢病毒（slow virus，lentivirus，LV）载体是以人类免疫缺陷Ⅰ型病毒（HIV-Ⅰ）为基础发展起来的基因治疗载体。LV属于逆转录病毒的一个亚类，基因组9 kb。区别于一般的逆转

笔记栏

录病毒载体，LV 对分裂细胞和非分裂细胞均具有感染能力，适用于难转染的细胞，可有效感染神经元细胞、肝细胞、心肌细胞、肿瘤细胞、内皮细胞、干细胞等多种类型的细胞。该载体可以将外源基因有效整合到宿主基因组中，从而达到持久性表达。因此 LV 载体已成为基因治疗中导入外源基因的有力工具。

在整合宿主基因组过程中，逆转录病毒（如 MLV）易于整合在转录单位的 5′ 端，这个区域通常对基因表达调控起关键作用，故容易干扰宿主细胞正常的基因表达，增加了致癌基因插入突变的潜在风险。而慢病毒载体易于整合到基因的编码区，因此，与逆转录病毒载体相比，LV 载体致癌可能性较低，临床应用会较为安全。近年上市的 Kymriah（用于治疗急性 B 淋巴细胞白血病）基因治疗药物所用的就是 LV 载体。

3. 腺病毒载体 腺病毒（adenovirus，Ad）是无包膜的线性双链 DNA 病毒，基因组约 36 kb。人腺病毒有 50 多个血清型，根据其凝血特性分为 A ～ F 6 个亚类，其中 C 亚类的 2 型和 5 型腺病毒（Ad 2 和 Ad 5）在人体内基本上不致病，因此适合作为基因治疗用载体。

腺病毒宿主范围广，可以感染几乎所有的细胞类型，不受细胞是否分裂所限；感染效率高，体外实验通常达到 100% 的转导效率；腺病毒基因组较大，对外源基因容载能力大，新一代 Ad 载体容量可达 37kb；进入细胞后病毒 DNA 分子在宿主细胞细胞核中游离存在，不整合到宿主基因组，且瞬时表达水平高，故安全性高；相对其他病毒载体来说，容易得到高滴度病毒载体，操作方便。因此，腺病毒载体在基因治疗临床试验方面的应用越来越多，目前已超过逆转录病毒成为应用最多的载体。以腺病毒为载体的第一个基因治疗方案是用于纠正囊性纤维化中的跨膜调节因子（CFTR）基因缺陷。

腺病毒载体也有应用局限性。其基因组较大，构建载体较复杂；腺病毒不能将外源基因整合到染色体基因组，故外源基因易随着细胞分裂或死亡而丢失，目的基因不能长期表达，为短暂表达。此外该病毒的免疫原性比较强，注射到机体后很快会被机体的免疫系统排斥掉。

4. 腺相关病毒载体 腺相关病毒（adeno-associated virus，AAV）是一种细小病毒属的单链 DNA 病毒，对人体并不致病，基因组长约 4.7 kb。AAV 有 14 个血清型和多种变异体，临床应用较多的是 AAV-2 载体。AAV 载体容量小，不能转移大的基因。

不同亚型的 AAV 病毒对不同组织细胞的亲和力不同，因而 AAV 载体具有一定的组织靶向性。例如，最常用的 AAV-2 对骨骼肌细胞、神经元、细胞平滑肌细胞和肝细胞具有高亲和性。AAV 可以感染分裂和不分裂细胞，进入宿主细胞后不整合到宿主细胞基因组中，而是以游离 DNA 的形式稳定存在并表达，实现疾病的治疗。由于安全性高、宿主细胞范围广、表达周期长、低免疫原性等优点，AAV 载体被称为目前最适合的基因功能在体研究工具。近年欧美批准的治疗脂蛋白脂肪酶缺乏的基因治疗药物 Glybera 和治疗遗传学眼疾病的基因治疗药物 Luxturna 均是以 AAV 作为载体。2017 年，《新英格兰医学杂志》报道重组 AAV 基因治疗成功延长了 15 名身患严重遗传性疾病 I 型脊髓性肌萎缩症（SMA1）患儿的生命。此外，还有多种以 AAV 为载体的基因治疗药物正在开展 II 期或 III 期临床试验，治疗对象几乎都是单基因遗传病，包括血友病 A 型和 B 型、地中海贫血、SMA 等。

5. 单纯疱疹病毒载体 单纯疱疹病毒（herpes simplex virus，HSV）是一种线状双链 DNA 病毒，基因组 152kb。HSV 具有高度的感染性，宿主细胞广泛，能感染分裂和非分裂期细胞。HSV 具有嗜神经特性，感染宿主神经元后保持潜伏状态，以良性附着体形式存在于细胞核内，使外源基因能长期稳定存在并具有转录活性。因此其在神经系统疾病的基因治疗中具有独特的作用。HSV 外源基因容量较大，通常可达 30 kb。HSV 不整合宿主基因组，无潜在致癌风险。但 HSV 有神经细胞毒性作用和免疫反应，可引起一定的局部炎症和坏死，故 HSV 作为基因载体还有待于进一步研究和改进。

6. 痘苗病毒载体 痘苗病毒（vaccinia virus，VV）是一种有包膜的双链 DNA 病毒，体积较大，结构复杂，基因组 180 ～ 220 kb，属于痘病毒科的一个亚类。VV 宿主范围广，几乎能感染所有哺乳动物细胞，始终在宿主细胞的胞质中增殖，DNA 不整合到宿主基因组中，不会诱发肿瘤。VV 具有较大的基因组，可容纳至少 25 kb 的外源基因。相对于感染非分裂期细胞，VV 更容易感染具有活跃细胞周期的癌细胞，故对癌细胞有一定的靶向性，根据这一特点 VV 载体在肿瘤基因治疗中备受关注。

（二）非病毒载体

在临床基因治疗中，病毒载体存在潜在安全性问题，且病毒载体容量有限，这些缺点促进了非病毒载体的发展。非病毒载体转移的目的基因通常由哺乳动物细胞表达质粒携带。表达质粒具有可以携带较长的外源基因、不与宿主细胞 DNA 整合、不具有感染性和免疫原性、构建简单等优势。

目前，非病毒载体有多种形式，如裸质粒 DNA、脂质体、阳离子聚合物、纳米颗粒等。通常把非病毒载体介导的基因导入分为物理方法、化学方法及受体介导的基因导入等类型。

1. 物理方法 基因治疗中基因导入的物理方法包括直接注射、显微注射、电穿孔、基因枪法等，物理方法主要针对的是把裸质粒 DNA 导入靶细胞。

直接注射法是将含有裸 DNA 的质粒溶液直接注射入体内，已报道的注射部位有骨骼肌、心肌、肝脏、脾、颅内、腹膜、皮下、静脉、动脉壁等。该法优点是对机体无毒无害，操作简便。但此方法需要注射大量 DNA，转入效率较低。

显微注射法是应用显微注射器将携带目的基因的质粒直接注射到靶细胞的细胞核，然后再把细胞移植到体内表达。但其操作难度大，只能用在易固定且个体较大的细胞上，可转移 250kb 以内任何大小的外源 DNA 片段。但并不适用于需要导入大量细胞的研究。

电穿孔法又称电脉冲介导法，是在直流脉冲电场作用下使细胞膜出现 0.05～1.5μm 微小通道，这种通道能维持几毫秒到几秒，然后自行恢复。在此期间生物大分子，如裸质粒 DNA，可通过这种微小通道进入细胞。电场取消后不会因微孔关闭而对细胞造成任何影响。电穿孔法可将外源基因有效导入靶组织或器官，导入效率较高，可在多种组织器官上应用。但与病毒载体法相比，电穿孔法对外源基因表达效率仍偏低。

基因枪法又称为生物弹道技术或微粒轰击技术，其原理是采用一种微粒加速装置，使裹着外源基因的微米级的金或钨颗粒（相对密度大，且化学性质很稳定）获得足够的能量后产生快速运动，就如同由枪激发子弹那样打入靶细胞或组织。本方法用于基因治疗的优势主要为 DNA 用量少、效率高、毒性小、在体外或体表操作方便等。

除上述几种传统方法外，近年新发展的还有激光照射、磁转染、超声穿孔等基因导入技术，这些技术尚缺乏广泛的临床应用，需要进一步研究和优化。

2. 化学方法 基因治疗中基因导入的化学方法包括磷酸钙沉淀法、DEAE- 葡聚糖法、脂质体、新型阳离子聚合物、纳米颗粒等化学试剂的介导（前两种方法在第十五章已有介绍）。目前在基因治疗中应用较多的是脂质体介导的基因转移。

脂质体介导的基因转移指利用脂质体包裹质粒 DNA，通过与细胞膜融合将目的基因导入靶细胞。作为基因转移载体，脂质体具有转染效率高、毒性低、可降解、生物相容性好、DNA 包封能力大、操作及制备容易等优点。脂质体包封 DNA 等进入人体时，可保护 DNA 被核酸酶降解，促进细胞内吞及内含体逃逸，从而有效帮助基因转运。目前，阳离子型脂质体应用较多，能与带负电荷的细胞膜发生反应，以增强内吞作用。脂质体可以通过在脂双层中掺入糖基、抗体、受体配体等特异性归巢装置使脂质体能靶向到特异性组织。

阳离子聚合物可以与 DNA 通过静电作用结合形成复合物颗粒，DNA 被包覆在颗粒内部，从而免受核酸酶的降解。近年阳离子聚合物成为非病毒性载体研究的热点，研究较多的有多聚赖氨酸、壳聚糖、聚乙烯亚胺、聚甲基丙烯酸酯等。多聚赖氨酸可使 DNA 缩合成 25～50nm 棒状或 40～80nm 环形结构的小复合物。

纳米基因载体近年也不断受到关注。纳米颗粒具有表面效应、小尺寸效应等特性，同时具有很大的比表面积，易与其他原子相结合而稳定，基于这些特点纳米颗粒被用于基因载体。体外研究证明，阳离子壳聚糖纳米微粒、多聚赖氨酸修饰的硅纳米颗粒具有结合和保护 DNA 的功能，且转染效率高、细胞毒性极低。

3. 受体介导的基因导入 受体介导的基因导入是利用细胞表面受体特异性识别相应配体并将其内吞的机制，将与配体结合的外源基因转移至特定类型的细胞。受体介导基因导入的优势在于其靶向性。将外源 DNA 与细胞或组织亲和性配体偶联，可使 DNA 具有靶向性，这种偶联通常通过多聚阳离子（如多聚赖氨酸）来实现。多聚阳离子与配体共价连接后，又通过电荷相互作用与带负电的 DNA 结合，形成的复合物可被带有特异性受体的靶细胞内吞，从而将外源 DNA 导入靶细胞。目前已经发展了多种受体 - 配体系统，如去唾液酸糖蛋白受体、运铁蛋白受体、成纤维细胞生长因子受体、表皮生长因子受体等。受体介导的基因转移系统在基因治疗中有较好的优势和发展前景。

四、目的基因表达的检测

Ex vivo 途径中，体外靶细胞转染效率很难达到 100%，故需利用载体中的标记基因对转染细胞

进行筛选。在较多的表达载体中都有新霉素抗性标记基因存在，若向培养基中加入药物 G418 进行筛选，最后只有转染细胞存活下来。也可用胸苷激酶基因 -HAT 选择系统进行筛选。可以用限制性酶切图谱、PCR 扩增、DNA 序列分析等方法进一步筛选鉴定。在筛选出转染细胞后仍需检测细胞中外源基因的表达情况，鉴定方法有 Northern 杂交、RT-PCR、SDS-PAGE、Western blot 分析等。只有稳定表达外源基因的细胞在患者体内才能发挥治疗效应。

第三节　基因治疗的临床应用

随着分子生物学技术的进步，基因治疗快速发展。自 1990 年基因治疗进入临床试验，至今全球注册的基因治疗临床试验方案已达 2500 余项。我国曾于 2004 年批准世界上最早的基因治疗药物今又生（Gendicine），欧洲也在 2015 年通过首款基因治疗药物 Glybera，但技术成熟度和应用前景限制了两者的发展。随着基因治疗技术安全性的进一步提高，2016 年以来 Strimvelis、Luxturna、Kymriah、Yescarta 等多个基因治疗产品相继在欧美被批准上市，宣告基因治疗时代的来临。虽然仍面临挑战，但基因治疗正将成为临床治疗遗传性疾病、恶性肿瘤、艾滋病等难治性疾病的重要手段。

一、遗传性疾病的基因治疗

单基因遗传病受一对等位基因影响而发病，是基因治疗的理想候选对象。全球基因治疗临床试验中约 11% 集中在单基因疾病领域，目前有 20 多种单基因疾病进入基因治疗临床试验，比如腺苷脱氨酶缺乏型严重联合免疫缺陷病（ADA-SCID）、镰状细胞贫血、血友病 A、血友病 B、苯丙酮酸尿症、囊性纤维化、杜氏肌营养不良、脊髓性肌萎缩症、家族性高胆固醇血症、慢性肉芽肿病、先天性黑矇症等。在这些疾病治疗中，有些疾病经有功能基因导入体细胞后，只要产生较少量原来缺少的基因产物就能矫正疾病。比如 ADA-SCID，若淋巴细胞 ADA 恢复至正常水平的 5% 以上即能维持免疫系统的功能，对患者症状就能有所改善。对血友病 B 而言，只要凝血因子Ⅸ达正常水平的 3% 以上就能缓解症状。

世界上第一例基因治疗临床试验就是针对单基因遗传病。1990 年，美国医生安德森（Anderson）利用逆转录病毒载体将正常 ADA 基因导入患者淋巴细胞基因组，成功使患 ADA-SCID 的 4 岁女孩症状好转。随着病毒载体安全性的提高，单基因病基因治疗成功案例逐渐增多。2009 年宾夕法尼亚大学利用腺病毒载体过表达 RPE65 蛋白成功治疗了先天性黑矇症。2011 年，英国研究者利用腺病毒载体介导肝脏细胞表达人凝血因子Ⅸ成功治疗 6 名重型血友病 B 患者，患者血浆因子Ⅸ表达提高到正常人血浆水平的 3% ～ 11%，成功改善患者出血症状，是血友病基因治疗的一个重大突破。2013 年美国和法国医生应用慢病毒载体 BB305 对 22 名 β 地中海贫血患者实施基因治疗并随访 26 个月，大部分患者不再需要输血，6 名患者仍需输血但次数减少。2017 年法国医生利用慢病毒载体 BB305 成功治愈一位患镰状细胞贫血的 15 岁男孩，标志着全球首例基因治疗镰状细胞贫血临床试验获得突破。患者在治疗 3 个月后体内正常血红蛋白大量增加，15 个月时正常血红蛋白达到 48%，不再出现镰状细胞贫血症状，完全能参与正常的学习和体育活动。

基因治疗产品在单基因遗传病领域的发展非常迅速。目前世界上批准上市的基因治疗产品中，近半用于治疗单基因遗传病。2015 年德国批准首个基因治疗药物 Glybera 用于治疗罕见遗传性疾病——脂蛋白脂肪酶缺乏症，2016 年欧洲批准 Strimvelis 用于治疗儿童 ADA-SCID，2017 年美国批准 Luxturna 用于治疗遗传性视网膜病变——莱伯氏先天性黑矇症，2018 年美国首次批准了一种基因沉默药物 Onpattro（patisiran）用于治疗家族性淀粉样多发性神经病。

案例 17-1

2010 年，英国《自然》杂志报道了首例 β 地中海贫血患者经过基因治疗取得成功。患者，男，18 岁，患严重 β^E/β^0- 地中海贫血，从 3 岁开始患者每个月都要输血，血红蛋白（Hb）低至 40 g/L。2007 年 6 月接受基因治疗，在体外利用慢病毒载体将正常 β 球蛋白基因导入患者骨髓造血干细胞，筛选出基因缺陷得到修正的细胞，再将这些细胞回输至患者体内。治疗后 1 年患者不再需要输血，Hb 水平稳定在 90 ～ 100g/L，3 年后患者生活质量良好。

问题与思考：

1. β 地中海贫血发病的分子基础是什么？临床症状如何？

2. 基因治疗的策略有哪些？本案例属于哪一种？

3. 基因治疗的方式有哪几种？本案例属于哪一种？

4. 试列出本案例基因治疗的流程。

案例 17-1 相关提示

1. β 地中海贫血属于单基因遗传病，β 珠蛋白基因突变是 β 地中海贫血的发病分子基础，且主要源于 β 珠蛋白基因点突变，从而导致 β 珠蛋白肽链的合成不足或完全不能合成，引起 α 与非 α 珠蛋白链的合成比例不平衡，相对过剩的 α 珠蛋白链在红细胞内形成包含体，造成红细胞破坏及骨髓的无效造血，从而使受累个体产生中度或严重的溶血性贫血表现。

根据 β 珠蛋白基因缺陷所产生的杂合子和纯合子的不同，其临床表现亦有差异，按照病情轻重可分轻型、中间型、重型三种类型。重症 β 地中海贫血为严重致死性疾病，于出生后 3 ~ 6 个月出现慢性进行性贫血、肝脾肿大，以及心力衰竭等合并症，需终生依赖输血及除铁治疗，如不及时进行骨髓移植，多于未成年时期夭折；部分中间型地中海贫血由于严重贫血而丧失劳动能力、生活质量差甚至死亡。

2. 基因治疗的策略包括基因置换或基因矫正、基因添加或基因增补、基因沉默或基因失活、免疫基因治疗、自杀基因治疗等，本案例属于基因添加或基因增补。

3. 基因治疗的方式有体内基因导入（*in vivo*）和体外基因导入（*ex vivo*）两种方式，本案例属于体外基因导入。

4. 本案例基因治疗的流程：①获得目的基因，即正常 β 珠蛋白基因。②将目的基因（正常 β 珠蛋白基因）重组到慢病毒载体中。③利用重组慢病毒载体转染包装细胞，产生含有正常 β 珠蛋白基因的假病毒颗粒。④分离出患者自身骨髓造血干细胞进行体外培养。⑤用假病毒感染骨髓造血干细胞导入正常 β 珠蛋白基因。⑥筛选出转染的造血干细胞（含有正常 β 珠蛋白基因）。⑦将转染的造血干细胞回输到患者体内。⑧检测患者体血液中正常 β 珠蛋白含量。

二、恶性肿瘤的基因治疗

恶性肿瘤的发生与基因的异常表达密切相关，从基因水平治疗恶性肿瘤一直是医学界追求的方向。至 2017 年全球针对恶性肿瘤的基因治疗临床试验方案达 1688 项，约占总数的 65%。目前肿瘤基因治疗的主要类型包括免疫基因治疗、自杀基因治疗、基因沉默、激活抑癌基因等。

（一）免疫基因治疗

免疫基因治疗是目前应用最为广泛的肿瘤基因治疗方式，是将细胞因子或共刺激分子的基因导入肿瘤细胞或免疫效应细胞内并进行表达，通过影响肿瘤细胞的免疫微环境，激发或调动机体免疫功能来控制或杀伤肿瘤细胞。常用的免疫效应细胞有肿瘤浸润淋巴细胞、细胞毒性 T 淋巴细胞、淋巴因子激活的杀伤细胞、自然杀伤细胞等。

嵌合抗原受体 T 细胞（chimeric antigen receptor T-cell，CAR-T）免疫疗法是近年肿瘤免疫治疗的热门技术。CAR-T 是经过基因工程修饰的细胞，可表达被导入的含有抗原识别片段、T 细胞受体活化分子、共刺激信号等信号分子的 *CAR* 基因。T 细胞经过基因修饰后开始表达嵌合抗原受体，不仅能特异性识别癌细胞，同时可以激活 T 细胞杀死癌症细胞。CAR-T 免疫疗法的主要过程包括：①患者 T 细胞的收集、活化。②在体外将 *CAR* 基因导入 T 细胞。③体外增殖培养构建成功的 CAR-T 细胞。④ CAR-T 细胞回输到患者体内。整个疗程持续 3 个星期左右。2017 年美国 FDA 相继正式批准诺华公司的 CAR-T 免疫基因治疗产品 Kymriah 和 Yescarta 上市，Kymriah 用于治疗 25 岁以下的难治复发性 B 细胞前体急性淋巴性白血病，Yescarta 用于治疗特定淋巴癌患者。数据显示，接受 Kymriah 治疗的 75 名患者，经过 3 个月或者更长时间的随访，总缓解率达到 81%，完全缓解率达到 60%。

另一种肿瘤免疫基因治疗是 T 细胞受体基因工程改造 T 细胞疗法。TCR-T 疗法是通过基因工程手段，直接改造 T 细胞识别肿瘤抗原的表面受体，从而加强 T 细胞识别和杀伤肿瘤细胞的能力。与 CAR-T 相似，TCR-T 疗法也是在体外对 T 细胞进行基因改造。不同的是，TCR-T 技术是改造 T 细胞表面受体以增强其亲和性，TCR-T 细胞可以靶向细胞内或者细胞表面的肿瘤抗原，从而有了更多的靶点可供选择，尤其是癌症相关的细胞内抗原，故 TCR-T 在血液瘤和实体瘤的治疗中具有巨大潜力。TCR-T 疗法目前处于在临床研发阶段，尚无产品获批。

（二）自杀基因治疗

自杀基因治疗系统的种类很多，HSV-TK/GCV 系统是目前研究较多的系统。单纯疱疹病毒胸苷激酶基因（HSV-TK）编码的胸苷激酶，能特异性地将无毒的丙氧鸟苷（GCV）磷酸化成有毒性的三磷酸丙氧鸟苷（GCV-TP），GCV-TP 缺乏 3′ 羟基，造成 DNA 复制时链的延伸终止，抑制肿瘤细胞DNA 复制和细胞增殖，通过诱导凋亡机制引起肿瘤细胞死亡。转导 HSV-TK 基因的肿瘤细胞类似于自杀，所以被称为自杀基因。在世界上被批准的基因治疗临床试验中，自杀基因治疗约占 7.7%，自杀基因治疗被认为是癌症基因治疗的主要方法之一。

大多数用于自杀基因治疗的载体是病毒性的，其中腺病毒在临床试验中应用最多。在 HSV-TK/GCV 系统用于胶质母细胞瘤、前列腺癌、肝癌、头颈癌等患者的临床试验中，均未发现严重副作用。Ark Therapeutics 公司开发的药物 Cerepro 是一种基于腺病毒载体的 HSV-TK/GCV 系统，已经通过了临床治疗恶性神经胶质瘤的 I / II 期临床试验。Cerepro 治疗恶性胶质瘤的 III 期临床试验研究正在进行，肿瘤切除后接受 Cerepro 腔内注射的患者生存率也显著增加。虽然自杀基因治疗肿瘤取得了重要的进展，但尚无一种此类药物被批准用于临床。

（三）基因沉默

应用RNAi技术降低肿瘤信号通路里的关键分子及一些重要癌基因的表达水平，可用于治疗肿瘤相关疾病。将吲哚胺 2，3- 双加氧酶 2（IDO2）通过 siRNA 抑制后，可明显抑制肿瘤发展和增殖。将乳腺癌双特异性磷酸酶 6（DUSP6）表达沉默，可以抑制乳腺癌细胞增殖、迁移和入侵，细胞分裂阻滞在 G_0/G_1 期。将肺癌胰岛素样生长因子 1 受体（IGF1R）表达沉默，可以抑制肺癌细胞的增殖。通过 RNAi 技术下调口腔癌过表达因子（ORAOV1）表达，可以明显抑制肿瘤的增殖、迁移、入侵和血管形成。目前国外开展的 siRNA 临床试验有：用于黑色素瘤治疗的 CALAA-01，通过降低核糖核酸还原酶 M2 亚基的表达，达到抑制肿瘤生长和缩小肿瘤体积的作用；用于肝癌及实体肿瘤治疗的 ALN-VSP，其机制是通过 RNAi 抑制肿瘤细胞的纺锤体驱动蛋白（KSP）和血管内皮生长因子（VEGF）mRNA 从而阻碍肿瘤生长。RNA 干扰高效地抑制相关基因表达，为肿瘤基因治疗提供了一个有效的新手段。但是 RNAi 大多是在细胞和动物水平，关于人临床研究还很少。

（四）激活抑癌基因

抑癌基因（tumor suppressor gene）在被激活或过表达的情况具有抑制细胞增殖的作用。p53 是经典的抑癌基因，有 60% 以上的人类肿瘤存在 p53 基因的异常。p53 基因突变不仅会失去抑制肿瘤的活性，而且可引起新的癌基因突变，促进肿瘤发生。通过腺病毒将正常 p53 基因导入人体细胞，诱导各种 p53 失活的肿瘤细胞死亡和生长停滞，来抑制肿瘤的生长，发挥多种抗肿瘤的治疗作用。2004 年今又生（Gendicine，通用名：重组人 p53 腺病毒注射液）作为世界第一个重组人 p53 腺病毒肿瘤基因治疗药物在中国上市，在联合放化疗治疗方面具有一定优势。重组腺病毒 p53 结合明胶海绵颗粒对肝癌肝动脉栓塞术是安全和有效的。p53 基因协同羟喜树碱经肝动脉灌注化疗序贯治疗明显优于单纯羟喜树碱的治疗效果，可明显延长患者生存时间。将重组人 p53 腺病毒注射液通过宫颈癌瘤体内注射给药协同放疗，可以明显抑制肿瘤的生长，增加放疗的敏感性。

PTEN 是另一重要抑癌基因，具有调节细胞生长、增殖、迁移、分化等多种效应，可通过诱导细胞凋亡、抑制细胞周期、抑制肿瘤细胞侵袭和转移、抑制肿瘤血管形成、维持免疫系统的稳定发挥抑癌作用。PTEN 失活是上皮性卵巢癌的主要致病机制。重组腺病毒 PTEN 体内外可以提高顺铂对卵巢癌细胞的增殖抑制作用。

三、感染性疾病的基因治疗

感染性疾病基因治疗占世界整体临床试验数量的 7% 左右，其中研究较多的是艾滋病、病毒性肝炎等难治性疾病。以艾滋病为例，利用反义药物、siRNA、多肽抑制剂、基因编辑等技术，可以阻止病毒入侵，干扰病毒核酸复制、基因转录、表达及翻译后修饰等各个环节，无论作为独立的疗法还是作为辅助治疗方案，都显示出良好的发展前景，一些基因治疗方法已经进入 I / II 期临床。

VRX496 是人工设计的针对 HIV 病毒 Env 基因的 937 个碱基的反义核酸，它被装入慢病毒载体，并由天然 HIV 长末端重复序列（LTR）控制表达。当宿主细胞被 HIV 感染时，反义基因会在病毒 Tat 基因产物作用下激活表达，作用于病毒 Env mRNA 上，抑制病毒复制。在 I / II 期临床试验中，17 例 HIV 病毒血症的患者自体 CD4$^+$ T 细胞在体外转染 VRX496，然后回输到患者体内，试验结果表明移植物是安全的，并且能引起病毒载量下降。移植物在血液中半衰期约 5 个月，在一些患者中可稳定存在达 5 年之久，表明可控制表达的慢病毒载体在 HIV-1 基因治疗中具有良好的应用前景。

siRNA 易被酶降解、稳定性较差，人们把 siRNA 修改设计成发夹状，形成短发夹 RNA（shRNA），并使用慢病毒等载体将其导入细胞内表达，造成目的基因的沉默。一些辅助因子如对病毒入侵起关键作用的 CD4、CCR5 和 CXCR4 成为 HIV 基因治疗最常用的靶标，能沉默 CCR5 的 shRNA 已进入 I / II 期临床。

HIV-1 病毒侵入细胞时，需要 Env 基因编码的 gp120 和 gp41 参与。gp41 介导融合的活性构象核心是一个六聚体螺旋束，由其 N 端螺旋构成三聚体中心，外层是 C 端螺旋构成的三聚体，实验表明这一六聚体构象对病毒与靶细胞膜融合有关键的作用。针对这一构象，人们设计了 C46 肽抑制剂，它源自 gp41 第 2 个 7 肽重复区的氨基酸序列，可与 gp41 的 N 端结合，阻止 gp41 六聚体螺旋束结构的形成，抑制病毒与细胞的融合。如前所述，由 C46 基因和短发夹 RNA（sh5）构成的基因药物 Cal-1 已进入 I / II 期临床。

四、心血管疾病的基因治疗

心血管疾病的基因治疗占世界整体临床试验数量的 6.9%。大多数心血管基因治疗试验目的是解决治疗性血管生成的问题，以增加血液流向缺血组织。两种主要类型的缺血性疾病，即冠状动脉疾病导致的心肌缺血和外周动脉疾病导致的下肢缺血，是最常见的临床基因治疗方案。通过转移成纤维细胞生长因子（FGF）、血管内皮生长因子（VEGF）、低氧诱导因子（HIF）等基因于血管病变部位进行表达，以促进新生血管的生成，从而建立侧支循环，改善血供。少数试验使用了血小板衍生生长因子（PDGF）以治疗糖尿病微血管疾病引起的足部溃疡。另有公司在研究 SERCA2a 酶缺乏症所致的心力衰竭的基因治疗。SERCA2a 是一种内质网钙调节酶（Ca^{2+}-ATPase），其在心力衰竭患者常常表达缺失或者低表达，从而导致心脏血流不足，引起心肌梗死。通过冠状动脉传递 AAV-SERCA2a 基因至患者心肌细胞，患者症状好转，表明心脏功能和心脏重构得到改善。

心血管疾病基因治疗中，基因转移方式主要有血管腔内转移和直接注射两种方式。冠状动脉内导管基因传递是目前最常用的方法，已有诸多实验证实，利用此技术转移目的基因的有效性及安全性。直接心肌注射或心包腔内注射只能在注射的局部及其周围获得较为令人满意的表达。

第四节 基因治疗现状及问题

一、基因治疗发展现状

1989 年，基因治疗临床研究首先在美国获得 FDA 批准，1990 年世界首例基因治疗 ADA-SCID 取得了初步成功。患者 SCID 由 ADA 基因缺陷引起，将正常 ADA 基因转移到患者 T 细胞中，再将转染 T 细胞输回患者体内，其免疫功能得到了有效恢复。然而在基因治疗的道路上，也出现过重大问题。1999 年一名 18 岁美国男青年患有轻度鸟氨酸转移酶（OTC）缺乏症，该病是由于代谢紊乱影响到氨的降解，但利用药物治疗和低蛋白饮食可使疾病得到控制。该患者参与了针对 OTC 缺乏症的基因治疗临床试验项目，但后因对腺病毒载体的过度反应导致多器官衰竭死亡。另在 2002 年，接受逆转录病毒基因治疗的 SCID 患者发生了继发性白血病，主要是由于病毒序列整合到癌基因启动子后造成 LMO2 异常表达所致。自此病毒载体带来的致病风险成为阻碍基因治疗发展最严峻的问题，绝大多数的基因治疗临床试验也相继中止。

自此之后，基因治疗研究主要致力于开发更加安全有效的载体，在提高表达效率的同时更注重评估其安全性风险及相关机制研究，从而使试验性基因治疗临床研究缓慢地走出困境，步入了良性的发展轨道。2009 年宾夕法尼亚大学利用 AAV2 载体过表达 RPE65 蛋白成功治疗了雷伯氏先天性黑矇症。2011 年，St.Jude 医院使用 AAV8 载体治疗血友病并取得一定临床疗效，从而使基因治疗重新引起了大众的关注。截至 2017 年底全球已注册超过 2500 项临床试验项目，其中进入 II / III 期的基因治疗临床试验方案有 500 项，共有 7 个基因治疗产品已经在美国、欧盟、中国等地上市。2016 年逆转录病毒载体衍生的基因治疗药物 Strimvelis 被欧洲药品管理局批准用于治疗儿童 ADA-SCID。Strimvelis 通过病毒载体将正常基因整合到患者造血干细胞，成功治愈 18 名患者。这种整合性病毒载体的临床应用意味着基因治疗安全风险上的可控性及分子水平上治愈遗传性疾病的潜力。

伴随着基因治疗技术的进步，欧美对基因治疗领域的资助持续增加。2015 年底，美国发布《美国创新新战略》，明确把包括基因治疗在内的精准医疗作为未来发展战略，决定未来 10 年将投入 48 亿美元重点资助。2016 年，法国政府宣布投资 6.7 亿欧元启动基因组和个体化医疗项目。

我国基因治疗研究及临床试验与世界发达国家几乎同期起步，主要以肿瘤、心血管病、遗传性疾病等重大疾病为主攻方向。我国已经有 2 个基因治疗产品上市，主要用于头颈部的恶性肿瘤治疗。截至 2017 年底，我国在国际临床试验注册机构备案的基因治疗临床试验方案有 84 项，占全球 3.2%。华中科技大学等研发的肿瘤基因治疗产品 ADV-TK 对肝癌和难治复发性头颈癌都具有显著疗效，目前正在开展多中心的Ⅲ期临床试验。中山大学等研发的重组人内皮抑素腺病毒注射液（E-10A）治疗晚期头颈鳞癌效果较好，目前该产品正在中国和北美地区开展Ⅲ期临床试验研究，发展前景好。军事医学科学院研发的治疗心肌梗死的基因治疗产品 Ad-HGF 注射液进入Ⅱ期临床试验，与人福医药集团股份公司合作研发的治疗肢端缺血的基因治疗产品重组质粒 - 肝细胞生长因子注射液获得了Ⅲ期临床批文。成都康弘生物研发的治疗头颈部肿瘤的工程化溶瘤腺病毒基因治疗制剂 KH901 已完成Ⅱ期临床试验。四川大学等研发的具有抗肿瘤血管生成的基因治疗产品 EDS01 正在开展Ⅱ期临床试验研究。

二、基因治疗存在的问题

虽然目前基因治疗已在多个领域中取得不少成果，但基因治疗仍然面临诸多问题，主要集中在有效性、安全性和伦理学三方面。临床试验应严格按照获得批准的技术规程与标准操作，重视基因治疗技术的安全性，充分保障患者知情权，保护患者隐私。

载体对细胞的靶向性、转染效率、免疫原性及目的基因的表达效率均直接影响基因治疗的有效性。整合型载体诱发突变后的克隆化恶变及病毒载体诱发的免疫反应一直是基因治疗主要的安全性风险所在。

在伦理学方面，生殖细胞基因治疗引起的争议较大。体细胞基因治疗是在患者体细胞内纠正缺陷基因，不改变后代的遗传基因及性状，而生殖细胞基因治疗是在患者生殖细胞内进行基因修饰，存在潜在的不可预测性，随世代传递可能对人类基因组产生不可逆的影响。大多数研究者对生殖细胞基因治疗持谨慎态度，目前生殖细胞基因治疗被禁止用于人体试验。世界上有近 20 个国家立法禁止改造生殖细胞的基因。

三、基因治疗的法律法规

把基因治疗方案用于人体必须经过严格的审批程序，需要专门机构的审批与监督。目前世界上开展基因治疗并进行临床试验的国家和地区已有 20 多个，如美国、英国、德国、澳大利亚、中国等。美国是最早开展基因治疗的国家，进行基因治疗临床试验总量占全世界总量的 2/3 以上。1976 年美国国家卫生研究院（NIH）成立的重组 DNA 顾问委员会（RAC）制定了世界上首个实验室基因工程应用法规《重组 DNA 分子实验室准则》。随着基因治疗相关技术的发展，目前共颁布了 30 余部相关政策法规，主要涉及立法保障、技术准则、操作指南、伦理审查、基因权利等。1997 年美国正式将基因治疗纳入到药物法管理系统，其主管机构是 FDA，并采用了法律管制和咨询机构或委员会相结合的双重管理模式。

虽然在基因治疗方面，我国已取得了显著成果，但我国有关基因治疗的规范和标准还不完善，尚未制定规范基因疗法或试验的法律，相关规定散见于国务院办公厅 1998 年印发的《人类遗传资源管理暂行办法》、国家食品药品监督管理总局 2003 年印发的《人基因治疗研究和制剂质量控制技术指导原则》和《人体细胞治疗研究和制剂质量控制技术指导原则》、2016 年施行的《涉及人的生物医学研究伦理的审查办法》及 2018 年施行的《医疗技术临床应用管理办法》等。这些文件和管理办法主要在内容上规定了技术标准、操作规范及伦理审查，而对基因治疗所涉及的法律问题未做规定。因此，我国需要立足国情，吸取国外先进管理经验，逐步完善基因治疗的法律制度，更好地促进我国基因治疗技术的发展。

四、基因治疗发展前景

纵观30年基因治疗发展的历史，基因治疗的发展是基于其在临床治疗方面的应用成效，提高基因治疗的安全性和有效性是基因治疗发展的必然要求。随着更多的基因治疗药物被批准上市，基因治疗无疑会推动整个医药行业的巨大发展，并带来巨大的经济效益和社会效益。基因治疗目前已在一些遗传病、肿瘤等领域取得较好成果，随着基因治疗技术难题、法律或伦理等问题的逐步解决，相信基因治疗必将为人类健康做出更多贡献。

小　结

基因治疗是将人的正常基因或有治疗作用的基因通过一定方式导入人体靶细胞，以纠正缺陷的基因或者发挥治疗作用，从而达到治疗疾病目的的技术方法。基因治疗的策略包括：基因置换或基因矫正、基因添加或基因增补、基因沉默或基因失活、免疫基因治疗、自杀基因治疗等。

基因治疗的基本过程包括4个方面：①目的基因的选择；②选择基因治疗的靶细胞：通常是体细胞，目前生殖细胞不能作为基因治疗的靶细胞；③利用基因转移载体将目的基因导入靶细胞；④目的基因表达的检测。

基因治疗载体有病毒载体和非病毒载体两大类，最常使用的是病毒载体，主要有逆转录病毒、慢病毒、腺病毒、腺相关病毒、单纯疱疹病毒、痘苗病毒等。逆转录病毒载体仅感染分裂细胞、基因转移效率高、整合宿主基因组，存在插入突变风险。慢病毒载体可感染分裂期和静止期细胞、整合长期稳定表达、插入突变风险较低。腺病毒载体具有感染范围广、感染效率高、不整合到宿主基因组、安全性高等优点，但其免疫原性强。腺相关病毒载体具有安全性高、宿主细胞范围广、表达周期长、不整合到宿主基因组、低免疫原性等优点。单纯疱疹病毒载体具有宿主细胞广泛、不整合宿主基因组、潜伏感染、长期稳定表达、载体容量较大、嗜神经特性等特点。痘苗病毒载体具有宿主细胞广泛，不整合宿主基因组、载体容量较大等特点。非病毒载体主要有裸质粒DNA、脂质体、阳离子聚合物、纳米颗粒等多种形式。裸DNA是临床试验中最简单、最常用的非病毒载体。

目的基因导入靶细胞的方法与选用的基因转移载体密切相关。病毒载体通过病毒感染靶细胞实现目的基因的导入。非病毒载体主要利用物理手段及载体材料特性来介导目的基因的转移，其导入方法包括物理方法（直接注射、电穿孔及基因枪法等）、化学方法（磷酸钙沉淀法、DEAE-葡聚糖法、脂质体融合法及阳离子聚合物、纳米颗粒的介导）以及受体介导的基因导入等。

基因治疗正将成为临床治疗遗传性疾病、恶性肿瘤、艾滋病等严重疾病的重要手段。单基因遗传病是基因治疗的理想候选对象。肿瘤基因治疗有免疫基因治疗、自杀基因治疗、基因沉默、激活抑癌基因等多种方式，其中免疫基因治疗应用最为广泛。基因治疗面临的问题主要集中在有效性、安全性、伦理学等方面，提高基因治疗的安全性和有效性是当前基因治疗发展的重中之重，基因治疗的相关法律法规也需要制定和完善。

参 考 文 献

德伟，欧芹，2008.医学分子生物学.北京：科学出版社：217-228

王嫱，张琳，陈赛娟，2017.基因治疗：现状与展望.中国基础科学，19（4）：21-27

许坚吉，王爽，寇卜心，等，2017.中华全科医学，15（4）：655-658

郑珩，2018.HIV-1基因治疗研究进展.药学进展，42（2）：122-128

周春燕，药立波，2018.生物化学与分子生物学.9版.北京：人民卫生出版社：479-490

思 考 题

1. 简述基因治疗的策略和基本程序。
2. 列举基因治疗常用载体的种类及特点。
3. 思考目前基因治疗面临的主要问题。

（杨　赟　石如玲）

第十八章　基因工程药物与疫苗

基因工程药物与疫苗（genetically engineered drugs and vaccines）是指通过基因工程的方式获得的具有疾病治疗或预防作用的基因或基因产物，如重组蛋白、抗体、各种细胞因子、疫苗及功能性DNA、RNA等。

基因工程药物和疫苗具有特异性强、毒性小、作用机制清楚和活性高等特点。随着技术和方法的不断进步，新的基因工程药物与疫苗不断涌现，应用范围也越来越广泛。

第一节　概　　述

一、基因工程药物与疫苗的发展概况

1921年F.G.Banting与J.Macleod的研究小组完成了狗胰腺中胰岛素的提取和纯化，并于1922年1月23日首次注射给一个14岁的患有糖尿病的男孩，使其血糖、尿糖和尿酮体恢复正常，开创了胰岛素治疗糖尿病的先河。1965年9月17日，中国首次人工合成了结晶牛胰岛素，由此中国成为世界上第一个成功合成蛋白质的国家，这是当时人工合成的最大的具有生物活性的天然有机高分子化合物。

基因工程技术为制药业带来了革命，自20世纪70年代初基因工程技术出现以后，基因工程药物的研发成为发展最快和最活跃的领域。1982年美国Lilly公司首先将重组胰岛素投放市场，标志着世界第一个基因工程药物的诞生。迄今为止，已有多种基因工程药物上市，形成了一个巨大的高新技术产业，产生了不可估量的社会效益和经济效益。

近年来，以基因工程、细胞工程、酶工程为代表的现代生物技术迅猛发展，人们已开始对现有的重组药物进行分子改造，人工合成蛋白质的活性中心，使其在体内外的稳定性、耐热性优于天然蛋白质，同样技术得到的基因工程疫苗也优于传统疫苗。目前全球正处于生物医药技术大规模产业化的开始阶段，而生物医药年复合增长率逐年增加，远超全球药品市场增长率及全球GDP增长水平。相对于传统医药行业，生物医药产业的市场集中度较高，更有利于优势企业的发展壮大，生物医药产业将逐步成为世界经济的主导产业之一。

二、基因工程药物与疫苗的制备

基因工程药物与疫苗制备的过程遵循一般的基因工程。关键是目的蛋白表达系统的选择。表达系统包含运载外源基因的载体和宿主细胞两部分。通过将目的基因克隆至合适的载体，并根据产物的特点选择合适的宿主表达细胞，可以制备相应的基因工程药物与疫苗。用于基因表达的载体有原核表达载体（如大肠埃希菌表达载体）和真核表达载体（如动物细胞表达载体）。用于基因表达的宿主细胞包括原核细胞（大肠埃希菌、枯草芽孢杆菌和链霉菌等）和真核细胞（酵母、丝状杆菌昆虫细胞和哺乳动物细胞等）两大类。

第二节　基因工程药物的种类和临床应用

一、基因工程药物的种类

生产基因工程药物的基本方法是将目的基因用DNA重组的方法连接在载体上，然后将带有目的基因的载体导入宿主细胞（微生物、哺乳动物细胞或人体组织靶细胞），使目的基因在宿主细胞中得到表达，最后将表达的目的蛋白质提纯，从而成为蛋白类药物或疫苗。若目的基因直接在人体组织靶细胞内表达，即为基因治疗。基因工程药物按制备方法和药理作用大致可以分为以下几类：

1. 活性多肽类　人体中存在一些含量低、生理活性高、在人体代谢过程中起重要调节作用的活性多肽类物质，如激素、抗体、有溶栓和抗凝作用的分子等。这些物质在临床上可以作为药物来治疗相应的疾病。在基因工程药物出现以前，此类药物多来源于各种动物的脏器，生产方法复杂，成

本高，无法进行大规模工业化生产。自基因工程技术问世以来，通过基因重组技术，可由微生物生产这些药物，大大改善了这一状况。除典型的药物如胰岛素、生长素、促红细胞生成素外，还有表皮生长因子、神经生长因子、人基底成纤维细胞生长因子和绒毛膜促性腺激素等。

2. 细胞免疫调节因子 基因工程技术用于细胞免疫调节因子的产品较多，临床广泛应用于抗肿瘤和免疫调节等领域。近年来，由于基因重组和细胞融合两大技术的进步，加上高压液相层析技术、氨基酸序列分析装置及蛋白质的精制和解析技术的改进，一些调节细胞免疫活性物质的研究和开发得到快速发展，如干扰素（interferon，INF）、白介素（interleukin，IL）、集落刺激因子（colony stimulating factor，CSF）和肿瘤坏死因子（tumor necrosis factor，TNF）等。

3. 抗生素类 传统的抗生素生产，主要利用化学合成或微生物发酵获得，其生产过程中菌种的表达水平比较低，生产成本比较高，而且在使用过程中容易产生耐药菌群。而利用基因工程技术可以对生产菌种进行基因改造，得到表达水平高、产品目的性强的菌株，如大肠埃希菌生产青霉素酰胺酶。

二、基因工程药物的临床应用

1977 年，Hirose 和 Itakura 用基因工程方法表达了人脑激素——生长抑素，这是人类第一次用基因工程方法生产出有药用价值的产品，标志着基因工程药物开始走向实用阶段。随后于 1978 年人胰岛素基因又获表达成功。我国自 20 世纪 70 年代以来，开始利用 DNA 重组技术、淋巴细胞杂交瘤技术、酶工程技术、细胞大规模培养技术研究肝炎疫苗、活性蛋白及多肽类药物、单抗诊断试剂等。已有基因工程干扰素、白介素、促红细胞生成素、链激酶及腺病毒为载体的 *p53* 基因等产品投放市场。

（一）基因重组生产的多肽和蛋白类药物

1. 干扰素 传统方法采用人细胞制备干扰素存在许多缺点：成本高、组分多、纯度低、产品不稳定。应用基因工程制得的干扰素克服了以上缺点且能规模生产，还能生产出新型干扰素，如活性增加的干扰素、稳定性增加的干扰素、改变抗原性的干扰素等。干扰素主要应用在以下几个方面：

（1）抗病毒：目前的研究主要集中在对抗各类肝炎病毒，在抗 HIV、抗 HSV 等方面也有较多研究。

（2）提高免疫系统机能：在牛体内的实验表明 INF-γ 可增加免疫抑制动物的免疫系统活性。

（3）抗肿瘤：通过与糖基化的淋巴细胞毒素嵌合，INF-γ 可以提高小鼠对 HT-1080 纤维肉瘤、G-361 恶性黑色素瘤、ZR-75-1 乳腺癌等肿瘤的抗性。在临床方面，重组 INF-β 用于扩散性间皮瘤已进入 II 期临床阶段；重组 INF-γ 与重组 INF-α 嵌合用于肿瘤治疗也已完成 I 期临床工作。

2. 白介素 尽管目前已经发现了十几种白介素，但美国 FDA 批准上市的只有 CHIRON 公司生产的 IL-2，用于治疗肾细胞瘤。其他的白介素如 IL-3、IL-4、IL-6、IL-10、IL-11 在国外已进入临床试验。我国卫生健康委员会已批准试生产的有基因工程 IL-2，正在进行开发性研究的有 IL-3、IL-4、IL-6 等。部分白介素的临床应用如下：

（1）IL-2：在临床上主要用于肿瘤治疗，对肾癌、黑色素瘤、非霍奇金病和白血病有效，对免疫缺陷病如艾滋病，对病毒、细菌、真菌、原虫感染性疾病如肝炎、结核病也有一定的疗效。

（2）IL-4：重组 IL-4 已进入临床试验阶段，主要用于治疗某些癌症、免疫缺陷病，此外还可用作疫苗佐剂和免疫接种。

（3）IL-6：已进入临床试验阶段，主要用于治疗化疗后血小板减少症、某些癌症（如乳腺癌、白血病等），此外对辐射损伤、肝损伤、艾滋病的疗效也有潜在应用前景。

值得一提的是除了白介素外，对白介素可溶性受体的基因工程研究也发展很快，如英国 IMMUNEX 公司研制的基因工程 IL-1 可溶性受体（SIL-4R）治疗哮喘已进入 I 期临床，治疗风湿性关节炎进入 II 期临床，治疗 HIV 在 I / II 期临床，SIL-4R 治疗哮喘已进入 I 期临床。

3. 促红细胞生成素（erythropoietin，EPO） 在肾性贫血、癌性贫血、结核性贫血、难治性贫血、血液病、风湿病及骨髓增生异常综合征等病中对恢复红细胞及血常规起重要作用。

4. 组织纤溶酶原激活剂（tissue plasminogen activator，tPA） tPA 在临床上是一种高效特异性溶解血栓药物，可广泛用于治疗血栓。与尿激酶相比，溶栓活力高 5 ～ 10 倍。此外 tPA 还可作为纤溶系统功能判断指标、诊断血栓形成的指标、肿瘤辅助诊断指标、凝血疾病预后指标和肝脏功能评价指标。

案例 18-1

患者，女，71 岁。因突然言语不清，右侧肢体不能活动 2 小时入院。既往有原发性高血压、糖尿病，自行服药治疗，但控制欠佳。查体：BP160/90mmHg（注：1mmHg = 133.322Pa），神志清楚，运动性失语，右侧鼻唇沟浅，伸舌偏右，右侧上下肢肌力 2 级，右侧巴氏征阳性。急诊颅脑 CT：排除脑出血，左侧大脑中动脉可见高密度征。

诊断：脑血栓形成。

治疗：因发病在 3 小时以内，给予静脉滴注 rtPA（重组组织型纤溶酶原激活物）溶栓，0.9mg/kg，治疗 2 小时后，查体发现右侧肢体肌力恢复到 4 级，复查 CT 颅脑未见脑出血。

问题与思考：

1. 动脉粥样硬化血栓形成的分子生物学机制是什么？

2. rtPA 溶栓的分子生物学机制是什么？

案例 18-1 相关提示

1. 脑血栓形成患者血浆 t-PA 及 PAI-1 的变化规律。

2. rtPA 能水解纤维蛋白、激活血纤维蛋白溶酶原成纤维蛋白溶酶，间接水解纤维蛋白。

5. 粒细胞集落刺激因子（granulocyte colony stimulating factor，G-CSF） 主要应用于粒细胞减少症、白血病、外周造血干细胞移植。

6. 粒 / 巨噬细胞集落刺激因子（granulocyte-macrophage colony stimulating factor，GM-CSF） GM-CSF 不仅作用于粒细胞、巨噬细胞，对红细胞及巨核细胞系的前体细胞也有作用。可用于肿瘤化疗所致的造血障碍、艾滋病、再生障碍性贫血、骨髓增生异常综合征及骨髓移植，此外还具增强免疫功能。

（二）酶类基因工程药物

1. 重组尿激酶原和重组链激酶 二者主要用于治疗血栓性疾病、急性心肌梗死、急性下肢深静脉血栓等动脉血栓性疾病的治疗。有报道称重组链激酶与尿激酶静脉内溶栓疗效有一定的可比性，且重组链激酶再通率略高，而尿激酶副作用少，两种溶栓剂均有疗效可靠、安全、方便、监测条件要求不高，适合于基层医院使用的优点。但重组链激酶治疗急性下肢静脉血栓的疗效明显优于尿激酶；重组链激酶预防腹部手术后腹腔粘连，能减少术后腹部症状。

2. 门冬酰胺酶 门冬酰胺酶主要用于治疗急性淋巴细胞白血病，但有报道称左旋门冬酰胺酶可致儿童急性胰腺炎、糖尿病、酮症酸中毒。

3. 超氧化物歧化酶 超氧化物歧化酶用于前列腺癌或膀胱癌放射治疗后遗症、类风湿关节炎的治疗。

第三节 基因工程疫苗的种类和临床应用

疫苗通过免疫学机制达到预防疾病的目的。20 世纪以来，免疫学、微生物学、生物技术特别是病毒组织培养技术的快速发展，使得一些疫苗得以出现。对于免疫保护机制明确、易于培养的病毒，均可以通过传统的方法生产疫苗。而对那些免疫机制不明确、可能产生免疫病理反应、有潜在致肿瘤作用或不易进行培养的病毒，则难以用传统方法生产疫苗。新型疫苗正是为了解决传统疫苗不能克服的问题，伴随着分子生物学、免疫学、现代生物技术等理论和技术的发展而产生的。

疫苗的发展已经从经典的细菌疫苗和病毒疫苗，发展到寄生虫疫苗、肿瘤疫苗，从预防性疫苗发展到治疗性疫苗。从疫苗生产所使用的技术来看，病毒疫苗可以分为传统疫苗和新型疫苗两类。传统疫苗包括灭活疫苗、减毒疫苗和采用天然病毒的某些成分制成的亚单位疫苗，而新型疫苗主要是指基因工程生产的疫苗，包括基因工程亚单位疫苗、基因工程载体疫苗、核酸疫苗、基因缺失活疫苗等。

一、基因工程疫苗的种类

传统疫苗是直接将无毒或减毒的病原体作为抗原接种到人或动物体内，刺激机体免疫系统产生特异性免疫应答，主要效果是预防或降低病毒致病的严重程度。目前使用的抗感染疫苗可以分为三类：

1. 减毒活疫苗 通过不同的手段，使病毒的毒力减弱或丧失，机体在接受该疫苗接种后不发生或出现很轻的临床症状，刺激机体的免疫系统产生针对该病毒的免疫反应，使之再次接触该病毒时，保护机体不患病或患病的临床症状较轻。

2. 灭活疫苗 由完整的病毒组成，使其致病性丧失或减弱，但是仍然保持病毒的全部或部分免疫原性，接种后病毒抗原可以刺激机体产生免疫应答，达到保护作用。灭活疫苗和减毒疫苗的差别在于前者疫苗中的病毒不具有感染性，在体内不能增殖。

3. 亚单位疫苗 是提取病原体刺激机体产生保护性免疫力的有效免疫成分制成的疫苗。其特点与灭活疫苗相似，主要区别是病毒亚单位的体积较小，免疫原性差，有些甚至是半抗原，需要与蛋白载体偶联后使用。正是由于仅用病毒的部分成分，可以去除病毒颗粒中一些引起不良反应的组分。

传统疫苗免疫原性良好，但死疫苗和活疫苗有潜在致病性；制苗病毒有潜在致癌性；亚单位疫苗存在免疫反应不完全性。

相对于传统疫苗而言，新型疫苗即基因工程疫苗（genetic engineering vaccine）是采用遗传重组、基因工程、蛋白质工程等现代生物技术生产的疫苗，具有传统疫苗无可比拟的优点。虽然新型疫苗在短期内仍不可能代替目前广泛使用的传统疫苗，然而，随着新型疫苗基础研究和Ⅰ期临床应用的纵深发展，其在病毒性疾病、细菌性疾病、寄生虫免疫和抗肿瘤免疫等多种疾病防治方面必将发挥巨大的作用，为人类防治疾病带来划时代的影响。基因工程疫苗按作用的不同可分类如下。

（一）病毒疫苗

1. 基因工程载体疫苗（recombinant vectored vaccine） 利用基因工程技术，将病原体的保护性抗原基因插入另一种载体微生物（常是无病原性或弱毒疫苗株）的基因组中，或者插入染色体外 DNA（质粒）的某些部位使之成为重组微生物或高效表达重组蛋白，如重组载体细菌疫苗和重组载体病毒疫苗。

载体疫苗为活疫苗，具有和减毒活疫苗相似的特点。理想的病毒疫苗应该具有感染靶细胞的能力，并诱导包括体液免疫、细胞免疫的免疫反应。但是往往欲表达的病毒和载体病毒感染途径不一定相同，如麻疹病毒的自然感染为呼吸道感染，而使用重组痘病毒制备的载体疫苗必须使用划痕接种，这样不利于诱导局部免疫；同时要求载体病毒的基因组能够容纳足够的外源基因插入，有利于研究多价疫苗。

理想的载体应减少载体蛋白的表达量，有利于提高疫苗使用的安全性。近年来研制的非复制型载体就是出于此目的。所谓非复制型载体，是指载体进入细胞后，只保留 DNA 复制、RNA 转录和蛋白质表达的功能，可以有效产生保护性抗原，刺激机体产生免疫反应，但不能装配成有感染性的子代病毒。

2. 基因缺失活疫苗（genetic deleted vaccine） 通过基因工程手段在 DNA 或 cDNA 水平上造成毒力有关的基因缺失，从而达到减弱病原体毒力，而不丧失其免疫原性的目的。如我国研制出的猪伪狂犬病胸腺核苷激酶基因缺失疫苗。其免疫接种与强毒感染相仿，机体可对病毒的多种抗原产生免疫应答。而且此种疫苗比较适于局部接种，诱导产生黏膜免疫力。

在采用诱导方式获得的突变株中，往往是点突变，只是极少数核苷酸发生变化，容易发生毒力恢复。而基因缺失活疫苗采用的是一个基因或部分基因的去除，产生的突变株的性状稳定、明确，不易发生毒力恢复，是研制新型疫苗的重要途径。由于基因缺失活疫苗的研制是建立在对病毒毒力有关基因深入了解的基础之上，然而很多病毒的毒力相关基因或序列并不完全清楚，因此这是开发基因缺失活疫苗的主要瓶颈。

3. 基因工程亚单位疫苗（genetic engineering subunit vaccine） 用 DNA 重组技术将编码病原微生物保护性抗原的基因导入原核或真核细胞中，使其高效表达、分泌保护性抗原肽，提取纯化后加入佐剂制成。因为亚单位疫苗只含有病原体的一部分，不会引起病原体所导致的动物发病，所以具有较好的安全性和稳定性。采用这种方法生产的亚单位疫苗可以用来替代传统方法生产的亚单位疫苗，更重要的是可以用于不易培养病毒的疫苗研究，扩大了疫苗应用范围。但是该疫苗免疫性较差，因此提高亚单位疫苗的免疫原性是发展该疫苗的需要解决的问题。

目前解决这个问题的方法是将抗原基因加以改造，使之发生点突变、插入、缺失、构型改变，甚至进行不同基因或部分结构域的人工组合，以期达到增强产物的免疫原性，扩大反应谱，去除有害反应或副作用的一类疫苗。但需要注意的是，由于一个关键性氨基酸残基的改变可能会引起蛋白质功能的彻底改变。蛋白质的构型或抗原表位的氨基酸序列又常常与抗原的特异性密切相关，所以对蛋白改造所得疫苗的效果和安全性必须小心谨慎。

目前常用于外源基因表达的主要有细菌、酵母、哺乳动物、昆虫细胞等系统，其主要区别是蛋白质翻译后加工（糖基化）的不同，导致抗原的免疫原性差别很大，因此可作为选择表达系统的重要指标。一般来说，在哺乳动物细胞中表达的蛋白质最接近天然病毒的抗原，同时也要考虑表达方式（分泌型或细胞内表达）和表达量的多少也是选择表达系统的主要因素。

4. 病毒样颗粒　近年来，研究发现仅表达病毒的部分结构蛋白就可以在细胞内装配成病毒样颗粒，病毒颗粒通常由两个或更多的蛋白组成，为一不含有病毒核酸的空壳结构，这种空壳表面有构象依赖性表位。但是如果单独表达，这些蛋白往往不能形成这类表位。

5. 合成肽疫苗（synthetic peptide vaccine）　也称为表位疫苗，系应用人工方法设计、合成或以基因工程制备的具有保护作用的类似天然抗原决定簇的小肽，如口蹄疫多肽疫苗、乙型肝炎和疟疾合成肽疫苗。这种疫苗由于其不含核酸成分，无病原微生物污染，因而更安全，保存方便，质量容易控制。但主要适用于连续序列氨基酸残基组成的线性抗原表位，虽然其在一定程度上能模拟由非连续序列的氨基酸残基组成的非线性抗原表位，但免疫原性仍不太理想。解决办法是可以将其偶联到其他载体蛋白上，获得较好的免疫效果。偶联的目的是提供合成肽的 Th 细胞表位，增加分子量，延长其生物半衰期。近年来发现，在同一个肽段上必须同时存在 T 辅助淋巴细胞表位和 B 淋巴细胞表位，才能刺激机体产生有效的免疫反应。

6. 微胶囊疫苗　又称可控缓释疫苗，是指使用微胶囊技术将特定抗原包裹后制成的疫苗，是一种用现代材料和工艺技术改造现有疫苗的剂型，从而达到简化免疫程序和提高免疫效果的新型疫苗。当微胶囊疫苗注入机体后，可以在不同时间有节奏地释放抗原，释放时间可以持续数月，高抗体水平可维持两年，并可以起到初次接种和加强接种的作用。

7. 转基因植物疫苗（transgenic plant vaccine）　用转基因方法将外源保护性抗原基因导入可食用植物细胞基因中，外源性抗原即可在植物中稳定地表达和积累，动物采食后达到免疫接种的目的。如用基因枪转化法获得乙肝病毒表面抗原 HbsAg 稳定表达的转基因海带。此种疫苗没有其他病原菌污染，对人畜安全，具有口服免疫原性，可以直接食用刺激免疫反应，且贮存简单。

8. 遗传重组疫苗（genetic recombinant vaccine）　是通过强弱病毒株之间进行基因片段的交换而获得的减毒活疫苗。例如，分节段的 RNA 病毒的野毒株和不致病的弱毒株在共同感染细胞时，可以发生不同基因片段的交换，产生基因重配病毒。

近十年来，随着对病毒的致病机制和免疫保护机制的进一步了解，病毒疫苗的研究取得了重要进展，不但可诱导机体产生特异性中和抗体，并且未见明显的副作用。但对于某些病毒疫苗尤其是新型病毒疫苗的接种并未获得很好的免疫效果，其主要原因可能是应用疫苗后并没有消除原来的免疫抑制状态。

（二）重组载体细菌活疫苗

以疫苗株沙门菌、李斯特菌和卡介苗等作为外源基因载体的疫苗。细菌载体本身就起佐剂作用，刺激产生强的 B 细胞和 T 细胞免疫应答。

1. 沙门菌活载体疫苗　沙门菌能通过消化道将异源抗原带到肠道的淋巴组织中，并在其中繁殖，与免疫前体细胞相互作用，从而激发机体的各种免疫。以其作为疫苗载体不仅可对肠道细胞病原体产生保护性免疫，而且还可对病毒、寄生虫等其他途径感染病原体有作用。用此系统可表达链球菌的表面抗体和 M 抗原，将 E.coli K$_{88}$ 和 LT-B 抗原基因重组质粒转入弱化的猪霍乱沙门菌中构建出猪霍乱沙门菌 - 大肠埃希菌与 K$_{88}$LT-B 多价基因工程疫苗。

2. 大肠埃希菌活载体疫苗　如将合成的口蹄疫病毒 VP$_1$ 的 10 个氨基酸残基的 DNA 序列插入 E.coli K12 株的外膜蛋白基因中；将志贺氏毒素 B 亚单位的 3 个部分基因融合到 E.coli 的另外一种外膜蛋白基因的 153 和 154 密码子间，融合表达。

3. 卡介苗活载体疫苗　把20种病原抗原包括疟原虫和HIV的几种抗原编码基因克隆在热休克蛋白基因启动子之后，导入卡介苗（BBC）基因组中制成疫苗。

（三）寄生虫疫苗

寄生虫病疫苗包括如下类别：低毒野生型活疫苗、减毒疫苗、灭活疫苗或死疫苗、组分疫苗（包括提取物及代谢产物）、合成及重组抗原疫苗、抗独特型疫苗和裸 DNA 疫苗。目前尚无被普遍采用的寄生虫病疫苗，Ada（1993）总结其原因如下：①无足够虫源。②寄生虫病病程多变，一种疫苗可能需要针对不止一个疾病阶段产生保护力。③寄生虫具有多种免疫逃避手段。④所涉及的抗原复杂，对其引起的保护性免疫反应也不完全清楚。

（四）基因疫苗（genetic vaccine）

1. DNA 疫苗（DNA vaccine）　是由插入有一种或多种外源基因的质粒 DNA（来自细菌）和真核启动调控等基因元件构成的。载有外源抗原的质粒 DNA 在一种真核启动子和加尾信号及相关增强子等基因单元的控制下，可在哺乳动物的各类细胞中表达出相关的抗原蛋白。

DNA 疫苗作为第三代疫苗，具有其显著的优点，① DNA 疫苗在宿主细胞内表达过程与自然感染相似，抗原性强。②重组质粒 DNA 在宿主体内存在时间长，持续刺激机体免疫系统，产生持久免疫。③选择核心蛋白保守 DNA 序列制备基因疫苗，避免免疫逃脱现象。④能联合免疫，即将编码不同抗原的基因构建在同一个载体质粒中或将不同抗原基因的多种质粒联合应用，构成多价或多联疫苗。⑤ DNA 疫苗可同时诱发体液和细胞免疫应答。⑥质粒 DNA 无免疫原性，可以反复使用。

DNA 疫苗作为一种新型疫苗，其应用尚存在以下问题。①致癌性：外源基因进入机体与宿主 DNA 整合，可能激活原癌基因或使抑癌基因失活而引起细胞转化。②免疫耐受：DNA 疫苗长期整合在基因组上，可能引起过度免疫或对该抗原的免疫耐受，最终导致机体免疫抑制。③抗 DNA 抗体形成：可能产生对外源 DNA 本身的免疫反应，产生抗 DNA 抗体，从而诱发自身免疫性疾病。

2. RNA 疫苗（RNA vaccine）　RNA 疫苗不会与宿主染色体 DNA 直接结合，可降低基因的插入突变和整合的概率；但 RNA 易被降解，体内转移效率低。近年来有研究者采用具有"自我复制"功能的 RNA 疫苗来增强 RNA 疫苗的免疫效应。

3. "自杀性" DNA 疫苗（suicidal DNA vaccine）　针对 DNA 疫苗的缺陷，在常规 DNA 疫苗和"自主复制型"RNA 疫苗的基础上发展起来的一种新型疫苗。在病毒复制子载体的非结构蛋白基因上游插入强启动子元件，如人巨细胞病毒（cytomegalovirus，CMV）的早期启动子 / 增强子，便可直接在体内启动全长"基因组"的转录，以这种结构构建的疫苗可以完全按常规 DNA 疫苗的方式制备和免疫，同时，由于 CMV 的启动子只启动复制和转录，一旦载体本身非结构蛋白编码的复制转录酶合成，便可自主合成大量的 RNA 分子，其免疫机制仍与 RNA 疫苗类似，也具有自主复制、高效表达及在短时间内诱导宿主细胞凋亡（一般为 2～5d）的特性，因此称之为"自杀性"DNA 疫苗。"自杀性"DNA 疫苗大大提高了疫苗的安全性和有效性，成为一个基因疫苗研究的新方向。

（五）肿瘤疫苗

肿瘤疫苗（cancer vaccine）接种即肿瘤特异性主动免疫治疗（active specific immunotherapy，ASI），是 20 世纪 90 年代发展起来的肿瘤免疫新疗法。其基本原理是：通过体外分离、提取肿瘤特异性抗原或肿瘤相关抗原（tumor associated antigen，TAA），制备不同形式的疫苗注射到肿瘤或肿瘤患者体内，由 APCs 摄取并呈递给免疫细胞，使机体 T 淋巴细胞致敏、活化，生成肿瘤特异性细胞毒性 T 淋巴细胞（cytotoxic T lymphocyte，CTL），专一性地结合并杀伤肿瘤细胞。随着对肿瘤免疫逃避机制认识的深入和更多 TAA 的鉴定，肿瘤疫苗将成为肿瘤治疗的有效手段。根据功能不同肿瘤疫苗的又分为以下类型。

1. 预防性肿瘤疫苗　如选用与某些特殊肿瘤发生有关的基因，制备疫苗后接种于那些有遗传易感性的健康人群，进而控制肿瘤的发生。

2. 治疗性肿瘤疫苗　根据基础细胞的不同，分为以下种类。

（1）以肿瘤细胞为基础的疫苗：分为自体或异体的肿瘤细胞两种来源。自体肿瘤细胞最早应用于临床，但由于自体肿瘤细胞获取困难，特别是肿瘤患者一旦失去手术机会，就无法获取自体肿瘤细胞。同种异体肿瘤细胞系具有制备简单，并可在体外传代培养等特点，Vaishampayan 等选用两个同种异体黑色素瘤细胞系，以细胞裂解物为疫苗，辅以免疫佐剂单磷酰脂质 A（monophosphoryl lipid A，MPL）- 卵磷脂。结果显示，患者疾病缓解期明显延长。也可将某些编码免疫刺激性细胞因子的基因导入肿瘤细胞，使肿瘤局部细胞因子的浓度明显增加，加强 APC 的提呈能力及 T 细胞活性，提高疫苗的疗效。

（2）以树突状细胞（dendritic cells，DC）为基础的疫苗：肿瘤抗原必须经过 APC 提呈才能激活初始 T 细胞，产生免疫应答。DC 作为高效的专职性 APC，在肿瘤免疫治疗中发挥重要作用。

致敏 DC 细胞的方式有两种：①脉冲致敏，各种肿瘤抗原蛋白分子，多肽或抗独特型抗体都可以作为抗原，可由肿瘤细胞直接提纯并经弱酸洗脱，也可通过基因工程重组。②基因转导，肿瘤 RNA 转染的 DC 疫苗或者肿瘤细胞转化为 DC 的疫苗，在功能上相当肿瘤 -DC 融合细胞，可提供更多的可供识别的抗原原位。

有人应用表达人 HER-2 抗原的鼠肿瘤模型，以腺病毒为载体，将编码 HER-2 的基因导入 DC，分析显示可以诱导 HER-2 特异性 CTL。但再次应用 3×10^5 HER-2 的肿瘤细胞时，仅能保护 25% 的被接种小鼠。若同时将 HER-2 和 TNF-α 基因导入 DC，发现 DC 上调 CD40、CD86 及细胞间黏附分子 -1 分子的表达。在体外，同转染 HER-2 的 DC 相比，同时转染 HER-2 和 TNF-α 的 DC 能够更明显地诱导 T 细胞增殖及 HER-2 特异性 CTL 应答（提高约 36%）。再次应用 3×10^5 HER-2 的肿瘤细胞时，100% 的被接种小鼠得到保护。

二、基因工程疫苗的临床应用

12 世纪，中国人开始用人痘接种预防天花。18 世纪英国的医生 E.Jenner 发明了牛痘预防天花。1870 年法国科学家 Pasteur 发明第一个细菌减毒活疫苗——鸡霍乱疫苗。现在，人类已经在获得麻疹、白喉、百日咳、破伤风、脊髓灰质炎等病症的有效疫苗方法方面取得了长足的进步，特别是近 30 年来，生物工程技术，分子生物学的迅猛发展，极大地促进了疫苗的研究开发。至今已有 70 余种疫苗用于预防人类疾病，其中半数以上是病毒疫苗。这些疫苗的广泛使用，使曾经严重危害人类生命与健康的天花、小儿麻痹、白喉等疾病的流行得到有效控制。尤其是天花已被根除，开创了使用疫苗在自然界中消灭一种病原微生物的医学奇迹。

1. 基因工程载体疫苗（gene vectored vaccine） 基因工程载体疫苗是利用非致病微生物作为载体，将病毒的保护性抗原片段重组到载体微生物基因组中，用表达保护性抗原的微生物作疫苗。例如，以禽痘病毒作为载体的人用活疫苗已经取得了令人鼓舞的结果。

2. 遗传重组疫苗（genetic recombinant vaccine） 遗传重组疫苗是通过强弱毒株之间进行基因片段的交换获得的减毒活疫苗。例如，采用对人体不致病的猴轮状病毒或羊轮状病毒与野毒株重配，获得的轮状病毒减毒活疫苗已经上市或批准进行临床试验。美国的人 - 猴重配轮状病毒活疫苗由于发现在接受该疫苗的儿童中肠套叠的发生率高于正常人群，已经停止销售。

3. 基因工程亚单位疫苗（gene engineered submit vaccine） 基因工程亚单位疫苗指用基因工程表达的蛋白抗原制成的疫苗，通常这些抗原必须进行纯化。乙型肝炎基因工程亚单位疫苗是研制的最早也是最成功的。此外，丙型肝炎基因工程亚单位疫苗，戊型肝炎基因工程亚单位疫苗的研制也在进行中。

4. 核酸疫苗（DNA 疫苗或 RNA 疫苗） Wolff 于 1990 年发现 DNA 免疫后，人们普遍认为一次新的疫苗革命即将来临。核酸疫苗就是把外源基因克隆到真核质粒表达载体上，然后将重组的质粒 DNA 直接注射到动物体内，使原基因在活体内表达，产生抗原激活抗体的免疫系统，引发免疫反应。最早应用于预防流感病毒感染的研究，之后研究扩展到了针对人类及动物的多种致病性疾病，如治疗病毒性疾病的乙肝病毒 DNA 疫苗，丙肝病毒 DNA 疫苗及人类免疫缺陷病毒 DNA 疫苗的研究初见成效；细菌性疾病中结核分枝杆菌 DNA 疫苗，破伤风杆菌 DNA 疫苗已经开始探索；寄生虫病中疟原虫 DNA 疫苗，利什曼虫 DNA 疫苗开始研制；DNA 疫苗在肿瘤治疗方面也有广阔的应用前景，已经开展了淋巴瘤、黑色素瘤及胰腺癌等多种肿瘤 DNA 疫苗的开发研究。

5. 合成肽疫苗 合成肽疫苗是用化学合成法人工合成病原微生物的保护性多肽并将其连接到大分子载体上，再加入佐剂制成的疫苗。具有制备容易、可大量生产、稳定、易保存、副作用少、价廉及使用安全等优点，因此 Meloen RH（1997）认为合成肽疫苗是疫苗学的最终目标，非常适于传统疫苗所不能达到的特殊目的。正由于有这些优点，人们已研制出所需要的各种合成肽疫苗。我国自行研制的 "治疗用（合成肽）乙型肝炎疫苗" 已完成临床试验。

6. 肽或蛋白质疫苗 肽类疫苗在体内将相应的肽装配到 APC 的 MHC 分子上，继之活化初始 T 细胞，诱导细胞毒性 T 细胞（CTL）的抗肿瘤效应。在黑色素瘤免疫治疗的研究中，人类白细胞抗原 -A2$^+$ 患者使用合成的 gp100 肽进行疫苗接种。结果显示，在 29 例患者中 28 例患者的肽特异性 T 细胞数量升高。

蛋白质疫苗是使用天然蛋白质或重组蛋白质作为疫苗，可以联合应用佐剂或细胞因子。有科学家在表达 MAGE-3 的转移癌患者中应用重组 MAGE-3 蛋白及佐剂 SBAS-2（含 MPL 和皂素的水包油乳剂）接种，在 33 例黑色素瘤中有 4 例产生了免疫应答，在 3 例膀胱癌中 1 例产生了持续 10 个月的应答。

7. 病毒类肿瘤疫苗　以病毒为载体，将编码肿瘤抗原的基因导入病毒，借以表达肿瘤抗原的疫苗。在表达 CEA 的进展期癌症患者中使用编码 CEA 的重组牛痘病毒疫苗（rVV）和禽痘病毒疫苗（rAV）。使用不同的接种方法，即首次 rVV 后 3 次 rAV（VAAA）或 3 次 rAV 后一次 rvv（AAAV）。VAAA 组 6 例患者均产生 CEA 特异性 T 细胞应答，AAAV 组 5 例患者中 2 例产生免疫应答。

有些肿瘤疫苗已进入临床前和临床试验阶段，但还有许多问题要解决：①肿瘤疫苗载体的稳定性差。②肿瘤疫苗有潜在致瘤性。③疫苗接种途径与疗效的评价。④疫苗免疫活性的维持。未来的研究方向需着重于解决以上问题，充分了解免疫应答机制，寻找新的抗原载体，为将来的疫苗设计提供理论基础，从而更好地提高肿瘤免疫。

小　结

基因工程药物是通过基因工程生产的治疗药物，如重组蛋白、抗体、各种细胞因子、疫苗等，或治疗基因，如 DNA、RNA 等。21 世纪是生命科学的世纪，也是基因制药飞速发展的世纪。相对于传统医药行业，基因工程药物和疫苗更具有市场前景。

按性质划分，基因工程药物包括蛋白质多肽类药物和疫苗，主要包括基因工程（重组）细胞因子类、激素类、抗菌肽类、酶和酶抑制剂类、治疗性抗体类药物，后者为基因工程微生物、寄生虫和肿瘤疫苗。

最早把基因工程药物应用于临床是 1978 年人胰岛素的应用。目前临床上使用的基因工程药物有干扰素（INF）、白介素（IL）、促红细胞生成素、组织纤溶酶原激活剂（tPA）、粒细胞集落刺激因子（G-CSF）及粒厄噬细胞集落刺激因子（GM-CSF）等产品。

基因工程疫苗的种类有细菌疫苗、病毒疫苗、寄生虫疫苗、肿瘤疫苗、基因疫苗。病毒基因工程疫苗又可分为基因工程亚单位疫苗、基因工程载体疫苗、合成肽疫苗、基因缺失活疫苗等。基因疫苗包括 DNA 疫苗、RNA 疫苗。在临床上已应用的基因工程疫苗有基因工程载体疫苗、基因工程亚单位疫苗、核酸疫苗（DNA 疫苗或 RNA 疫苗）、合成肽疫苗病毒类肿瘤疫苗等。

参考文献

陈誉华，2013. 医学细胞生物学 .5 版 . 北京：人民卫生出版社：408-417

胡火珍，税青林，2014. 医学细胞生物学 .7 版 . 北京：科学出版社：235-247

刘昌孝，2015. 抗体药物的药理学与治疗学研究 . 北京：科学出版社：171-530

万福生，揭克敏，2010. 医学生物化学 . 北京：科学出版社：308-408

思　考　题

1. 何为基因工程药物与疫苗？与其他种类的药物和疫苗相比有什么优缺点？
2. 基因工程药物主要分哪几类？各有哪些临床应用？
3. 基因工程疫苗主要分哪几类？各有哪些临床应用？
4. 根据临床需要，如何设计一个基因工程与药物疫苗的相关实验方案？应该考虑哪些方面？

（崔荣军）

中英文名词对照

基因工程　genetic engineering
基因工程亚单位疫苗　gene engineered submit vaccine
基因工程药物与疫苗　genetically engineered drugs and vaccines
基因矫正　gene correction
基因克隆　gene cloning
基因扩增　gene amplification
基因失活　gene inactivation
基因添加　gene addition
基因文库　gene library
基因芯片　gene chip
基因增补　gene augmentation
基因诊断　gene diagnosis
基因置换　gene replacement
基因重排　gene rearrangement
基因组　genome
基因组 DNA 文库　genomic DNA library
基因组学　genomics
基因组注释　genome annotation
基质金属蛋白酶　metalloproteases, MMPs
激动型 G 蛋白　stimulatory G protein, Gs
激活蛋白　activator
激素反应元件　hormone response element, HRE
加速器假说　accelerator hypothesis
家族性高胆固醇血症　familial hypercholesterolemia, FH
家族性腺瘤样息肉病　familial adenomatous polyposis, FAP
假基因　pseudogene
间充质干细胞　mesenchymal stem cell, MSC
间隙基因　gap genes
碱基切除修复　base excision repair, BER
交界性肿瘤　borderline tumor
结构基因　structural gene
结构基因组学　structural genomics
结构模体　structural motif
结构域　domain
结合位点　binding site
进位　entrance
聚合酶链反应　polymerase chain reaction, PCR

K

抗氧化酶　antioxidant enzyme
抗原处理相关基因　genes associated with antigen processing
克隆　clone
克隆化　cloning
克隆载体　cloning vector
空间结构　spatial structure
空间决定　space determination
空间特异性　spatial specificity
空泡毒素　vacuolating cytotoxin, VacA
控制血红素阻遏物　hemin-controlled repressor, HCR
跨膜信号转导　transmembrane signaling

L

老年斑　senile plaque
老年性耳聋　presbycusis
老视　presbyopia
酪氨酸蛋白激酶　tyrosine protein kinase, PTK
酪氨酸 PK　protein tyrosine kinase, PTK
类核　nucleoid
联合免疫缺陷病　combined immunodeficiency disease, CID
良性肿瘤　benign tumor
亮氨酸拉链　leucine zippers, LZ
裂口　gap
磷酸二酯酶　phosphodiesterase, PDE
磷酸肌醇 3- 激酶　phosphatidylinositol 3-kinase, PI-3K
磷脂酶　phospholipase, PL
磷脂酶 C 型 G 蛋白　PI-PLC G protein, Gp
磷脂酸　phosphatidic acid, PA
磷脂酰肌醇激酶类　phosphatidylinositol kinases, PIKs
磷脂酰肌醇 -4,5- 二磷酸　phosphatidylinositol-4,5-diphosphate, PIP2
另一类激酶　just another kinase, JAK
硫氧还蛋白过氧化物酶　thioredoxin peroxidase, TPx
螺旋 - 环 - 螺旋　helix-loop-helix, HLH

M

慢病毒　lentivirus, LV
门螺杆菌　Helicobacter pylori
免疫　immunity
免疫基因治疗　immunogene therapy
免疫球蛋白　immunoglobulin, Ig
免疫缺陷病　immunodeficiency disease, IDD
免疫受体酪氨酸激活模体　immunoreceptor tyrosine-based activation motif, ITAM
免疫应答　immune response
免疫应答相关基因　genes associated with immune response，或 immune response-related genes
模板　template
模板链　template strand
目的基因　target DNA 或 interest DNA

N

内分泌代谢病　endocrine and metabolic disease
内皮细胞衍生舒张因子　endothelium derived relaxing factor, EDRF
内皮细胞抑素　endothelial chalone
内质网自噬　ricilophaey
逆转录病毒　retrovirus, RV
逆转录 PCR　reverse transcription PCR, RT-PCR
年轻起病成人型糖尿病　maturity-onset diabetes of the young, MODY
黏附分子　adhesion molecule, AM
黏性末端　sticky end 或 cohesive end
鸟嘌呤核苷酸交换因子　guanine nucleotide exchange factors, GEFs
牛海绵状脑病　bovine spongiform encephalopathy, BSE

P

帕金森病　Parkinson disease, PD
胚胎干细胞　embryonic stem cell, ESC
胚胎诱导　embryonic induction
平末端或钝末端　blunt end

Q

启动子　promoter, P
起始　initiation
强直性肌营养不良　Myotonic muscular dystrophy, DM1
强直性肌营养不良蛋白激酶基因　dystrophy myotonic protein kinase, DMPK
侵袭力　invasiveness
禽流感病毒　avian influenza virus, AIV
青霉素结合蛋白　penicillin-binding protein, PBP
趋化性细胞因子　chemokine
全能干细胞　totipotential stem cell
全能性细胞　totipotent cell
缺口　nick

R

染色体病　chromosome disorders
染色体易位　chromosomal translocation
染色质重塑　chromatin remodeling
热激蛋白　heat shock protein, Hsp
热激蛋白 70　heat shock protein, Hsp70
热稳定内毒素　heat-stable-endotoxin, Sta
热稳定性毒素　heat-stabile toxin, ST
人巨细胞病毒　cytomegalovirus, CMV
人类白细胞抗原　human leucocyte antigen, HLA
人类基因组计划　human genome project, HGP
人类免疫缺陷病毒　human immunodeficiency virus, HIV
妊娠糖尿病　gestational diabetes mellitus, GDM
溶杀细胞感染　cytolytic infection
溶酶体贮积症　Lysosomal storage disorders, LSDs
融合蛋白　fusion protein
肉毒碱脂酰转移酶 I　carnitine acyltransferase I
朊病毒蛋白　prion protein, Prp

S

色氨酸操纵子　trp operon
神经干细胞　neural stem cell, NSC
肾小球滤过率　glomerular filtration rate, GFP
渗出性炎　exudative inflammation
生长停滞蛋白　statin

生长抑素　somatostatin, SST
生长因子　growth factor, GF
生长因子受体结合蛋白 2　growth factor receptor bound protein 2, GRB2
生物芯片　biochip
生物信息学　bioinformatics
时间特异性　temporal specificity
时间性决定　time determination
时钟基因　clock gene, clk
实时定量 PCR　quantitative real-time PCR
实时 PCR　real time PCR
视网膜母细胞瘤基因　retinoblastoma gene, Rb
受体　receptor
受体调节　receptor regulation
受体上调　up regulation
受体下调　down regulation
数量性状　quantitative character
衰减子　attenuator
衰老　senescence
衰老的自由基学说　free radical theory
衰老生物学标志　biomarker of aging
衰老相关基因　senescence associated gene, SAG
双链 RNA　double-stranded RNA, dsRNA
水肿毒素　edema toxin, ET
顺式作用元件　cis-acting element
瞬时表达　transient expression
瞬时转染　transient transfection
死亡诱导信号复合体　death-inducing signaling complex, DISC
松弛态 DNA　relaxed DNA
髓样分化蛋白 2　medullary differentiation protein 2, MD-2

T

胎盘生长因子　placenta growth factor, PGF
肽 - 脯氨酰顺反异构酶　peptide prolyl cis-trans isomerase, PPI
肽核酸　peptide nucleic acid
肽酰转移酶　peptidyl transferase
炭疽毒素　anthrax toxin
探针　probe
糖基化　glycosylation
糖原病　glycogen disease
糖原代谢病　glycogenosis
糖原贮积症　glycogen-storage disease
特异性生长抑素受体　somatostatin receptor, SSTR
特异性主动免疫治疗　active specific immunotherapy, ASI
铁反应元件　iron-response element, IRE
同尾酶　isocaudarner
同源异序选择基因　homeotic selector genes
同源重组　homologous recombination
头蛋白　adaptor protein
脱壳　uncoating
脱氧核糖核酸　deoxyribonucleic acid, DNA

W

外显率　penetrance
外源基因　foreign DNA
完全显性遗传　complete dominance inheritance
晚期糖基化终产物　advanced glycosylation end product, AGE
微卫星　microsatellite
微卫星 DNA　micro satellite DNA
卫星 DNA　satellite DNA
稳定表达　stable expression
稳定态感染　steady state infection
稳定转染　stable transfection
沃纳综合征　Warner's syndrome, WS
物理图　physical map

X

吸附　adsorption
系谱分析　pedigree analysis
细胞癌基因　cellular oncogene, c-onc
细胞凋亡　apoptosis
细胞毒性 T 淋巴细胞　cytotoxic T lymphocyte, CTL
细胞毒素基因相关蛋白　cytotoxin associating gene protein, CagA
细胞毒性 T 淋巴细胞　cytotoxic T lymphocyte, CTL
细胞分化　differentiation
细胞分化潜能　cell differentiation potency

细胞分裂周期基因 cell division cycle gene, cdc
细胞核的碎片状自噬 picemeal autophay of the nucleus
细胞间黏附分子 1 intercellular adhesion molecule-1, ICAM-1
细胞决定 cell determination
细胞因子 cytokine, CK
细胞因子受体 cytokine receptors
细胞增殖 cell proliferation
细胞质决定子 cytoplasmic determinants
细胞周期 cell cycle
细胞周期蛋白 cyclins
细胞周期蛋白依赖性蛋白激酶 cyclin dependentkinase, CDK
细胞周期检查点 cell cycle check-point
细胞周期时间 cell cycle time, Tc
细胞周期依赖性蛋白激酶抑制剂 cyclin dependent kinases inhibitors, CKIs
细菌的抗药性 drug resistance
细菌外毒素 exotoxin
纤维蛋白溶酶原激活抑制剂-1 plasminogen activator inhibitor-1, PAI-1
线粒体 DNA mitochondrial DNA, mtDNA
线粒体 PT 孔 permeability transition pore
线粒体遗传病 mitochondrial genetic disorders
线粒体自噬 mitophagy
限性遗传 sex-limited inheritance
限雄遗传 holandric inheritance
限制酶 restriction enzyme
限制性内切核酸酶 restriction endonuclease
限制性片段长度多态性 restriction fragment length polymorphism, RFLP
腺病毒 adenovirus, Ad
腺苷酸环化酶 adenylate cyclase, AC
腺苷酸活化的蛋白激酶 AMP-activated protein kinase, AMPK
腺苷转位因子 adenine nucleotide translocator, ANT
腺相关病毒 adeno associated virus, AAV
相对风险比 relative risk, RR
小非信使 RNA small non-messenger RNA, snmRNA
小干扰 RNA small interference RNA, siRNA
小核核糖体 small nuclear ribonucleoprotein, snRNP
小卫星 minisatellite
小自噬 microautophagy
协调表达 coordinate expression
血红素加氧酶 heme oxygenase, HO
血小板活化氏因子 platelet activating factor, PAF
锌指 zinc finger
信号识别颗粒 signal recognition particle, SRP
信号肽 signal peptide
信号肽酶 signal peptidase
信号序列 signal sequence
信号转导 signal transduction
信号转导复合体 signalling complex
信号转导体 signalsome
信号转导子和转录激动子 signal transductors and activator of transcription, STAT
修饰基因 modifier gene
序列标签位点 sequence-tagged site, STS
选择素 selectin
选择性剪接 alternative splicing
选择者基因 selector gene

Y

延长 elongation
延长因子 elongation factor, EF
延迟显性遗传 delayed dominant inheritance
炎症 inflammation
移码突变 frameshift mutation
遗传性疾病 genetic disease
遗传异质性 genetic heterogeneity
遗传印记 genetic imprinting
遗传早现 genetic anticipation
遗传重组疫苗 genetic recombinant vaccine
异构酶 isomerase
异乳糖 allolactose
异体吞噬 heterphagy
抑癌基因 antioncogene

抑癌基因 tumor suppressor gene
抑素 chalone
抑制型 G 蛋白 inhibitory G protein, Gi
易感性 susceptibility
易患性 liability
疫球蛋白超家族 immunoglobulin super-family, IGSF
荧光原位杂交 fluorescence in situ hybridization, FISH
诱导表达 induction expression
诱导剂 inducer
原癌基因 proto-oncogene pro-onc
原发性胆汁性肝硬化 primary biliary cirrhosis
阅读框架 open reading frame, ORF
运铁蛋白 transferrin

Z

载体 vector
早老症 progeria
造血干细胞 hemopoietic stem cell, HSC
增强子 enhancer
增生性炎 proliferative inflammation
增殖细胞核抗原 proliferating cell nuclear antigen, PCNA
真核起始因子被称为 eIF eukaryotic initiation factor
真核生物的释放因子称为 eRF eukaryotic release factor
整合感染 integrated infection
整合素 integrin
脂多糖 lipopolysaccharide, LPS
脂肪自噬 lipophagy
脂质体 liposome
质粒 plasmid
质量形状 qualitative character
植物极 vegetative pole
致死毒素 lethal toxin, LT
终止 termination
肿瘤疫苗 cancer vaccine
主要组织相容性复合体 major histocompatibility complex, MHC
注册 registration
转化 transformation
转化因子 β transforming growth factor β, TGF-β
转换 transition
转基因植物疫苗 transgenic plant vaccine
转录 transcription
转录后基因沉默 post-transcriptional gene silencing, PTGS
转录激活域 activation domain
转录因子 transcription factor, TF
转染细胞 transfectant
子伴侣介导的自噬 chaperone mediated autophagy, CMA
自杀基因治疗 suicide gene therapy
"自杀性" DNA 疫苗 suicidal DNA vaccine
自噬 autophagy
自噬溶酶体 autophagolysosome 或 autolysosome
自噬体 autophagosome
自由基 free radical, FR
组成性表达 constitutive expression
组成性非编码 RNA constitutive non-coding RNA
组蛋白甲基转移酶 histone methyltrans-ferases, HMTases
组蛋白去乙酰化酶 histone deacetylase, HDAC
组蛋白乙酰基转移酶 histone acetyl transferases, HATs
组胺 histamine
阻遏表达 repression expression
阻遏蛋白 repressor
组合式调控 combinatorial regulation

其他

Ⅰ 型细胞因子受体 class Ⅰ cytokine receptor
Ⅱ 型细胞因子受体家族 class Ⅱ cytokine receptor
α 螺旋 α-helix
β 折叠 β-pleated sheet
β 转角 β-turn 或 β-bend

Ω 环 Ω loop
1 型糖尿病 type 1 diabetes mellitus, T1DM
2 型糖尿病 type 2 diabetes mellitus, T2DM
3'- 非翻译区 3'-untranslated region, 3'-UTR
5- 羟色胺 5-hydroxytryptamine, 5-HT
B 细胞抗原受体 B cell receptor, BCR
Ca²⁺/ 磷脂依赖的 PK、Ca²⁺/CaM 依赖的 PK Ca²⁺/calmodulin dependent protein kinase, Ca²⁺/CaM-PK
Ca²⁺/CaM 依赖的蛋白激酶 Ca²⁺/calmodulin dependent protein kinase, CaM-PK
cAMP 依赖的 PK cAMP dependent protein kinase, APK; 或 protein kinase A, PKA
cAMP 应答元件 cAMP response element, CRE
cAMP 应答元件结合蛋白 cAMP response element bound protein, CREB
CDK 活化激酶 CDK-activating kinase, CAK
cDNA 文库 cDNA library
cGMP 刺激性 PDE cGMP-stimulated PDE, cGS-PDE
cGMP 结合的特异性 PDE cGMP-binding PDE, cG-BPDE
cGMP 依赖的 PK cGMP dependent protein kinase, GPK; 或 protein kinase G, PKG
CpG 岛 CpG-rich islands
DNA 合成抑制蛋白 senescent cell-derived inhibitor of DNA synthesis, SDI
DNA 结合蛋白 DNA binding protein
DNA 结合域 DNA binding domain
DNA 聚合酶 DNA pol
DNA 连接酶 DNA ligase
DNA 双链断裂 double strand break repair, DSB
DNA 损伤 DNA damage
DNA 突变 mutation
DNA 微阵列 DNA microarray
DNA 芯片 DNA chip
DNA 测序 DNA sequencing
DNA 疫苗 DNA vaccine
DNA 印迹 Southern blotting
G 蛋白偶联受体 G-protein coupled receptor, GPCR
G₀ 期细胞 gap₀ cell
GPCR 激酶 G-protein-coupled -receptor kinase, GRKs
GTP 酶活化蛋白 GPTase activating proteins, GAPs
IL-1 受体相关激酶 interleukin-1 receptor-associated kinase, IRAK
mRNA 干涉性互补 RNA mRNA interfering complementary RNA, micRNA
NF-κB 诱导激酶 NF -κB inducing kinase, NIK
NO nitric oxide
NO 合酶 nitric oxide synthase, NOS
Northern 印迹杂交 Northern blotting
phosphoinositide dependent kinase, PDK
P 物质 substance P, SP
RNA 干扰 RNA interference, RNAi
RNA 疫苗 RNA vaccine
RNA 印迹 Northern blotting
RNA 诱导沉默复合体 RNA-induced silencing complex, RISC
S 期 synthesis phase
SET 结构域 {Drosopbila protein Su var3-9, Enhancer of zeste [Es], and trithorax, SET}
Smad 锚定蛋白 Smad anchor for receptor activation, SARA
SOS son of sevenless, 一种鸟苷酸释放因子
Southern 印迹杂交 Southern blotting
T 细胞抗原受体 T cell receptor, TCR
T 细胞受体库 T cell receptor repertoire
TNF 受体相关因子 6 TNF receptor associated factor 6, TRAF6
Toll 样受体 Toll like receptor, TLR
X-ray diffraction
X- 射线晶体衍射 X-ray crystallography
X 连锁隐性遗传 X-linked recessive inheritance, XR